U0427041

数字化转型时代

精准医学创新研究与产业发展报告

2023年第2册

精准医学前沿技术与创新发展

饶克勤 黄 河 黄 钢 陈晓春 主编

清华大学出版社
北京

本书封面贴有清华大学出版社防伪标签，无标签者不得销售。
版权所有，侵权必究。举报：010-62782989，beiqinquan@tup.tsinghua.edu.cn。

图书在版编目（CIP）数据

数字化转型时代：精准医学创新研究与产业发展报告. 2023年. 第2册, 精准医学前沿技术与创新发展 / 饶克勤等主编. —— 北京：清华大学出版社, 2024.8.
ISBN 978-7-302-67173-2

Ⅰ. R-12
中国国家版本馆CIP数据核字第20247NB729号

责任编辑：孙　宇
封面设计：钟　达
责任校对：李建庄
责任印制：沈　露

出版发行：清华大学出版社
　　网　　址：https://www.tup.com.cn, https://www.wqxuetang.com
　　地　　址：北京清华大学学研大厦A座　　邮　　编：100084
　　社 总 机：010-83470000　　邮　　购：010-62786544
　　投稿与读者服务：010-62776969, c-service@tup.tsinghua.edu.cn
　　质量反馈：010-62772015, zhiliang@tup.tsinghua.edu.cn
印 装 者：北京博海升彩色印刷有限公司
经　　销：全国新华书店
开　　本：185mm×260mm　　印　张：30.25　　字　数：593千字
版　　次：2024年8月第1版　　印　次：2024年8月第1次印刷
定　　价：198.00元

产品编号：108678-01

编委会名单

主　审　张宗久　饶克勤　王　波
主　编　饶克勤　黄　河　黄　钢　陈晓春
副主编　陈文祥　姜　楠　胡永仙　施　炯　辛佳蔚
编　委（按姓氏拼音排序）

安　猛	白　星	曹子健	陈苇伊	陈文祥	陈晓春
崔玮琦	樊　嘉	冯友琴	顾天宁	韩　露	韩　早
何婵婵	赫　捷	胡　海	胡珂嘉	胡永仙	贾龙飞
贾龙飞	姜　楠	金　鑫	荆瑞瑞	李　侠	李亚天
刘穗斌	吕雨琦	马　曦	穆亚琳	饶克勤	任俊明
施　炯	史颖弘	舒子宁	司晓慧	宋尔卫	万江山
王　梦	王　鑫	王　艺	王东睿	王冠力	王林钦
王天阳	王亭美	王修建	王艺芸	邬龙源	吴静楠
谢　芳	辛佳蔚	徐天艺	严　越	杨廷巧	尹大龙
余浠铷	禹　玥	郁金泰	张　蒙	张明明	赵厚力
赵莉娜	周凌辉	祖　成	左　艳		

总 前 言

精准医学是建立在人类个体基因、环境及生活方式差异基础上对疾病开展预防的治疗的一个新兴医学领域，涉及多学科融合，面临着基础研究、临床应用、技术开发、产业化、投资等多方面的需求和挑战。在数字化转型的大背景下，我国政府高度重视积极推动精准医学发展，"十三五"期间，启动了国家重点研发计划"精准医学研究"重点专项，取得了多项研究成果，推动精准医学创新研究、成果转化和产业发展，很大程度上满足了人民群众日益增长的医疗卫生服务需求，并在抗击新冠疫情中发挥了重要作用。

为了及时了解全球科技、数字经济和精准医学发展具有重大影响的技术突破和未来发展方向，归纳和梳理我国精准医学的进程，为政策制定、学科创新和产业发展提供咨询依据，在国家卫生健康委员会、科技部和中华医学会的指导下，由上海医学创新发展基金会、清华大学医院管理研究院、上海医疗质量研究中心、上海广慈转化医学研究发展基金会和源墨健康研究院等单位发起，组织了由 16 位中国医疗行业权威专家院士领衔、140 位多领域研究人员参与完成了《数字化转型时代：精准医学创新研究与产业发展研究报告》（2022 年版，上、中、下三册）。报告从重大疾病原创研究、重点领域原创研究、前沿科技分析、产业发展分析、研究案例和文献检索六大方面系统展现精准医学前沿技术的发展，系统阐述和研究了精准防诊治的策略。报告发布后引起了强烈反响，收获了认可。

在各界朋友的关心和鼓励下，《数字化转型时代：精准医学创新研究与产业发展报告》（2023 年版）得以成功与大家见面。2023 年版报告由 17 个课题组团队共同完成，内容上，在 2022 年报告基础上有更新及延伸，囊括了最新的前沿技术发展及应用、重大疾病精准防诊治，同时，结合我国精准医学研究和产业发展的现状，明确关键发展领域并构建用以支持精准医学可持续发展的生态体系。17 个课题于 2023 年年初立项，6 月召开中期研究进展会，10 月底召开结题会，12 月所有课题提交成果报告，17 个课题组团队历时 10 个月完成了研究任务。2024 年第一季度，出版社完成合稿，总计 17 份研究报告分为 4 个分册：《精准医学体系建设及关键领域发展》《精准医学前沿创新科技发展》《精准医学前沿创新科技应用》及《重大疾病精准防诊治》，从理论探索到应用实践，深入剖析了我国精准医学的发展之路及未来趋势。

2023年第1册《精准医学体系建设及关键领域发展》中包含4个课题内容："医疗服务创新及个体化医疗发展的体系及平台系统建设""医保政策研究""大数据有效挖掘及关键数字技术应用""智慧医院建设"；第2册《前沿创新科技发展》包含5个课题："提高情感与认知障碍诊疗技术的数字化创新""阿尔茨海默病（AD）早筛早诊的研究进展""细胞免疫治疗创新研究与产业发展""影像技术在精准诊断中的应用""基于生物标志物的疾病精准防诊治方案研究"；第3册《前沿创新科技应用》包含3个课题："前沿创新科技在医院的应用场景研究""前沿创新科技在基层健康服务中的应用场景研究""成果转化的生态建设及投融资机遇"；第4册《重大疾病精准防诊治》中包含5个课题："老年眼底病精准防诊治""中国多发性硬化精准诊疗能力提升思路与实践""精神与心理疾病精准防诊治""脑肿瘤的精准防诊治""儿童遗传性疾病精准防诊治"。各分册内容按其内在逻辑编撰成册，内涵丰富，欢迎大家共同学习。

在此，感谢参加课题的领域牵头专家（按姓氏拼音排序）：

陈文祥（国家卫生健康委临床检验中心）

陈晓春（福建医科大学附属协和医院）

董　强（复旦大学附属华山医院）

董家鸿（中国工程院院士　清华大学长庚医院）

代　涛（国家卫生健康委统计信息中心）

葛延风（国务院发展研究中心）

黄　钢（上海医疗质量研究中心）

黄　河（浙江大学医学院附属第一医院）

金春林（上海市卫生和健康发展研究中心）

陆　林（中国科学院院士　北京大学第六医院）

罗小平（华中科技大学同济医学院附属同济医院）

毛　颖（复旦大学附属华山医院）

饶克勤（中国卫生经济学会　清华大学医院管理研究院）

宋瑞霖（中国医药创新促进会）

王　波（上海医学创新发展基金会）

王兴鹏（上海申康医院发展中心）

许　迅（国家眼部疾病临床医学研究中心）

张　勇（源墨健康研究院）

张宗久（清华大学医院管理研究院）

总　前　言

在此，也对各位牵头专家带领的课题组研究成员的辛苦付出表示感谢。

课题研究工作得到了来自产业界合作伙伴的帮助和支持：罗氏集团、渤健生物、先声药业、桑瑞思科技、迪安诊断、昂朴生物。

感谢上海医疗质量研究中心和源墨健康研究院对课题的管理工作并助力课题成果出版！

最后，编委会在本书编撰过程中倾心审校，但可能仍存有疏漏、不正之处，还请读者批评指正。

本书编委会
2024 年 3 月

目 录

第一部分 情感与认知障碍精准化诊疗的数字化创新

第一章 绪 论 ·2
- 第一节 数字医疗发展沿革及现况 ·2
- 第二节 情感与认知障碍疾病概述 ·8
- 第三节 情感与认知障碍疾病应用数字医疗的可行性 ·25

第二章 情感与认知障碍领域全周期管理中数字诊疗技术的应用 ·34
- 第一节 情感与认知障碍疾病——老年认知障碍数字诊疗干预模型 ·34
- 第二节 情感与认知障碍疾病——抑郁症数字诊疗干预模型 ·49
- 第三节 情感与认知障碍疾病——ADHD数字诊疗干预模型 ·54
- 第四节 情感与认知障碍疾病——睡眠障碍数字诊疗干预模型 ·63

第三章 情感与认知障碍领域数字诊疗技术应用的政策与市场现状 ·74
- 第一节 政府监管和市场准入政策变化 ·74
- 第二节 数字诊疗技术在卫生系统的价值评估 ·83
- 第三节 医保覆盖和定价情况及用户感知能力和患者依从性 ·85

第四章 情感与认知障碍数字化诊疗技术临床应用进展 ·92
- 第一节 情感与认知障碍数字化医疗技术国际应用案例 ·92
- 第二节 情感与认知障碍数字化医疗技术国内应用案例 ·106
- 第三节 情感与认知障碍数字化医疗技术应用情况评价及分析 ·123

第五章 情感与认知障碍数字化医疗领域政策建议与展望 ·129
- 第一节 数字化技术应用于情感与认知障碍诊疗的政策建议 ·129
- 第二节 情感与认知障碍领域数字医疗应用的产学研转化路径 ·132

第三节　情感与认知障碍领域数字医疗应用产业机遇及前景展望……………… 136
第四节　AD 早诊早筛的研究进展 …………………………………………………… 139

第二部分　细胞免疫治疗创新研究与产业发展

第六章　细胞免疫治疗基本情况……………………………………………………… 152
第一节　全球细胞免疫治疗发展情况 ……………………………………………… 152
第二节　中国细胞免疫治疗基本情况 ……………………………………………… 154

第七章　细胞免疫治疗在恶性肿瘤精准防治中的临床研究进展……………… 158
第一节　细胞免疫治疗的真实实践研究 …………………………………………… 158
第二节　细胞免疫治疗的临床研究 ………………………………………………… 163
第三节　细胞免疫治疗的并发症及其解决方案 …………………………………… 185

第八章　细胞免疫治疗面临的关键科学问题……………………………………… 194
第一节　靶点局限性 ………………………………………………………………… 194
第二节　CAR-T 细胞功能增强 ……………………………………………………… 201
第三节　通用型 CAR-T ……………………………………………………………… 208
第四节　精准调控 …………………………………………………………………… 214
第五节　不同底盘细胞的来源 ……………………………………………………… 219
第六节　干细胞来源的细胞免疫治疗 ……………………………………………… 224

第九章　细胞免疫治疗技术的产业化发展现状与趋势………………………… 230
第一节　细胞治疗产品产业化相关政策 …………………………………………… 230
第二节　细胞治疗产业投融资及发展情况 ………………………………………… 233
第三节　产业化细胞治疗产品的现状 ……………………………………………… 235
第四节　IND 细胞治疗产品的现状 ………………………………………………… 236
第五节　细胞治疗产品未来发展趋势 ……………………………………………… 238

第十章　细胞免疫治疗的前沿技术重大突破……………………………………… 240
第一节　干细胞技术 ………………………………………………………………… 240
第二节　基因编辑技术 ……………………………………………………………… 244
第三节　合成生物学技术 …………………………………………………………… 250
第四节　体内递送技术 ……………………………………………………………… 262

第三部分　影像技术在精准诊断中的应用

第十一章　医学影像设备发展报告 ········· 268
- 第一节　医学影像设备发展背景 ········· 268
- 第二节　医学影像设备价值作用 ········· 269
- 第三节　医学影像设备市场分析 ········· 270
- 第四节　医学影像设备未来发展趋势 ········· 275
- 第五节　国产医疗影像设备发展 ········· 278

第十二章　核药行业趋势 ········· 282
- 第一节　前言 ········· 282
- 第二节　中国核药的政策趋势——谨慎中加快推进医用核素应用 ········· 285
- 第三节　中国核药临床中心已经出现苗头，在未来可成趋势 ········· 289
- 第四节　核药监管趋势 ········· 290
- 第五节　α疗法将受青睐，前景可能会改变治疗模式 ········· 293
- 第六节　靶向多肽药有可能成为核药的重要方向 ········· 294
- 第七节　核药靶点开发将呈现多元化 ········· 296
- 第八节　中国会出现拥有差异化创新能力的核药企业，有能力整合上下游关键问题的企业将成为未来主角 ········· 298
- 第九节　未来核药行业并购将成为常态 ········· 301
- 第十节　核药与其他肿瘤药物的联合治疗将成为趋势 ········· 304
- 第十一节　核药市场的投融资热度将会走高 ········· 307
- 第十二节　医用同位素的供应问题能解决 ········· 310
- 第十三节　核药 +A+B+CRO/CDMO 将兴起 ········· 311

第十三章　影像对比剂的发展 ········· 313
- 第一节　医用影像造影剂的应用及全球市场分析 ········· 313
- 第二节　X 射线造影剂的发展报告 ········· 320
- 第三节　MRI 对比剂的发展报告 ········· 332
- 第四节　超声造影剂的发展报告 ········· 348

第四部分　基于生物标志物的疾病精准防诊治方案研究

第十四章　生物标志物的定义、发展历程及分类 ……………… 362
第一节　生物标志物的定义 ……………………………………… 362
第二节　生物标志物的发展历程 ………………………………… 362
第三节　生物标志物的分类 ……………………………………… 363
第四节　生物标志物的研究技术 ………………………………… 365
第五节　主要国家在早筛早诊的生物标志物的应用和政策环境 … 368
第六节　生物标志物应用于临床的验证和质量控制 …………… 369

第十五章　生物标志物在疾病精准防诊治中的应用 …………… 370
第一节　生物标志物在肿瘤精准防诊治中的应用 ……………… 370
第二节　生物标志物在罕见病精准防诊治中的应用 …………… 384
第三节　生物标志物在阿尔茨海默病精准防诊治中的应用 …… 387
第四节　生物标志物与药物开发 ………………………………… 403

第十六章　产业市场发展和全球主要参与者 …………………… 406
第一节　生物标志物产业市场规模分析 ………………………… 406
第二节　生物标志物产业发展趋势 ……………………………… 409
第三节　COVID-19 对生物标志物市场的影响 ………………… 409
第四节　伴随诊断对生物标志物市场的影响 …………………… 410
第五节　生物标志物相关跨国头部企业 ………………………… 410

第十七章　驱动因素、制约因素、挑战和机遇 ………………… 412
第一节　驱动生物标志物研究与产业发展的因素 ……………… 412
第二节　制约生物标志物研究与产业发展的因素 ……………… 415
第三节　生物标志物研究与产业发展机遇 ……………………… 416
第四节　生物标志物研究与产业发展的挑战 …………………… 420

第十八章　政策建议 ……………………………………………… 424

参考文献 …………………………………………………………… 426

第一部分

情感与认知障碍精准化诊疗的数字化创新

第一章 绪 论

第一节 数字医疗发展沿革及现况

一、数字医疗发展沿革与现况

在近二百年里，人类社会经历了从农业社会、工业社会、再到信息社会的发展阶段。而随着计算机科学与信息技术的进步，人类社会逐渐进入数字化与信息化时代，也被称为社会5.0版本。数字医疗（digital medicine）正是医疗服务与快速发展的计算机技术、信息技术相结合，广泛渗透到医学各个应用领域的产物。数字医疗广义的定义是数字化技术广泛渗透到医学领域，将数字化技术与信息技术应用与融合进医学领域，通过数字化时代的革命性技术，发展与打造新医学科学与新医疗技术；狭义上则具体指数字化的医疗技术，一般以循证为基础，基于软件或硬件产品的测量、干预、辅助治疗的临床技术与产品，以达到更精准的医学诊断、治疗与健康测量。数字医疗的目标是通过数字技术提升与改善现有医疗技术，满足个体与群体的健康需求，提升医疗系统总体的服务能力与质量。

数字医疗涉及领域十分广泛，如移动健康、智能手机健康管理应用程序、远程医疗等都属于数字医疗范畴。数字医疗所涉及的领域大致可以分为基础研究、临床研究、数字化医院以及医学教育。基础研究包括三维虚拟成像、人体脑计划、人体虚拟仿真技术等，大数据、云计算以及三维虚拟成像等数字化技术，能够为医学基础研究的发展提供快速的通道。而临床研究包括外科手术计划、手术导航、外科辅助机器人等提高临床的精准度的数字化技术，在脑健康领域使用脑机接口、人工智能辅助诊断、数字疗法等数字化技术降低患者风险。数字医院包括医院宏观系统的数字化与信息化，包括医院管理信息系统、医疗临床信息系统、各类大型数字化医疗设备的引进，以及区域性的公共卫生信息系统。数字医疗在医院信息化的发展使医院整体运行效率提升，医务人员工作流程简化，患者能够接触更有效优质的医疗服务。最后，医学教育将医学知识用多媒体的方式，同时，虚拟医学实验室系统、虚拟实习医院教学系统等，弥补了教学资源的不足（表 1-1-1）。

表 1-1-1 数字医疗的分类与场景（以脑健康领域为例）

领域	技术	使用场景
基础研究	大数据与云计算	传染病预警与溯源，精准医疗
	虚拟成像	虚拟现实（VR），增强现实（AR），混合现实（MR）
	传感与通信技术	动作捕捉，生物传感器
临床技术	传感技术	可穿戴设备
	脑机接口	侵入式脑机接口，非侵入式脑机接口
	人工智能	AI 辅助诊断，自然语言处理，影像分析，外科辅助机器人
	数字疗法	软件医疗器械（SaMD），认知行为疗法（CBT），接纳承诺疗法（ACT）
数字医院	5G 通信技术	远程医疗，远程转诊，5G 急救
	信息化系统	电子处方，数据可视化，HIS
	人工智能	智能导诊，智慧就医
医学教育	数字医教系统	远程教学，远程多媒体教学
	仿真	虚拟疾病防治场景，虚拟实验室

资料来源：蛋壳研究院，中国神经科学数字化创新白皮书（2022）；刘萍，陈兰.数字医学的发展史［J］.妇产与遗传（电子版），2012，2（3）：50-52.DOI：10.3868/j.issn.2095-1558.2012.03.013

数字医疗的发展史与人类的数字化社会进程息息相关。随着计算机科学的兴起与信息技术的高速发展，人类社会逐渐转向信息化时代。美国麻省理工学院教授尼格庞蒂的《数字化生存》在 1995 年发表后，数字化就成为了信息化时代的称谓。哈佛医学院的华纳教授在其著作《赛博医学计算机如何帮助医生和病人提高医疗质量》中最早提出"数字医学"的概念，探讨计算机在医疗领域的应用场景。

数字医疗最早发展在电子成像领域。"看得见的人体计划（visible human project）"于 1989 年由美国国立医学图书馆（National Library of Medicine）发起，随后在 1994—1995 年发布了一组美国男性和女性人体的三维图像数据集。此后韩国、日本、中国等国家相继建立起自己的虚拟人数据集。

进入 21 世纪后，信息通信技术的迅猛发展，使得大数据、人工智能、VR 可视化等数字化科技能够快速涌现。可穿戴设备、移动应用程序、基于云的数据平台等数字技术与医疗技术高度融合，在患者管理、临床研究、基础研究、医院管理等领域发挥引领作用，各种健康监测与衡量正逐渐从仅限于医院和诊所的有空间限制的活动通过智能手机各种应用扩展到广泛的数字世界，临床使用的后处理和三维可视化技术，使得医学影像更加准确地运用于精确病灶定位、最佳放射剂量学、手术模拟训练的三维虚拟模型等，而随着可穿戴健康科技设备的迅猛发展，数字传感设备例如健身追踪器、计步器、睡眠传感器、袖珍心电图、血压或其他健康参数测量设备提升人们对健康管理的关注度。

自COVID-19疫情暴发后，COVID-19大流行使数字医疗的发展上了新台阶。COVID-19疫情对数字医疗发展的促进作用体现在两方面：一方面，大流行的高峰期与高峰期后为避免感染风险，人们更愿意选择避开人群或者与其他患者见面的地方，减少去医院或诊所面对面就诊的次数。远程的数字医疗被视为"危机中的机遇"，远程医疗的倡导者强调不存在相互传染的风险，具有节约成本、方便和更容易获得医疗服务的优点，特别是对于生活在农村和偏远地区的人来说，更节省医疗成本。COVID-19疫情期间，全球范围内到医院就诊的急诊和非急诊次数都有所减少，导致医疗服务的提供者寻求健康问题的数字化解决方案。北京大学国家发展研究院马京晶等人组成的课题组发布的COVID-19疫情感染报告显示，COVID-19疫情间55%的感染者使用了线上平台问诊、电话问诊的方式进行就医。COVID-19疫情后消费者的行为已经发生改变，伴随着老龄化加剧等社会问题，使数字医疗的发展具有巨大的潜力（图1-1-1）。

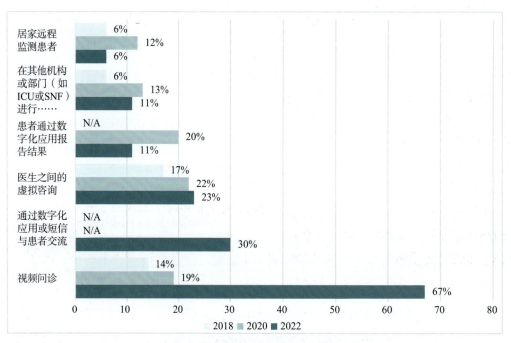

图1-1-1　数字医疗的使用频率（%）

资料来源：德勤咨询在2018年、2020年和2022年开展的美国医生调研；专业护理机构（SNF），可穿戴设备（从健身、睡眠质量、基本心率动和其他消费率健康治跌没备中被动收集数据），医生之间的虚执咨询（医生之间借助虚执通信工具或门户相互咨询患者情况），患者报告结果（患者通过数字化应用或短信生动提交相关数据）。2018年受访人为624人，2020年受访入政为660人

另一方面，新型冠状病毒SARS-CoV-2快速传播后，对病毒的恐惧和遏制策略造成社会群众心理健康的下降。COVID-19疫情相关的心理健康危险因素在世界范围内均有报道，社会隔离、孤独、失业、失去收入等现象屡见不鲜，这些危险因素都可能导致精神健康问题，如焦虑、抑郁和失眠等，特别是在包括新冠患者、一线卫生专业人员和老年人在内的易感人群之间。COVID-19疫情引发了人们的恐惧和焦虑，而预防性社会措施导致了社会隔离，并伴随着经济困难，这增加了人们的压力感知水平与抑郁情绪，精神问题日渐凸显。情绪疾病的治疗一直是一大难题，数字医疗下的数字疗法提供了一种高质量且具有潜力的解决方案，能够通过基于循证的软件干预，预防抑郁症状和展开对患者的治疗。

二、数字疗法的发展与沿革

数字疗法（digital therapeutics，DTx）是数字化与信息化在治疗方法上的革新与融合。DTx是数字医疗的子集，主要为患者提供基于循证的干预、预防、管理与治疗方法。根据国际数字疗法联盟（digital therapeutics alliance，DTA）的最新定义，DTx是指以高质量的软件程序驱动的基于循证的治疗干预，用于治疗、管理或预防疾病或障碍，以对患者的健康产生积极的影响，包括治疗或缓解症状等。DTx可以单独作为专业医师开具的处方进行使用，也可以与药物、其他设备（例如可穿戴设备、检测仪等）或与其他疗法配合使用，以优化患者护理与健康结果。

近年来，随着一系列优秀的临床数据的涌现，DTx的疗效逐渐得到公众的认可。数字疗法按功能划分可以分为3类：预防类，例如阿尔茨海默病预防的智力游戏；管理类，例如糖尿病日志式自我管理；以及治疗类，这一类产品中57%是精神类疾病的治疗产品，DTx产品对于治疗与管理精神类的疾病具有良好的临床效果（表1-1-2）。

作为数字医疗的细分领域，DTx在现有传统的药物治疗、非手术治疗以及心理行为治疗方法外，提供了一种全新的治疗方式。因此，在近年来医疗保健与数字健康市场持续走高的形势中，DTx的产业规模也不断扩大。据Research nd Markets发布的最新报告《Digital Therapeutics Global Market Report 2021: COVID-19 Implications and Growth》显示，全球DTx市场有望从2020年的35.3亿美元增长到2021的42.0亿美元，复合增长率19%。预计2025年全球市场规模将达到106.2亿美元，年复合增长率为26.1%（图1-1-2）。根据德勤对Rock Health数字健康基金数据库数据的分析，与2019年相比，2020年美国对健康科技创新者的风险投资几乎翻了一番，2021年其增长仍在继续，上半年的投资水平已经超过了2020年的总投资水平，未来将持续增长。

表 1-1-2 数字疗法的使用场景

治疗领域	治疗疾病	预防	管理	治疗	使用方法	示例应用程序
呼吸系统疾病	哮喘与COPD疾病、打鼾症、过敏性鼻炎等		●	●	处方吸入性药物的记录和监测	可在家缓解COPD症状的自我管理应用程序；处方吸入性药物的记录和监测与医生生命远程管理
肌肉骨骼系统与运动康复	肌肉骨骼疼痛、运动康复			●	松弛疗法、运动与营养疗法、运动疗法	用于心肺功能、肌肉康复乃至盆底恢复、提供康复指导
精神疾病与行为认知障碍	自闭症、焦虑症、抑郁症、ADHD、睡眠障碍等		●	●	数字认知行为疗法（CBT）、行为激活与承诺疗法（CBT一种）、接纳与承诺疗法（三代CBT）、生物反馈疗法	基于认知行为疗法（CBT-I）的针对抑郁症、焦虑、睡眠障碍等精神健康问题的治疗；基于ACT的移动疗法产品帮助青少年戒烟与管理负面情绪引导患者释放压力缓解焦虑与抑郁用于面向青年释放生活方式以预防2型糖尿病的应用
内分泌与新陈代谢类疾病	糖尿病等	○	●	○	基于药物代动力学的精准用药	基于药物代谢动力学的个性化合理用药App；根据血糖值推荐膳食的应用程序；快速血糖监测仪与血糖监测其（CGM）传感器
神经系统疾病	阿尔茨海默病、中风、偏头痛			●	Gmma神经振荡原理、音乐疗法、神经反馈训练、视知觉学习	训练提高ADHD的注意力游戏；眼动追踪与印记记忆评估测试进行阿尔茨海默病的综合评估
消化类疾病	肠易激综合征、肝病			●	治疗肠易激综合征、克罗恩病和结肠炎症状的综合方法	治疗肠易激综合征、克罗恩病和结肠炎症状的综合方法；追踪每日肠道情况与练习精进
循环系统疾病	高血压、冠心病、脑卒中等	●	●	○	接纳与承诺疗法（ACT，三代CBT）	对生活方式与血压数据进行评估，运动与血压测量计划
眼科疾病	弱视、斜视			●	视功能预防和恢复	视功能预防和恢复、弱视和斜视治疗训练
其他类疾病	肿瘤、红斑狼疮、湿性关节炎等		●		对癌症患者症状的定期跟踪；监测类风湿性关节炎的自我评估	乳腺癌和卵巢癌患者的随访应用程序；对癌症患者定期跟踪捕捉其症状；对监测类风湿关节炎的自我评估以应用程序；对管理不良反应的个性化推荐方案
心血管疾病	心衰	●			监测心力衰竭恶化的早期症状	经临床验证的用于治疗心衰竭性急性冠性综合征的数字程序；用于检测心力衰竭恶化的早期症状的贴片

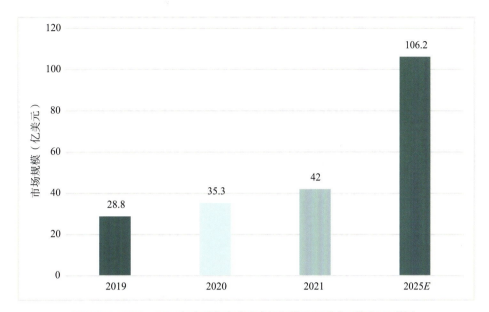

图1-1-2　2019—2025年全球数字疗法市场规模及预测（E代表预测值）

资料来源：刘少金，刘玉玲，朱子航，等.数字疗法行业发展态势分析及建议［J］.江西科学，2022，40(6): 1194-1202.DOI:10.13990/j.issn1001-3679.2022.06.028

三、数字健康，数字医疗，DTx的区别

数字健康（digital health）、数字医疗（digital medicine）、DTx均是"数字科技＋医疗保健"的结合，但在不同的风险、必要证据的等级以及监管程度上不同。

数字健康是一个极其广泛的范畴，包含了所有医疗保健与数字科技相结合的产品。数字健康包括使消费者参与到与健康相关的技术、平台、系统，这些产品的临床证据和政府监管要求都不尽相同。数字健康囊括了数字医疗、DTx以及移动医疗（mHealth）、远程医疗、智能与可穿戴设备、健康信息技术与个性化医疗等诸多概念，对医疗证据与政府监管的要求十分宽泛，卫生信息技术、远程卫生系统、使用消费者健康信息的系统以及临床护理管理工具等都属于数字健康，此类产品不符合医疗器械的监管定义，因此不需要专业机构或政府部门的监管。

数字医疗一般指基于循证的软件或硬件产品，用于测量或干预人类健康。数字医疗中被归类为医疗器械的产品需要监管部门的批准（regulatory approval），而作为其他药品、器械或医疗产品的辅助工具的产品需要相关监管部门的监管验收（regulatory acceptance）。数字医疗包括面向医务工作人员的数字诊断技术，例如医学影像诊断、三维可视化等也包括面向消费者的数字生物标志物，例如健身追踪器、计步器、健康应用程序、睡眠传感器、袖珍心电图、血压或其他健康参数测量设备。

DTx 根据数字疗法联盟 DTA 的定义是指通过软件驱动，提供循证治疗干预措施，预防、管理或治疗一种医疗障碍或疾病，独立使用或与药物、设备或其他疗法配合使用，以优化患者的护理和健康结果。相较于数字健康与数字医疗，DTx 具有更严格的条件限定，DTx 产品一般需要满足"软件驱动＋基于循证医学＋需要治疗或预防疾病＋单一疾病＋严格的审批与监管"的条件，因此 DTx 又一般被称作"作为药物的软件""数字版本的行为医学"（图 1-1-3）。

	数字健康	数字医疗	数字疗法
定义	是一个极其广泛的范畴，包含了所有医疗保健与数字科技相结合的产品。数字健康包括使消费者参与到与健康相关的技术、操作平台与系统	包括基于循证的软件或硬件产品，用以测量或干预人类健康	指通过软件驱动，提供循证治疗干预措施，预防、管理或治疗一种医疗障碍或疾病，独立使用或与药物、设备或其他疗法配合使用，以优化患者的护理和健康结果
临床循证要求	通常不需要临床循证	涉及医学产品的需要临床循证	所有 DTx 产品都需要临床循证与真实结果
监管要求	数字健康产品不符合医疗器械的定义，不需要监管部门的监管	被归类为医疗器械的数字医疗产品需要获得许可或批准。数字药物产品用于开发其他药物、设备或医疗产品的工作要求相应的审核部门进行质量验收	DTx 产品必须经过审查和监管，按照监管机构认证支持产品的风险、疗效和预期用途

图 1-1-3　数字健康、数字医疗、数字疗法的区别

资料来源：作者自制

第二节　情感与认知障碍疾病概述

一、中国情感与认知障碍疾病概述

人脑作为人体最复杂精密的器官，是维持人体活力的生命中枢，是控制和驱动复杂行为活动的司令部，也是反映人体是否健康的重要标志。脑健康为保持最佳的大脑完整性和良好的心理状态及认知功能，并且没有明显的神经精神疾病。自然、社会环境和疾病谱的变化使脑疾病成为人类健康的重要威胁．

据统计，神经系统疾病是导致死亡和残疾的主要病因：神经系统疾病占全球伤残调整生命年（DALYs）的 11.6%，占总死亡人数的 16.5%。精神障碍是全球十大负担原因之一，占全球伤残调整 DALYs 的 4.9%，占所有慢病的比例约 20%。

根据 The Diagnostic and Statistical Manual of Mental Disorders, Fifth Edition（DSM-5）对脑疾病的分类与定义，情感障碍（affective disorder/mood disorder）被定义为一种普遍而持续的情绪基调，它在内部持续存在，几乎影响一个人在外部世界中行为的所有方面。认知障碍（cognitive disorders，CDs），也称为神经认知障碍（neurocognitive disorders，NCDs），是一种主要影响认知能力（包括学习、记忆、感知和问题解决等）的心理健康障碍。罹患情感与认知障碍疾病的风险存在于人类全生命周期中，不同年龄阶段的常见脑与心理疾病包括：儿童期——孤独症、多动症；青少年期——自伤自杀行为、游戏障碍；成年人——抑郁症、焦虑症、强迫症、失眠症；老年人——认知症。

脑相关的神经精神疾病是目前全球负担最重的疾病种类之一，其中抑郁障碍、焦虑障碍、精神分裂症、双相障碍、脑血管病和痴呆是影响脑健康的主要疾病，而孤独症等心理发育障碍更是从人生早期就影响了脑的健康发展（图1-2-1）。

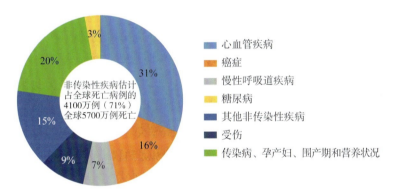

图1-2-1　全球人数死亡原因占比 [Modified from Global Burden of Diseases Study（GBD）]

资料来源：Al-Lawati, Jawad & Mabry, Ruth & Mohammed, Ammani. (2008). Addressing the threat of chronic diseases in Oman. Prev Chronic Dis. 5

二、常见疾病概述

常见的情感与认知障碍疾病包括老年认知障碍、抑郁症、注意缺陷多动障碍和睡眠障碍等，是造成我国脑健康及心理疾病负担的主要疾病。本节将围绕以上4种疾病的具体情况、发病机制、流行病学研究、疾病负担展开介绍。

1. 老年认知障碍

（1）疾病简介：认知障碍是认知功能中的一项或多项受损，并影响个体的日常或社会能力，老年认知功能障碍通常指获得性认知能力缺陷，与先天性认知损害相区别。《精神障碍诊断与统计手册》第5版将认知功能障碍划分为谵妄、轻度认知障碍和重度认知障碍，统称为NCDs。在临床上，老年患者认知功能障碍涵盖的病种及疾病状态较多，主要分为遗传变性类疾病和非遗传变性类（表 1-2-1）。

表 1-2-1　痴呆分型及比例

	分型	占比
变性病性痴呆	阿尔茨海默病	60%～70%
	路易体痴呆病（DLB）	5%～10%
	额颞叶痴呆（FTD）	5%～10%
	帕金森病痴呆（PDD）	3.6%
非变性病性痴呆	血管性痴呆（VD）	15%～20%
	正常压力性脑积水及继发于其他疾病（如感染、肿瘤、中毒和代谢性疾病等）的痴呆	5.0%～6.4%

资料来源：世界卫生组织，非阿尔茨海默病痴呆的流行病学现状及临床诊断

（2）发病机制

● 阿尔茨海默病的发病机制

β 淀粉样蛋白级联假说：部分研究表明，随着年龄的增长或 β 和 γ 分泌酶的功能异常，导致 APP（淀粉样蛋白前体蛋白）产生过多 Aβ 到神经元胞外沉积（经历 Aβ42 单体 -Aβ42 寡聚体 -Aβ 斑块形成 -Aβ 神经元胞外沉积），诱发线粒体损伤，破坏系统稳态并导致突触功能障碍（图 1-2-2）。

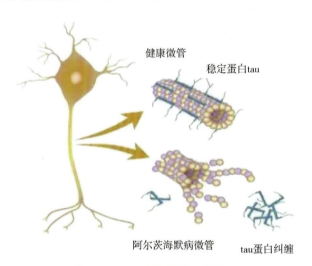

图 1-2-2　Aβ 淀粉样蛋白级联假说

资料来源：the breakdown of clumped tau proteins to cure Alzheimer's disease

Tau 蛋白假说：在 AD 患者脑中，高度磷酸化的 Tau 蛋白会由可溶转变为不可溶同时高度聚集，这不但会使其自身微管结构损失，丧失其正常的功能作用，而且会导致突触蛋白失去功能和神经退行性病变引起神经纤维缠结（NFTs）。

第一章 绪 论

其他假说：其他机制还包括基因突变假说、胆碱能损伤假说、氧化应激假说、神经炎症假说、雌激素缺乏假说、传染病假说、肠道微生物群破坏假说和自噬缺陷假说等，诸如此类的机制也为 AD 的干预提供了新颖的治疗方案（表 1-2-2）。

表 1-2-2 AD 发病机制假说

假说	内容
基因突变假说	淀粉样蛋白前体 App、早老素 1 和早老素 2 基因与家族性 AD 相关。此外，APOE 基因与散发性 AD 关系密切
肠道微生物群破坏假说	脑肠通过脑肠代谢轴进行双向交流，肠道菌群紊乱导致次生细胞毒性胆汁酸（主要是脱氧胆酸）的产生增加，它可以穿过血脑屏障并沉积在大脑中，导致细胞凋亡、活性氧的产生、炎症和神经退行性变
胆碱能损伤假说	由于 AD 患者脑内的神经递质存在缺陷，导致胆碱能神经元受到损伤
氧化应激假说	线粒体功能障碍和氧化应激长期以来一直与 AD 早期的发病机制有关，细胞色素 c 氧化酶水平降低可导致线粒体功能障碍，此外，氧化应激引起的糖原合酶激酶的过度激发可以改变线粒体的通透性
神经炎症假说	AD 的开始主要是小胶质细胞对"损伤信号"或 Tau 寡聚物反应的结果，这些引起神经炎症反应，随着核因子 Kappaβ（NFkB）的释放，促炎细胞因子的过度产生以及随之而来的神经元受体的激活，诱导异常的级联信号传导
雌激素缺乏假说	雌激素可以直接促进脑内损伤神经细胞的修复，并且可以通过促进星形胶质细胞发育进而支持神经元功能，另外，雌激素也有促进乙酰胆碱、多巴胺、5-羟色胺等神经递质合成的作用，还可以通过改善脑部供血、直接营养神经、抑制 APOE 基因而促使淀粉样蛋白清除等途径发挥作用
传染病假说	被螺旋体和其他病原体如衣原体和 HSV-I 感染的神经元有更多的 Aβ 沉积和 NFTs。因此，持续未经治疗的感染可能是 AD 的原因之一
自噬缺陷假说	"自噬液泡"被称为细胞的内务系统或废物管理系统，包括吞噬老化的蛋白质或细胞成分早老素 1 蛋白、氧化应激、Tau 神经纤维缠结等多种 AD 生长因子可引起自噬液泡功能障碍，从而参与 AD 的发病机制

资料来源：老年人认知障碍的预防与康复，Curr Neuropharmacol, 2020, 18(11): 1106-1125

- 血管性痴呆的发病机制研究

研究证实，脑血管疾病、遗传性因素等可导致大脑出现长期低灌注，促使脑部神经元出现不同程度的损伤、丢失，又或者因脑出血引起脑实质损伤，进而导致认知功能损害，为目前血管性痴呆的主要发病机制。

- 帕金森疾病的肠道第一理论（gut-first theory）

帕金森疾病是一种脑部疾病，帕金森疾病的明显症状包括无法控制的颤抖、动作迟缓且脚贴地的感觉，这些都源于大脑中帮助控制运动的区域中的神经元发生了缺失。来自西奈山 Icahn 医学院等机构的科学家们通过研究发现，诱发帕金森患者最初胃肠道改变的因素或许是定向错误的免疫攻击。

（3）流行病学

- 痴呆患者数量预测

2019 年全球痴呆患者数量达到 5500 万人。假设在未来几十年特定年龄的发病率没有变化，并应用联合国人口预测，预计到2030年将有大约7800万人患有痴呆症，2019至2030年的复合年均增长率（Compound Annual Growth Rate，CAGR）为3.2%；到2050年该数值将攀升至1.39亿人次，2030至2050年的复合年均增长率CAGR为2.9%。

根据2020年第7次全国人口普查，中国国内60岁及以上人口和65岁以上人口共264018766人及190635280人，分别占总人口的18.70%和13.50%。与2010年相比中国老龄化人口增长更快，与老龄化相关的疾病的发病率和死亡率明显更高（图1-2-3）。

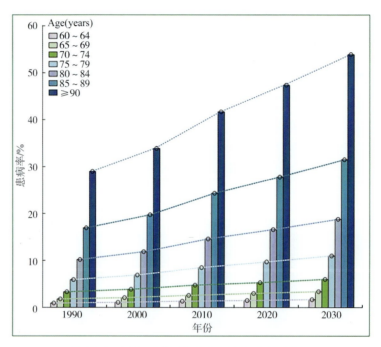

图1-2-3　1990—2030年中国认知症的患病率估计

资料来源：Chan KY, Wang W, Wu JJ, et al. Epidemiology of Alzheimer's disease and other forms of dementia in China, 1990–2010: a systematic review and analysis. Lancet 2013; 381: 2016-2023

与此同时，AD发病率持续上升。根据一项2015—2018年的全国横断面研究，中国有1507万60岁以上的患者患有痴呆，其中AD患者983万人，血管痴呆392万人，其他形式痴呆患者132万人。王英全等人将近年（2015—2018年）全国不同年龄组AD合并患病率与未来人口相结合，预测我国2050年老年人AD患病情况，预计到2050年国内60岁以上AD患者数量将达到3003万人。

- 痴呆症死亡率估计

2019年，全球估计有162万人死于晚期痴呆症。痴呆症死亡人数估计在全球所有年龄段中排名第七，在70岁及以上人群中排名第四。中国痴呆症患者死亡率为22.55/100000。

AD为最常见的痴呆类型，约占所有痴呆的60%～80%，AD患病率的增加主要发生在低收入及中等收入国家。2016年全球前10位死亡原因中，AD和其他痴呆症排名第5位，高收入国家前10位死亡原因中，该疾病排名第三。1990—2017年中国主要死亡原因中，该疾病排名第五。

- 与病呆相关的12个风险因素（图1-2-4）

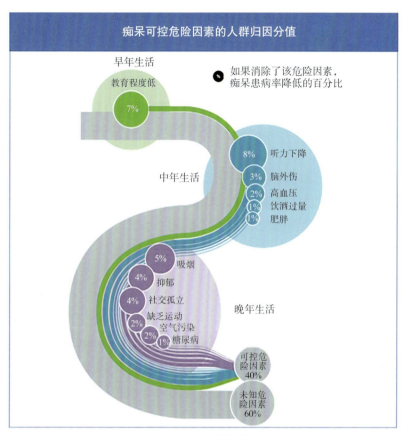

图1-2-4 认知症风险因素

资料来源：Gill Livingston, et al. Lancet. 2020 Aug 8;396(10248):413-446

其中3个是不可改变的，包括年龄增长，女性性别和父母家族史。9个风险因素可以改变，包括生活在农村环境、受教育年限较少和独居。

- 中国痴呆患者特征

中国痴呆患者中女性患病率是男性的1.8倍：《中国阿尔茨海默病报告2022》显示，中国男性患病率为669.3/100000，而女性为1188.9/100000，这与女性的激素水平变化和基因差异相关。高龄后，性别（女性）是迟发性AD的主要危险因素。

中国的痴呆患者中农村患病率显著多于城市：《世界阿尔茨海默病报告》（2015）指出，中国痴呆症的患病率（估计为6.19%）与世界大多数地区（5.50%~7.00%）相似，但高于撒哈拉以南非洲（5.47%）和中欧（5.18%）的患病率，低于拉丁美洲（8.41%）

和东南亚的患病率（7.64%）。中国60岁及以上人群中痴呆症的总体患病率为5.30%（4.30%～6.30%）。中国农村人群中痴呆和AD的患病率显著高于城市人群（痴呆症为6.05% *vs.* 4.40%，AD为4.25% *vs.* 2.44%）。痴呆症的患病率在中国北部为5.5%，在中国中部为5.2%，在中国南部为4.8%，在中国西部为7.2%。

城市地区轻度认知障碍的患病率为17.9%，农村地区为25.1%，65岁及以上人群为20.8%。血管相关轻度认知障碍亚型最常见（42%），其次是前驱AD引起的轻度认知障碍（29.5%）。

AD已跃升为中国第5大死亡原因：《中国阿尔茨海默病报告2022》显示2019年我国AD及其他痴呆患者年龄标化的患病率达788.3/100000（全球为6825/100000），因此导致的死亡人数约32万（全球为162万人），均高于全球平均水平，呈现高患病率和高死亡率的"两高"特点。

（4）疾病负担：认知功能障碍相关疾病成为继肿瘤、心脑血管病及糖尿病之后，严重影响老年人生活质量，给家庭和社会带来沉重负担的一组重要疾病。2019年，全球有160万人死于认知症，使其成为第七大死亡原因。"十四五"时期是积极应对人口老龄化的重要战略窗口期，这一时期，我国进入老龄化急速发展阶段。目前约有1000万AD患者，预计到2050年将超过4000万人，AD的患病率及经济负担呈20年翻一番的增长趋势。

长期照护费用大多由家庭独自承担，照护者平均每周需要放弃47 h的工作时间来照顾患者，导致产生延误工时等庞大的直接和间接成本。中国国内AD的年成本为1677.4亿美元，其中直接医疗成本（如门诊费用）占总费用的32.5%，直接非医疗费用（如医疗设备）占总成本的15.6%，间接费用（如患者和非正式护理人员无法工作造成的金钱损失）占总代价的51.9%（图1-2-5）。

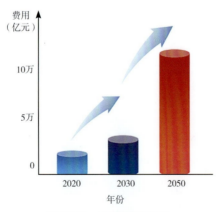

图 1-2-5　AD 的经济负担

资料来源：GBD 2019 Collaborators. Global mortality from dementia: Application of a new method and results from the Global Burden of Disease Study 2019. Alzheimers Dement (N Y). 2021 Jul 27; 7(1): e12200

2. 抑郁症

（1）疾病简介：抑郁症是一种常见的慢性疾病，严重影响身心健康。主要症状包括不良情绪、悲观态度、缺乏激情和活力、睡眠质量差、生活质量差和自杀风险高。研究表明，抑郁症导致的死亡风险是正常人的两倍。

（2）发病机制：目前现代医学尚未明确抑郁症的发病机制，但多认为与社会、生物及心理等因素相关。当前公认的病因学说主要为肠道微生态假说、神经递质假说及下丘脑–垂体–肾上腺（he hypothalamic-pituitary-adrenal axis，HPA）轴激活假说等。肠道微生态假说提出肠道菌群会影响中枢神经系统，引起人体行为与精神抑郁的异常状态，其作用机制密切关联于神经肽类物质分泌、代谢物质及肠道菌群变化等。神经递质假说提出人的心境可直接或间接受到单胺类神经递质如乙酰胆碱、5-羟色胺（5-hydroxytryptamine，5-HT）、多巴胺（dopamine，DA）及去甲肾上腺素（norepinephrine，NE）等的调节，抑郁症发生发展直接关联于神经递质功能活动被削弱；HPA轴假则认为在神经内分泌系统中HPA轴为重要组成部分，会在一定程度上影响身体活动的各个维度，5-HT受体结合、细胞因子及激素分泌等均涵盖在内。

从中医角度出发，抑郁症的主要发生机制为肝疏泄不足、脾运化缺失、脏腑阴阳失调及气血亏虚、心神失常。

（3）流行病学：全球每年有3.5亿人罹患抑郁症，预计到2030年，抑郁症将成为全球疾病负担的首要原因。在世界心理健康调查中，高收入国家的国内抑郁症发病年龄中位数为26岁（IQR 17～37），低收入和中等收入国家为24岁（IQR 17～35）（图1-2-6）。

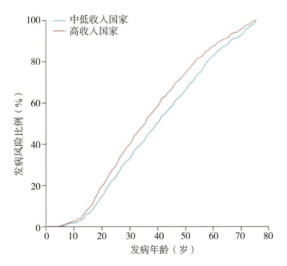

图1-2-6　75岁之前患抑郁症的预计人口比例中抑郁症发病的年龄

资料来源：Time for united action on depression: a Lancet–World Psychiatric Association Commission

抑郁症与多种慢性身体疾病有关，包括关节炎、哮喘、癌症、心血管疾病、糖尿病、肥胖、高血压、认知障碍、慢性呼吸系统疾病、各种慢性疼痛等（图1-2-7）。

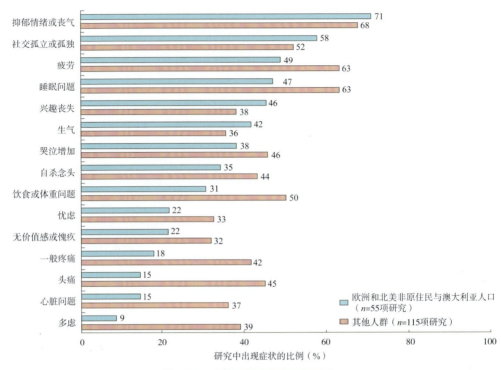

图1-2-7 全球不同人群的抑郁症状

据估计，1990—2017年，中国的抑郁症患病率从3224.6/100000上升到3990.5/10000。2017年，中国有5636万抑郁症患者，占全球病例的21.3%。抑郁症导致的残疾调整寿命已达857.7万年，这意味着抑郁症已逐渐成为影响中国人口的重要公共卫生问题（图1-2-8）。

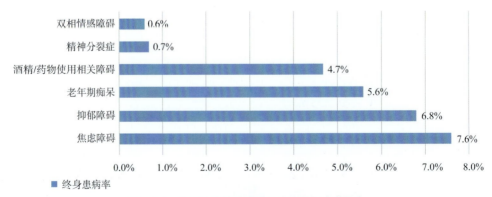

图1-2-8 中国各类精神障碍疾病的流行病学调查

资料来源：Sleep Behavior and Depression: Findings from the China Kadoorie Biobank of 0.5 Million Chinese Adults

（4）疾病负担：据调查，在人生的第20和第30年，与抑郁症相关的负担将急剧增加。在晚年时期，抑郁症是老年人发病率和死亡率的主要来源之一，公共卫生负担、服务成本以及死亡率也随之增加（图1-2-9）。

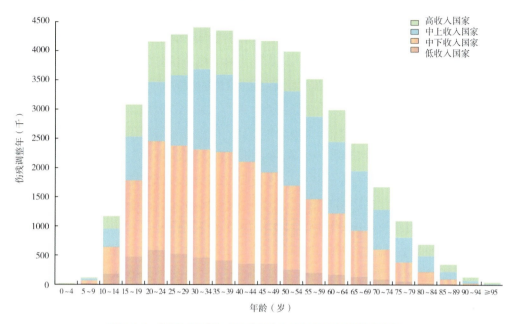

图1-2-9　根据国家收入水平的整个人生过程中的抑郁症负担

资料来源：Identifying depression early in adolescence. The Lancet. Child & Adolescent Health

抑郁症所致的自杀行为也造成了严重的疾病负担，据调查，自杀行为是15～29岁人群中的第二大死因，也是全球所有年龄段中第15大最常见的死因。我国约有1.73亿成年人患有心理健康问题，其中约430万人存在严重的心理健康问题。多与慢性病共病，老年人的抑郁症往往会导致更严重的后果。

3. 注意缺陷多动障碍

（1）疾病简介：注意缺陷多动障碍（attention deficit hyperactivity disorde，ADHD）是一种高度遗传的神经发育障碍疾病，影响全球8%～12%的儿童。5%～60%的ADHD患者症状可持续至成年期，常与焦虑障碍等并发，可增加自杀和犯罪风险，给家庭和社会带来严重的负面影响。

（2）发病机制

● 神经炎症假说

神经炎症是神经元细胞损伤后的一种附带现象，有助于保护和恢复脑的正常结构和功能，病理状态下可进一步加重神经元的损伤。在ADHD患者或动物体内均发现了中枢神经系统小胶质细胞、星形胶质细胞、细胞因子、趋化因子及相关炎症分子的变化，表明神经炎症参与了ADHD的发病。

- 神经能量学假说

有学者认为ADHD的能量代谢受损可能与前额皮质的儿茶酚胺投射途径功能低下有关，故ADHD可被视为继发于儿茶酚胺介导的星形胶质细胞葡萄糖和糖原代谢功能减退的皮质能量缺乏综合征。

（3）流行病学：ADHD是儿童时期常见的一种神经发育障碍性疾病，该病的发病人群以儿童为主，呈慢性过程，目前对于ADHD的治疗效果不佳，70%儿童的症状会持续到青春期，少数患儿会持续终身。我国儿童ADHD总体患病率为5.7%，患病率呈逐渐上升趋势。中国儿童和青少年多动症的患病率与世界范围内的患病率基本一致，表明多动症影响了相当多的18岁以下人群。我国第6次全国人口普查的结果显示，18岁以下的人口约为3.67亿，这表明ADHD影响着中国约2300万儿童和青少年。ADHD患病率存在性别差异，ADHD男孩的患病率高于女孩，性别之比为2.2∶1。

（4）疾病负担：美国学龄前儿童的ADHD患病率为3%~6%，每年ADHD的直接和间接经济损伤高达218.7亿美元。相关研究报道，ADHD患儿成年期人格障碍和违法犯罪的风险是普通人群的5~10倍。ADHD已成为影响世界儿童青少年身心健康、社会安定、经济稳定的公共卫生问题。

与1990年相比，我国2019年ADHD的发病率、患病率和DALY率均有所下降。不同性别间的比较显示，男性ADHD的发病率、患病率和DALY率约为女性的3倍。针对ADHD有效的预防措施和监测，可进行有针对性的早诊断、早治疗、早康复，减轻ADHD对我国青少年儿童生活及学习的影响。

4. 睡眠障碍

（1）疾病简介：睡眠障碍是指患者对睡眠时间和质量不满足并影响日间社会功能的一种主观体验。国际睡眠障碍分类第5版（ICSD-5）将睡眠障碍分为7大类，包括失眠症、睡眠相关呼吸障碍、中枢性嗜睡症、昼夜节律睡眠-觉醒障碍、睡眠异态、睡眠相关运动障碍、其他睡眠障碍。

睡眠障碍发病的几个常见因素包括用药增加、与年龄有关的昼夜节律变化、环境变化、生活方式变化、预先诊断的生理问题或压力。在老年人中，出现睡眠呼吸紊乱、周期性肢体运动、不安腿综合征、快速眼动睡眠行为障碍、失眠和昼夜节律紊乱的风险尤其会增加。

睡眠障碍的具体表现为：①睡眠异常症状：在该入睡的时候不愿就寝、入睡困难，睡眠难以长久维持、早醒；②相关日间症状：日间疲劳无力、注意力难以集中，影响学习、工作等日常功能，白天打瞌睡、情绪易波动、言行冲动、精力和体力下降、易发生错误与事故等。

（2）发病机制：失眠症的发病机制主要有2种模式，即认知模式和生理模式。认知模式认为，对生活压力的担忧和反刍会扰乱睡眠，造成失眠的急性发作，尤其是在入睡和觉醒后恢复睡眠时。如果发现与睡眠有关的威胁或感觉到睡眠不足，就会进一步加剧这种消极的认知活动。生理模式认为，过度唤醒主要是由生理或神经生理因素引起的。生理唤醒是通过测量全身新陈代谢率、心率变异性、神经内分泌测量和功能神经影像学来评估的。研究表明，与健康的正常睡眠者相比，失眠症患者在睡眠的各个阶段平均心率都升高，心率变异性降低；睡眠质量差的人尿液游离皮质醇水平较高，尿液和血浆中皮质醇和促肾上腺皮质激素的含量表明，HPA轴与慢性失眠症的病理相关。

不同人群睡眠障碍的发病机制具有差异性，约有50%绝经后女性会出现睡眠障碍。儿童睡眠问题已被确定为全球公共卫生问题，并在全球范围内持续增加。儿童睡眠问题与多种后果有关，包括情绪或行为问题、疲劳、神经发育问题和意外伤害。

（3）流行病学

- 失眠

全球10%～30%的成年人在任何特定时间点都会失眠，多达50%的人在特定年份会失眠，这是最常见的睡眠障碍。65岁以上的人比年轻人更容易受到睡眠障碍的影响，女性比男性更容易受到影响，女性失眠的发生率比男性高40%。来自加拿大的一项调查显示：睡眠障碍作为一种常见的疾病，在普通人群中的发病率为15%～20%。

失眠的风险因素中，年龄和性别是最明确的人口统计学风险因素，妇女和老年人的患病率增加。在原发性睡眠障碍中，不宁腿综合征（RLS）、10种周期性肢体运动障碍（PLMD）和睡眠相关呼吸障碍（打鼾、呼吸困难、睡眠呼吸暂停）通常伴有失眠症状。

- 睡眠呼吸障碍

中枢性睡眠呼吸暂停的发病率低于阻塞性睡眠呼吸暂停。中枢性睡眠呼吸暂停常见于早产儿、新生儿和婴儿期，但随着年龄的增长和中枢神经系统的成熟，其风险会降低。潜在的神经系统疾病是导致足月婴儿CSA的最常见原因。在出生不足29周的早产儿中，与呼吸暂停相关的事件有25%源自中枢神经系统。

- 中国睡眠障碍流行病学特点

整体情况：根据《中国睡眠研究报告》显示，过去3年我国居民的失眠情况：2020年，中国民众的平均睡眠时长为6.92 h，经常失眠的人群占比增长至36.1%，其中年轻人的睡眠问题更为突出，有69.3%的"90后"会在23:00之后入睡。2021年，中国民众睡眠指数为64.78分（百分制），略高于及格水平，可见我国居民的总体睡眠状况一般。

在儿童睡眠障碍方面，中国大陆儿童睡眠问题的患病率为15.3%～76.3%，高于欧洲和美国（25%）。在过去的20年里，中国大陆儿童睡眠障碍的患病率有所上升，显著影响了40%的学龄儿童，其中多汗症、睡眠不安和入睡困难的发生率显著高于其他睡眠障碍疾病。男孩的睡眠问题的患病率高于女孩。中国西部地区儿童睡眠问题的患病率明显高于中国南部沿海地区，这可能与不良的睡眠习惯和落后的地区文化态度有关。

在成人睡眠障碍方面，目前我国睡眠障碍发生率日益升高且呈年轻化趋势。我国青少年睡眠障碍发生率约为26%，60岁以上老年人群中睡眠障碍的发生率约为35.9%。睡眠时长方面，短睡者明显比中睡者和长睡者年龄大；短睡者多于中长睡者，且短睡者的睡眠问题比中睡者和长睡者多；其中短睡眠者的女性也有更严重的疾病。在中国农村地区，患有认知障碍的老年人睡眠障碍比没有患认知障碍疾病的人更常见。

（4）疾病负担：有关研究表明，睡眠障碍会影响人的学习、记忆、情感等，导致心理疾病的增加，而长期睡眠障碍是导致慢性疲劳综合征、高血压、冠心病、糖尿病、脑血管病的重要原因之一，可使中风危险增加4倍，肥胖症、癌症危险陡增。每年因睡眠相关疾病和治疗不当导致的医疗费用、人身伤亡及操作失误等，已经给社会和个人造成严重的后果和高昂的经济负担（见表1-2-3）。

世界73亿人口中约有10亿人年龄为30～69岁，估计有最常见的睡眠呼吸障碍类型——阻塞性睡眠呼吸暂停（OSA）。

表1-2-3 睡眠不足与各种疾病关系

免疫力下降	睡眠不足会影响免疫系统的功能，使人更容易感染病毒、细菌或真菌等，增加患感冒、肺炎、皮肤病等的风险
心血管疾病	失眠会导致血液中胆固醇和血压升高，增加心脏负担，增加患高血压、冠心病、心肌梗死等的风险
糖尿病	失眠会影响胰岛素的分泌和作用，导致血糖升高，增加患糖尿病或恶化糖尿病控制的风险
肥胖	失眠会影响食欲和代谢的调节，导致摄入过多的能量和消耗过少的能量，从而导致体重增加，增加患肥胖或恶化肥胖控制的风险
癌症	失眠会影响细胞的正常分裂和修复，导致基因突变或癌基因激活，增加患癌症或恶化癌症治疗效果的风险
精神障碍	失眠会影响情绪和认知的稳定，导致抑郁、焦虑、创伤后应激等精神障碍，影响人的社交和工作能力
记忆力下降	失眠会影响大脑的记忆巩固和提取过程，导致记忆力下降，影响人的学习和工作效率
头痛	失眠会导致颅内血管收缩或扩张，引起头部不适或疼痛，影响人的日常生活

资料来源：作者自制

三、情感与认知障碍疾病应对政策

全球人口结构的转变导致越来越多的老年人患有慢性神经系统疾病。这些情况对老年人的认知功能和身体能力有着深远的影响，大多数神经系统疾病具有很长的临床前阶段，这使得公共卫生实践的重点已转移到控制和预防慢性病。

1. 全球与各国政策

在过去的 5 年里，几个国际健康和神经协会已经将大脑健康确定为临床工作、研究的重要领域。2017 年，美国心脏协会发表了一份关于大脑健康的声明，强调了生命历程方法的重要性。2022 年，欧洲神经病学学会发布了脑健康战略，概述了有助于大脑健康的因素，并明确包括人口层面干预措施的作用——教育、环境健康。其他组织，如世界神经病学联合会和美国神经病学学会，发表了关于需要提高对大脑健康的关注的社论和声明。

世界卫生组织（WHO）一直致力于推广和改善全球慢性病的预防和治疗，颁布了包括《预防和控制非传染性疾病全球战略》《饮食、身体活动与健康全球战略》等重要文件。

2. 脑健康科学当前与未来的方向

根据衰老理论，衰老是大脑健康的基本驱动力。从这一角度出发，保持大脑健康的三大支柱是：①改变风险暴露的生命过程轨迹，手段包括风险因素识别、管理和监测；②促进修复机制的健康习惯和行为；③风险分层和早期生命干预，以维持大脑的功能连通性，并促进对年龄相关病理的恢复能力。

（1）改变风险暴露的生命过程轨迹：可改变的风险因素（如高血压、吸烟和久坐症）会增加神经疾病的风险，人口层面的干预措施能够减少可预防的感染、毒性和创伤原因以及血管疾病造成的死亡。美国心脏协会提出了"简单生活 7"（Life's Simple 7）的概念，这一清单已被更新为《生活必需品》（图 1-2-10）。

（2）增强对脑损伤的抵抗力：体育锻炼与睡眠卫生能够促进大脑健康，增强大脑的抵抗力和修复能力。

（3）增强脑损伤的恢复力：弹性被用来描述良好脑功能的维持，2022 年一项关于轻度创伤性脑损伤患者认知结果的研究表明，通过减少生命过程中损伤暴露（特别是在大脑发育期间）和增强神经退行性损伤的恢复能力，能够增强脑功能的弹性。

（4）脑健康预防与全人群方法：情感与认知障碍的初级预防包括 2 种策略：一是全人群方法，二是高危人群方法。面对高危险人群，医疗保健专业人员要加强对高风险个人的识别，分别解决每个风险因素的干预措施。针对高危人群的干预措施包括对短暂性脑缺血发作、轻微创伤性脑损伤和轻度认知障碍的早期诊断和治疗等。

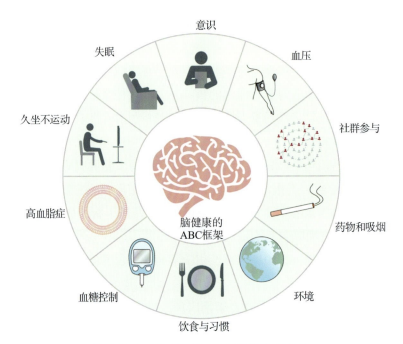

图 1-2-10　系统性风险暴露评估的 ABC 框架

资料来源：https://playbook.heart.org/lifes-simple-7/

从整个生命过程中促进脑健康的全民战略包括：

● 产前和围产期：在整个怀孕期间促进孕产妇心理健康和充足营养、确保获得产前护理和安全分娩、保护产后育儿假。

● 儿童和青少年：幼儿期神经发育、认知、确保儿童和青少年获得正规教育、通过适当的学校教育活动方案预防头部受伤、规范社交媒体和数字生态系统，以保障青少年的心理健康。

● 青年期和中年：筛查脑血管风险因素（如高血压、糖尿病）、推动立法和激励措施，鼓励雇主调整工作时间表，以确保所有员工的最佳睡眠。

● 晚年：筛查知觉障碍的早期迹象，包括听力损失和视力改变、开展公共卫生运动，促进在晚年保持身体和认知活动。

● 整个生命周期：消除贫困并提供负担得起的保健系统和保险、改善获得初级保健的机会；促进健康城市和城市结构的设计，以鼓励流动性和体育活动；应对全球环境变化并减少空气污染。

3. 中国脑健康政策与举措

《健康中国 2030 规划纲要》指出人民健康是民族昌盛和国家强盛的重要标志，要把保障人民健康放在优先发展的战略位置。实施积极应对人口老龄化国家战略，发展养老事业和养老产业；坚持预防为主，加强重大慢性病健康管理，提高基层防病治病和健康管理能力；深入开展健康中国行动和爱国卫生运动，倡导文明健康生活方式。

（1）总体目标：到2025年，脑健康公众教育取得明显成效，脑健康相关概念得到普及；有序推进重点人群脑健康筛查、脑健康体检与脑健康监测；大力促进脑健康学科基础知识的发展，研究和验证脑健康筛查方法、生物标志物、数字疗法和防治药物等；制订符合中国国情的脑健康及相关脑疾病诊疗标准、临床路径和质控标准，建立多层级脑健康服务网络，明显提升危害脑健康的相关脑疾病的早期诊断率和治疗率。

到2030年，公众建立正确脑健康观；脑健康筛查、脑健康体检与脑健康监测的重点人群覆盖率达80%；脑健康学科基础研究与产业转化得到广泛纵深发展；全国形成关注全周期脑健康及相关神经精神系统疾病的精准预防诊治的健康中国建设格局。

（2）行动举措

● 科学评估脑疾病风险，提升健康教育水平，充分控制脑健康危险因素

建立适合我国的风险模型，科学评估脑疾病风险。推荐精准评估脑老化、情感障碍、痴呆风险，包括行为心理学、血液标志物和影像标志物为基础的精准评估风险。在风险沟通时重视知情同意和保护隐私，减少因风险沟通而带来的焦虑和其他危害。建立具有公信力的脑健康科普平台，有助于健康知识水平的提升和健康行为的改变。

● 建立和完善脑健康监测与服务体系

建设高质量规范化脑健康中心，实施脑健康行动基本措施，包括：基于量表评分等常规检查技术的高危人群筛查；基于生活方式、情感障碍、血管和认知障碍等疾病危险因素的脑健康评估；基于精准诊疗的情感障碍多维度指标检测及客观评估体系应用；对脑健康危险因素实施非药物、标准化干预；脑健康行动的公众教育负责等。构建中国脑健康促进网络，形成覆盖全国的脑健康监测与服务体系。

● 建立标准化认知障碍高危人群登记和随访体系，依托平台提高影响力

依据多级、多阶段、整群抽样原则，选择和建立具有代表性的社区人群，作为初级脑健康登记随访中心负责社区的脑健康登记随访工作的组织实施。到2025年，实现初级脑健康登记和随访数据库。依托平台建设，创建新工具、新理论和新范式，提升转化能力和国际影响力。

● 制定认知风险降低和认知增强的诊疗指南，促进产业化，扩展脑健康服务能力

以循证医学为基础，评价综合性认知障碍风险降低方案的有效性和安全性，制定相关指南，在全国推广应用。制定认知增强的技术评价标准、临床指南和技术规范。促进产业化。

● 实施脑健康诊疗规范化行动，提升管理服务水平

构建脑健康慢病管理体系，提供系统连续预防、治疗、康复、健康促进一体化服务；分阶段分层次实施制定规范化、简便化、易行化的中国方案，提高诊疗水平；初

步建成认知障碍三级诊疗防治体系，推动脑健康科学预防、早期诊断、早期治疗、全病程管理，形成患者自我管理、家庭管理、社区管理、医院管理相结合的预防干预模式。完善全国统一的规范标准及有效质控管理措施，优化诊疗模式，依次构建适合脑健康特点的标准化能力建设模式。建设情感及认知障碍疾病专科人才梯队，新增专科人才培养体系。健全认知障碍疾病诊疗模式，推动建立高级中心、区域级中心和社区级中心构成的情感及认知障碍三级诊疗防治服务网络。

- 实施体医融合行动，发挥综合管理的作用

提升医体融合促进脑健康的能力，制定促进脑健康的医体融合相关指南、运动方案和临床路径，探索减少脑结构的病变，促进脑功能的维持或改善，提高社会适应能力。加快构建脑健康行动的医体融合网络，按照国家指南加强复合型人才培养和医体融合中心建设，将医体融合促进脑健康纳入基层医疗机构服务范围。强化脑健康的全生命周期管理和智慧管理，以人工智能等智慧方式促进健康生活方式的依从性，鼓励商业保险参与和促进脑健康的全生命周期管理和智慧管理。

- 实施保障救助救治行动，减轻群众就医负担

采取综合医疗保障措施，落实医疗保障制度政策和《长期处方管理规范》，保障认知障碍患者医疗保障待遇和长期处方优惠待遇。鼓励有资质的商业保险机构开发认知障碍防治相关商业健康保险产品。提高情感及认知障碍诊疗技术可及性，建立完善情感及认知障碍诊疗技术的综合评价体系。鼓励新型诊疗技术研发和药物临床试验的开展；积极推动医学转化，强化医工结合，促进情感及认知障碍诊疗技术应用。将符合条件的情感及认知障碍诊疗技术按程序纳入医保检查目录，降低患者经济负担，加强对新型诊疗技术的质量管理监测。加大经济欠发达地区脑健康防控和救治力度。

- 实施重大科技攻关行动，加快创新成果转化

加强脑健康相关学科建设，重点培养多学科复合型人才和领军型人才，依托"双一流"高校布局建设国家脑健康攻关的"医–研–教–企–产"融合创新平台，适当增加脑血管、情感及认知障碍等脑健康相关领域的专业招生计划和专业人才培养，建设脑健康相关疾病专科人才梯队。

（3）保障机制

- 加强组织领导

在国家卫生健康委员会和健康中国行动推进委员会的统一规划指导下，脑健康行动委员会牵头组织，各省和地区建立完善脑健康行动工作的领导协调机制，形成工作合力，精心组织实施，营造良好氛围，加强综合指导，确保各项措施落到实处。

- 健全支撑体系

坚持从顶层设计上谋篇布局，各地结合本地实际因地制宜制定支持脑健康行动的

具体措施,做好机构设置和人员配置工作,充分发挥决策参谋、统筹协调、政策指导、推动落实、督导检查等职能,确保各项任务落细落实。

- 注重宣传引导

积极倡导、广泛宣传中国的"脑健康宣言",全力打造脑健康行动全媒体矩阵。脑健康行动要关注一老一小,充分调动群众积极参与,扩大活动社会影响。脑健康行动从科普开始,从基层开始,唤醒民众对脑健康重要性的认识,使用简洁明了、老百姓负担的起的脑健康评估方法,激发群众的参与热情。

- 强化督导落实

建立脑健康行动工作的跟踪、督导机制。各地卫生健康行政部门会同有关部门组织做好本地区脑健康行动工作的目标任务的督促落实。国家卫生健康委会同有关部门针对脑健康行动措施落实情况进行评估,综合评价政策措施实施效果。

第三节 情感与认知障碍疾病应用数字医疗的可行性

一、数字化可结合的医学原理

数字疗法与其他疾病的治疗手段一样,针对不同适应症有不同的医学原理。其中,数字疗法主要涉及的医学原理有心理学、康复医学、神经科学和药理学、中医学五大方面。

1. 心理学

(1) 认知行为疗法:认知行为疗法(cognitive behavioural therapy,CBT)的理论基础是个人对事实的认知会影响其情绪和行为。比如,当我们消极地解释自己所面对的情况,感受到负面情绪,这些负面情绪又会导致负性的行为模式。它结合了认知治疗和行为治疗2种方法,是一种以解决问题为重点的治疗方法。CBT假定,通过认知重组、行为实验、放松及社交技能训练等技术,可以改变患者在某种情况下的想法或行为模式,从而转变对生活的认知,将消极的思维方式和不良的行为习惯转化为积极的思维和行为模式。

认知行为疗法已被证实对许多心理障碍有显著疗效,如抑郁症、广泛性焦虑症、睡眠障碍、强迫症、创伤后应激障碍等多种心理障碍,对改善功能和生活质量有显著作用(图1-3-1)。

认知行为疗法主要包括以下6个步骤:

- 建立初步的医患关系,全面评估患者精神状况;
- 树立治疗目标;

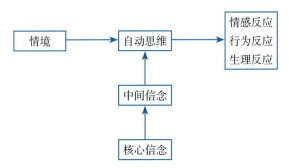

图 1-3-1　认知行为疗法的理论模型

资料来源：郭召良. 认知行为疗法入门［M］. 北京：人民邮电出版社，2020

- 在治疗过程中进行练习，帮助患者重新认识自己的观念；
- 消除患者的错觉和幻觉；
- 总结治疗以来患者取得的进步，帮助患者重建自信心；
- 防止复发和出院后社会功能障碍。

认知行为疗法的治疗周期通常短于其他心理学疗法，一般在 5～20 次以内。

（2）行为激活疗法：行为激活（behavioral activation，BA）疗法以行为主义心理学理论为基础，针对抑郁症患者经常陷入心境低落，行动力下降，生活陷入困境等特点而设计。它的基本原则是：通过增加积极、愉悦、有意义的活动，减少消极、无趣和有害的活动，改变患者的情绪状态，将负反馈循环转变为正反馈循环。

与传统的认知行为疗法相比，BA 更注重在行为上的改变。它关注患者的目标是什么，以及如何帮助患者实现目标。在治疗过程中，患者无须探讨自己的负性思维，而是通过行为改变来改善情绪，更有利于接受和实施。

BA 已被应用在抑郁症的治疗上，并取得了良好效果。同时，BA 也被证实对痴呆症、精神分裂症有一定疗效（图 1-3-2）。

（3）接纳与承诺疗法：接纳与承诺疗法（acceptance and commitment therapy，ACT）是第三代认知行为疗法。ACT 认为，痛苦是无可避免的，人们应该把注意力集中于那些能够对自己产生正向作用的想法和行为中。通过将正念技巧与自我接纳的行为改变结合，ACT 让患者进一步认识和接纳自己的情绪，同时采取行动过上丰富、充实、有意义的生活。ACT 的 6 个核心治疗过程是：接触当下、认知解离、接受悦纳、以己为景、澄清价值与承诺行动。这 6 个核心过程并不相互分离，就像钻石的 6 个面，而这颗钻石本身就是心理灵活性：基于价值引导，积极采取行动的能力（图 1-3-3）。

ACT 目前已被广泛应用于睡眠障碍、焦虑抑郁、强迫症、创伤后应激障碍、癌痛和各种慢性疾病的情绪调节中，临床与实践证实 ACT 对于改善心理灵活性具有良好的治疗效果。

1. 改变人们情绪体验的关键是改变行为方式
2. 生活的变化可能导致抑郁，短期的应对策略可能会让人长期陷入抑郁
3. 针对特定来访者的抗抑郁线索，就隐含在 TA 的重要行为发生前后
4. 按照计划而不是情绪来组织和安排活动
5. 从小处着手，改变更容易
6. 强调行为的自然强化
7. 做个教练
8. 强调解决问题的实际态度，并认识到任何结果都是有用的
9. 不要光说不做
10. 扫除行为激活的一切可能的和实际的障碍

图 1-3-2 BA 的十个核心原则

资料来源：https://mp.weixin.qq.com/s/oIIv7n5H064T3ELvxDcJsA

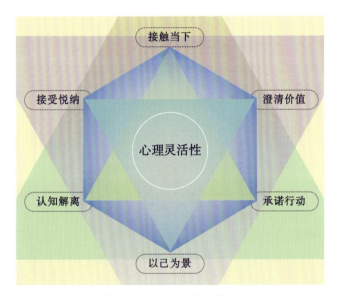

图 1-3-3 ACT 灵活六边形

资料来源：https://mp.weixin.qq.com/s/AnKQfhGgpOtgvjtb1UO8WQ

（4）生物反馈疗法：生物反馈疗法（bio-feedback therapy，BFT）利用电子设备，采集肌电、心率、皮电、皮温等人们通常情况下无法察觉的生理指标，并将其转化为可理解的视听形式。通过对这些信号的感知，使患者有意识地调节自身的生理活动，从而恢复身心健康。其原理主要是自我调节，包括神经调节、体液调节与器官组织自我调节 3 种。

生物反馈的机器包括皮肤表面扫描、肌电图和 MRI 脑部扫描。在许多生物反馈设置中，小电极被连接至患者皮肤，将反馈发送到可视监视器，跟踪并显示患者的生理症状。

BFT 需要患者的积极参与。患者需要课余在家进行练习，不断进行尝试，以确定何种方法更加有效。

生物反馈疗法已成功应用于神经系统疾病（偏头痛、帕金森病等）和精神类疾病（焦虑症、抑郁症、ADHD、睡眠障碍、应激障碍等）的治疗。

2. 康复医学

（1）松弛疗法（relaxation therapy）：是康复医学领域的一种新模式，又称为放松疗法、放松练习，是按照一定的练习程序，学习有意识地控制、调节自身的身心活动，以降低机体唤醒水平，调整因紧张刺激而紊乱的功能。

松弛疗法的原理是在放松状态下，降低交感神经活动功能，表现为全身肌张力下降、肌肉放松、呼吸频率减慢、血压下降，伴有四肢温暖、心情愉悦的感觉。通过松弛疗法，可以促进患者的身心健康、防病治病。松弛疗法主要有以下几种类型：渐进式肌肉放松、催眠疗法、自然训练法、静默或冥想与生物反馈相结合的松弛疗法。

松弛疗法的适应症主要是癫痫、恐怖症、强迫症、焦虑症、哮喘、产后抑郁，也可以治疗如分娩身心障碍的多种心身疾病，矫正如考试焦虑等由于社会心理适应不良导致的障碍和治疗睡眠障碍。

（2）运动疗法（exercise therapy）：是以运动学、生物力学和神经发育学为基础，以改善躯体、生理、心理功能障碍为主要目标，以作用力和反作用力为主要治疗因子，以改善或保持身体素质为目的的治疗方法。

运动疗法主要包括有氧运动和力量训练。对于成人患者，每周活动量至少要中等强度运动 150 min 或高强度运动 75 min，并合并每周至少 2 次提高肌肉力量的力量训练，尽量减少久坐。中等强度的有氧运动形式包括健步走、蛙泳、骑自行车、网球双打、徒步旅行、滑滑板、滑旱冰、打排球、打篮球等。高强度的有氧运动形式包括慢跑或跑步、自由泳、快速骑行或骑车上坡、网球单打、踢足球、跳绳等。力量训练包括健身器械、使用阻力带训练、俯卧撑和仰卧起坐、做农活、瑜伽等。一般建议患者将有氧运动和力量训练相结合，每次运动的强度和持续时间应遵循循序渐进的原则。

运动疗法是患者康复、治疗过程中的重要措施。运动疗法的主要适应症是慢性疼痛、骨关节炎、心血管疾病，以及中风、帕金森病造成的肢体功能障碍。此外，研究表明，运动能增加神经营养因子和 5-羟色胺和去甲肾上腺素能神经元的活性，调节 HPA 轴活动，以及减少全身性炎症信号传导，对抑郁症有可观疗效。

（3）营养结合运动疗法（nutrition therapy）：区别于药物疗法，相对安全有效。它通过调节脂肪、蛋白质、糖类、维生素、矿物质、水六大营养素，并选择合理的膳食结构，以调节人体的健康状况。《中国居民膳食指南 2016》针对 2 岁以上的所有健康人群提出 6 条核心推荐，分别为：食物多样，谷类为主；吃动平衡，健康体重；

多吃蔬果、奶类、大豆；适量吃鱼、禽、蛋、瘦肉；少盐少油，控糖限酒；杜绝浪费，兴新食尚。

营养和运动疗法相结合治疗疾病，即使用运动和营养疗法比单独使用任何一种干预措施更有效，目前已成为肌少症、糖尿病、肥胖症等疾病管理的重要干预措施。

3.神经科学

（1）Gamma神经振荡原理：神经振荡（neural oscillations）是局部神经元群或多个脑区间神经元集合的放电活动随时间产生的节律性波动，频率包括Delta（1～4 Hz）、Theta（4～8 Hz）、Alpha（8～12 Hz）、Beta（15～30 Hz）、Gamma（30～90 Hz）和高Gamma（>50 Hz）。Gamma振荡是一种高频波，存在于大脑的嗅球、丘脑、海马和各种感觉和运动皮层等诸多部位，可使神经网络中的兴奋信号暂时摆脱抑制信号，增强脑区间信息交流的有效性、精确性和选择性。

Gamma振荡主要用于阿尔茨海默病的治疗。干预方式有2种，第一种是每天用40赫兹的声音刺激1 h，第二种每天用40赫兹的声音+闪烁红光刺激1 h，连续7 d。

（2）神经病理性音乐疗法：音乐是人类最丰富的情感认知体验之一。大量的皮层和皮层下大脑区域参与听音乐和创作音乐的过程，音乐也会影响和改变额叶、顶叶和颞枕叶大脑多感觉和运动整合区域的活动。

神经病理性音乐疗法（neurologic music therapy，NMT）是建立在心理治疗的理论和方法基础上，利用音乐所特有的生理、心理效应，使患者在音乐治疗室的共同参与下，通过各种专门设计的音乐行为，获得音乐体验，从而修复心理障碍，增进身心健康。

主要适应症有帕金森病、脑卒中或脑部外伤后的运动障碍。

（3）神经反馈训练：神经反馈也被称为脑电生物反馈，是生物反馈中重要的一种。它是一种应用操作性条件反射原理，通过训练选择性强化脑电波的频率，从而帮助受试者改变认知、行为和情感功能的治疗方法。

神经反馈训练主要基于以下科学原理：

第一，不同病症表现出的脑电成分指标不同。例如，大部分注意力缺失症患者脑电波中的θ波比率远超正常人。

第二，人能够通过改变脑电波的特征，使大脑处于不同的状态。比如通过打坐、冥想，大脑能产生大量α波，从而进入放松状态。

第三，人脑能够记忆改变之后的新状态并加以保持。比如，通过神经反馈训练，可以强化大脑中的β波，提高大脑对信息的筛选能力，从而保持个体对外部刺激的适度敏感。

目前，神经反馈训练已被列为多动症的一线疗法。此外，认知功能障碍、癫痫、儿童抽动症、创伤后应激障碍、睡眠障碍、学习障碍也可以通过神经反馈训练缓解（图 1-3-4）。

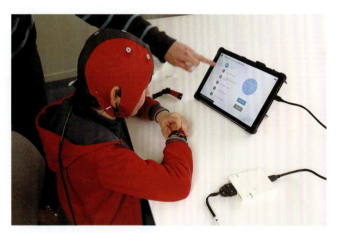

图 1-3-4　典型的神经反馈程序

资料来源：Mensia Technologies

（4）视知觉学习（visual perceptual learning）：是通过进行特定的视知觉训练，提高患者的视觉系统对外界感知能力的治疗方法，具有相对特异性、相对迁移性和时间属性。它的作用机制可能与初级视皮层可塑性、大脑神经元激活有关。

视知觉学习多采用视频和游戏等方式，将患者视觉注意力和感官刺激等因素相结合。目前，字母视标、随机点立体图和 Gabor 斑块等类型的视知觉刺激已被证实可显著改善患者视功能，主要应用于弱视、斜视的治疗。

4. 药理学

基于药代动力学的精准用药：基于药代动力学（pharmacokinetics，PK）的精准用药（precision medicine），是利用 PK 原理，实现精准用药，就是以体外研究技术与 AI 大数据相结合，研究药物的体内过程（包括吸收、分布、代谢和排泄）规律及其影响因素，从而对患者进行个体化的用药指导，以确定患者的给药品种、剂量、用药时间等，提高用药效果、降低医疗费用、降低药物不良反应的给药方法。

该原理的核心是采集实验室检验数据和患者个人相关信息，输入基于临床试验搭建的分析模型，通过机器算法生成个性化的剂量方案。

目前，基于药代动力学的精准用药主要用于重症感染、血友病、哮喘、癌症、心力衰竭等疾病。

5. 中医学

（1）穴位贴敷疗法：将药物调和成一定的剂型，贴敷到人体穴位，通过刺激穴位，激发患者机体内的体液 – 神经 – 内分泌系统，调节影响精神及睡眠的神经递质，达到疏通经络、平衡阴阳、滋养脾肺肾作用的疗法，具有无毒副作用、易学易用、接受度高等特点。针对情感与认知障碍患者，穴位贴敷可以有效缓解焦虑、抑郁，改善患者的睡眠质量。

（2）芳香疗法：指按照中医辨证治疗的原则，对芳香类药物进行合理配伍，通过香熏、按摩、滴药、香枕、香烛等方法舒缓患者情绪，促进患者身心平衡的治疗方法，具有舒适性好、安全性高、接受度高的特点。与正念、针灸、按摩、推拿、穴位指压相结合可达到更好的效果。

按照作用部位不同，芳香疗法主要有三大类型：

- 嗅觉刺激。通过将香味性味药物制成香熏、香袋、香烛，用嗅觉吸入，从而对人体的脏腑功能、经络气机产生影响，进而治疗疾病；
- 触觉刺激。通过将香味性味药物制成精油、香枕、香膏等形式，用皮肤渗透对局部或系统产生影响，或与针灸、推拿相结合，对气血、经络、腑脏进行调理，从而达到对疾病进行有效预防和治疗；
- 口服疗法。用香气性味药物制成精油，联合处方药口服进行对疾病的预防和治疗。

目前，芳香疗法已被广泛应用于睡眠障碍和情绪障碍的治疗，并获得广泛显著的治疗效果。

（3）针灸疗法：是用针刺和艾灸刺激人体特定穴位，以疏通经络、醒脑开窍、扶正祛邪的方法。针灸在临床上，针灸疗法常与药物、心理治疗协同使用，具有多靶点、安全性高、副作用小、依赖性低、价格低廉的优点。目前中医多采用的针灸有体针、头皮针、电针、音乐电针与灸法。

针灸可有效改善患者的认知功能、睡眠质量，缓解抑郁。此外，针灸还能提升ADHD患儿的专注力、记忆力和行为抑制能力，从而改善ADHD患儿的核心症状。

（4）耳穴压豆法：在耳针疗法基础上发展的一种治疗方法，它通过用胶布将王不留行籽或决明子固定在耳部穴位处，给予适度的按、捏、压，使其产生酸、麻、胀、痛等刺激反应，以影响相关脏腑组织功能。《内经》记载："耳者，宗脉之所聚也""十二经通于耳"。中医认为，耳廓外连躯体，内连脏腑，与脏腑经络密切相关。脏腑经络出现问题时，耳部相应位置出现压痛点、敏感点，临床通过贴压这些穴位，能调节脏腑功能、疏通经络，达到镇静、安神的作用。比如按压神门穴，可以交通心肾，缓解失眠和抑郁。

二、数字化的优势

COVID-19疫情使全球医疗系统不堪重负，但也让此前难以被患者和医生接受的数字医疗得以加速发展。相较于传统疗法，数字医疗将使情感与认知障碍疾病的医疗服务具有更好的可及性、更低的价格和更高的诊疗水平，突破传统医疗的局限性，对传统医疗的优化产生重大价值，并且拥有可复制、可积累、提高患者依从性、改善患者就诊体验等优势。

数字医疗的出现将重塑传统医疗服务格局，使医疗走向数字化。

1. 提高诊疗的可及性，降低患者经济负担

情感与认知障碍疾病的病程长，复发率高。由于治疗费用昂贵，大量患者无条件就医。此外，医疗资源分布不均衡，该领域的医疗资源主要集中于一二线城市，基层医疗资源匮乏。数字医疗实现了治疗场景的迁移和实施干预主题的转换，让有限的医学资源覆盖更多的人群，提升了情感与认知障碍疾病治疗的可及性。此外，数字医疗基于软件，价格较低，更具有经济性。

2. 提升治疗效果

情感与认知障碍疾病的治疗方法依旧以药物为主。用药存在药物依从性、药效不佳以及副作用较大的问题。数字医疗基于循证医学证据，重视多维数据的采集与监测，尤其是生活方式数据的收集与分析，使得数字医疗在情感与认知障碍疾病领域具有优势。在情感与认知障碍疾病的治疗上，增加行为改变比单纯用药的效果更加显著，副作用更少，从而达到更好的治疗效果。

3. 提高患者依从性

数字医疗产品通过自身设计提高患者依从性。产品加入游戏化设计机制，能增加患者的使用趣味；医患可以在平台上互动，能够给予患者及时反馈；产品通过数字化手段将现有的医学原理、指南或标准治疗方案转化为以应用软件为驱动的干预措施和医学科普知识，有利于加深患者对情感与认知障碍疾病的认识，帮助患者养成良好的健康行为习惯。此外，数字医疗产品还设有积分、奖励、兑换、可视化等激励机制，能够有效激励患者开展健康促进，从多维度提高患者依从性。

4. 提升治疗科学性

情感与认知障碍疾病的诊断、治疗较难量化。治疗方式可能千人千面，并且患者状态无法有效的预防与监测。数字疗法强调循证，在产品设计之初就根据标准和指南搭建软件，大量收集、积累临床实验和持续性的真实世界研究数据，并针对数据进行加工、分类与处理。此外，数字疗法所具备的深度学习能力，能根据大数据的积累不断更新迭代，一定程度上保证了治疗和健康管理的效果。

5. 改善就诊体验

情感与认知障碍疾病具有较强私密性。数字医疗将医患互动环节模拟为数字产品模块，实现在线就诊，可以相对缓解患者隐私问题，提升就诊体验。此外，数字医疗

通过优化门诊流程，降低候诊时间，能够提升医院智慧化服务水平，进一步改善患者就诊体验。

三、总结

数字医疗可以与心理学、康复医学、神经科学和药理学等方向的医学原理相结合，进行情感与认知障碍疾病的治疗。在医疗资源分配、成本效益、诊疗水平的提升等方面，数字医疗展示了突出优势。随着全球范围内对数字疗法研发投入的持续增加以及智慧医疗的不断发展，数字医疗具有广阔发展。

第二章 情感与认知障碍领域全周期管理中数字诊疗技术的应用

第一节 情感与认知障碍疾病
——老年认知障碍数字诊疗干预模型

一、老年认知障碍疾病的发病机理

认知障碍是一种由不同病因引起的,以持续性认知功能损害为核心,表现为感知觉、记忆力、定向力、注意力、逻辑推理、执行功能、语言功能、情感和社会认知等认知域中的一个或多个损害,并可能导致患者日常生活和工作能力减退、行为改变的综合征。轻度认知障碍(mild cognitive impairment,MCI)为痴呆前阶段,是指具有记忆或其他认知功能损害,但日常生活能力并未受到明显影响,尚未达到痴呆的标准。

老年认知障碍的发病机理是一个复杂的问题,目前仍在不断研究和探索中。老年认知障碍是一组以认知功能障碍为主要表现的疾病,包括 AD 和血管性认知障碍等。以下是与老年认知障碍发病机理相关的主要相关因素:

1. 神经退行性病变

AD 是老年认知障碍最常见的形式,其发病机理与神经退行性病变有关。在 AD 患者的脑组织中,会出现异常的蛋白质沉积,包括 β-淀粉样斑块和神经纤维缠结,导致神经元损失和突触功能受损。

2. 神经递质失衡

神经递质是神经元之间传递信号的化学物质,对于正常的认知功能至关重要。在老年认知障碍中,特别是 AD,乙酰胆碱等与记忆和学习相关的神经递质的减少被认为是一个重要的因素。

3. 血管性因素

脑血管病变也是老年认知障碍的重要机制之一。血管性认知障碍与脑部血管病变、缺血性损害或脑梗死有关。这些血管性因素导致脑部供血不足,影响神经元的正常功能。

4. 炎症反应

炎症反应在老年认知障碍的发病中也扮演一定的角色。慢性炎症可能导致神经元损伤和炎症介质的释放，进而影响神经传递和认知功能。

二、数字诊疗干预机制

（一）认知数字疗法（cognitive digital therapeutics）

数字疗法在认知障碍诊疗领域的创新应用，是针对认知障碍进行干预与治疗的数字疗法。认知数字疗法由软件程序驱动，为认知障碍患者提供基于循证医学证据的数字化诊疗措施，包括数字化认知评估、预防、治疗和管理等内容。

认知数字疗法可为正常人群和因老化、神经系统疾病、精神系统疾病及其他系统性疾病导致的认知障碍人群提供认知筛查、辅助诊断，并针对受损的认知功能提供基于智能算法的辅助干预，完成数的实时上传和管理，促进医院－社区－家庭－患者有效联动。现有证据表明，认知数字疗法能够在一定程度上降低医疗成本，节省诊治费用；提高疾病诊疗效率、增加患者可及性；优化疾病治疗和管理方案、增强患者依从性、提升治疗效果。

（二）认知症干预机制

1. 改变风险暴露的生命过程轨迹

（1）风险因素与干预措施：AD 的风险因素中不可控的有致病基因和风险基因。AD 可分为家族性 AD（早发型 AD）和散发性 AD（晚发型 AD）。家族性 AD 呈常染色体显性遗传，多于 65 岁前起病，最为常见的是 21 号染色体的淀粉样前体蛋白（amyloid precursor protein，APP）基因、位于 14 号染色体的早老素 1（presenilin 1，PSEN1）基因及位于 1 号染色体的早老素 2（presenilin 2，PSEN2）基因突变。然而家族性 AD 在 AD 患者中占比不到 5%。对于 90% 以上绝大多数的散发性 AD 患者，越来越多证据表明其也存在遗传易感因素参与。全基因组关联研究和全外显子测序研究发现了 40 多个风险位点，功能基因组学研究表明 *APOE4*、*CR1*、*BIN1*、*TREM2*、*CLU*、*SORL1*、*ADAM10*、*ABCA7*、*CD33*、*SPI1*、*PILRA* 等可能是影响 AD 发病的主要风险基因，其中 *APOEε4* 等位基因携带者是最为公认的散发性 AD 的高危人群。*APOEε4* 等位基因携带者 AD 患病风险增高 3～4 倍，如果携带的是 *APOEε4* 等位基因纯合子 AD 患病风险则增高 20 倍。保护性 *APOEε2* 等位基因预计可以降低 2 倍的患病风险。此外，目前发现的具有保护作用的变异包括 APP 基因的 A673T 突变和 PLCG2 基因的 P522R 突变等（图 2-1-1）。

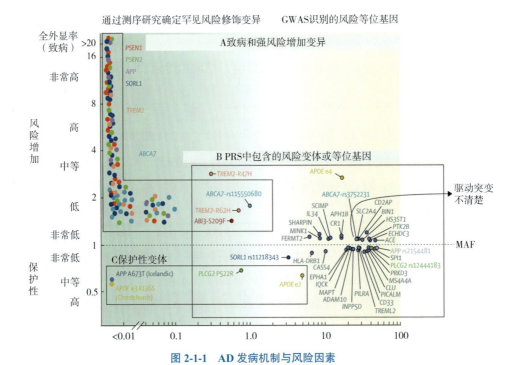

图 2-1-1　AD 发病机制与风险因素

资料来源：Scheltens P, De Strooper B, Kivipelto M. Alzheimer's disease [J]. Lancet (London, England), 2021, 397(10284): 1577-1590. https://doi.org/10.1016/S0140-6736(20)32205-4

可改变的风险因素（如高血压、吸烟和久坐）会增加神经疾病的风险，人口层面的干预措施能够减少可预防的感染、创伤原因以及血管疾病造成的死亡。调查结果显示，过去 40 年来，高收入国家的脑卒中和痴呆症发病率有所下降，发病率的下降可能归因于公众教育和对可改变的危险因素进行了更好的临床管理（图 2-1-2）。

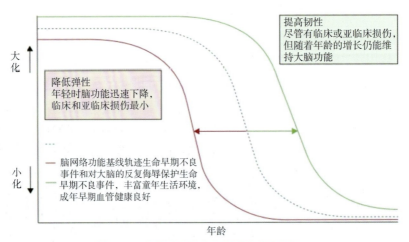

图 2-1-2　大脑连接作为大脑抵抗力的代表

资料来源：Cummings J, Fox N. Defining Disease Modifying Therapy for Alzheimer's Disease. J Prev Alzheimers Dis. 2017; 4(2): 109-115

第二章　情感与认知障碍领域全周期管理中数字诊疗技术的应用

美国心脏协会提出了"简单生活7"（Life's Simple 7）的概念——在最佳状态下，可改变与心血管疾病发病率和死亡率的降低有关因素包括：健康的饮食、规律的体育活动、不吸烟、健康的体重、正常的脂质浓度、正常的血糖和正常的血压。这一清单已被更新为《生活必需品》。

（2）健康生活方式与记忆力：健康的生活方式可以延缓记忆下降：一项纳入中国29072例≥60岁具有正常认知且进行APOE基因分型人群前瞻性队列研究，随访评估了6种健康生活要素对AD发生风险的影响。结果显示较多健康生活方式组随访期具有更高的记忆得分，这种记忆保护效应对$APOE\varepsilon4$等位基因携带者同样有效（图2-1-3）。

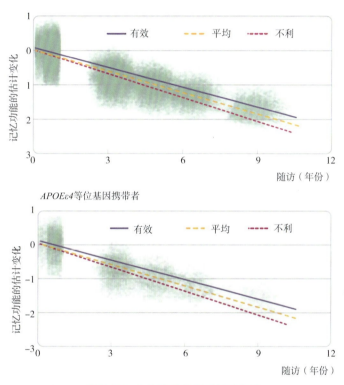

图2-1-3　生活方式与记忆得分关系

资料来源：Behnam Sabayan, Sara Doyle, Natalia S Rost, Farzaneh A Sorond, Kamakshi Lakshminarayan, Lenore J Launer, The role of population-level preventive care for brain health in ageing, The Lancet Healthy Longevity, Volume 4, Issue 6, 2023,Pages e274-e283, ISSN 2666-7568,https://doi.org/10.1016/S2666-7568(23)00051-X

6种健康生活要素：健康饮食（坚持12种符合条件的食物中至少7种的推荐摄入量）、定期体育锻炼（每周≥150 min的中等强度或≥75 min的剧烈强度）、积极的社交接触（每周≥2次）、活跃的认知活动（每周≥2次阅读思考和书写等）、从不或以前吸烟、从不饮酒。根据健康生活方式因素数量可以分为良好组（4～6个健康因素），一般组（2～3个），不良组（0～1个）。

2. 增强对脑损伤的抵抗力

体育锻炼与睡眠卫生能够促进大脑健康，增强大脑的抵抗力和修复能力。体育锻炼可能通过促进神经发生和星形胶质细胞增殖直接发挥作用；改善线粒体功能、代谢和自噬；减少神经炎症。

健康的生活方式降低罹患 AD 风险、延长预期寿命。一项前瞻性队列研究评估了健康生活方式对患有或未患有 AD 预期寿命的影响。该研究共纳入 2449 例年龄 ≥ 65 岁人群，健康生活方式评分基于 5 个可变的生活方式因素（健康饮食、认知活动、体育运动、不吸烟、轻度至中度饮酒）进行评分。结果显示，与具有 0 或 1 个健康因素的受试者相比，具有 4 个或 5 个健康因素的受试者预期寿命更长，且患有 AD 的风险更低（图 2-1-4）。

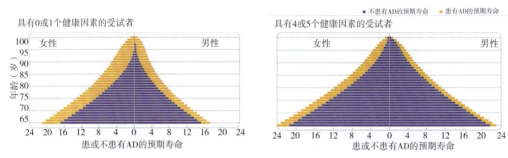

图 2-1-4　健康生活方式对 AD 预期寿命的影响

资料来源：Dhana K, Beck T, Desai P. Prevalence of Alzheimer's disease dementia in the 50 US states and 3142 counties: A population estimate using the 2020 bridged-race postcensal from the National Center for Health Statistics. Alzheimer's Dement[J]. 2023; 19: 4388-4395. https://doi.org/10.1002/alz.13081

3. 增强脑损伤的恢复力

2022 年一项关于轻度创伤性脑损伤患者认知结果的研究表明，通过减少生命过程中损伤暴露（特别是在大脑发育期间）和增强神经退行性损伤的恢复能力，能够增强脑功能的弹性。在生命早期避免不良事件（如创伤性脑损伤），在童年时期生活在一个具有良性养育和刺激的环境中，在成年早期拥有良好的血管健康，这些生命过程的有效干预有助于促进和维持大脑网络功能。

（三）认知症干预靶点

对症治疗是指针对 AD 的干预措施，可以减轻认知障碍和功能下降，改善精神行为异常症状，但不能改变构成 AD 病理的潜在致病过程，无法产生持久的治疗作用，撤药后药效无法持续。因此需要进一步深入探究认知症的干预靶点，以达到精准干预与长期作用。

1. 目前 AD 新药研发的靶点分布

临床数据显示疾病修饰疗法占试验药物总数的 83.2%。如图 2-1-5 所示（数据截

第二章 情感与认知障碍领域全周期管理中数字诊疗技术的应用

至2021年1月5日），内环显示的是Ⅲ期治疗药物；中间环显示的是Ⅱ期制剂；最外环代表Ⅰ期治疗药物。绿色是疾病修饰的生物制剂；紫色的是修饰疾病的小分子；橙色是针对认知增强或行为和神经精神症状的症状药物，可见修饰疾病疗法占绝大部分。

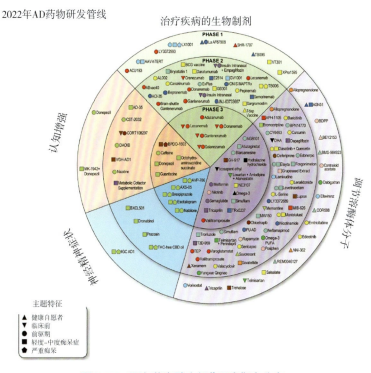

图 2-1-5　阿尔茨海默病新药研发靶点分布

资料来源：魏振，崔晓丽，陈晓春，等. 寡聚态β淀粉样蛋白加剧小胶质细胞衰老［J］. 中风与神经疾病杂志, 2020, 37(8): 680-684.DOI:10.19845/j.cnki.zfysjjbzz.2020.0425

临床试验中疾病修饰疗法的作用机制如图2-1-6所示。

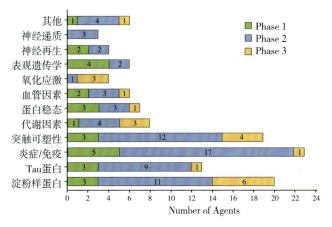

图 2-1-6　临床试验中疾病修饰疗法的作用机制

2. 其他靶点治疗 AD 的研究进展

对 2019—2021 年各靶点研究进展汇总发现：BACE 抑制剂常因认知能力恶化、脑容量减少或副作用均被停止使用；针对 c 端区域的抗 Tau 抗体的研究较少，目前的研究在本文发表时处于Ⅰ期，靶向 N 端 Tau 位点正在开展Ⅱ期试验；3 种抗 Tau 疫苗数据将近期发布（图 2-1-7）。

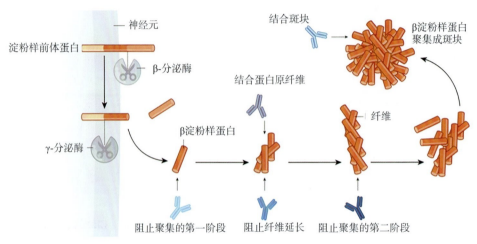

图 2-1-7　其他靶点治疗 AD 的研究成果

资料来源：陈晓春．阿尔茨海默病综合干预及治疗进展 [J]. 2023, 8

3. 未来应探索联合治疗

AD 的确切病理机制目前还不完全清楚，针对单一通路的治疗高效减缓疾病进展并不容易，未来应继续探索联合疗法在 AD 治疗中的可能性（图 2-1-8）。

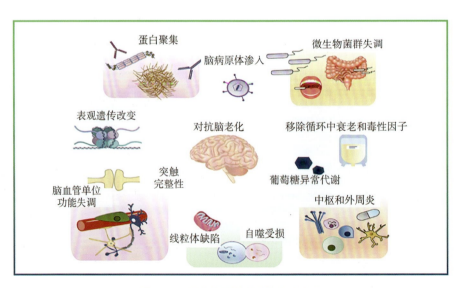

图 2-1-8　阿尔茨海默病联合治疗方法

三、数字疗法干预方式

（一）认知评估

基于数字疗法的认知评估主要涵盖计算机化量表、任务式评估，以及虚拟现实、视觉、听觉等任务形式，可实现对患者整体认知功能和特定认知域、社会和日常生活能力，以及精神行为症状进行评估。

1. 评估内容

认知损害可累及感知觉、注意力、记忆力、定向力、逻辑推理、执行功能、语言功能、情感和社会认知等认知域中的一个或多个。数字化认知评估符合认知神经科学、认知心理学的理论基础并遵循临床通识，其评估内容包括整体认知功能和上述认知域、社会和日常生活能力，以及精神行为症状等内容。数字化认知评估在内容上更全面、细致，比如针对记忆功能的数字化评估不仅包括词语记忆、字母记忆、形状记忆，还可实现动作记忆评估等。认知数字疗法的评估实施可满足不同诊疗场景的使用需求，不仅能够实现对评估内容的灵活组合和结果的快速输出，还可以满足大规模的认知功能快速筛查、医院环境下的临床辅助诊断和科学研究、社区保健等医疗环境下的使用需求。

2. 评估手段

认知评估手段涵盖计算机化量表式认知测评，如蒙特利尔认知测验（the montreal cognitive assessment，MoCA）、简明精神状态检查（mini-mental state examination，MMSE）、AD 评定量表 – 认知部分（Alzheimer's disease assessment scale-cognitive subscale，ADAS-cog）等常用的神经心理评估工具电子化系统；计算机化任务式认知测评，如剑桥自动化成套神经心理测试（Cambridge neuropsychological test automatic battery，CANTAB）、BrainCheck、Neurotrack Cognitive Battery 以及中国科学院心理研究所早期研制的基本认知能力测试系统及 BABRI 脑健康系统等。以上均为标准神经心理测评在计算机框架下的数字化应用，部分工具已证实与原测试方式之间有良好的一致性，如针对 MCI 患者的数字化言语记忆测试，其敏感度稍高于纸笔测试（0.89 比 0.86），二者特异度均为 0.82；eADAS-cog 和 ADAS-cog 间的相关系数 r 及一致性系数 Kappa 0.88～0.99（$P < 0.05$）。基本认知能力测试系统的区分度、再测信度、内部一致性及效度均良好。除上述评估手段外，还可使用虚拟现实技术对空间认知功能进行评估；特定的语音识别装置对 AD 和 MCI 患者的语音语言等关键特征进行分析；双耳整合范式鉴别 AD、MCI 与主观认知下降（subjective cognitive decline，SCD）、健康老年人的双耳加工障碍（AUC 值均高于 0.81）。此外，还可使用眼动追踪、脑电监测为主的生物反馈技术及基于深度学习的影像诊断技术等手段对认知功能进行

评估。以上评估手段可通过计算机开发过程中搭建的平台接口进行联合使用，实现多种模态的有效融合，对认知障碍进行全面有效地评估，并与干预过程形成数据传输的动态闭环。

（二）认知干预

数字疗法的认知干预借助系统设计的计算机化认知训练，或联合使用可穿戴设备、虚拟现实以及物理刺激等方法，针对认知域及其关联脑网络进行难度自适应训练，通过实时反馈数据分析，对训练剂量进行动态调节以及过程和效果的实时监测，达到预防或治疗认知障碍的效果。

1. 多认知域协同干预

认知数字疗法的认知训练应遵循神经网络模型理论，采用多认知域组合的训练方法。一项纳入 270 名被试的随机对照试验结果表明，多认知域训练比单一认知域训练能更有效地预防健康老年人认知功能减退，且训练效果可维持至少 12 个月。针对多认知域计算机化认知训练不仅能改善 SCD 患者的记忆功能，而且能提升 MCI 患者的注意力、执行功能、语言功能和整体认知功能，对痴呆患者的整体认知功能同样有明显疗效。多认知域、自适应计算机化认知训练可有效提升血管性认知功能障碍患者的整体认知功能和语言功能，增强认知相关脑网络的功能连接。多认知域训练更符合大脑活动的实际规律，有助于产生代偿性、迁移性和维持性治疗效果认知训练应根据患者的疾病特征选择适当的训练剂量（包括训练时间和训练频率）。

2. 多手段单独或联合干预

计算机化认知训练单独使用可有效提升健康老年人、MCI 及痴呆患者的整体认知功能，提高健康老年人的推理能力和信息加工速度、SCD 患者的记忆力、MCI 患者的注意力和执行功能；游戏化内容与虚拟现实技术相结合的认知训练能够改善健康老年人、MCI 患者、精神分裂症患者和 ADHD 患者的注意力、记忆功能、信息加工速度和执行功能。认知数字疗法可依据患者自身状况，单独或联合使用计算机化认知训练、虚拟现实以及物理刺激等其他非药物方法改善认知障碍患者整体认知功能和特定认知域，避免或降低因患者不适带来的影响。少数研究发现，虚拟现实技术可能会使部分人群产生一定的不良反应，如眩晕、头晕、恶心、呕吐和头痛。跌倒风险较高、颈部或前庭功能障碍的患者应谨慎选择虚拟现实作为治疗手段。

3. 危险因素干预

认知障碍相关危险因素包括运动、饮食、睡眠、高血压、糖尿病、抑郁、吸烟、酗酒等。有效控制认知障碍相关危险因素可明显降低痴呆和 MCI 的患病率。现有证据支持数字化危险因素干预在预防或延缓认知障碍疾病发生发展中的作用。数字化危险因素干预联合认知训练可提升整体认知功能，显著地降低 SCD 和 MCI 患者的痴呆风险指数。目前，部分针对认知障碍相关危险因素的数字疗法已通过美国食品和药品监督管理局（food and drug administration，FDA）批准应用于临床。如针对慢性睡眠障碍的数字化认知行为疗法，可提供学习准备、睡眠窗口、行为干预、想法干预、睡眠教育和复发预防六大核心课程，改善患者睡眠。针对糖尿病的数字疗法，通过反馈血糖水平，生成日报和治疗建议，发送至医疗团队，并允许护理团队远程监测，实现胰岛素剂量的自动化推荐。针对抑郁症的数字化认知行为疗法，为用户提供个性化、全自动的人工智能驱动的数字化治疗，改善情绪，增加良好情绪和行为。针对酗酒行为的数字化认知行为疗法，与人工智能模拟对话，进行认知重建，指导应对酒精依赖。针对物质滥用的数字化认知行为疗法，为患者制订物质使用障碍的戒断计划，对接干预并跟踪随访。

（三）认知障碍管理

基于传感器、摄像头和可穿戴设备等信息通信技术的认知数字疗法，可进行实时监测、认知辅助和数字化危险因素干预，是一种新型认知障碍疾病管理手段，其主要载体为移动设备、可穿戴设备、智能家居和脑电设备等。

1. 实时监测技术

体动记录仪、全球导航卫星系统、摄像头和脑电设备可实时获取患者客观、可量化的生理行为数据。通过分析日常生理行为模式，可监测认知功能和日常生活能力，跟踪疗效。研究显示，活动减少与认知障碍患者淡漠严重程度、久坐行为相关。活动增多则与躁动严重程度、攻击行为发生率密切相关。全球导航卫星系统获取的定位信息可监测痴呆患者的游荡行为，预防走失，基于自助睡眠监测-干预系统的便携式脑电设备，记录和分析睡眠特征波与睡眠模式，并结合目标记忆重激活干预手段，跟踪及预测患者治疗效果。

2. 认知辅助技术

认知辅助技术是指使用信息通信设备、认知照护辅助决策系统，协助认知障碍患者及其护理人员管理日常活动，改善患者日常生活能力，减轻护理负担。个人数字助理程序，如日历和提醒闹钟，可改善获得性脑损伤患者的前瞻记忆和执行功能。基于视频、音频和网络等决策辅助工具能有效帮助认知障碍护理者进行护理决策。基于全球导航卫星系统的设备已被证明可以增强认知障碍患者安全感，减少恐惧和焦虑。基于综合性生理信号进行辅助控释给药系统的便携式脑电设备与数据终端实时反馈，通过皮下埋植的控释药物在异常特征波检出后给药，有助于促进对患者的及时药物干预，提升患者对药物干预的依从性。

四、数字疗法干预类型及作用机理

（一）认知评估

有学者研究表明，数字认知测试在 MCI 和认知症方面表现良好。数字测试可以收集远远超出传统认知测试方式的数据。未来应对这些新形式的认知数据进行深入研究与整合，以在早期检测 MCI 和认知症。且在一些认知症评估研究不足的国家，究表明数字技术的使用是解决国家人口认知功能评估挑战的可行方案。这些发现为数字技术在认知评估中的应用提供了进一步的支持，特别是在研究不足的人群中。

1. 电子认知屏幕（EC Screen）

数字认知测试是筛查认知障碍的一种有用而快速的工具。先前的研究表明，数字认知测试的诊断性能与传统的纸笔测试相当。现有研究团队使用一个在平板电脑上运行的基于云的平台，开发了一项名为电子认知屏幕的简短数字认知测试，用于检测老年人的轻度认知障碍（MCI）和痴呆症。EC 屏幕改编自快速认知屏幕（RCS），这是一种简短且经过充分验证的纸笔认知测试。EC-Screen 目前在香港的初级卫生保健和社区环境中广泛使用，例如在全科医生诊所和社区老年中心。

2. 认知筛查工具［Santé-Cerveau 数字工具（SCD-T）］

在识别早期认知功能变化时，需要一种可靠、易于使用、广泛可用且经过验证的工具。通过创建计算机化的认知筛查工具（SCD-T），包括经过验证的问卷和以下神经心理测试：情景记忆的 5 个单词测试（5-WT）、执行功能的线索测试（TMT）、改编自数字符号替代测试的数字编码测试（NCT），用于检测认知与智力效率。该项研究纳入了 65 名老年对照、64 名神经退行性疾病（NDG）患者：50 名 AD 和 14 名非 AD 患者，以及 20 名 COVID-19 后患者，实验结果证明了 SCD-T 的有效性。

3. 数字监测平台

根据学者们对神经退行性疾病的研究，数字症状监测具有可行性。使用数字技术对亨廷顿舞蹈症体征和症状进行远程监测，可以增强早期临床诊断和疾病进展跟踪，指导治疗决策，并监测对疾病改良剂的反应。有研究评估了一种新型的基于智能手表和智能手机的数字监测平台，用于远程监测亨廷顿舞蹈症的体征和症状。结果表明，数字监测平台有潜力提供可靠、有效、连续的远程监测，并加强对亨廷顿舞蹈症患者的临床监测和护理。

（二）认知干预

1. 家庭护理方式

当前数字认知干预在家庭护理情景中应用的措施包括：①支持日常生活和药物管理活动的数字日历提醒系统；②平板设备应用程序，用于在治疗干预前模拟家人的

第二章 情感与认知障碍领域全周期管理中数字诊疗技术的应用

存在；③社交机器人，用于治疗课程，包括音乐治疗、回忆、认知游戏和放松元素；④商业可用的计算机系统，提供各种娱乐休闲活动；⑤基于网络的自我管理支持系统，帮助家庭护理人员应对认知症亲属的行为变化。

2. 数字游戏培训

有证据表明，认知训练可以改善健康成年人群的认知功能，这表明衰老的大脑仍然容易受到神经元和认知可塑性的影响，预计这将大大减轻全球疾病负担。随着移动技术的广泛可用、负担得起和流行，利用基于数字游戏的培训促进认知健康的潜力巨大。数字游戏认知训练在以下两个方面具有突出潜能：①多个领域、处理速度和反应时间、记忆力、任务切换；②多任务处理、心理空间旋转、自上而下的注意力和空间认知。一项荟萃研究对最近 5 年关于基于数字游戏的认知训练干预的文献进行系统回顾，评估了基于数字游戏的干预措施对改善认知功能的有效性。

3. 人工智能

近年来，人工智能（AI）已被广泛应用于认知症的研究。深度神经网络是最复杂的机器学习方法之一，通常与神经成像和遗传数据一起使用，因为它可以通过发现可推广的非线性潜在模式进行预测，并检测认知症的早期发作。人工智能还告知了其他临床参数，如绘画、步态和言语的异常变化，以有效监测大脑健康和疾病进展。在认知症的治疗方面，已经开发了人工智能驱动的技术，如辅助机器人和智能传感器，但主要是为了提供护理和管理支持。一些研究已经调查了如何将非药物干预措施个性化，例如体育锻炼建议、量身定制的互动回忆会议等。

此外，有学者研究了基于患者水平信息的人工智能建议对确定患者治疗方法和改善患者临床结果的有效性。通过利用真实世界患者的大型观察数据集，建立了基于深度神经网络的认知评分预测模型，在个体患者层面上确定了治疗痴呆症认知障碍的最有效药物，从而研究出药物差异。

4. 虚拟现实 VR 技术

虚拟现实（VR）是一种具有实时模拟的沉浸式交互式人机界面，被认为是改善认知功能的一种很有前途的工具：①VR 的高度灵活性允许对潜在的不利情况和任务的单个方面进行个性化和安全的训练；②VR 的实时反馈为老年护理人员提供了一种劳动密集型工具；③高分辨率数据的获取有利于认知症患者的监测；④VR 通过使患者身临其境，帮助其感知和表达情绪。研究发现，VR 可能为老年人的认知训练提供一种特别有效的工具。

5. 电子辅助技术

设计用于支持认知症患者的信息通信技术（information communication technology，ICT）设备通常被称为辅助技术（technology，AT）或电子辅助技术（electronic assistive technology，EAT）。当前已经开发了一系列 AT 设备，以支持痴呆症患者及其护理人员管理他们的日常活动并提高安全性，例如电子药丸盒、图片手机或移动跟踪设备。根据日常活动的表现、依赖程度和接受长期护理等方面评估结果，电子辅助技术对认知症患者记忆支持具有潜在疗效。

6. 音乐疗法

利用数字设备进行音乐刺激的认知干预方式对 MCI 和认知症具有潜在影响。现有研究开发了一种带有乐器和基于歌曲的认知刺激治疗协议（SongCST）的电子设备。结果表明，使用数字设备进行音乐治疗对 MCI 患者的执行功能和整体疾病严重程度有积极影响。

7. 认知刺激疗法

轻度认知障碍在帕金森氏症患者中很常见。认知训练对认知状态以及减轻焦虑和抑郁有效。随着 COVID-19 的暴发，这种治疗干预措施是在线提供的。研究表明，基于帕金森适应认知刺激疗法，这种治疗对参与试验者的认知功能有效，但对他们的情绪无效。在线干预被认为是一种不被"落在后面"、与他人保持联系以及在封锁期间保持安全的方式。在线认知治疗可以通过提高疗效、可及性和长期结果来促进认知功能恢复。

（三）认知障碍管理

认知症是一种进行性、慢性、多因素神经退行性疾病，患病率高，治疗选择有限，是一场全球健康危机。AD 是认知症最常见的病因，它会侵蚀个人的认知功能和社交能力，并导致医疗和社会需求不断增加。到目前为止，这种疾病还没有治愈的方法，治疗以姑息治疗方案为主。

DTx 是一种在全球范围内越来越受欢迎的新型疗法。DTx 提供由互联网和软件驱动的基于证据的治疗干预。DTx 是优化患者护理、个性化治疗和改善健康结果的支持工具。DTx 使用视觉、声音和其他非侵入性方法，如持续治疗、回忆治疗、计算机认知训练、语义和语音辅助设备、可穿戴设备和计算机辅助康复环境，在 AD 中寻找改善记忆、认知、功能和管理运动症状的应用。AD 中使用的一些基于 DTx 的工具包括"Memory Matters""AlzSense""AD 助手""智能机器狗""沉浸式虚拟现实（VR）"和最新的伽马刺激。

1. 数字疗法干预企业案例

美国 Neuro Track 公司开发了一款 AD 评估、检测、训练综合平台，公司通过平台对用户进行远程认知评估，用户也可以利用软件进行自测。长期脑部健康检测与改善建议能够实现认知障碍管理功能（图 2-1-9）。

第二章 情感与认知障碍领域全周期管理中数字诊疗技术的应用

Neuro Track：阿尔茨海默病评估、监测、训练综合平台

企业名称	成立时间	国家	主要产品	适应症	员工数量
NeuroTrack Technologies, Inc.	2012年	Silicon Valley, USA	Neurotrakc App	痴呆、阿尔茨海默病	约50人

公司主营业务及产品
Neurotrack利用眼动追踪技术、数据分析、机器学习和远程课程搭建认知健康平台，对痴呆和阿尔茨海默病进行检测、预防、减缓。企业现阶段通过NeuroTrack App为患者提供认识评估和认知健康项目

公司团队介绍
创始人兼CEO：Elli Kaplan
CFO：Mitch Underseth
首席科学家：Stuart Zola（精神病学与行为科学教授）
首席科学家：Elizabeth Buffalo（生物物理学系教授）

商业模式
Neurotrack的认知评估对机构和个人用户都是免费的，机构可以通过平台对用户进行可靠的远程认识评估；个人用户可以通过软件进行自测。Neurotrack主要是有两项服务会向用户收费：一项是长期脑部健康监测，另一项是为用户提供保持或改善其认知的建议

企业发展历程简述
Neurotrack成立于2012年，致力于为脑科学研究和阿尔茨海默病预测。2016年获得A轮融资，2018年获得B轮融资，并在同年11月与日本DAI-ICHI LIFE合作，推出新的痴呆保险产品。2019年获得了美国国家卫生研究院的下属机构美国国家老龄研究民（National Institute of Aging）授予的330万美元研究资助。2020年Neurotrack与日本保险企业Sompo Holdings合作，为保单持有人启动了Neurotrack认知健康计划

公司业务参与方/利益相关者
高校及研究机构：哈佛大学医学院、斯坦福医学院、布朗大学、伯明翰妇产医院、康奈尔医学院；
保险企业：Hannover re、SOMPO Holdings、DAI-ICHI LIFE；

轮次	事件时间	金额	投资机构
C轮	2019/06/11	$2100万	Sozo Ventures、Rethink Impact领投
B轮	2018/03/20	$1370万	Sozo Ventures、Rethink Impact领投
A+轮	2017/05/16	$100万	—
捐赠/众筹	2016/12/01	$80万	Johnson & Johnson Innovation–
A轮	2016/01/28	$650万	AME Cloud Ventures、iSeed Ventures领投
种子轮	2013/09/26	$200万	Rock Helath、Founders Fund
种子轮	2013/05/22	$9万	

图 2-1-9 Neutro Track 公司阿尔茨海默病评估、检测、训练平台

2. 城市社区老年人群认知障碍的非药物干预

目前国内城市社区老年人群认知障碍管理有多个试点，其中福建福州城市社区老年脑健康队列依托市区 7 个街道社区卫生服务中心，累计入组 5000 余例，针对不同阶段疾病的认知障碍患者（如 SCD、MCI、早期 AD 人群）以及不同合并症（如衰弱、失眠、糖尿病及帕金森病等）开展分层分类的非药物干预，结合神经心理学测量、血液生物标志物、脑电生理以及影像学等指标多元评价干预效果，并揭示干预的潜在作用机制，探索老年认知障碍患者的全周期全方位管理模式。

3. 基于沉浸式 VR 技术的老年认知评估与干预

VR 技术的发展与成熟促使国内研发团队创新性地采用了 Unity 3D 游戏引擎、C 语言编程、3DSMax 建模软件等技术研发了基于沉浸式 VR 技术的老年认知评估干预系统，包括操作学习、认知评估以及认知训练 3 个模块。该系统能够有效判别轻度认知障碍和轻度痴呆患者，正确判别率为 85.3%，敏感度和特异度分别为 94.74% 和 73.33%。

基于 VR 的认知干预系统在老年认知障碍人群中具有较好的可接受性及可行性，可有效改善老年认知障碍患者的认知功能与情绪状态。进一步通过神经影像学分析，发现该干预可以调节患者大脑后扣带回、内侧前额皮质和海马等关键脑区的功能连接强度这一神经作用机制（图 2-1-10、图 2-1-11）。

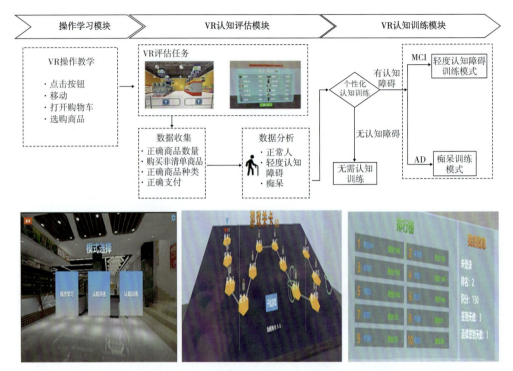

图 2-1-10　基于沉浸式 VR 技术的老年认知评估与干预模型

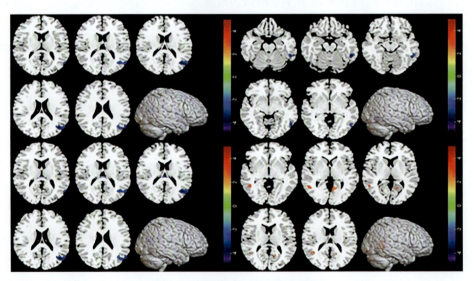

图 2-1-11　VR 干预神经影像学分析

资料来源：陈晓春. 阿尔茨海默病综合干预及治疗进展 [J]. 2023, 8

4. 家庭护理照护者平台

随着认知症患者护理需求的增加，护理模式也在不断发展。医疗保险和医疗补助服务中心正在将长期护理服务从机构护理过渡到家庭或社区服务，包括非临床服务的报销。为了提高认知症患者的居家照护水平需要正式护理人员的支持，但由于他们缺乏对患者病史的了解，流动性很高，因此也需要大量非正式护理人员（如家人或朋友），但他们可能难以应对认知症的行为和心理症状。Generation Connect 平台是为支持这些正式和非正式照顾者而开发的。为了提高平台的有效性，Generation Connect 获得了美国国立卫生研究院的资助，以改善临床效果，降低医疗保健成本，并降低家庭护理机构认知症患者的自付费用。

第二节　情感与认知障碍疾病
——抑郁症数字诊疗干预模型

一、抑郁症发病机理

抑郁症是一种潜在的威胁生命的疾病，影响着全世界数亿人。它可以发生在从童年到晚年的任何年龄段，对社会来说都是巨大的代价，因为这种疾病会造成严重的痛苦和生活中断，如果不加以治疗，严重可能会致命。精神病理学状态包括情绪低落或抑郁、快感缺乏、低能量或疲劳等 3 种症状。其他症状，如睡眠和精神运动障碍、内疚感、自卑、自杀倾向以及自主神经和胃肠道障碍也经常出现。抑郁症不是一种单一的疾病，而是一种复杂的现象，有多种亚型，可能有多种病因。它包括发作性和经常进行性情绪障碍的易感性，症状学的差异，从轻度到重度症状，无论是否有精神病特征，以及与其他精神和身体疾病的相互作用。因此关于抑郁症的发病机理有不同的假说与理论。

（一）危险因素

1. 不良生活事件的影响

动物实验结果研究表明，在抑郁症发病前发生的严重威胁事件，尤其是那些被归类为戒断事件或不良事件的事件会导致抑郁症的发生和加重。

2. 遗传因素

来自家庭、双胞胎和收养研究的大量证据表明，遗传因素在情感障碍的病因中起着重要作用。然而，遗传并不遵循经典的"孟德尔模式"，这表明单个主要基因位点可能并不或至少只在极少数家庭中是导致家庭内部患病风险增加的原因；更有可能的是复杂失调模式，该模式假定几个影响不大的基因相互影响或与各种环境因素相互作用，增加了家族对失调的易感性，其中包括各种遗传机制，主要涉及不同基因之间的相互作用。

（二）神经突触假说

神经突触假说认为神经递质分子并不穿过突触后膜，而是通过与突触后膜上的表面受体初步结合来诱导一系列反应，这些受体通常与鸟嘌呤核苷酸结合蛋白（post-synaptic membrane，G 蛋白）结合。这些 G 蛋白是跨膜信号传导过程中必不可少的初始调节成分，因为它们能调节细胞内的多个效应系统，包括腺苷酸环化酶和磷脂酶介导的系统。信号转导级联的早期细胞事件（即细胞内钙离子或第二信使，如环磷酸腺苷 cyclic adenosine monophosphate fcAMP 浓度的增加）通过蛋白激酶的磷酸化启动一个途径，进而调节许多生物反应，并通过调节神经元离子通道、受体调节、神经递质释放以及最终的突触电位和神经元存活来控制短期和长期的大脑功能。这种化学传导的一个或多个步骤的功能紊乱可能是抑郁症的一个关键机制。另外，这些机制是抗抑郁药物的作用靶点，这一点现已得到充分证实（图 2-2-1）。

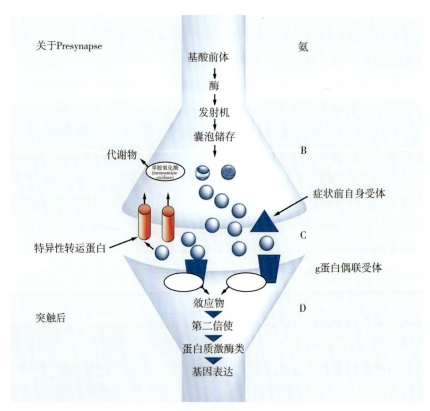

图 2-2-1　突触和化学传递步骤的示意图

资料来源：Perez J, Tardito D, Mori S. Abnormalities of cAMP signaling in affective disorders: implication for pathophysiology and treatment[J]. Bipolar disorders, 2(1), 27-36. https://doi.org/10.1034/j.1399-5618.2000.020104.x

（三）单胺假说

单胺假说作为抑郁症的主要假说，其认为：抑郁症的主要症状是由于大脑单胺类递质去甲肾上腺素（norepinephrine，NE）、5-羟色胺和/或多巴胺（norepinephrine，DA）功能性缺乏所致，而躁狂症则是由于大脑关键突触处的单胺类功能性过剩所致。这一假说的证据来自临床观察和动物实验，这些实验表明，降压药利血平会消耗突触前储存的 NE、5-HT 和 DA，从而诱发类似抑郁症的综合征。异丙嗪是一种为治疗结核病而合成的化合物，可通过抑制代谢酶 MAO 增加大脑中 NE 和 5-HT 的浓度。

考虑到去甲肾上腺素能、血清素能和多巴胺能神经元在大脑中的起源及其向大脑许多区域的投射，单胺类系统显然是许多行为症状的原因，如情绪、警觉性、动机、疲劳和精神运动性激动或迟缓。抑郁症或躁狂症的异常功能和行为后果可能源于神经递质的合成、储存或释放发生了改变，也可能源于其受体或亚细胞信使功能的敏感性受到干扰。

二、抑郁症的干预治疗

即使是最严重的抑郁症，也是可以治疗的，越早开始治疗，效果越好。抑郁症通常采用药物治疗、心理治疗或两者结合的方法。有些人可能会出现抗药性抑郁症，这是指一个人在尝试了至少 2 种抗抑郁药物治疗后仍不见好转。如果药物治疗和心理治疗等治疗方法不能减轻抑郁症状，或者急需快速缓解症状，脑刺激疗法可以成为补充选择。

1. 药物治疗

抗抑郁药是治疗抑郁症的常用药物，它们通过改变大脑产生或使用某些与情绪或压力有关的化学物质来发挥作用。新药如鼻内注射埃斯开他敏（intranasal esketamine），可以快速发挥抗抑郁作用，尤其适用于耐药性抑郁症患者。艾司卡胺（esketamine）是 FDA 批准用于治疗耐药性抑郁症的药物。使用艾司氯胺酮（esketamine）的人通常会继续口服抗抑郁药，以维持症状的改善。

由于耐药性的出现，治疗耐药性抑郁症的方法是在服用抗抑郁药的同时服用另一种可能使抗抑郁药更有效的药物，如抗精神病药或抗惊厥药。

2. 心理疗法

有几种心理疗法（也称为谈话疗法或心理咨询）可以帮助抑郁症患者，教会他们新的思维和行为方式，以及如何改变导致抑郁的习惯。治疗抑郁症的循证方法包括认知行为疗法（cognitive-behavioral therapy，CBT）和人际疗法（interpersonal therapy，IPT）。

远程心理健康服务的发展为人们提供了面对面治疗的替代方式，在某些情况下，它使人们更容易、更方便地获得治疗。对于过去可能对寻求心理健康护理犹豫不决的人来说，远程心理健康服务可能是比传统心理健康服务更容易迈出的第一步。

3. 脑刺激疗法

目前有多种脑刺激疗法，其中一些已被 FDA 批准用于治疗抑郁症。脑刺激疗法的使用频率较低，但它们在治疗对其他疗法无效的精神障碍患者方面可以发挥重要作用。只有在尝试过药物治疗和心理治疗后，这些疗法才会被用于大多数精神障碍的治疗，而且通常会与这些疗法同时使用。

脑刺激疗法通过电流激活或抑制大脑。电流通过植入大脑的电极直接产生，或通过放置在头皮上的电极间接产生，也可以通过在头部施加磁场来诱导电流。脑刺激疗法类型：

- 电休克疗法（electroconvulsive therapy，ECT）
- 重复经颅磁刺激（repetitive transcranial magnetic stimulation，rTMS）
- 迷走神经刺激（vagus nerve stimulation，VNS）
- 癫痫磁疗（magnetic seizure therapy，MST）
- 深部脑刺激（deep brain stimulation，DBS）

4. 替代疗法

天然产品如维生素 D 和草药膳食也可以用来治疗抑郁症。不过，这些产品也有风险。例如，膳食补充剂和天然产品可能会限制某些药物的疗效，或与药物产生危险甚至危及生命的相互作用。

三、抑郁症数字疗法干预类型与应用

DTx 是已被证明能够"预防或控制疾病或失调"的行为治疗方法。DTx 经常被用于执行或加强多种基本活动，尽管其发展速度很快，但这往往增加了在医疗保健中规范其准确定义的难度。数字疗法包括传递健康信息、提供认知或动力支持、利用药物或其他医疗技术辅助和加强治疗以及数据收集。DTx 产品在治疗各种复杂和具有挑战性的疾病，尤其是精神疾病方面已显示出相当大的优势。

移动医疗（m-health）DTx 可以成为解决抑郁症和精神健康领域现有治疗障碍的突破口。这些新的治疗方案经过临床验证，为患者的治疗体验提供了全新的视角，并重新定义传统治疗。目前有大量的数字疗法应用程序、游戏和可穿戴设备可用于治疗抑郁症或提供帮助。主要的数字疗法公司包括 MindDoc Health GmbH、Happify、Otsuka、Sanvello Health、Roble Ridge Software LLC、Touchkin、Cervelli、Neurolief Ltd.、infinite game、Auckland UniServices Ltd. 等。

（一）抑郁症 DTx 干预应用

1. Ensemble：抑郁症处方 DTx

全球软件医疗保健平台 Happify Health 推出 Ensemble，这是首款也是唯一一款用

第二章 情感与认知障碍领域全周期管理中数字诊疗技术的应用

于治疗重度抑郁症（major depressive disorder，MDD）或广泛性焦虑症（generalized anxiety disorder，GAD）患者的跨诊断处方数字疗法。Ensemble 是一款人工智能驱动的数字心理健康指导应用程序，旨在通过基于认知行为疗法、正念和积极心理学的练习来控制 MDD 或 GAD 的症状。它可以通过智能手机或电脑访问，并教授患者新的技能和习惯，帮助他们调节焦虑和抑郁。临床认可的工具：患者健康问卷 -9（Patient Health Questionnaire-9）和广泛性焦虑症 -7（Generalized Anxiety Disorder-7）用于评估心理健康进展。这种处方数字疗法应在医疗保健提供者的指导下，作为抑郁症或焦虑症治疗的补充。

2. 阿利芬 MyCite：治疗抑郁症的数字药片

FDA 于 2017 年 11 月批准了大冢制药与 Proteus Digital Health 合作开发的首款药物–数字跟踪工具混合工具，用于美国抑郁症市场。大冢公司的数字药丸 Abilify MyCite 采用了由 Proteus Digital Health 公司开发的传感器技术，以及大冢公司最畅销的精神健康药物 Abilify（用于治疗精神分裂症、双相情感障碍和抑郁症）的一个版本。该技术通过将药片传感器的信息传输到可穿戴贴片来实现。该贴片将数据发送到一个移动应用程序，使使者能够跟踪自己的服药情况。除了监测服药情况，该应用程序还能让患者输入自己的情绪和其他信息。此外，医生和医护人员还可以获得患者授权，通过在线门户网站查看药物监测数据。

3. Deprexis：抑郁症网络自助疗法

Deprexis 是一个基于网络的自助程序，将认知行为疗法与移动平台和对话技术相结合为患者提供服务。在一项为期 9 周的随机对照试验中，研究人员对患有抑郁症的多发性硬化症患者进行了疗效调查。受试者被随机分配到干预组或对照组。研究结果显示，干预组的贝克抑郁量表评分有所改善，而对照组的评分则有所恶化，这凸显了基于网络的干预项目对多发性硬化症患者抑郁管理的功效。

（二）抑郁症数字疗法工具类型

1. 抑郁症护理在线平台、移动应用程序

可穿戴设备通常有助于实时监测症状，并提供电流以稳定情绪、行为。随着时间的推移，智能手机和可穿戴设备可提供独特的数据源，快速检测与抑郁症相关的风险因素的变化。可穿戴设备领域的一些主要公司，如 Electromedical Products International, Inc.、Floweuroscience、Neurolief Ltd.、Fisher Wallace Laboratories、Cervella、Sooma Oy-Sooma Medical 等，都推出了创新型可穿戴设备，使抑郁症患者能够监测自己的症状。患者可以使用可穿戴设备或通过蓝牙连接的智能手机，顺利检查自己当前的抑郁或压力水平。

2. 基于互联网的抑郁症自助指南

心理健康自我指南旨在通过评估/活动、视频、个人日记和文章来战胜抑郁，从而克服消极思想。尽管有多种治疗抑郁障碍的心理疗法，但这些疗法往往价格昂贵，或者患者不愿意接受这些治疗。事实证明，基于互联网的干预措施，如自我指南和只需与治疗师进行最少接触或无须接触的程序十分有效。MindDoc Health GmbH、Inquiry Health LLC、Lyra Health, Inc.、Thriveport、Relaxio s.r.o.、mindSHIFT Technologies Inc、MoodMission Pty Ltd、Excel AT life、iFightDepression®、Moodgym等公司都提供了基于互联网的自我指南，成为患者的心理健康伴侣。

3. 抑郁在线游戏

游戏是一种创造性的方法，通过调节情绪、激励用户实现目标，并在认知行为疗法的基础上唤起快乐，从而给用户带来治疗效果。心理学家已经成功地与游戏开发商合作，改进了社会治疗技术，而视频游戏已被证明对情绪和认知有显著效果。人们可以通过玩网络游戏来摆脱情绪困扰。以激励为主题的视频游戏和老式谜题是治疗抑郁症的有趣活动，可以帮助患者重新集中注意力，激发他们的斗志。事实证明，休闲电子游戏可以减轻压力，减轻抑郁症状。具有极强互动性的游戏，能将患者带入一个需要探索、自信决策和掌握自己选择的世界。通过这类游戏，抑郁症患者可以体会到自己的精神状况，并努力渡过难关。

第三节　情感与认知障碍疾病——ADHD 数字诊疗干预模型

一、ADHD 概述

1. 定义

注意缺陷多动障碍（attention-deficit hyperactivity disorder，ADHD）是儿童时期最常见的神经发育障碍之一，通常在儿童时期首次被诊断出来，并经常持续到成年期。

2. 症状

ADHD 的症状大多表现出持续的注意力不集中或多动冲动模式，具体可能出现经常做白日梦、忘记或丢东西、蠕动或坐立不安、话多、犯粗心的错误、难以抗拒诱惑、难以与他人相处等。

3. 病因

目前 ADHD 的病因和风险因素尚不清楚，但目前的研究表明遗传学起着重要作用。除了遗传因素外，科学家们还在研究其他可能的原因和风险因素，具体包括：脑

第二章 情感与认知障碍领域全周期管理中数字诊疗技术的应用

损伤、母亲在怀孕期间或更早期暴露于环境风险（例如铅）、怀孕期间饮酒和吸烟、早产、低出生体重。此外，还有研究指出 ADHD 或受到社会环境等因素的影响，如出生于贫困家庭等。

4. 分类

从表现形式看，ADHD 可以分为 3 类，包括注意力不集中主导型（患者主要表现为很难组织并完成任务，难以遵循指示或对话，容易分心或忘记日常生活的细节）、多动/冲动主导型（患者主要表现为坐立不安，说话多，很难长时间静坐，容易感到焦躁不安，经常打断别人，或在不恰当的时候说话）、混合型（患有上述 2 种类型的症状）。

而从人群角度看，ADHD 主要可以分为儿童 ADHD 和成人 ADHD。儿童 ADHD 症状往往在 12 岁之前就会开始，在一些儿童中，早在 3 岁时症状就会很明显。成人 ADHD 的症状始于儿童早期并持续到成年期。成人 ADHD 的症状可能不如儿童 ADHD 症状清晰，多动症表现可能会减少，但冲动、烦躁不安和注意力难以集中的症状可能会长期存在。

5. 治疗方法

目前 ADHD 的治疗包括药物治疗、心理治疗、教育与培训，或组合型治疗。具体而言，ADHD 药物可以减少多动和冲动，提高患者的注意力、工作和学习能力。治疗药物主要分为兴奋剂（哌醋甲酯和苯丙胺）和非兴奋剂（托莫西汀、缓释胍法辛和缓释可乐定）。心理治疗是由心理健康专业人员教育患者父母有关多动症及其如何影响家庭的知识，帮助患者与父母发展新的技能、态度和相互联系的方式，从而实现对 ADHD 症状的控制。行为疗法则是一种旨在帮助患者改变行为的心理疗法，它可能涉及实际帮助，例如帮助组织任务或完成功课，或处理情感困难等事件。认知行为疗法能够帮助患者学习如何意识到和接受自己的想法和感受，以提高注意力和学习能力。事实上，药物治疗与非药物治疗的结合成为了当前 ADHD 治疗的主要趋势。

二、数字诊疗在 ADHD 中的应用

除了上述传统的 ADHD 治疗方法外，近年来兴起的数字疗法也是治疗 ADHD 的一种新的重要形式。

所谓数字疗法，是指基于软件产品，以循证医学为基础的，可用于预防、管理和治疗的干预方案。2010 年，FDA 批准了第一个数字疗法产品，主要针对糖尿病患管理。此后，FDA 又相继批准了针对抑郁症、药物使用障碍等数字诊疗产品。而除美国外，比利时、德国等国家也在积极探索数字诊疗及有关应用。就我国而言，2020 年国家药品监督管理局（national medical products administration，NMPA）批准了第一款数

字疗法产品"术康 APP"，主要用于运动康复。此后，我国又陆续批准了多款数字疗法产品。

总体而言，数字疗法具有三方面的优势：首先，这种治疗方法能够提升医疗服务的可及性、提高患者可选择性、依从性和体验感，进而能够提升患者的满意度，一定程度上还能减少患者医疗费用；其次，数字疗法能够提升医疗工作者的服务效率，辅助临床决策，提升医疗服务水平和诊疗效果；最后，数字疗法还有助于整体的卫生经济结局改善，不容易受到医院级别和医生水平的影响。

考虑到 ADHD 的疾病特征、药物疗效和副作用、非药物治疗的局限与风险，数字疗法逐渐进入国内外研究人员和专家的视野。目前在国际上有以下几款针对成人 ADHD 的产品：

1. EndeavorOTC

EndeavorOTC 是一款视频游戏应用程序，临床设计用于随时随地治疗和改善成人的 ADHD 症状。EndeavorOTC 是由研发出针对儿童 ADHD 的 Akili 公司研发的，专门针对成人 ADHD 的产品，2023 年 6 月在苹果应用商店推出。

这一产品应用了个性化数字疗法，旨在直接改善认知障碍。通过高端互动动作视频游戏，采用专有技术构建，针对并治疗大脑中特定来源的认知障碍。具体而言，这一产品的核心技术包括有选择性刺激管理引擎（旨在针对涉及注意力控制的神经系统，包括焦点，干扰处理和多任务处理。位于大脑额顶区域）、身体大脑训练器（旨在针对涉及注意力、冲动、工作记忆、和目标管理。位于大脑额顶小脑区域）、空间导航引（设计用于针对参与空间导航、记忆以及计划和组织的神经系统。位于大脑中的扩展海马系统）。

Akili 于 2021 年开始对 EndeavorOTC 进行临床试验。Akili 表示，在临床试验期间，成年患者的注意力增加了 85%，约 33% 的参与者在治疗后不再表现出注意力缺陷。而 73% 的患者则报告其生活质量有所改善，包括按时完成任务，一次管理多项任务以及跟踪重要项目。

2. Super Brains

Super Brains 应用程序是患有 ADHD 的成年人的实用支持工具，由患有 ADHD 的 ICT 专家 Rutger den Hollander 发起，并由 Sandra Kooij 和荷兰 Parnassia G 专家组提供支持。2018 年，这一产品由谷歌和苹果应用商店推出，可以用于尚未开始治疗的患者、正在接受治疗的患者，以及治疗项目结束后的患者。

该应用程序通过提供视觉信息和短文本来工作，内容以最新的科学知识为基础，通过用户的持续反馈和网站的"分析"，改进工作也同步实施进行。

具体功能：
- 如何处理糟糕的计划、混乱、健忘、易怒、躁动、关系问题等小妙招；
- 超过150种生活习惯的养成或放弃（例如，充足的睡眠，锻炼，早晚的习惯，发展兴趣爱好，健康饮食）；可以选择直接在电子日历中安排任务，并带有提醒；
- 一个奖励系统，可以让你参加新的活动和游戏，帮助提高工作记忆；
- 接触游戏（游戏化）；
- 为患有多动症的儿童和成人、伴侣和家庭成员、从业人员、雇主和教师提供聊天室的互动社区；
- 好友系统，回答问题或帮助他人可以获得积分；
- 关于多动症和伴随疾病的信息；
- 治疗建议；
- 通过每周的动画视频进行数字指导和认知治疗；
- 与从业者进行实时视频聊天。

3. 远程监控技术与ADHD

远程监控技术（RMT）是通过个人在电子设备（如手机）上的主动输入个人的生理或健康相关数据，并通过互联网连接将这些数据传递到远程服务器的方法。

有研究指出，RMT将在ADHD管理中发挥更大作用的潜力。具体而言，患者可以通过这一手段改善与诊所的沟通；此外，这一形式能够提高诊所预约/咨询的质量；能够引导更优质的患者自我管理。未来用于ADHD的RMT的下一阶段研究和开发将是采用完善的以用户为中心的方法，由患者及其家庭成员需求引出设计、测试和重新设计的快速迭代周期。

4. 聊天机器人与ADHD

认知行为疗法（CBT）是一种有效的非药物治疗ADHD问题的方法。聊天机器人是一种像人类一样使用语言进行交流的数字工具，是按需服务的最新提供者之一。

一项研究设计了一个名为Todaki的聊天机器人，能够提供3种帮助：与注意力下降有关的各种心理健康障碍的自我诊断、针对注意力缺陷问题的心理教育以及提供增强依从性的简短CBT会话。研究结果显示，使用聊天机器人4周后，患者在降低注意力缺陷和情绪不稳定的整体症状方面，比传统的信息平台书籍更有效。换而言之，通过聊天机器人提供循证信息、自我管理和认知行为治疗，有望成为改善注意力缺陷及其伴随的情绪问题的更有帮助的方法。

5. 智能手机辅助心理教育与ADHD

心理教育通常被推荐用于成人ADHD的治疗。在一项研究中，研究者们基于先前经过验证的手册开发了一款心理教育应用程序，其使用载体为智能手机。研究发现，接受智能手机辅助心理教育的患者ADHD症状明显减轻，此外，与传统的宣传册相比，在智能手机应用程序的帮助下，患者的注意力不集中和冲动性得到了更大的改善。未来，应用移动智能设备助力群体心理教育或成为成人ADHD管理中的重要一环。

三、儿童ADHD数字诊疗干预

研究表明，儿童患ADHD可能导致个人与社会成本增大，可能导致其在学术考试和学术成绩中表现较差，缺勤率较高，高中和大学毕业率较低。此外，儿童患有ADHD也会对家庭稳定与和睦造成一定影响。

（一）儿童ADHD数字诊疗干预情况

及时发现并在早期对儿童ADHD进行干预、治疗与管理尤为重要。而正如前文所述，数字疗法对于治疗ADHD有着较大的独特优势。基于此，下文将聚焦于儿童这一重点群体，进一步梳理现有的儿童ADHD数字诊疗干预模型，为未来儿童ADHD数字诊疗提供参考。

1. EndeavorRx

EndeavorRx（AKL-T01）是Akili Interactive公司推出的一款视频游戏，旨在帮助患有注意力缺陷/多动障碍（ADHD）的8～12岁儿童。这一产品是美国FDA批准出售的第一款基于游戏的数字治疗设备。

AKL-T01是一种研究性数字疗法，它使用专有算法，旨在通过训练自适应和个性化高难度的干扰管理来改善注意力和相关认知控制过程。干扰通过类似视频游戏的界面实例化，显示2个要并行完成的任务（多任务）：感知识别目标任务，其中用户响应指示的刺激目标并忽略刺激干扰项（类似于Go-No-Go任务）和感觉运动导航任务，其中用户需要不断调整其位置以与位置目标交互或避开位置目标。在单任务和干扰（多任务）条件下评估每项任务的性能。根据个人的表现，通过楼梯套管算法方法实时调整干扰训练。此外，基于单任务和干扰性能之间的差异，用户通过降低干扰成本（在指定水平上缩小干扰和单任务条件之间的性能差距）来升级。升级是通过获得奖励和解锁新环境来表示的。当用户通过干预和不同的环境时，会定期重新校准以保持最佳难度级别。总体而言，AKL-T01的目标是注意力控制来管理竞争任务，并在任务之间有效（灵活）转移注意力。此外，需要分辨和选择性注意力系统来同时处理多个任务。

这一产品疗效由5项临床研究支持，共涉及600多名ADHD儿童。在一项随机对照临床研究中，73%的ADHD儿童报告EndeavorRx改善了他们的客观注意力。此外，最近的一项试验表明，当患者每天玩25 min，每周5 d，持续4周后，有68%的父母报告患儿的ADHD相关损伤有所改善，且这一疗法有助于服用兴奋剂药物治疗

ADHD 的辅助治疗。

2. Empowered Brain

Empowered Brain 是世界上第一个可穿戴系统，可帮助患有自闭症、多动症和其他社交情感挑战的学生快乐地学习重要的生活技能。Empowered Brain 是一种基于增强现实和人工智能的社会情感交流辅助工具，它的一般概念很简单，但功能强大。用户通过可穿戴设备与老师或其他人一起执行社交行为而获得积分，即通过实时强化可建立社交情感技能和自信心。

Empowered Brain 是一种新技术，结合了计算机智能眼镜（如 Google Glass）和一系列类似游戏的软件模块。它旨在供学生用作可穿戴的社会情感辅助工具，作为日常学校或家庭干预计划的一部分。Empowered Brain 使用人工智能来分析视频、音频、情感和行为数据，并根据用户的表现为用户提供游戏内奖励，例如积分和星星。具体而言，Empowered Brain 基于装有辅助软件的计算机眼镜的可穿戴技术，为用户提供实时社交沟通和注意力指导，它以类似于眼镜的方式佩戴在脸上。用户通过右眼上方的半透明显示屏看到视觉引导，并通过右侧骨传导设备听到声音。Empowered Brain 由各种传感器组成，包括摄像头、麦克风、加速度计、陀螺仪和向内红外传感器。来自传感器的数据通过人工智能驱动的软件收集和处理。游戏内积分和星星奖励根据表现奖励，并实时显示给用户。这些游戏内奖励是根据相同的传感器数据授予的，许多积分将产生星星奖励，解锁游戏中的"成就"，并导致临时卡通面具或通过屏幕看到的伙伴面部装饰。

研究发现，75% 的受试者在使用了 Empowered Brain 干预后 24 h 和 48 h 内改善了他们的 ADHD 相关症状。即研究为 Empowered Brain 在减少患有儿童 ADHD 患者症状方面的潜力提供了早期证据。

3. CoolCraig

CoolCraig 是一种可穿戴连接系统，结合了智能手表、手机应用程序和门户网站，可为患有 ADHD 的青少年提供自我调节干预。

CoolCraig 是一个移动应用程序，支持 ADHD 儿童的行为和情绪的协同调节。CoolCraig 运行在儿童佩戴的智能手表和他们的监护人使用的智能手机中。为了支持对行为的共同监管，CoolCraig 遵循了儿童及其监护人使用的基于代币的经济（基于代币的经济帮助学生可视化进展，接受和努力延迟强化，学会自我监控，并学会调节自己的行为。其中，代币是一种真实或虚拟的奖励，用于强化玩家的预期行为。玩家可以通过收集代币来换取更大的奖励）。为了支持情绪的自我调节，CoolCraig 遵循了"调节区域"框架（一个教导学生反思自己情绪和行为的框架，CoolCraig 使用 4 种颜色来帮助学生识别他们在给定时刻的感受）。

研究显示，研究揭示了可穿戴应用程序支持 ADHD 儿童的自我和共同调节。同时，研究结果表明，设计社交可穿戴设备的迫切需要，可以使儿童和他们的监护人合作完成共同的目标，可以学习和练习有价值的自我调节技能。此外，研究还指出了 CoolCraig 的时间表和任务通知的实用性，以及该技术在提供及时干预和提高治疗建议依从性方面的潜力。

4. NeuroWorld DTx

一项研究对比了使用 NeuroWorld DTx 这一数字疗法和单独采用药物治疗 ADHD 的区别。具体而言，在这项研究中，研究者向每个儿童参与者提供了一台安装了 NeuroWorld DTx 的平板电脑，这是一种基于人工智能的注意力和工作记忆改善培训计划。NeuroWorld DTx 是一个基于游戏的程序，旨在使家庭参与和治疗 ADHD。这款基于游戏的认知治疗软件由 J.H.S. 的 Woorisoft Co., Ltd.（韩国大邱）的作者和研究中心负责人开发。NeuroWorld DTx 探索了数字疗法作为 ADHD 儿童基于移动的功能游戏的可能性，并评估了数字治疗是否可以提高注意力并减轻 ADHD 症状。值得注意的是，NeuroWorld DTx 通过自动将使用时间限制为每天 30 min 来控制数字媒体的过度使用，以防止副作用。

研究结果显示，与对照组相比，在理解注意力测试中实验组的参与者表现出更好的敏感性和反应风格指数。4 周后，实验组的 ADHD 总分、注意力不集中和超冲动评分的变化率显着下降。此外，当 NeuroWorld DTx 和标准治疗相结合时，发现临床整体印象（CGI-S）的严重程度评估显着降低，从而表明 NeuroWorld DTx 的有效性。研究指出，NeuroWorld DTx 作为数字治疗辅助治疗可改善 ADHD 儿童的治疗效果，显示出其用作数字辅助治疗的潜力。

5. VR 与 ADHD

此前的研究表明，VR 干预可以帮助增加 ADHD 儿童的持续注意力，改善反应时间和感知灵敏度等。因此，Unity Technologies 开发了一款一款基于 VR 的沉浸式严肃游戏——ADAD，旨在：①促进注意力的定向；②抑制冲动；③增加持续注意力的持续时间；④加强记忆力；⑤激励儿童。这款游戏侧重于在几乎没有元素的房间环境中进行日常生活活动。它的特点游戏动态较简单，学龄儿童能够理解。具体包括找到一个目标物体，在特定时间显示在黑板前，根据数字语音给出的指令将其抓取并放入篮子中。游戏由 6 个级别组成，在目标对象、目标对象查看时间、完成任务的时间、视觉和音频干扰方面难度不断增加。该游戏还提供视觉辅助和声音增强。

研究结果显示，所有参与者都对应用程序感到满意，并表示他们将能够独立执行所有任务。此外，ADHD 临床医生以积极的反馈评估了该应用程序，认为这是未来治疗环境中使用的可能资源，认为该程序是用户友好和被广泛接受的。同时，医生们报告了对 ADAD 多功能性的积极评论，指出它或能够对患有该疾病异质表现的儿童有帮助。

6. Headspace

现有文献表明，多达 50% 的 ADHD 患儿的父母报告他们的孩子有睡眠困难，包括入睡困难（延迟睡眠或睡前抵抗）和维持睡眠困难（频繁夜间醒来或不安）。而以正念为基础的干预措施似乎是一种很有前途的压力和焦虑管理策略。近年来，各种用于冥想的数字健康干预措施已被开发出来。与办公室干预措施相比，它们具有简短、便捷等几个重要的优势。Headspace 是其中一个数字健康冥想应用，它利用基于正念的技术，可以远程完成冥想从而达到减轻压力的目的。一项研究表明，一个简短、易于使用的家庭数字健康指导冥想干预可以改善 ADHD 儿童的焦虑和睡眠问题，值得在更大规模的对照临床试验中进一步研究。

（二）ADHD 家庭数字诊疗应用

家庭中父母的行为训练与干预是 ADHD 儿童治疗的一大重要方式。当前，研究者们也开始就 ADHD 儿童父母展开了系列数字诊疗相关研究。

1. OPTIMA

在英国，ADHD 存在有效的多模式治疗，但由于预算限制，获得这些治疗的机会有限，并且专科临床评估、诊断和治疗的等待名单很长。而这往往会导致患儿家庭在这一阶段感到紧张和得不到支持。因此，ADHD 转诊初始管理在线家长培训（OPTIMA）应运而生，旨在为接受转诊和第一次全面临床评估之间的时间内为家庭提供 3 个月的支持和建议，以便他们能够更好地管理孩子的行为。

在这项研究中使用的是一款名为 STEPS（结构化电子育儿支持）的新应用程序。STEPS 专门设计用于帮助父母在转诊后 / 候补名单后早期使用以管理 ADHD 患儿行为。该程序的主要目标包括以下内容：①增加父母对孩子为何以具有挑战性的方式行事的了解；②提高父母对自我照顾重要性的认识并建立他们作为父母的信心；③加强亲子关系并强调表扬的重要性；④促进有效的沟通模式；⑤为父母提供基于实际需求的指导，策略和文本资源，以便更有效地管理孩子的行为。

研究结果显示，在 OPTIMA 试验中，研究者测试了 STEPS 手机应用程序的临床和成本效益，该应用程序提供了一种新的数字方式，同时还将检查了来自对父母和临床医生的半结构化访谈的应用程序使用数据和定性信息，以探索其干预实施和影响的机制。该试验的结果增加了有关 ADHD 儿童父母的培训应用现有证据基础，并帮助改善了家庭服务的提供。

2. ADHD Coping Card

父母行为训练（BPT）是治疗儿童 ADHD 的重要手段之一，然而，父母的参与是一个需要考虑的主要问题。为了改善这一问题，一项研究采用了ADHD Coping Card——一款针对ADHD儿童父母的移动应用程序，旨在用作BPT的辅助手段，提高父母的家庭作业依从性和减少他们的心理困扰。这一应用程序共分为5个部分：关于ADHD的心理教育部分，活动部分，日记部分，情绪监测部分和用户个人资料部分。

研究结果显示，参与这项研究的父母中有57.1%表示数字解决方案将是帮助他们解决心理健康问题的有用工具，他们认为该应用程序易于使用且友好，可用性很高。

3. ADHDCoach

当前，数字干预对ADHD患儿父母的可行性和有效性的结果需要进一步研究。事实上，父母的出席率和参与度是影响结果的重要因素。一项研究调查了为ADHD儿童的父母开发的互联网交付干预措施的可行性、可接受性和可用性。研究使用的是ADHDCoach程序，这是一款针对ADHD儿童父母的互联网干预措施，主要基于现有的BPT开发形成，具体包括9个模块：介绍；什么是注意力缺陷多动障碍；多动症的循证干预；与孩子建立积极的关系；家长行为培训；与ADHD相关的共病问题；父母的痛苦；家庭关系；为未来做好准备。每个模块都采用结构化格式，每个模块都有以下组成部分：课程目标、模块的主要主题、摘要和家庭作业。在每个模块中，都有书面内容以及音频或视频内容。每个模块都包括3～5 min的动画，其中有亲子对偶，描述了被诊断患有ADHD的儿童家庭中出现的典型问题，并附有有关如何管理这种情况的具体说明。此外，每个模块包含2～3 min的动画，由专家讨论育儿技巧，并邀请家长按照自己的节奏完成模块。

研究指出，家长们认为该程序很有帮助，并指出最有用的功能是信息丰富的功能，即内容部分。他们不喜欢重复的心理评估，并表示较短的心理工具会很有用。参与研究的心理专家也表示，他们对互联网提供的干预措施的态度是积极的，未来他们会需要将数字干预整合到护理中，以克服随着时间推移监测患者治疗反应的障碍，从而为他们提供低成本的循证干预措施。

（三）中国ADHD数字诊疗干预

除了国外的ADHD数字疗法应用外，目前我国儿童ADHD数字诊疗干预也在全力发展中，具体有以下几个产品：

1. 方寸医生

方寸医生旨在通过建立一种线上线下融合（OMO）的模式，打通各环节数据，从诊后管理切入，针对已经明确疾病诊断的患者，以线上咨询和复诊、处方外流、线下行为训练进行主动干预，比较各个环节的行为表现与基线情况的差异，找到ADHD患儿最适合的干预方案，并进一步向上游整合供应链，建立全生命周期的医疗解决方案。从发展步骤看，方寸医生主要分3步开展OMO模式运营：①提供医生

第二章 情感与认知障碍领域全周期管理中数字诊疗技术的应用

端的在线服务；②延伸到处方需求；③为儿童提供线下的行为干预。目前，方寸医生已经在广州和温州落地了2家线下干预中心。

2. 强化训练号

强化训练号是由浙江大学与世纪华通旗下盛趣游戏有限公司共同研发的游戏化数字疗法产品。这款产品基于电子游戏基础，应用脑机结合的技术，通过类似跑酷的游戏玩法，由患儿在各不同场景的赛道收集目标水果，通过大脑的认知反馈，直接进入认知功能的神经系统，多动症状明显下降，多动症等级明显下降（TOVA API值提升，多动指标值平均下降0.19，焦虑指标值平均下降0.13，ADHD Rating S-Ⅳ指标值平均下降5.51）。此外，由于考虑了自适应算法控制游戏进度和节奏，因此无须担心患儿的电子游戏成瘾问题。

综合上述分析可知，当前数字疗法在ADHD中的应用大有可为。未来，数字疗法将更为广阔地应用于ADHD的各环节。具体的几点建议如下：

- 全周期覆盖。当前，数字疗法大多应用于ADHD的治疗环节，未来或可探索更多阶段的数字疗法应用，从预防、检测、治疗、管理、康复等多个维度出发，采用线上线下相结合的模式，系统性打造全周期的数字化模型介入。

- 分类管理。由于ADHD可以分为成人ADHD和儿童ADHD，而两者的社会特征呈现出较大差异，因此在进行ADHD数字疗法设计时，应当关注群体差异，有针对性地进行研发。此外，未来还应增强对患儿父母的数字化工具开发，从多角度出发助力儿童ADHD的治疗。

- 成瘾规避。现阶段国内外已经出现了多款针对ADHD的游戏类数字疗法产品，他们能够有效改善患者健康情况。但需要注意的是，游戏成瘾或成为未来这些产品的隐患问题。因此，在后续的ADHD数字化疗法开发中，尤其需要注意对游戏成瘾问题，做好提前防范与规避设计。

第四节 情感与认知障碍疾病
——睡眠障碍数字诊疗干预模型

一、睡眠障碍的流行病学

睡眠障碍（sleep disorders）是一系列与睡眠相关疾病的统称，例如失眠（Insomnia）、发作性嗜睡病（Narcolepsy）和阻塞性睡眠呼吸暂停（obstructive sleep apnea，OSA）等。这些睡眠障碍不仅会对个体的日常生活和工作学习产生不利影响，还可能导致其生活质量降低、认知功能下降、抑郁和死亡风险增高等不良结局。研究数据表明，全球范围内，睡眠障碍的发病率在不同地区和人群中存在显著差异，范围从 3.90% 到 45.00% 不等。以中国为例，2019 年的一项全国性调查研究发现，我国居民中睡眠障碍的患病率达到 35.90%。此外，2013 年的调查数据显示，江苏省徐州市和辽宁省的 18 岁以上居民睡眠障碍患病率分别为 8.96% 和 11.59%。2019 年一项关于河北省 18 岁以上人群的流行病学调查结果显示，睡眠障碍的患病率为 30.80%。最新的 Meta 分析结果显示，我国老年人群中睡眠障碍的患病率高达 46.00%。这表明，在中国不同地区和不同人群之间，睡眠障碍的患病率存在显著差异。总体趋势显示，女性的睡眠障碍患病率明显高于男性，而农村地区的患病率高于城市地区，且随着年龄的增长，患病率也呈上升趋势。

二、睡眠障碍的临床诊断

睡眠障碍的临床症状主要包括睡眠量或质的异常，例如睡眠时间缩短、深睡眠持续时间减少、夜间觉醒次数增多、醒后难以入睡以及早醒等。目前睡眠障碍诊断分型的主要依据为《国际睡眠障碍分类（第三版）》（International Classification of Sleep Disorders，Third Edition，ICSD-3）、《国际疾病分类（第 11 版）》（International Classification of Diseases，eleventh edition，ICD-11）和《精神障碍诊断统计手册（第五版）》（Diagnostic and Statistical Manual of Mental Disorders，Fifth Edition，DSM-5）。ICSD-3 是目前使用最广泛的分类系统，它将睡眠障碍划分为 7 大类，包括失眠症、睡眠相关呼吸障碍、中枢性嗜睡症、昼夜节律睡眠—觉醒障碍、睡眠异态、睡眠相关运动障碍、其他睡眠障碍。此外，ICSD-3 还提供了每个类别疾病的一般诊断标准，具体内容见表 2-4-1。

表 2-4-1 ICSD-3 睡眠障碍分类诊断标准

睡眠障碍类别	睡眠障碍子分类	诊断标准
失眠症	短期失眠（持续几日或几周） 慢性失眠（每周出现至少 3 次持续 3 个月） 其他失眠（另外 2 类不符合）	1. 持续的睡眠困难 2. 有充足的睡眠机会 3. 出现相关的日间功能受损
睡眠相关呼吸障碍	中枢性睡眠呼吸暂停综合征	1. 多导睡眠图在 = 显示在睡眠中有 ≥ 5 次 /h 的中枢性呼吸暂停或中枢性低通气； 2. 患者自述嗜睡、因呼吸急促而惊醒、打鼾；没有证据表明白天或夜间通气不足； 3. 排除其他
	阻塞性睡眠呼吸暂停	1. 成年人发生 ≥ 15 次 /h 的以阻塞性为主的呼吸时间，即使不伴症状或共存疾病； 2. 对于存在躯体或精神共病的患者，以阻塞性为主的呼吸事件 ≥ 5 次 /h

续表

睡眠障碍类别	睡眠障碍子分类	诊断标准
睡眠相关呼吸障碍	睡眠相关低通气	动脉血气分析监测 $PaCO_2$ 水平升高
	睡眠相关低氧血症	动脉血氧饱和度持续降低（＜88% 达 5 min 以上）
中枢性嗜睡症	发作性睡病	1. 脑脊液下丘脑分泌素 -1 缺乏（＜110 pg/mL，或＜标准值的 1/3）； 2. 多次小睡潜伏时间试验：平均睡眠潜伏期＜8 min+2 次睡眠起始的快速眼动周期； 3. 伴有 / 或不伴猝倒发作
	特发性嗜睡	1. 多次小睡潜伏时间试验：平均睡眠潜伏期＜8 min，睡眠起始的快速眼动周期＜2 次； 2. 无脑脊液下丘脑分泌素 -1 缺乏和无猝倒发作
	Kleine-Levin 综合征	1. 至少有 2 次嗜睡，每次持续 2 d 5 周； 2. 每 18 个月至少复发 1 次； 3. 发病间期正常； 4. 发病期有以下情况之一：认知功能障碍，感知觉改变，厌食或食欲亢进
	慢性睡眠不足	1. 睡眠时间的减少； 2. 睡眠质量的下降
昼夜节律睡眠—觉醒障碍	—	1. 内在昼夜节律调控系统改变造成慢性或复发性睡眠—觉醒节律破坏； 2. 存在睡眠—觉醒障碍，包括失眠和 / 或过度嗜睡； 3. 伴有痛苦或功能损害
睡眠异态	非快动眼睡眠相关睡眠异态	1. 反复发生不完全觉醒并伴有异常行为反应性缺失或异常； 2. 少有或没有关于认知情况或梦境的描述部分或完全遗忘
	快动眼睡眠相关睡眠异态及其他睡眠异态	1. 主要为 REM 睡眠期间反复出现相关行为或发声； 2. 多导睡眠图证实 REM 睡眠期间没有肌张力丧失
睡眠相关运动障碍	不安腿综合征	1. 移动双腿的冲动或存在不适感，主要发生在静息 / 不活动时； 2. 这些症状在活动后至少有部分缓解； 3. 有昼夜节律特点，即症状主要发生在傍晚或夜间伴随睡眠障碍； 4. 痛苦或功能损害
	周期性肢体运动障碍	1. 多导睡眠图出现周期性肢体运动，成人每小时出现 15 次以上、儿童每小时 5 次以上； 2. 因周期性肢体运动导致的睡眠紊乱或者功能障碍
其他睡眠障碍	—	该类包含了 ICSD-3 中无法归为其他类别的睡眠障碍，这类疾病或是与多个类别存在重叠，或是尚未收集到充足的资料将其确定为其他诊断

与 ICSD-3 相比，ICD-11 更详细地将睡眠障碍分为多个亚类，包括入睡障碍、睡眠持续时间障碍、睡眠结构障碍、睡眠-觉醒节律障碍、睡眠相关呼吸障碍和睡眠相关运动障碍。每个睡眠障碍都有详细的诊断标准，包括症状、持续时间和排除标准等。在睡眠障碍的诊断方面，DSM-5 将睡眠-觉醒障碍归类为精神障碍，而 ICD-11 不再将其归类为精神障碍。DSM-5 诊断睡眠障碍关注个体对睡眠质量、周期和数量的不满意，及其导致的日间痛苦和功能受损。此外，症状不能归因于物质或药物使用，同时伴随的躯体疾病和精神障碍也不能完全解释睡眠困扰。在诊断这类障碍时，多导睡眠图（Polysomnography，PSG）是必要的辅助检查手段。

三、睡眠障碍的发病机制

睡眠障碍的发病机制因具体障碍的不同而有所差异，然而一些常见的公共因素和机制会导致睡眠障碍的发病。其中包括遗传因素、神经递质失衡、大脑结构和回路异常、环境因素、心理和精神因素、慢性病以及生活方式因素。遗传因素是一些睡眠障碍如嗜睡症和失眠症主要成因，某些基因和遗传变异会增加这些睡眠障碍的患病风险。神经递质失衡可能会破坏正常的睡眠-清醒周期，导致睡眠障碍的发生，例如血清素水平低下与失眠相关，γ-氨基丁酸缺乏可能导致睡眠呼吸暂停和不安腿综合征。大脑结构和回路异常也会导致睡眠障碍的发生，如下丘脑的异常与嗜睡症有关。环境因素（噪声、光照、倒班工作、时差）和某些药物或物质（咖啡因、酒精）也可能干扰睡眠。心理和精神因素如焦虑、抑郁和创伤后应激障碍可能干扰睡眠并与睡眠障碍形成双向关系。慢性病如慢性疼痛以及神经系统疾病可能干扰睡眠。不健康的生活方式习惯如不规律的睡眠时间表、不良的睡眠卫生习惯、睡前过度使用电子设备以及缺乏体育锻炼也可能导致睡眠障碍的发生。综上所述，睡眠障碍的发病机制是复杂且多样的，通常需要综合评估个体的病史、睡眠模式和潜在的根本原因才能正确诊断和治疗睡眠障碍。

四、睡眠障碍的治疗原则、方法和作用机制

睡眠障碍的治疗原则、方法和机制因具体睡眠障碍类型的不同而不同。一般情况下，治疗睡眠障碍的总原则主要包括以下方面。首先需要明确睡眠障碍的类型和原因，以便进行针对性的治疗。其次，根据患者的情况制定个性化的治疗方案，包括药物治疗、认知行为治疗（cognitive behavioral therapy，CBT）和心理治疗等。综合应用多种治疗方法可以提高治疗效果，例如药物治疗和认知行为治疗的结合。最后，在治疗过程中需要定期监测和评估，根据患者的反应调整和优化治疗方案。具体的治疗作用机制方面，药物治疗主要通过调整神经传递物质的平衡来改善睡眠障碍，如镇静催眠

第二章 情感与认知障碍领域全周期管理中数字诊疗技术的应用

药可以增加中枢神经系统的抑制作用,促进入睡和延长睡眠时间,抗抑郁药和抗焦虑药可以减少焦虑和抑郁症状,从而改善睡眠质量。认知行为治疗是通过改变不良的睡眠习惯和行为,调整睡眠环境,建立良好的睡眠规律和睡眠卫生习惯,从而促进健康的睡眠。认知行为治疗的作用机制主要是通过建立正常的睡眠 – 觉醒节律,调节睡眠的生物钟。心理治疗主要针对睡眠障碍可能存在的心理因素,如焦虑、抑郁等。认知行为疗法可以帮助患者识别和改变不良的睡眠观念和行为,减少焦虑和抑郁症状,从而改善睡眠质量。心理动力治疗可以帮助患者探索和解决潜在的心理冲突和问题,减少对睡眠的负面影响。

五、数字疗法在诊断和干预睡眠障碍中的应用

近年来,我国睡眠障碍发病率快速上升。然而,只有少数患者接受过系统治疗,这可能是因为目前对于睡眠障碍的治疗主要以药物为主,而患者担忧药物使用的副作用和依赖性,这影响了患者治疗的依从性,从而导致睡眠障碍治疗效果不佳。此外,常规认知行为疗法需要面对面的交流,虽然效果显著,但容易受时间和地点等因素的限制。同时,由于具有治疗睡眠障碍专业技能的医生数量较少,治疗成本也随之增加,这限制了该治疗方法的使用和推广。随着互联网医疗的快速发展,"线上+线下"的诊疗模式逐渐受到大众的青睐。数字疗法在患者全病程管理中的应用也将成为一种趋势。这种新型治疗方法可以有效地解决传统治疗方法中存在的问题。数字疗法不仅可以帮助患者更好地理解和管理自己的疾病,而且可以提高治疗效率,降低治疗成本。因此,数字疗法在未来的睡眠质量改善中将扮演重要角色。

(一)睡眠障碍数字诊疗的干预流程

数字化睡眠管理应用涵盖了睡前干预、睡时监测与干预、以及睡后干预和改善调理等核心流程,构建了一个全面的睡眠治疗生态系统。这一流程依赖于各种硬件设备,用于监测和记录脑电波等生物信号,并根据个体在不同睡眠阶段的需求,智能匹配相应的辅助睡眠工具。此外,数字化疗法还借助精密的算法对监测得到的睡眠数据进行深度分析,从而能够自动化地选择合适的助眠音乐或白噪声,为患者提供更好的入睡环境。在软件层面,数字化疗法不仅可以实时展示检测到的睡眠脑电波,还能够对治疗效果进行评估和分析睡眠问题,为医疗专业人员提供有力支持,从而实现个性化、精准的睡眠障碍干预与管理(图2-4-1)。

1. 睡前干预

睡前干预是数字化睡眠管理的关键环节,旨在帮助睡眠障碍患者更容易入睡。数字化睡前干预方法多种多样,包括放松和冥想、声音和白噪声、色彩和光疗法、脑波和音乐疗法等。这些方法各具特色,但在帮助改善入睡问题方面发挥着重要作用。

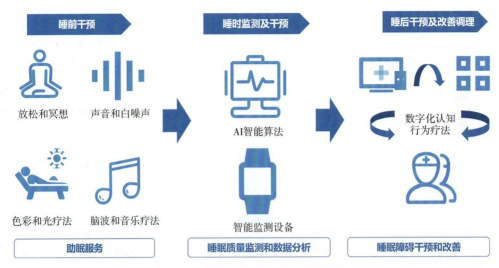

图 2-4-1 睡眠障碍数字诊疗的干预流程

来源：作者自制

首先，放松和冥想的数字化疗法通过特定的音频或视频内容，激活副交感神经系统，降低心率、呼吸频率和血压，促进身体和心理的放松，这种生理变化有助于减轻焦虑和压力，为入睡创造更有利的条件，帮助人们进入更深的睡眠状态。其次，一些声音和白噪声的数字化疗法被设计用于遮蔽环境中的噪声，减少外界干扰，有助于更轻松地入睡和保持睡眠。再次，一些声音的频率和节奏能够与大脑的生物节律同步，例如，低频声音能够刺激大脑产生更多的慢波睡眠，从而促进深度睡眠。这些声音还可以通过刺激迷走神经来调节自主神经系统的平衡，促进身体的放松和恢复，有助于更好地入睡和提高睡眠质量。最后，色彩和光疗法的数字化疗法设计中，使用特定颜色和光线能够直接影响睡眠。例如，蓝光能够抑制褪黑激素的分泌，保持大脑清醒状态，而温暖的光线则促进褪黑激素的分泌，有助于人们入睡。此外，通过模拟自然光线的变化和节奏调整，数字化疗法帮助人体更好地适应日间清醒和夜间睡眠的生物钟，进一步促进良好的睡眠习惯的养成。

2. 睡时监测及干预

睡时监测及干预主要通过智能硬件和其他方法实时收集和分析睡眠数据，以精确了解用户的睡眠情况并进行针对性的干预。这一领域涵盖了多种先进技术和方法。

首先，某些应用结合前额佩戴的脑电波检测设备和蓝牙手机软件，能够精确地采集用户前额脑电波数据，并运用 AI 智能算法进行睡眠分期。通过实时监测用户的脑电波活动，这些应用能够检测出睡眠结构的异常部分，并采取精准的干预措施。这种个性化的方法有助于更好地理解睡眠问题的根本原因，并提供有效的治疗建议。此外，还存在一种脉冲磁治疗系统，它基于特定磁场刺激大脑区域，调节神经活动，从而改善睡眠质量。这一治疗原理包括 3 个方面：首先，它促进神经可塑性的发生和调节，通过改变神经元之间的突触连接，增强或减弱神经传递效率，调节与睡眠相关的神经回路。其次，它可以通过调节神经递质的释放和活动来影响睡眠障碍，例如，增加 γ-氨基丁酸的释放，抑制神经元的兴奋性，促进睡眠。最后，它还能够调整大脑的电活动，包括脑电图的频谱和节奏，增加慢波睡眠的持续时间，减少快速眼动睡眠的出现，从而显著改善睡眠质量。

3. 睡后干预及改善调理

数字化睡眠干预在睡眠后期发挥重要作用，主要通过前期积累的睡眠数据记录，为不同人群提供个性化的改善睡眠服务。这一领域的应用多样且针对不同的睡眠问题制定了不同的策略。首先，对于那些睡眠健康的个体，数字化应用的重点是预防和维护。其次，针对睡眠亚健康人群，数字化技术提供了更加个性化的改善建议，通过这些建议，可以进行睡眠调理，有助于改善他们的睡眠状态。最后，对于那些患有睡眠障碍的个体，数字化睡眠干预采取了更具体的干预措施。以失眠症为例，认知行为疗法 – 失眠症（cognitive behavioral therapy for insomnia，CBT-I）成为最常用的数字化治疗方法之一。CBT-I 利用数字工具和资源，例如应用程序、在线课程和交互式工具，为患者提供全面的干预，包括睡眠限制、睡前放松、认知重构和健康教育等多个方面的治疗。对于阻塞性睡眠呼吸暂停的干预，数字化技术已经取得显著进展。它们包括使用电流刺激舌头神经，以确保上呼吸道整夜通畅，从而预防气道阻塞的发生。此外，一些数字化技术还涉及正压通气设备的使用，例如持续气道正压通气或自动调整正压通气，这些设备通过提供连续的气道正压来维持上呼吸道的稳定性，从而预防上呼吸道的塌陷和阻塞，减少呼吸暂停和低通气事件的发生。另外，还可以通过调整睡眠结构来改善阻塞性睡眠呼吸暂停的发生。这可以通过调整呼吸支持设备的参数，例如气道压力和流量，来增加深度睡眠的时间，减少快速眼动睡眠（REM）的比例，降低浅睡眠和觉醒的频率，从而改善患者的睡眠质量。总之，数字化睡眠干预及改善调理在不同的睡眠问题中提供了多种应用策略，从而满足了不同患者的需求。

总的来说，数字疗法在睡眠管理中扮演着重要的角色，通过不同阶段的干预和个性化调理，为不同类型的睡眠问题提供了有效的解决方案。这不仅可以帮助人们改善睡眠质量，还有助于维护和提高整体睡眠健康，为睡眠障碍患者提供更好的生活质量。这一领域的不断发展和创新将进一步拓展数字疗法在睡眠管理中的应用前景，有望帮助更多人获得更好的睡眠和健康。

（二）睡眠障碍数字诊疗干预方法（图 2-4-2）

1. 远程医疗技术

远程医疗在诊断和治疗睡眠障碍方面已经得到广泛应用。2015 年，美国睡眠医

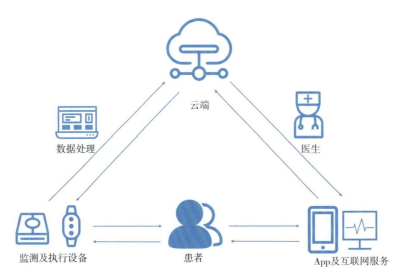

图 2-4-2　睡眠障碍数字诊疗的干预方法

来源：作者自制

学会发布意见书推荐使用睡眠远程医疗技术。这种方法利用现代通信技术，如互联网、移动应用和远程监测设备，使医疗保健提供者能够与患者进行虚拟交流，以便进行诊断和治疗。以下是远程医疗在睡眠障碍领域应用的一些实施路径：患者可以通过视频通话或在线聊天与医疗保健提供者进行远程咨询。医生可以通过询问问题、观察患者的症状和行为，查阅患者睡眠日志、进行问卷调查等方式进行初步评估。此外，患者还可以使用各种睡眠监测设备，如便携式多参数睡眠监测仪器（多通道睡眠监测仪器）、智能手环或床上传感器，来记录他们的睡眠模式、呼吸频率、心率等生理参数。这些设备可以远程传输数据给医生，以帮助评估患者的睡眠问题。医疗保健提供者可以根据患者的症状、睡眠监测数据以及任何其他相关信息来远程诊断睡眠障碍，如失眠、呼吸暂停综合征（如睡眠呼吸暂停综合征）、睡眠节律紊乱等。一旦睡眠障碍被诊断出来，医疗保健提供者可以制订远程治疗计划，包括远程药物管理和睡眠行为治疗建议，如改变生活方式和建立健康的睡眠习惯。此外，一些睡眠障碍可能与心理因素相关，如焦虑或抑郁症，这时可以通过在线会话进行心理治疗，以帮助患者解决这些问题。远程医疗还提供患者与医疗保健提供者之间的教育和自我管理资源，以帮助患者更好地了解睡眠障碍，学会管理症状，以及维护健康的睡眠习惯。总之，远程医疗在睡眠障碍的诊断和治疗中发挥着重要作用，可以提供方便的访问方式，同时还能够有效地监测和管理患者的病情。

近年来，越来越多的研究验证了远程医疗在睡眠障碍患者管理中的有效性。研究显示，通过使用远程医疗，不仅能够显著提高阻塞性睡眠呼吸暂停诊断的敏感度和特异度，还能改善其管理效率，从而显著提高气道正压通气治疗的依从性。一项研究发现,通过远程医疗提供的失眠认知行为疗法与传统的面对面睡眠认知行为疗法具有相似的疗效。最近的系统综述发现,通过互联网提供的 CBT-I 可以有效改善睡眠质量,使睡眠效率提高了 7.2%,失眠严重程度指数降低了 4.3 分,个体的抑郁症严重程度降低了 2.3 分,该研究还发现,在互联网提供的 CBT-I 和面对面治疗之间,治疗师对睡眠障碍患者的治疗效果没有显著差异。远程医疗也被广泛应用于儿科人群的睡眠障碍管理,特别在青少年阻塞性睡眠呼吸暂停的长期管理中,远程医疗随访已被广泛应用,互联网提供的 CBT-I 在青少年失眠的治疗中的有效性也已被证明。

2. 数字化认知行为疗法

失眠症是最常见的睡眠障碍,其主要特征包括入睡困难、保持睡眠或过早醒来。失眠认知行为疗法作为失眠障碍的首选治疗方法,尽管其治疗效果好,但由于高昂的费用和受过专业培训的 CBT-I 医疗保健提供者的短缺,导致 CBT-I 的可及性受到限制,使得这种有效治疗方法难以在临床实践中广泛应用。数字 CBT-I 治疗是一种创新的失眠治疗方法,通过刺激控制、睡眠限制、认知重构、健康教育和放松训练五个核心模块来改善失眠。在健康教育方面,通过多媒体形式(如信息性文本、动画、视频片段等)和互动方式(如指令、操作步骤、家庭作业等),向患者普及睡眠障碍的原因和过程、健康生活方式对睡眠的促进作用、固定的入睡时间和良好的睡眠环境的重要性,以提高患者的睡眠相关知识水平。在行为控制方面,数字化疗法软件通过匹配智能手表等可穿戴设备和便携式多导睡眠仪的数据,提取患者的睡眠特征,从而进行个性化行为训练。例如,通过语言或短信智能提醒控制患者清醒期间的卧床时间,建立睡眠与床之间的关系。此外,还采取睡眠限制的方法,限制患者的卧床时间,确保不超过上周平均睡眠时间。在认知重构方面,了解患者对睡眠障碍等相关知识的认知,并纠正一些错误的睡眠知识,帮助患者应对因无法入睡而产生的负性情绪。在放松训练方面,通过播放音乐、进行肌肉和情绪放松、实施正念减压法等方式,帮助患者达到放松状态,促进觉醒水平的下降。

数字 CBT-I 治疗睡眠障碍的优势包括灵活性、可访问性、个性化和隐私保护。与传统的面对面治疗相比,数字 CBT-I 可以根据个人需求进行定制,并且可以在任何时间和地点进行。此外,数字 CBT-I 还能够保护患者的隐私,让他们更加舒适地接受治疗。近年来,数字 CBT-I 治疗已经被证明可以有效改善睡眠障碍治疗效果。一项随机试验研究发现,与在线睡眠知识教育相比,数字 CBT-I 治疗对失眠和抑郁的缓解效果更好,治疗后的缓解率也更高。另外,最近的一项 Meta 分析研究表明,基于互联网的成人失眠认知行为疗法可以显著改善入睡潜伏期、总睡眠时间、睡眠效率、入睡后觉醒、夜间觉醒次数和失眠严重程度指数等多个指标。

3. 移动健康应用程序

移动健康应用程序是一种新型工具。截至 2020 年，全球已经有超过 300000 个移动健康应用程序可供使用。这些应用程序可以帮助用户监测和跟踪多种生理指标，并提供相关的健康知识和服务，以治疗包括睡眠障碍在内的一系列健康问题。根据功能，移动健康应用可以分为睡眠障碍跟踪、诊断睡眠障碍和睡眠障碍干预 3 类。在睡眠障碍跟踪和诊断方面，移动健康应用程序可以通过内置传感器（如加速度计、麦克风、陀螺仪）或辅助外部传感器设备来感知用户状态。一些应用程序甚至允许记录生理信号，如心率和呼吸频率。睡眠应用程序能够在线分析数据并生成复杂的睡眠评分报告，为受试者提供有关其睡眠质量和标准睡眠参数的反馈。另外，一些移动健康应用程序还可以通过将睡眠数据与云服务器同步、导出文件或发送电子邮件来支持数据共享，并提供了一个沟通渠道，允许用户通过与社交网络服务的链接与朋友和家人分享他们的睡眠相关数据。在干预方面，主要是通过使用嵌入式麦克风监控睡眠会话，并在检测到打鼾时通过产生轻微的声音或振动来提醒用户。

许多研究表明，移动健康应用程序可以为患有睡眠障碍的人提供连续和远程的睡眠跟踪、诊断和干预服务，从而有效减轻睡眠障碍。相关研究表明，基于移动应用程序的失眠认知行为疗法与传统的治疗措施相比，能显著增加患者的总睡眠时间，减少睡眠潜伏时间，并提高睡眠效率和质量。从诊断的角度来看，一项研究在 1471 家意大利医疗机构的研究数据结果显示基于应用程序的远程护理平台在改善护理可及性以及加强各种疾病（包括阻塞性睡眠呼吸暂停综合征）的筛查和管理方面非常有用。另外一项研究也发现目前大多数的移动健康应用程序能够明显改善睡眠质量，并且没有负面影响。

4. 总结

远程医疗、数字 CBT-I 和移动健康应用程序在睡眠障碍的干预中发挥着重要作用，但它们在应用方式和特点上存在一些区别和联系。远程医疗提供高度专业化的医疗服务，允许患者通过远程通信技术与医疗专业人员互动，接受个性化的医疗建议和治疗方案，特别适用于严重的睡眠障碍病例，需要医生的药物治疗或特殊治疗干预。数字化认知行为治疗则基于认知行为疗法，通过应用程序提供针对失眠症的认知行为疗法模块，帮助患者改善睡眠习惯和解决心理因素，具有一定的专业性和个性化，适用于轻度至中度的睡眠问题。而移动健康应用程序通常提供睡眠数据记录、睡前干预和个性化建议，广泛适用于用户，旨在促进自我管理和健康维护，适合普通人监测和改善睡眠质量。

三者的关系为远程医疗可以整合数字疗法 CBT-I 和移动健康应用程序，以提供更全面的睡眠障碍管理。医生可以远程提供 CBT-I 治疗，同时监测患者的进展和睡眠数

第二章 情感与认知障碍领域全周期管理中数字诊疗技术的应用

据。移动健康应用程序可以作为CBT-I的补充，帮助患者跟踪睡眠和实施CBT-I的技巧。主要区别在于远程医疗是医生与患者之间的远程医疗服务，可包括诊断、处方和监测。数字CBT-I和移动健康应用程序更侧重于提供自助工具和资源，帮助用户自我管理和改善睡眠。数字CBT-I专门针对失眠症，提供认知行为治疗的数字化版本。而移动健康应用程序通常用于更广泛的健康监测和管理，包括睡眠。移动健康应用程序通常提供睡眠数据的追踪和监测功能，但不一定提供CBT-I的治疗内容，而数字CBT-I是专门设计用于治疗失眠的应用程序或在线课程。

综上所述，这三者在睡眠障碍管理中可以相互关联，但它们在提供服务和重点方面存在差异。远程医疗可以整合数字CBT-I和移动健康应用程序，以提供全面的治疗和监测，而数字CBT-I和移动健康应用程序更适用于自我管理和监测。

第三章　情感与认知障碍领域数字诊疗技术应用的政策与市场现状

第一节　政府监管和市场准入政策变化

数字疗法作为一项创新性的医疗干预措施,为患者提供了个性化、高效、便捷的医疗服务,因此各国政府纷纷加强监管力度,确保数字疗法的安全性、有效性和可靠性。各国政府与相关机构的监管与审批都在紧锣密鼓的构建与完善过程中。

一、德国

1. 发展沿革与监管框架

2019年12月19日,德国《数字医疗保健法》(digitale-versorgung-gesetz,DVG)生效。该法案成为了后来德国数字疗法审批的法律基础,标志着德国将针对患者的"处方app"纳入医疗保健系统。这意味着约7300万参加法定健康保险(SHI,德语: gesetzliche krankenversicherung,GKV)的人有权通过数字健康应用程序(digitale gesundheitsanwendungen,DiGA)获得医疗保健。这些应用程序可以由医师和心理治疗师开具处方,并由健康保险公司报销。能够向其SHI资金提供相应适应症证明的被保险人也有资格获得所需的DiGA,而无须处方。2020年5月27日,DiGA快速审批程序开始正式实施。

负责审批DiGA的是德国联邦药品和医疗器械管理局(德语Bundesinstitut für Arzneimittel und Medizinprodukte,BfArM),BfArM是德国联邦卫生部下属的独立高级机构。其作用与美国FDA和我国国家药品监督管理局(NMPA)类似,主要负责药品许可及安全改善、医疗器械的检测和风险评估,以及麻醉药品的监控及麻醉药品前体的合法贩运等任务。数字疗法的审批认定显然也属于BfArM工作的一部分。德国医疗器械审批目录中专门为数字疗法开设了DiGA目录(图3-1-1)。

在立法方面,DiGA审批与应用的体系建立基于欧洲的《欧洲医疗器械法》(medical device regulation,MDR)与欧盟医疗器械93/42/EEC指令(medical device

第三章 情感与认知障碍领域数字诊疗技术应用的政策与市场现状

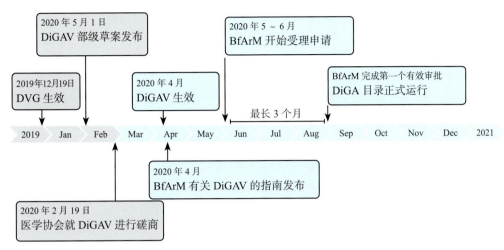

图 3-1-1 德国数字疗法监管措施的行程历程

资料来源：https://new.qq.com/rain/a/20210611A01I8D00

directive，MDD），以及德国的《医疗器械法实施法》（medizinprodukterecht-durchführungsgesetz，MPDG）、《医疗器械法》（medizinproduktegesetz，MPG）与《数字医疗法案》（digitale-Versorgung-Gesetz，DVG），BfArM 根据《德国社会法典第五编：法定健康保险》（fünftes buch sozialgesetzbuch，SGB Ⅴ）的规定为 DiGA 审批提供相应指南。而在具体的监管操作上由联邦卫生部（bundesministium fir Gesundheit，BMG）的补充法律条例《数字健康应用条例》（digitale-Gesundheitsanwendungen-Verordnung，DiGAV）规定申请程序的细节、DiGA 的要求和 DiGA 目录的具体内容。对 DiGA 的监管与审批机构包括德国联邦药品和医疗器械管理局（BfArM）和保罗-埃利希研究所（PEI，为联邦疫苗与生物医学研究所）、公告机构、伦理委员会以及各类国家主管部门。

2. 数字疗法的定义与风险界定

BfArM 认为 DiGA 是通过欧盟 CE 认证，且根据 MDR 和 MDD 的Ⅰ类和Ⅱa 类医疗器械，并具有下列属性：DiGA 的医疗功能应主要由软件数字功能实现；可以支持疾病的识别、监测、治疗或减轻，或者身体伤害或残障的识别、监测、治疗、减轻及补偿；可以单独面向患者，也可以同时面向患者和医疗机构。

BfArM 认为 DiGA 可以具有多种形式，既可以是手机常见的 App，也可以是电脑上的桌面应用或浏览器应用。它也可以与硬件或软件组合，只要其主要功能由软件应用的数字技术实现。仅仅只是起到设备数据搜集传输或设备控制的软件不能被认定为 DiGA；单独由医生使用来治疗患者的应用也不是 DiGA——DiGA 必须与患者有交互过程，如果仅仅只是从传感器或手机等设备搜集数据并直接传输给医生则不满足这一要求。

但同时BfArM明确规定DiGA只包含Ⅰ类及Ⅱa类医疗器械的软件应用。在欧盟，除体外诊断类和主动植入医疗器械外，基于其错误/故障可能导致的潜在损害，医疗器械被分为不同的风险类别，从Ⅰ类（低风险）到Ⅱa类或Ⅱb类（中风险），再到Ⅲ类（高风险）不等。BfArM明确地认为，DiGA必须具有较高的安全性，不能对人体健康产生潜在的危险。一旦工作异常将导致使用者陷入潜在危险境地的软件应用不能被认定为DiGA。

3. DiGA的审批流程与循证要求

BfArM为DiGA特别设计了快速审批流程，并通过德国联邦卫生部对审批细节进行了规范，BfArM从提交完整申请开始的3个月内必须评估DiGA。通过对有关产品质量陈述（如数据保护、互动性及用户体验）的审查，以及对相应申请软件应用对医疗有益证据的评估（应用对改善用户健康状态或处理其疾病的可能性的影响），BfArM将决定其DiGA申请是否通过。一旦相应的软件应用通过BfArM的审批，成为法定DiGA并进入DiGA目录，则该DiGA即可由医保认证医生为适应症患者开具，并由医保报销支付。而生产商在提交DiGA的审批可以选择分为正式审批和临时审批两种形式，为开发商提供临床数据提供了多样的选择。

与FDA一样，BFArM根据以下要求评估DiGA：安全性、功能、质量、数据保护、数据安全性和对DVG下护理的积极影响。然而，DVG的惊人之处在于，即使DiGA及其制造商满足除"对护理的积极影响"之外的所有要求，DiGA仍然可以暂时在BFArM目录中注册。因此，即使制造商没有通过临床试验等监管流程提交DiGA的临床疗效验证数据，只要应用程序的安全性、功能性、质量、数据保护和数据安全性令人满意，DiGA仍然可以注册并初步报销。临时报销期限为12个月（具体情况可延长至24个月），直至临床疗效评估得到确认。然而，在此期间，制造商可以在心脏病学中进行DiGA的数字健康、数字医学和数字治疗：当前的证据和未来的关键试验，或者在健康保险覆盖的市场中分发应用程序时收集真实世界的数据。截至2023年2月，已有48个DiGA在BFArM目录中注册。在这些应用中，16个（33%）达到了永久报销，5个（约10%）被从名单中删除，27个（56%）处于临时报销期，如果能够表现出足够的临床疗效来获得永久报销，则会受到密切监测（图3-1-2）。

根据DVG和DiGAV的定义，积极的医疗保健效应（positive versorgungseffekte，pVE）要么是医疗保健中的医疗效益（medizinischer nutzen，mN），要么是与患者相关的结构和过程的改善（见附录二）。当制造商申请在DiGA目录中列出时，制造商必须证明他的DiGA有一个或多个积极的医疗保健效果（pVE）。制造商选择证明的积极的医疗保健效果可能来自医疗效益领域，也可能来自与患者相关的结构和流程改进领域。因此生产商的临床试验阶段必须证明至少一个pVE，可以是mN或者

第三章 情感与认知障碍领域数字诊疗技术应用的政策与市场现状

pSVV，制造商可以自由选择研究设计与待证明的 pVE。而在循证的临床设计方面，制造商在使用 DiGA 作为治疗一部分的患者组与不适用 DiGA 的患者组，必须证明使用 DiGA 的 pVE。对照组可以是：不适用 DiGA、未治疗或另一个已经在 DiGA 目录中的可比较的 DiGA。根据具体的需求，研究既可以是临床研究，也可以是流行病学研究。此外，只要适合选定领域且为定量对比研究，使用为其他科学领域（如医疗研究、社会研究或行为研究）设计的研究方法也符合规定。这其中，真实世界研究数据是允许的。研究数据需要公开发表。

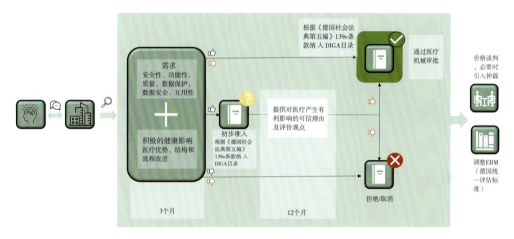

图 3-1-2　DiGA 的快速审批通道

资料来源：https://new.qq.com/rain/a/20210611A01I8D00

二、美国

（一）发展沿革与监管框架

美国是数字疗法产品发展最早也是最成熟的国家。2013 年，美国发布移动医疗应用指导最终版（mobile medical applications: FDA's final guidance），正式将 DTx 在内的移动医疗应用（MMA）纳入 FDA 监管范围，并于 2015 年、2019 年和 2022 年进行了更新，为数字疗法的审批规范奠定了基础。由于传统的医疗器械审批程序中并没有 MMA 所大量使用的数字与信息技术，因此 2017 年，美国又推出了数字健康预认证计划（digital health precertification programme），用于更快更安全的审查与批准数字健康产品，为需要快速迭代的数字疗法产品提供了快速审批的渠道。美国 FDA 在 2017 年 9 月批准了 Pear Therapeutics 的 ReSET，使其成为全世界第一款处方数字疗法（图 3-1-3）。

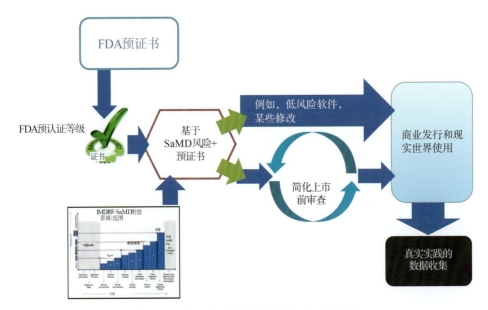

图 3-1-3　美国数字健康预认证计划的运行流程

资料来源：U.S. Food and Drug Administration. Digital Health Innovation Action Plan [M]. Center for Devices & Radiological Health, 2017

美国的数字疗法产品受美国 FDA 的监管，主要由 FDA 下属的数字健康卓越中心（digital health center of excellence，DHCoE）和放射健康中心（center for devices and radiological health，CDRH）协调数字健康工作。从监管的角度来看，美国 FDA 将数字疗法产品视作数字健康产品 digital health product 进行监管，并没有特殊提出并使用数字疗法这个概念。而数字健康产品在美国被认为是属于医疗器械 SaMD 大类，在监管过程中将医疗器械根据其风险程度提出不同的监管级别。其对数字疗法的监管思路是：一般作为医疗器械进行管理，需要通过 FDA 进行标准的程序化审批，但是对于其中一些相对风险较低的产品，企业可以发挥自由裁量权（图3-1-4）。其 2020 年 3 月颁布的《数字健康创新行动计划》（digital health innovation action plan）以及组建的数字健康卓越中心（the digital health center of excellence，DHCoE），旨在推动包括可穿戴设备、移动健康设备以及 DTx 等数字健康和数字医疗领域产品的研发审评规则制定、规范化审评工作，加快了包括 DTx 产品在内的数字健康产品的审批。美国快速的审批途径使得 2020 年半年就批准了 7 款数字疗法产品。

（二）数字疗法的定义与风险界定

在美国，根据 FDA 对医疗器械的分类监管，可将医疗器械分为处方类医疗器械和非处方类医疗器械。处方类医疗器械需要获得许可的专业医生根据联邦法律开具处

第三章 情感与认知障碍领域数字诊疗技术应用的政策与市场现状

方;同时,患者的保险公司需要患者提供处方才能报销费用,没有处方,患者将完全自掏腰包。而非处方类医疗器械与传统的非处方药类似。FDA 将数字疗法纳入医疗器械内管理,同样分为处方类与非处方类数字疗法,且按照风险等级的分类标准,绝大部分数字疗法属于Ⅱ类医疗器械。

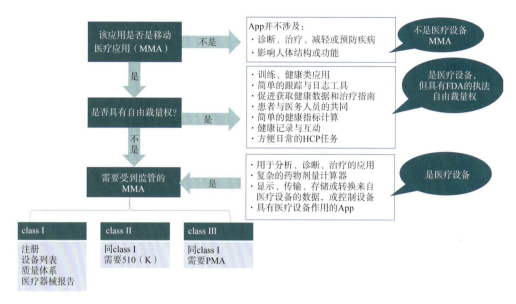

图 3-1-4　美国数字医疗器械的鉴定流程

根据数字治疗仪的预期用途和风险水平,每种产品都受到不同程度的监督。FDA 基本依据 SaMD 产品的标准进行分类:对于安全性高的产品实行基础管控,产品可被豁免 510(K)认证,仅需要在 FDA 办理设备登记备案,即可上市销售,多被认定为Ⅰ类医疗器械,这类数字疗法产品占比极小;而大部分数字疗法产品被认定为Ⅱ类医疗器械,受到特殊管控。根据产品是否能匹配到合适的已上市医疗器械产品进行实质性等同认证,数字疗法产品将需要申请 510(K)认证(有可对比的上市产品)或者 De Novo 认证(无可对比的上市产品);还有部分数字疗法产品由于安全性考量会被认定为Ⅲ类医疗器械,此类产品在获批 510(K)或 De Novo 认证后,还需获得上市前许可(premarket approval,PMA)才可上市销售。

(三)美国数字疗法的审批流程与循证要求

FDA 不断改进对数字疗法的监管办法。FDA 将数字疗法作为医疗器械进行管理,主要通过 510(K)审批途径,该途径适用于风险由低到高的Ⅰ、Ⅱ、Ⅲ类医疗器械。而 510(K)途径要求新医疗器械与已经在美国上市的同类医疗器械具有实质等效性。由于数字疗法是一类全新的产品,很可能在市场上找不到同类产品进行比较。为此,FDA 于 2010 年设立了 De Novo 审批途径适用于风险等级为Ⅰ类或Ⅱ类的全新设备,要求产品的收益/风险比优于现有产品。相比较而言，DeNovo途径审批速度更快，在收到生产商的请求后15个工作日内就给予回复，明确是否进入实质审查程序，之后进入为期150个工作日的实质审查期。此外，FDA2017年起实施的Pre-Cert试点项目，对企业持续性生产高质量软件及相关测试、维护的能力进行评估，根据不同评估结果，允许产品在精简审核后上市。该项目分为预认证等级评估、审核路径确定、精简审核流程和真实世界实效性能监控等4个模块，其特点是对企业进行全方位评估，并根据软件不断升级的生命周期特点简化产品上市前审核流程，利用真实世界数据加强上市后的监控。

美国FDA对DTx产品的主要评审标准来源于基于循证医学的干预性临床试验。临床评价指标主要由适应证决定，检验标准式受试者在使用DTx产品前后的变化与改善情况。因为在美国，"批准"一词通常与通过510（K）或de novo FDA审批途径获得营销授权的应用有关。510（K）许可要求制造商证明与先前批准的医疗器械具有实质等同性，但临床有效性的证据标准是可变的，与适用于药品的证据标准不同。在英国和美国，最近已采取措施来确定最低标准。在美国，由美国医学协会、美国心脏协会和医疗信息与管理系统协会（HIMSS）共同领导的Xcertia组织在制定安全有效的移动健康应用开发指南方面做出了引人注目的努力。Xcertia旨在为移动健康应用程序的可操作性、隐私、安全性和内容制定标准，并于2019年在其网站上发布了指南草案。在英国，NICE受英国国家医疗服务体系的委托，在他们的"有效性证据"标准中使用了基于风险和功能的方法，其中特定产品所需的临床证据标准是由其功能所呈现的风险水平决定的。FDA数字健康软件预认证项目也致力于为移动健康评估提供标准化方法。然而，一个关键的区别是Pre-Cert计划侧重于软件开发人员的批准，而不是软件本身。FDA认为，软件产品可以迅速对故障、不良事件和其他安全问题做出反应，因此监管应该关注开发者，而不是软件本身。《21世纪治愈法案》也对移动健康应用程序的监管产生了重大影响，因为它取消了FDA要求开发者撤回提供不准确医疗信息的应用程序的权力。在美国，发布误导性声明的应用受到联邦贸易委员会（Federal Trade Commission）的监管。需要就批准和监管移动医疗应用程序的标准化方法达成协议，以支持临床医生和患者识别可能为临床护理增加价值的移动医疗应用程序。在移动医疗应用程序上咨询患者是具有挑战性的，而且没有基于证据的标准化方法。临床医生往往缺乏必要的培训，无法就移动医疗特有的风险（如对患者非常重要的数据隐私）向患者提供咨询，而且缺乏关于如何将数字技术融入现有治疗方案的指导。最近在欧洲引入的数据安全法规，如GDPR，可能会进一步限制临床医生开移动健康应用程序的能力，因为许多应用程序可能没有证明符合这些标准。

三、英国

（一）发展沿革与监管框架

英国的数字疗法产品除了要符合通用数据保护条例（General Data Protection Regulation，GDPR）标准，且满足数字技术评估标准（DTAC）要求外，还需要欧盟安全 CE 标志或者英国产品 UKCA 标志。英国的数字疗法产品被认为是属于数字健康技术（DHT），需符合英国国家卫生保健卓越研究所（NICE）的有效性证据框架。NHS 于 2017 年发布了自己的 Apps Library 以帮助患者提供数字化的健康工具库，帮助患者在护理与健康方面获得更优质的服务。并发布《数字技术评估标准》（Digital Technology Assessment Criteria，DTAC），以确保应用程序和数字医疗工具符合英国国家医疗服务系统的临床安全、数据保护、技术安全、互操作性、可用性和可访问性标准。

（二）数字疗法的定义与风险界定

按预期目的对数字卫生技术（DHT）进行分类（图 3-1-5），可以根据对服务用户和系统的潜在风险将其分层。每一级所需的证据水平与该一级 DHT 对服务用户的潜在风险成比例。证据标准框架（ESF）中使用的分类经过设计，使大多数受管制的医疗器械和体外诊断将属于 C 级。而 C 级 DHT 又分为 4 个分类组，以与国际医疗器械监管机构论坛（IMDRF）提出的软件作为医疗器械（SaMD）分类框架保持一致。IMDRF 分类框架基于该技术的两个方面：信息的重要性和医疗状况或条件的状态。因此绝大多数的数字疗法产品属于 C 级。

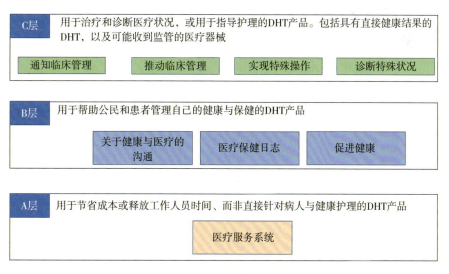

图 3-1-5　英国 NICE 制定的数字健康产品（DHT）分级

NICE 为健康数字产品（DHT）制定的证据标准框架 ESF 规定了纳入适用范围的 DHT，这可能包括：智能手机应用程序独立的软件用于治疗或诊断疾病、预防疾病或提高系统效率的在线工具可用于分析来自扫描仪、传感器或监视器等医疗设备的数据的程序。ESF 不打算用于评估以下类型的 DHT：作为医疗设备或体外诊断（IVD）的一部分或嵌入其中的软件，也称为医疗设备内软件（SiMD）。专为健康或护理专业人员提供培训而设计的 dht［例如虚拟现实（VR）或增强现实（AR）外科培训］促进研究数据收集的 DHT。

（三）DiGA 的审批流程与循证要求

英国国家健康与护理卓越研究所（National institute for health and care excellence, NICE）制定了全球现阶段最完整的数字疗法经济评估指南。要求 DHT 产品必须同时具有突出的临床与经济效益。NICE 关于数字卫生技术（dht）的证据标准框架（ESF）描述了为 dht 提供或开发的证据标准，以证明其在英国卫生和社会保健系统中的价值。ESF 包括与技术目的相关的绩效证据和与财务风险相关的经济影响证据。ESF 在 2022 年完成最近一次的更新（图 3-1-6）。

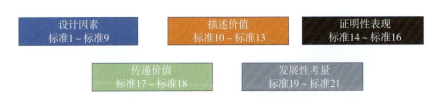

图 3-1-6　NICE 对 DHT 产品的要求

NICE 的标准证据框架 ESF 为评估 DHT 产品一共制定了 21 项标准，并分为 5 组，不同风险等级的 DHT 产品需要满足的标准不同。如图 3-1-7 所示，第 1 组设计因素的 9 个标准确定了影响 DHT 对卫生和保健系统价值的设计过程的关键方面，包括确保该技术具有适当的安全性和可靠性技术标准。标准 1 至 6 适用于 A、B 和 C 级 dht。标准 7 至 9 不适用于 A 级 dht。描述价值的 4 个标准适用于所有层次，并提供信息来构建 DHT 的价值主张。展示绩效的 4 个从标准 14 至 16 旨在帮助确保 DHT 达到其绩效预期。标准 14 只适用于 C 级 dht。标准 15 和 16 适用于 A、B 和 C 级 dht。提供价值的这两项标准适用于所有层次的 dht，并表明 dht 应如何证明其物有所值。部署注意事项 3 个标准有助于确保 DHT 所声称的好处可以在实践中实现，并适用于所有 3 个层（图 3-1-7）。

第三章　情感与认知障碍领域数字诊疗技术应用的政策与市场现状

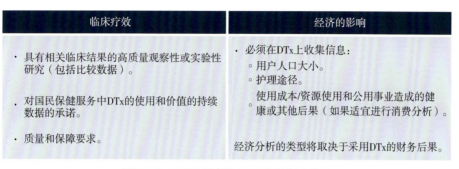

图 3-1-7　NICE 制定的 DHT 评价标准分组

资料来源：Evidence standards framework for digital health technologies，NICE，https://www.nice.org.uk/corporate/ecd7

第二节　数字诊疗技术在卫生系统的价值评估

一、数字疗法的卫生经济学效益研究现状

现有的数字疗法与药物进行搭配，通过改善药物服用，展示了良好的卫生经济效应。其他领域的数字疗法同样可以借其数字化的优势，从降低药费、削减人工干预费用等方式达成有更优的经济效应，使数字疗法具有价值极高的经济前景。

但现阶段数字疗法的卫生经济价值评估存在诸多困难，首先行业中对数字疗法的临床试验还没有统一的行业标准，同一病种部分产品执行随机对照实验，实验过程管理无统一标准，临床终点的设置不同，同时部分产品实施单臂实验，入组的人数差距也极大，导致最后临床实验结果的可比性较差。而在实际的应用中，数字疗法的热门病种，例如慢病管理与精神科治疗中，数字疗法的产品种类繁多，不一致的临床数据间无法比较，医生很难分辨产品的临床效果优劣，进而对患者的教育和推广较为困难。

同行业标准建立困难所相对应的后续困境是数字疗法卫生经济效益的验证。当前大多数字疗法的实验是基于百人数量级，数量级过小，不具备统计价值。若想证明卫生经济学效益，需要万人数量级的实验，从而可以科学有效的建立卫生经济学模型，验证卫生经济学效益。

目前行业与研究中较少存在药物经济学评估，ICER 正在进行第一次 HTA 审查，旨在评估 DTx 在阿片类药物使用障碍中的药物辅助治疗之外的健康和经济结果。而英国国家卫生和护理卓越研究所（the National Institute for Health and Care Excellence，NICE）率先制定了数字卫生技术（DHT）的循证医学框架与经济评估。根据支付方的组织影响、财务承诺与经济风险，不同的 DTx 产品需要不同的 HTA。其他国家均未制定数字疗法的 HTA 指南。

二、DTx 与一般药物的药物经济学评估差异

第一，DTx 的经济成本与一般药物不同。相较于一般药物，DTx 产品受到网络是否稳定、移动设备与互联网是否免费、用户交互是否熟练等外部因素的影响。因此在确定 DTx 的经济成本时必须考虑最终用户（即患者）是否拥有足够的技术设备与用户能力来进行操作，只有具有操作能力并能够负担硬件与软件成本的患者才可能获益。而这 2 项与社会经济水平、患者受教育水平、年龄等社会因素高度相关，例如对于老年人，DTx 产品的复杂性与缺少指导的障碍将造成巨大的经济成本。因此将 DTx 用于与药物进行比较的 HTA 中，需要根据社会经济因素进行调整。与通过生物学机制影响人体健康的药物不同，DTx 在很大程度上依赖于个体的行为和对健康的态度。与制药药物需要考虑人类生物因素来评估潜在的治疗效果（例如，祖先，遗传学）。相反，在数字治疗技术素养、年龄和其他社会经济因素（例如，收入、国籍）在进行报销决策时可能会发挥更大的作用。

第二，DTx 具有长时间的运营成本。不同于一般药物的一次性成本，DTx 基于网络与软件，需要持续的运营、更新、收集数据并分析反馈的成本。

第三，DTx 的效果（效用）更难评估。由于 DTx 的实际使用效果受到各类社会与经济因素影响，同时 DTx 随着数据收集与软件更新，导致 DTx 的有效性水平是动态变化的。一个潜在的解决方案是引入动态的 HTAs，在预定的一段时间内更新证据。并在敏感性分析中采用更大的方差。

第四，DTx 的依从性更弱，DTx 的使用相较于药物具有更弱的依从性，更大程度上取决于患者对自身健康的态度，因此在分析 DTx 产品效益的实际有用性更低。

三、数字疗法的卫生价值评估的未来发展方向

目前美国临床和经济审查研究所（ICER）、加拿大药物和卫生技术署（CADTH）、英国国家卫生和护理卓越研究所（NICE）、德国卫生保健质量和效率研究所（IQWIG）、法国桑特高级研究中心（HAS）和澳大利亚药品效益咨询委员会（PBAC）都陆续对数字疗法的使用纳入讨论范围，随着数字疗法的迅猛发展，传统的 HTA 方法和指南需要更新和修订，以考虑到使用这些新技术所带来的技术和社会经济因素。政府机构和卫生管理机构正积极参与这一过程，与行业专业人士、学术界以及社会利益相关方协作，以确保卫生技术评估能够及时而准确地适应数字疗法的快速演进，为患者提供更全面、有效的医疗服务，同时保障医疗系统的可持续性发展。这一全球性的努力表明，数字疗法在卫生技术评估领域的引入不仅仅是技术创新，更是推动整个医疗体系不断适应和提升的关键因素。

第三章　情感与认知障碍领域数字诊疗技术应用的政策与市场现状

第三节　医保覆盖和定价情况及用户感知能力和患者依从性

一、医保覆盖和定价情况

作为一种新兴的治疗技术手段，数字疗法往往涉及医生、患者、用人单位、监管审批机构、医保支付机构、传统药品和器械企业等多个相关方。根据支付方的不同数字疗法共有2C（消费者）、2H（医院）、2B（企业）、2G（政府）、2I（保险）5种商业模式。在众多相关方之中，由谁付费，由谁买单，如何选择适合的商业模式和定价方式，设计合理的支付和报销模式，成为数字疗法下一步推广应用过程中所面临的关键问题和重要挑战。

（一）医保覆盖

令人欣慰的是，由于既往研究和应用实践已经证明，相比于传统疗法，数字疗法更具有成本效益，可显著降低患者的经济负担，部分国家已经开始逐步探索数字疗法的医保支付。

1. 美国

在美国，数字疗法相关产品应当首先获得FDA批准，随后由医疗保险和医疗补助服务中心（Centers for Medicare and Medicaid Services，CMS）评估医疗保险报销的申请。美国没有为数字疗法的医保报销设置单独的标准或程序，而是采用现有的全国覆盖范围确定指南（National Coverage Determination，NCD）。该指南定义了CMS允许的医疗程序、服务或用品的覆盖水平，服务和程序仅限于在医学上必要和适当的项目。其中，针对医疗服务的标准为：①必须安全有效；②不应是实验性或研究性的；③应满足充分性（持续时间、使用频率、符合标准医疗实践、在适当环境中提供服务、由合格的医疗保健专业人员提供服务、供应过剩状态、证明与现有技术相比具有同等或更好的效果）。2021年底，CMS为"FDA认证的处方数字疗法"增设了一个新的二级医疗保健通用程序编码系统（Healthcare Common Procedure Coding System，HCPCS）代码，使得支付方更容易接入这些数字疗法产品。从申请到医保支付范围和价格确定，NCD过程大约需要9~12个月。虽然美国已有多款针对情感和认知功能障碍的数字疗法产品申请获得FDA批准，但目前没有产品申请获得CMS覆盖。此外，针对私人保险，某些产品通过按服务收费的方式承保。

2. 英国

在英国，数字疗法相关产品必须首先获得药品和保健产品监管局（Medicines and Healthcare Products Regulatory Agency，MHRA）的批准。然后由英格兰地区的国家医疗服务体系（National Health Service England，NHS England）根据国家健康和护理卓越研究所（Health and Care Excellence，NICE）的评估确定覆盖范围。数字疗法相关产品通常作为医疗器械进行监管。此外，英国推出改善获得心理治疗计划（Improving Access to Psychological Therapies，IAPT）为常见的精神健康问题提供谈话治疗。IAPT 计划将数字疗法定义为一种在临床医生指导下通过互联网提供的数字化治疗，并被用作辅助保健专业人员提供治疗的辅助工具。IAPT 计划也负责审核数字疗法相关产品的医保覆盖范围，审核流程和周期包括：① 14 周产品审查期；② 2 年真实世界测试数据收集期；③ 6 周实证测试期。如果实证测试成功，上述产品将获得保险覆盖，并进一步确定覆盖范围。产品审查需要对内容、临床效果和成本效用进行评估，其结果（改善心理治疗评估简报）是进行真实世界数据收集和实证测试的基础。围绕真实世界数据收集过程和评估的结果，发布《改善心理治疗的可及性评估实践报告》，涵盖症状、可及性、患者等待时间、治疗率和患者满意度等因素。如果证明数字疗法与现有相关技术相比具有同等或更优越的临床效果，并且具有成本效益，则会被纳入保险覆盖范围。截至目前，只有一份针对成人抑郁症的数字疗法产品通过 IAPT 计划，获得保险覆盖。

3. 德国

在德国，《2019 数字医疗法案》（Digital Healthcare Act 2019，Digitale-versorgung-gesetz，DVG）为数字疗法的医保报销铺平了道路，使医生能够向有公共保险的患者提供数字治疗服务，并以与传统治疗相同的方式获得支付。DiGA 的上市标准与欧洲医疗器械法规一致。德国的国家数字发展方案引入了"快速通道程序"，这是一个针对数字卫生应用的加速监管途径。因此，数字疗法可以经过简化的审查，快速纳入应用程序的中央注册系统。这些应用程序可由医疗保健医师和心理治疗师开出处方，并由德国法定医疗保险公司提供报销。数字疗法相关产品的保险覆盖由联邦药品和医疗器械研究所（Bundesinstitut für Arzneimittel und Medizinprodukte）进行评估，评估周期为 3 个月。该研究所根据 DVG，将相关产品分为临时列表和正式列表。经评估证明具有积极的临床效果并满足 124 项设备要求后，可以进入正式列表。相关设备要求包括使用的安全性和适用性、数据保护、信息安全性、可操作性、设备稳健性、消费者保护、可用性、对医疗保健提供者的支持、医疗保健内容质量、患者安全等。如临床效果暂不明确，可列入临时列表，经过 12 个月的效果验证，合格后可获得保险覆盖。在德国，数字疗法已被用于包括情感和认知功能障碍在内的多种疾病诊疗领域。

4. 日本

在日本，数字疗法相关产品必须首先获得药品和医疗器械管理局的批准，审批流程和条件与其他原有产品一致。数字疗法相关产品的保险覆盖范围由日本厚生劳动省

第三章　情感与认知障碍领域数字诊疗技术应用的政策与市场现状

健康保险治疗材料特别委员会评估，并经中央社会保险和医疗委员会审查和批准后确定。治疗材料分为 A 组（报销综合计入现有治疗报销分数）、B 组（单独报销）、C 组（对应新健康科技）和 F 组（不覆盖）。根据对类似功能、新功能、制造成本、进口成本和成本效益的评估，数字疗法相关产品在申请保险覆盖时也被分为其中一组。

5. 澳大利亚

澳大利亚没有制定单独的标准和程序来确定数字疗法相关产品的保险覆盖范围。当医疗服务咨询委员会（Medical Services Advisory Committee）进行了 4～6 个月的评估，证明了相关产品的安全性、有效性和成本效益后，可纳入保险覆盖，这种确定方式与其他现有医疗器械相同。但目前，仍没有产品通过此途径获得医保覆盖。在某些情况下，如果数字产品与设备、假肢、治疗或服务配套，则可以通过公共健康保险报销数字疗法产品，具体取决于治疗领域。计划包括：①药品福利计划；②医疗福利表；③国家糖尿病服务计划；④国家残疾保险。虽然没有通过私人保险覆盖 DTx 的直接途径，但如果产品降低了护理成本，为健康保险公司创造了效率收益，或者增加了参与度，一些保险公司可能会决定参与。

6. 中国

2020 年 11 月，中国国家药品监督管理局（National Medical Products Administration，NMPA）批准了第一款数字疗法产品，作为处方由医生为患者直接开具，揭开了中国数字疗法的序幕。随着数字疗法行业的蓬勃发展，2022 年 2 月国家发改委印发的《"十四五"生物经济发展规划》中则明确了加速推动数字疗法在临床中的应用；2022 年 3 月国家药监局器审中心组织制定了《人工智能医疗器械注册审查指导原则》和《医疗器械软件注册审查指导原则（2022 年修订版）》，进一步规范了数字疗法审批。目前，国内尚无产品纳入医保报销目录，但部分省市已经开始了先行先试的探索。2022 年 10 月，海南省印发《海南省加快推进数字疗法产业发展的若干措施》，提出通过 2～3 年的努力将海南建设成为全球数字疗法创新岛、创新资源集聚区和产业高地，其中特别强调鼓励探索多种支付方式：①鼓励探索"数字疗法＋商业保险"产品创新；②鼓励将数字疗法纳入医疗服务项目技术规范和收费范围；③支持探索数字疗法与医保支付方式改革相结合。相信在中央和地方政策相配合的背景下，国内数字疗法的支付方式将进一步完善，为行业的健康发展筑牢根基。

在保险支付和补偿之外，美国、英国和德国均通过财政支持政策，推动数字疗法的研究和临床应用。在美国，代表性支持政策是 CMS 开发的医疗保险覆盖创新技术（Medicare Coverage of Innovative Technology，MCIT）计划。该计划专门用于支持包括数字疗法产品在内的突破性设备的市场应用，相关产品可获得 4 年以上产品使用成本补贴，但该计划于 2021 年 11 月被取消。英国的支持政策包括"试验床（TestBeds）"

方案和医疗技术资助授权政策（Med Tech Funding Mandate，MTFM）。"试验床"方案资金由卫生和社会保健部、生命科学办公室、NHS 和 NHS 改进计划联合筹集，主要用于支持临床试验和真实世界试验数据的收集。MTFM 采用实际产品成本、指定供应成本、NHS England 参考价格和 NHS 改进价格中的最低价格来确定产品价格，NHS 将以此价格为购买产品的医疗服务提供商支付费用，资金支持周期为 4 年。德国通过创新基金（Innovations fonds）为数字疗法产品的开发提供财政支持，该基金由德国健康保险（Gestzlicher Krankenversicherung，GKV）提供资金。创新基金旨在既改善医疗服务供给，又提供新的医疗服务。与此同时，创新委员会在联邦联合委员会（Gemeinsame Bundesausschuss）之下运作，规定了具体用域和标准，从而确定了支助的接受者和相应支付。创新基金可以支持高达 100% 的总开发成本，但只有在需要支持时才提供资金。

（二）定价情况

在上述 6 个国家中，美国、英国、德国和日本 4 个国家已经形成了较为明确的医保支付定价机制。美国的支付价格在考虑市场价值和开发/生产成本的情况下，通过闭门谈判作出决定。英国则是由 IAPT 计划根据收集到的数据，在考虑临床效果的基础上作出决定。德国数字疗法产品的价格每年通过德国健康保险机构（GKV Spizenverband）和各自数字疗法产品制造商之间的闭门谈判确定。如果价格谈判失败，仲裁委员会将在 3 个月内确定价格。GKV Spizenverband 和数字疗法产品制造商随后在该决定之日起 1 年内重新协商价格。对于临时列表中的产品，将效果相似的药品或产品的价格被作为最高价格参考。按照制造商提交的费用报销 1 年，然后通过闭门谈判确定未来的支付价格。日本的定价方法有 2 种，第 1 种是以现有类似设备作为参考，同时进行调整，以确定基准价格。第 2 种针对没有类似功能设备的情况，根据制造、进口、销售、行政问题、运营、分销、消费、地方消费税等各种相关因素确定基价。一旦确定了基价，在考虑到海外平均价格的情况下，进行调整后再确定最终价格。表 3-3-1 列举了部分典型的数字医疗应用案例及其支付价格。

表 3-3-1 部分典型数字医疗应用案例及支付价格

国家	设备名称	症状	功能	投保方法	补偿方法	价格
英国	Space	沮丧	认知行为治疗	条件列表	①产品使用费 ②人工成本	总计 53 英镑，其中产品使用费平均 24 英镑，人工成本 29 英镑
德国	Deprexis	沮丧	认知行为治疗	正式上市	产品使用费	297.5 欧元（90 d）
德国	HelloBetter	压力，倦怠	认知行为治疗	正式上市	产品使用费	599 欧元（90 d）

续表

国家	设备名称	症状	功能	投保方法	补偿方法	价格
德国	Velibra	焦虑症	认知行为治疗	正式上市	产品使用费	476欧元（90 d）
德国	Selfapy	抑郁症、焦虑症、广场恐惧症或恐慌症	认知行为治疗	临时列表	产品使用费	540欧元（90 d）
德国	Invirto	广场恐惧症、社交恐惧症、恐慌症	认知行为治疗	临时列表	产品使用费	428.8欧元（1年）
德国	Mindable	惊恐障碍，广场恐惧症	认知行为治疗	临时列表	产品使用费	576欧元（90 d）

来源：作者自制

（三）小结

各国对数字疗法产品的资金支持，有两种代表性方式：①政府补贴或筹资；②申请医疗保险。尽管美国、英国和德国等国家的政策要求不同，但是都在持续增加对数字疗法产品研发和应用的投入。此外，各国均参考现有医疗产品确定数字疗法产品的保险覆盖范围。只有当数字疗法产品明显等同于或优于现有类似产品时，才会考虑纳入保险报销目录。在定价的过程中，通常采取封闭式谈判或在现有类似产品价格的基础上调整的方式定价。从长远来看，我国依然需要持续探索数字疗法的"医保＋商保＋按病种付费"的多元支付方式，进一步细化定价规则，为数字疗法的产品创新和规模化应用行业厚植更良好的发展环境。

二、用户感知能力和患者依从性

（一）用户感知

用户感知是指用户在接受服务过程中的主观感受和认知，其受多方面因素影响。而聚焦于情感与认知障碍领域数字诊疗技术领域，其产品用户主要包括4类人群：第一类人群是医务人员，除了诊断和筛查数字疗法产品非必要参与外，其余产品都必须有医务人员的参与。第二类人群是情感与认知障碍患者，必须要全过程参与。第三类人群是监护人，当患者无操作能力时，需要监护人协助。其他情况下，为增加产品的可用性和依从性，也可以有亲属参与。第四类人群是后台管理者，负责信息安全和软件维护。其中，医生和患者为情感与认知障碍领域数字诊疗产品的核心用户，以下主要对其感知和需求进行分析。

1. 患者

患者感知的测量可以通过3种方式开展。一是收集用户自我报告的形式开展，可以在使用结束时通过用户参与度和可用性量表提交自我报告，如系统可用性量表、有用性、满意度和易用性问卷（usefulness, satisfaction, and ease of use questionnaire，USE）和用户参与度量表（user engagement scale，UES）。这些指标考虑了不同的维度：例如，UES 考虑注意力、可用性、美观性、耐久性、新颖性和参与度；USE 考虑有用性、易用性、易学性和满意度。二是分析数字干预措施的使用指标。如应用程序使用频率、用户对主动提示的响应以及可在特定时间窗口按需使用的情况。此外，还可考虑交互级别，如浏览、检查和详细审查及其持续时间。三是使用其他行为和生理传感器数据测量用户注意力，例如眼动追踪、面部表情、鼠标运动、皮肤电活动和脑电图数据。

从结构层面来看，既往研究显示，患者的生理特征、心理特征、经验特征、需求和操作特征均可能对患者的需求产生影响，进而影响产品的可用性和用户感知。而针对情感与认知障碍领域数字疗法产品的进一步研究显示，人口统计学特征与患者对数字疗法的接受程度有关。年龄较小、性别（男性或女性，视情况而定）、更高的语言技能、高等教育水平、生活在城市环境中（与生活在农村环境中或无家可归相比），与数字疗法的使用增加有关。此外，文化和社会环境、种族背景、患者特定需求、态度和习惯、到医疗服务的距离、感染疾病的风险、保险状态和过去的就诊经验可以影响数字疗法的采用。与此同时，患者访问互联网的便利性、数字技能掌握情况和利用数字工具的能力均为影响数字疗法使用的因素。

而在数字疗法的使用过程来看，患者对于使用数字疗法的必要性认知至关重要。其中包括患者对数字疗法及其潜在益处的看法、疑虑、抵御挫折或应用失败的能力。数字疗法的易用性等也有研究指出，认为自己的健康状况较低的人倾向于使用数字工具来帮助他们进行治疗。患者对使用数字疗法代替传统疗法（或与传统疗法一起使用）的偏好成为数字疗法是否在实践中应用的关键。

2. 医务人员

医务人员的看法也是采用数字疗法的关键因素。相关因素包括数字疗法的使用难易程度、医务人员如何看待患者的数字能力、风险状况以及数字治疗的质量，新技术将如何影响工作流程、专业责任和自主权。同时，研究人员也在持续关注数字疗法实施过程中医务人员面临的挑战。

从结构层面来看，医务人员的人口特征也会影响数字疗法产品的使用。在德国，女性和年轻的医务人员倾向于数字疗法的处方，澳大利亚和美国农村环境中的医务人员也是如此。医务人员的互联网可及性和数字素养是决定其运用数字疗法的意愿和可能性的关键。同时，他们对数字疗法的个人态度、熟悉度和信任也发挥着重要作用。

而在数字疗法的使用过程来看，部分医务人员指出他们的工作流程很僵化，具有厌恶风险和抵制变革的倾向。除非数字疗法已获得国家许可，才会开始尝试使用，这也进一步证明需要建立数字疗法的审批和监管机制。医疗机构的批准也是医务人员接受和使用数字疗法的重要指标。此外,不同专业医务人员的接受程度存在差异。与情感和认知障碍疾病密切相关的心理学、精神病学和神经病学比其他专业,如眼科、皮肤科和外科,更容易采用数字疗法,这可能是因为数字疗法对不同医学专业的可用性或适用性不同。

(二)患者依从性

数字疗法的核心功能在于诱导用户的行为变化,其有效性取决于患者与医务人员之间的互动以及患者的依从性。情感与认知障碍相关疾病的管理周期长,诊后干预措施较多,对患者的依从性提出了更高的要求。有研究显示,使用数字疗法可提升患者依从性。但也有研究指出,一些产品的患者依从率很低,约为10%~27%。其潜在原因可能包括治疗疗程耗时、程序故障和操作困难、缺乏即时反馈和交互感、低参与门槛导致责任感降低等。

为了提升患者依从性,研究人员提出产品开发过程中应当遵循的3个主要原则:分别为个性化、游戏化和透明化。参考上述原则,部分产品也进行了相应探索。AiCure使用符合HIPAA标准且可扩展的AI平台来监控治疗依从性。Mango Health通过基于激励机制的应用程序,改善处方治疗的可及性和依从性。Medisafe则通过为用户提供提醒和警报以服用处方,从而提高治疗依从性。一些基于应用程序的数字抑郁症疗法使用积极的心理学方法来促进应用程序的参与,这可能会影响治疗依从性。

同时,医务人员的参与对患者依从性存在深远影响。通过在线干预和传统诊疗相结合的模式,增加医患沟通,可以提升患者使用数字疗法产品的依从性。具体的措施包括:面对面的咨询、当系统检测到患者不依从时,由医务人员电话随访、在必要时开启与医生的自动咨询等。

(三)小结

总结来看,提升用户感知和患者依从性的核心均在于坚持以用户为中心的设计方法。情感与认知障碍领域数字疗法产品应当重点关注如下4点。①个性化:根据患者的特征、具体病情、需求和偏好,提供量身定制的治疗方案;②可用性:优化交互设计,简化操作流程,降低用户的使用门槛;③激励性:通过设立游戏积分、奖励等激励机制,鼓励患者积极使用;④反馈及时性:通过智能提醒功能,提醒患者按时进行治疗、用药等活动。在产品推广过程中,通过宣传教育、线上线下培训等方式,让患者了解数字疗法的优势,提高认识程度和接受度。在产品使用的过程中,应当注重发挥医务人员的作用,加强医患沟通,提升患者信任感;增强家庭和社会支持,创造良好治疗环境;通过多方、多渠道的协同配合,系统提升用户感知和依从性。

第四章　情感与认知障碍数字化诊疗技术临床应用进展

第一节　情感与认知障碍数字化医疗技术国际应用案例

背景：我国老年人的痴呆患病率约 6.0%，轻度认知障碍为 15.5%；其中阿尔茨海默病（AD）患者 983 万，给社会和家庭带来了沉重的负担。AD 早期阶段即出现了 AD 特征性的病理改变，但还没有出现临床症状（AD 临床前阶段）或仅有早期症状（MCI 阶段）；此阶段老年认知障碍疾病防控的关键时期，通过有效干预可以明显延缓疾病进展、降低医疗负担，但目前一方面缺乏能准确识别早期阶段患者的有效工具，另一方面缺乏明确有效的早期干预药物。而认知训练、体育锻炼、生活行为干预、社交及益智活动等非药物干预手段可以提高认知功能、增加认知储备，从而预防或延缓痴呆的进展。

一、数字化和智能化工具让 AD 筛查高效精准

认知障碍通常起病隐匿且进展缓慢，早期开展筛查和评估是防治关键。传统方法需要个人前往记忆门诊或医院专科，由医生或专业人员通过纸笔神经心理评估量表进行筛查，再进一步完成全套评估量表、辅助血检、影像学检查以确诊。但由于病耻感、耗时较长、费用较高、以及人工成本，筛查的普及有限，认知障碍的早期识别难以实现。随着智能手机和微信等社交软件在老年人中逐渐流行，有企业开发了 2 款认知功能数字化筛查评估工具——3 min 游戏化认知筛查工具 G3（Game-based cognitive assessment-3 minute version）和 7 min 智能语音交互的上海认知风险筛查量表（Shanghai Cognitive Screening，SCS）。2 款数字化工具可以居家在手机上自行完成认知功能筛查评估并即刻获取报告，操作简单、对老年人友好、耗时短、且精确度不亚于医院。数字化工具可以提供对接医院或社区的端口，实现信息互通、提高转诊效率、及时给予支持。

第四章　情感与认知障碍数字化诊疗技术临床应用进展

（一）智能语音交互的上海认知风险筛查量表（Shanghai Cognitive Screening，SCS）

SCS 是一款全程语音交互完成认知测试、并自动分析语音数字化生物标志物的 AI 智能评估工具，利用视觉记忆、绑定记忆等认知范式，对记忆力等认知功能进行深度检测，仅需 7 min 就能完成测试并给出专业报告。基于微信在老年人中的普及，以及微信小程序的开发运行成本较低，SCS 搭载微信小程序进行推广运行。

1. SCS 的设计研发

SCS 量表的设计参考了蒙特利尔认知评估（Montreal cognitive assessment，MoCA）及其基础版（MoCA-B）、听觉词语学习测验（auditory verbal learning test，AVLT）、波士顿命名测试（Boston naming test，BNT）、语言流畅性测试（verbal fluency test，VFT）、数字符号转换测验（symbol digit modalities test，SDMT）等经典量表，受试者根据系统语音提示，依次完成图片命名、记忆、回忆等认知测试任务、期间穿插 SDMT 测试，从而对感觉记忆、工作记忆、注意力、执行力、视知觉、语言和总体认知功能进行综合评估。

命名和即刻回忆：系统依次呈现图片、请受试者对图片命名；一组同一类别（如水果类、动物类、交通工具类、日用工具类）的图片完成后即请受试者回忆复述，以检测即刻回忆。图片回忆没有顺序要求，系统检测 1 min 内受试者答对的图片名称。命名和即刻回忆共 4 组类别的图片，完成后进入下一环节。

自由回忆：也称"即刻回忆Ⅱ"，系统再次呈现命名/即刻回忆中的全部图片后，请受试者回忆全部的图片名称，答对即在屏幕呈现该图片。同样的没有顺序要求，计算受试者 1 min 内答对的图片数量。

SDMT：对照屏幕中呈现的数字符号编码表，点击正确的数字匹配屏幕中央出现的符号。为了帮助受试者尽可能地理解任务规则，正式测试前，系统将用动画和练习题指导用户熟悉测试。正式任务中，受试者每回答一题，即变换新符号（无论正确与否）以助尽快作答。系统将计算 1 min 内答题的数量和正误以评价注意力和信息处理速度。

延迟回忆：SDMT 后不再予提示，请受试者回忆并尽量说出 4 组命名/即刻回忆中的所有图片答对即在屏幕呈现该图片。计算受试者 1 min 内答对的图片数量。

再认：系统随机呈现全图片数据库中的图片，请受试者判断是否在前面项目中出现过。记录 1 min 内受试者答对题目的个数（图 4-1-1）。

用户完成全部答题后可立即查看"SCS 脑健康报告"（图 4-1-2）。报告包括综合评价、认知域和子领域分析、提升认知能力的建议、和需要注意的危险信号，并通过网络图、百分比、趋势曲线等直观地展示受试者的各认知域的水平以及注意力、反应速度、记忆力的变化趋势。根据用户的认知子域得分、年龄、教育水平等信息，

SCS 提供 AD 相关的健康教育，提醒用户从生活方式、兴趣爱好、体育锻炼等多方面提升认知功能。

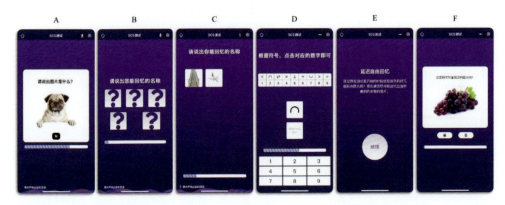

图 4-1-1　SCS 评估包括命名、即刻回忆、自由回忆、数字符号转换、延迟回忆和再认（A-F）

资料来源：吴静楠，陈楠，夏欢欢，等．一种语音交互智能认知评估小程序的设计与应用 [J]．中国医疗设备，2024,39(5):73-79,106. DOI:10.3969/j.issn.1674-1633.2024.05.013.

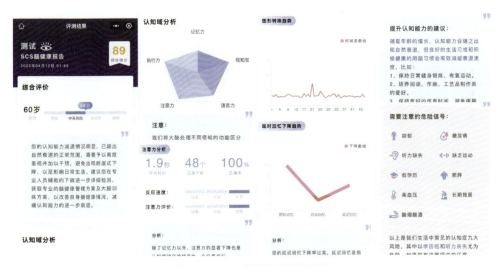

图 4-1-2　SCS 的脑健康报告截图

资料来源：吴静楠，陈楠，夏欢欢，等．一种语音交互智能认知评估小程序的设计与应用 [J]．中国医疗设备，2024,39(5):73-79,106. DOI:10.3969/j.issn.1674-1633.2024.05.013.

为了避免误诊、漏诊或焦虑，SCS 报告更强调认知下降的"风险"而避免直接诊断，仅向受试者呈现"健康""低风险""中高风险"和"危险"（分别对应认知正常、主观认知能力下降、MCI 和 AD 四个阶段）。医生可根据 SCS 报告，结合其他辅助诊断工具对受试者进行诊断。

2. 语音数字化生物标志物和 SCS 的多模态认知评估模型

语言变异是 AD 重要的早期特征之一，MCI 阶段即出现句法完整性、语义、词汇和声学等方面的语言变化，并且严重程度与疾病进展有显著的线性趋势。与认知能力下降的语言特征包括：沉默停顿时间延长、犹豫/语句个数比增多、名动词比例减少、以及声调和韵律变化等，这些语义和声学特征与AD的典型影像学表现和Aβ负荷显著相关，因此可作为语音数字化生物标志物。

SCS在研发和测试阶段积累了包含数万用户的基础信息（年龄、性别和教育程度）、SCS答题分数和音频数据、MoCA-B测评结果的数据库，提炼与AD和MCI强相关的语音标志物，通过机器学习建立融合神经心理评估（即SCS答题分数）、语音标志物并经年龄和教育水平矫正的认知功能综合评估模型。其中，音频数据通过自动语音识别（Auto Speech Recognition，ASR）和自然语言处理（Natural Language Processing，NLP）等技术提取语义、声学等语音特征，如内容词、沉默或停顿时间、梅尔倒谱系数等，并标记答题任务。以SCS的答题分数、语音特征、用户基础信息为变量，以MoCA-B测评结果作为输出结果，采用深度学习、卷积神经网络、循环神经网络等算法建立多模态认知评估模型。将数据集按9∶1分为训练集和验证集，采用5折交叉验证对模型作训练和校准，最终受试者工作曲线下面积（AUC）的平均值为（0.92±0.03）。用户答题完成时，其基础信息、答题分数和音频等多模态数据传入SCS多模态认知功能综合评估模型；模型输出认知评估结果，并输出报告。

3. 临床验证和应用

最新的临床试验表明，SCS具有良好的诊断性能，其中对痴呆检测的AUC为0.921（敏感度=0.903，特异度=0.945，图4-1-3）；对MCI检测的AUC为0.838（敏感度=0.793，特异度=0.671）。该临床试验共纳入251名来自上海交通大学附属第六人民医院记忆门诊的老年人，其中认知健康老年人98名，主观认知能力下降42人，轻度认知障碍80名，早期AD患者31名。这些老年人均能在系统指导下，自主通过语音对话完成全部SCS测试。该试验的影像学结果表明，SCS的答题分数与海马体及大部分海马体亚区的体积呈正相关，进一步验证了SCS对记忆力的深度评估具有良好效能。同时，SCS对其他认知子域的评估结果与相应的经典评估方法均有较高的相关性，表明SCS是可靠的综合认知功能评估工具。

作为微信小程序，SCS的使用、分享和推广非常方便。大部分老人对微信的使用较为熟悉，通过扫二维码或者点击链接即可进入测试。遵照系统内置语音提示和动画引导，老年用户可以自行通过语音对话完成全部测试任务，全部的测试时间仅7 min。因此该工具可以明显降低人工和时间成本。为了方便医疗管理、提高转诊效率，SCS提供"医生端"的接口，支持医生查看报告和用户在各小题的得分情况，以帮助更详细地了解用户的测试情况。

SCS可以远程评估老年人的认知功能，也可以居家使用，研究表明，进行在家中进行认知评估时的反应速度和准确性可能优于在医院的结果。该工具还可用于社区范围的认知筛查和认知监测，帮助相关部门了解社区中认知能力下降老年人的分布情况和严重程度，有利于及时提供医疗和社会支持。

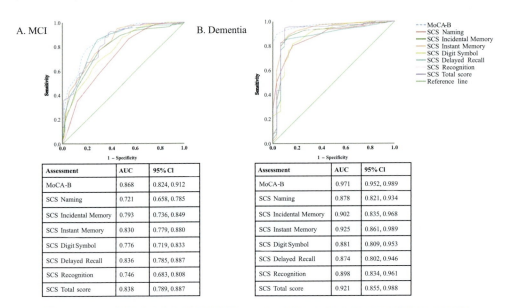

图 4-1-3 SCS 的总分和各小题分数检测 MCI（A）和 AD（B）的 ROC 曲线和 AUC 值

资料来源：Huang, L., Li, Y., Wu, J., Chen, N., Xia, H., & Guo, Q. (2023). Shanghai Cognitive Screening: A Mobile Cognitive Assessment Tool Using Voice Recognition to Detect Mild Cognitive Impairment and Dementia in the Community. Journal of Alzheimer's disease : JAD, 95(1), 227–236. https://doi.org/10.3233/JAD-230277

随着该工具的进一步普及和数据积累，尤其来自与医院合作建立的高质量临床队列，有望利用人工智能技术进一步提高识别 MCI 人群的准确性和敏感度，从而实现更早期的 AD 筛查和防控。

（二）3 min 钟游戏化认知筛查工具 G3（Game-based cognitive assessment-3 minute version）

G3 是一款面向人群更广、普适性更强的游戏化认知风险快速筛查工具。它通过游戏化交互的形式，引导用户自主完成 3 个游戏化测试，实现多维度的认知功能评估，全程仅需 3 分钟。G3 小程序内置于微信和支付宝，可实现更广泛的认知筛查。

1. G3 的设计研发

G3 参考了数字推理、连线测试、剪影测试、视空间记忆测试、卡片分类测试等经典神经心理学测试的认知范式设计了"数字大小""趣味分类""西部淘金"3 个小游戏，分别评测计算和执行力、抽象和视觉感知、记忆和注意力六维认知功能（图 4-1-4）。每个游戏前以教学动画帮助用户理解规则。每个游戏时长固定 1 min，系统根据用户的答题的总数量和正确率自动化调整难度和评估认知能力，并计算反应

第四章　情感与认知障碍数字化诊疗技术临床应用进展

时间和准确率,达到对认知功能的综合评估。

"数字大小":屏幕将呈现若干不同大小和颜色的数字方块,用户需要按照数字从小到大的顺序依次点击消除方块。主要检测计算力和执行力。正确消除一组方块、或错误点击任一方块都将立即更换新一组数字方块。系统通过增加方块数量、两位数运算、加减法运算增加难度。

"趣味分类":屏幕依次呈现色块化的抽象图片,用户需要辨认图片物种,并归入正确的类别(如蔬菜、鸟类、鱼类等)。主要对应抽象力和视知觉。连续对十张图片正确归类后将变换分类规则。系统通过不同类别的组合增加测试难度。

"西部淘金":在网格矩阵中短暂呈现"金块"后,用户需要凭记忆点击所有金块的网格。主要评价记忆力和注意力。正确找到全部金块、或点击非金块位置,将更换新一组网格金块矩阵。系统通过增加网格大小、金块的数量、和金块的离散程度增加难度。

用户完成游戏测试后可即时查看评估报告〔图 4-1-4(D)〕。系统记录用户的答题表现,根据性别、年龄和教育程度进行自动化计分作为"脑健康测评分数",并输出脑健康评级(较低、健康或优秀)。6 个认知域的分数分别根据答题表现计算,以六维雷达图形象地呈现。同时,答题的反应速度和正确率也进行直观呈现,并与同龄人进行比较。与 SCS 一样,G3 报告强调认知下降的风险,根据结果强调风险提示和保持大脑健康的建议,并根据认知子域的结果个性化输出敢于措施的侧重点。报告的最后,以"开始训练"提供电子化干预训练的入口。

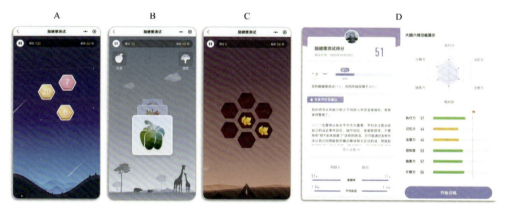

图 4-1-4　G3 游戏化认知筛查包括 3 个 1 min 小游戏,依次为"数字大小"(A)、"趣味分类"(B)和"西部淘金"(C);游戏测试完成后可即时查看评估报告(D)

资料来源:李亚天,崔理立,吴静楠,等.一款新型三分钟游戏化认知风险筛查工具——基于微信小程序设计和大样本适用性分析 [J]. 中国医疗器械杂志,2023,47(5):492-496,511. DOI:10.3969/j.issn.1671-7104.2023.05.005

2. 临床验证和应用

研究发现,G3 分数与经典认知功能评估工具 MoCA-B 分数具有良好的一致性,受试者共计 60 名（男性 13 名、女性 47 名），初中 11 人、高中 20 人、大专及以上 29 人，年龄为（66.23 ± 6.336）岁，G3 分数和 MoCA-B 总分分别为（59.42 ± 8.899）和（23.95 ± 2.613）分。使用 GraphPad Prism 8.0 对 G3 分数和 MoCA-B 进行 Pearson 相关性检验，提示 G3 与 MoCA-B 具有较好的相关性（$r=0.611$, $P<0.001$，图 4-1-3）。尽管仍需要进一步验证 G3 筛查 MCI 的灵敏度和诊断性能，但研究结果表明 G3 是极有潜力的认知功能评估工具，对我国中老年人有良好的适用性和可操作性。由于其简洁、高效，全程仅需要 3 min，并具有相当的趣味性，非常适用于我国大规模人群认知风险筛查、居家检测等。

目前，通过与各地街道、社区、民政部门、支付宝、医疗健康保险等合作，已经为超过 1700 万人提供筛查评估服务，是进行 AD 全民科普、筛查评估的一把利器。

二、数字化多维复合认知干预训练，让 AD 预防普及千家万户

由于缺乏疗效确切的早期干预药物，非药物干预是前驱期 AD 的主要手段，包括认知训练、体育锻炼、生活行为调整、危险因素干预、社交及益智活动、健康宣教等。相关指南和专家共识推荐采用综合、多维度的干预方式，对认知正常或主观认知下降的老年人改善其认知功能，提升认知储备，预防认知障碍的发生（AD 的一级预防）；对 MCI 老年人通过强化认知训练，改善其认知功能，延缓认知下降，预防痴呆发生（AD 的二级预防）。

（一）数字化多维复合认知干预训练的基础原理

认知训练是通过系统设计的任务，针对注意、记忆、逻辑推理等认知功能的练习，可以改善相应的认知功能。认知训练的基础原理是神经可塑性，通过感官、神经通路的激活和练习可以增加相关脑区的灰质密度、白质纤维、血流和氧的摄取以及多巴胺受体密度等。认知训练不仅对训练的认知功能有改善功能，也可以改善相邻的认知域功能，例如对工作记忆的训练可以提升执行功能，逻辑推理的训练对处理速度的提升也有一定效果。另外工作记忆训练可以有效提升日常生活能力，认知训练对生活质量和预防跌倒也有显著的改善。总的来说，对多认知域的训练是提升认知功能的最有效方式。尽管训练效果有一定的时效性，但显著而持久的效果有赖于经常和长期的坚持。

1. 计算机化认知训练

CCT 已经多项研究验证可以显著改善 MCI 患者和 AD 早期的认知功能，尤其是工作记忆、言语记忆、长期记忆等记忆相关的能力，并且注意、执行、处理速度等功能也得到不同程度的改善。对 SCD 和认知健康老年人，CCT 均有改善认知功能、延缓和降低痴呆风险的效果。与单认知域的训练相比，针对多认知域的综合认知训练对整体认知功能的提升最有效。不同人群的认知训练剂量和效果均有差异，公认的训练

计划为每周至少3次、每次至少15 min，但应根据受试者的认知特点和训练效果作个性化和适应性调整。

2. 运动训练

运动训练对MCI患者的认知功能有明显的改善作用，增加海马体积，对精神情绪也有一定的改善作用。指南推荐根据患者的体能和心肺功能制定个性化训练方案，每周至少2次，内容包括协调性训练、力量训练、平衡训练等；太极拳等中国传统运动也有助于改善MCI患者的认知能力。与单纯运动锻炼、或单纯认知训练相比，联合运动的认知训练对MCI患者的认知功能和海马旁区脑灌注的改善效果更为显著，对日常生活功能和生活质量的改善也更有效。

3. 生活方式干预和危险因素管理

研究表明，影响认知症的危险因素涵盖了慢性疾病、饮食、营养、睡眠、生活方式、社交、情绪等各方面，其中慢性疾病包括高血压、糖尿病、血脂紊乱、脑血管病、脑外伤等，这些与吸烟、饮酒、睡眠障碍、听力下降、抑郁等属于认知下降的危险因素，而健康的饮食习惯、适当的体重减轻、体育锻炼、认知训练或创造活动、社交活动等生活方式属于保护性因素。研究表明，包含饮食、生活方式、血管风险控制等多模式结合的干预训练，可以有效改善和维持SCD和认知正常老年人的认知功能，其中执行和处理速度分别提高了83%和150%。

4. 中医特色非药物干预

中医学将AD归于"呆病"，以早期联合长程、分期辩证施治、补肾生精化髓为一般原则。除了体育锻炼、饮食、社交等，中医特色非药物调摄还包括太极拳或八段锦、经络穴位、芳香疗法、药膳食疗等。

（二）数字化多维复合认知干预训练产品的设计

基于指南指导，DTx企业的科学研究中心研发了BBRT®（Brain and Body Rehab Training）多维复合认知干预训练体系。该体系以全认知领域的认知训练为中心，结合科普教育、认知运动、艺术创意激活、健康管理、睡眠疗愈、生活方式改善、情绪改善、营养干预、中医特色疗法等多维度、多领域的干预方式，辅以综合测评和陪伴式训练，帮助中老年人群提升认知功能、对抗认知衰退的风险因素，避免或延缓AD的发生和发展。

然而，线下干预需要专业的认知训练师和专门的场所，面向的受训者和辐射范围有限，无论是干预提供方、受训者和受训者家属所需的人力、物力、费用和时间成本均较高，真正需要训练干预的人群获取困难，也难以长期坚持，线上的数字化干预、尤其是基于手机的干预训练可以解决成本高和获取困难等问题。因此，有企业研发了一套数字疗法——BBRT® online在线训练计划，以丰富多样、易于操作的每日线上训练，结合手指、语音、动画等多种趣味交互形式，引导用户坚持进行居家认知干预。这些训练任务的核心为全认知域认知训练，同时包括运动训练、健康管理、生活方式干预、科普教育等内容。由于认知症多风险因素、老年人多慢性病共病特征，干预方案中同时考虑多因子协同效应，共同促进认知康复，身心同治。

1. 数字化认知训练

在线训练计划的认知训练库涵盖全认知域，包括注意力、记忆力、视知觉、听知觉、逻辑推理、语言力等的认知训练等，同时包括游戏化训练、艺术创造、回忆缅怀等训练方式。训练任务通常需要调用2～3个认知域完成。训练形式通过手机微信小程序端线上完成为主，也包含用户线下完成后拍照上传（如画图、写字、手工等）。训练任务标记有认知域标签和难度，每日训练任务根据标签从后台训练库自动抽取，使每日和每周的训练任务能均衡地覆盖各认知域，并避免训练任务重复枯燥。同时根据认知测评结果，系统自动调整训练计划，匹配适合的训练难度，增加下降较严重的认知域训练，以实现个性化训练。遵循由易到难的原则，根据用户的训练表现和定期认知测评结果，适时调整训练难度，以实现具有持续挑战性的自适应训练。

2. 认知运动

认知运动主要以躯干和四肢的粗大动作、协调运动、低强度的力量训练为主，以教学视频跟练为主要形式，动作安全、不易受伤。为了制订适宜强度的运动训练计划，系统引导用户进行简易的体能检测，根据体侧结果匹配相应的运动训练。训练开始前、训练中都提示用户做好身体准备、注意环境安全、预防受伤。手脑挑战即手指操，目的是训练手指的精细动作和手眼协调。为了提高无人监督下运动训练的训练效果和依从性，采用游戏化的运动锻炼、AI姿态识别和实时动作指导等技术，利用手机摄像头对用户的运动训练进行实时动作反馈、动作纠正、和打分激励。

3. 生活方式干预和危险因素管理

通过训练任务进行慢性病管理、营养干预、情绪改善、生活方式改善等干预，通过训练任务实现鼓励、引导和科普的目的。例如，以量血压为训练任务，引导用户正确地进行自我血压监测；以"指南"推荐的饮食搭配为训练任务，引导用户进行饮食营养干预等。另外，通过每日知识问答、电台节目、视频讲座、健康图文卡片等多种形式进行健康知识科普，可以提高健康意识、引导健康管理和健康行为，同时也是认知储备提升和新事物刺激的训练。在线训练计划的综合评测包含了危险因素和健康状况的评测，了解用户是否存在AD相关的危险因素和慢性疾病，系统可根据用户特点针对性增加生活方式干预和危险因素管理的训练内容。

4. 中医特色非药物干预

在线训练计划设计了具有中医特色的认知激活任务，如自我按摩穴位、居家自制

第四章 情感与认知障碍数字化诊疗技术临床应用进展

草药香囊、药膳的食谱等,在中老年人群中接受度高,且操作简单。以训练任务的形式有助于训练执行力、注意力以及认知储备的提升。

(三)数字化多维复合认知干预训练产品的效果验证和应用

在老年人群中智能手机和微信的普及率显著提高以及数字医疗技术高速发展的背景下,部分数字疗法产品基于微信小程序开发,程序小巧、容易获取、使用简便、疗效确切、容易推广、融入生活,与筛查产品一同获批中国国家药品监督管理局和美国FDA的第二类医疗器械注册证。借助微信小程序,在详细的语音指导下,老年人也可以快速学会操作,随时随地、自行完成每天的训练任务。

1. 干预效果验证

在2020—2021年,有企业招募了2133名社区中老年人对脑青松数字疗法的干预效果进行了初步验证。主要根据用户的意愿分为干预组和对照组,干预组($n=1112$)使用在线训练计划数字疗法,其中包含205名MCI患者;对照组($n=1021$)仅接受与干预组相同的健康科普,其中包含180名MCI患者。干预前后采用MoCA-B对受试者的总体认知功能进行评估。12个月后,干预组的MoCA-B总分提高了5.32%($P<0.05$),其中MCI患者的MoCA-B总分提高了12.85%($P<0.05$),而对照组没有明显差异。

2022—2023年,有企业对51名在线训练计划用户的训练数据和训练效果进行了深入分析,用户每3个月进行G3认知功能评估(训练中用户没有进行G3练习)。结果发现,经过12个月的训练,用户的G3总分得到了显著提升[平均约(8.32 ± 9.764)分],在第3个月时G3总分即有显著提升,训练的时间越久、训练打卡率(依从性)越高,较高的G3分数保持地越持久。各认知域分数也有显著提升,其中执行力和计算力在第3月即达到高峰,抽象力和视知觉在第6月达到高峰,记忆力和注意力在第12个月仍有一定的提升。同时,认知训练的表现也随着训练和时间呈现波动性提升,即在更换题目(或难度调整)的节点会出现训练分数的波动或小幅下降,但随着练习训练分数会逐渐提高,包括注意力广度、消消麻将(记忆力)、成语方阵(语言力)、手指操(手眼协调)等多项训练均呈现此规律(图4-1-5、图4-1-6)。

对用户的问卷调查表明,大部分用户对在线训练计划有非常好的正面评价和较高的认可度。经过12个月的训练,83.87%的用户认为自己的记忆力较训练前有所提高,74.20%的用户认为头脑较前更加清晰,90.32%认为情绪较前平稳,58.06%认为自己的精力更加充足,87.09%认为自己有更多的积极情绪,74.19%的用户更喜欢与人打交道了。大多数用户表示在健康知识(90.32%)、自我健康观察(70.97%)等健康管理方面有明显的提升,在线训练计划对睡眠改善、情绪改善、饮食营养改善、生活方式改善都有明显的改善。

为了进一步验证在线训练计划的干预效果,有企业已和首都医科大学附属天坛医院、上海交通大学附属第六人民医院联合发起更高质量的临床试验，以系统评价脑青松对 MCI、轻度 AD 患者的认知功能、精神行为异常症状、日常生活能力改善、以及认知相关脑区的结构和神经可塑性的效果，评估 BBRT 认知干预训练体系及数字疗法对认知下降不同阶段的干预效果。

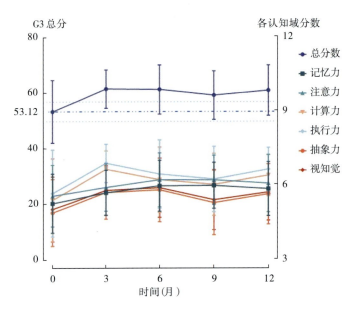

图 4-1-5　G3 效果图

来源：作者自制

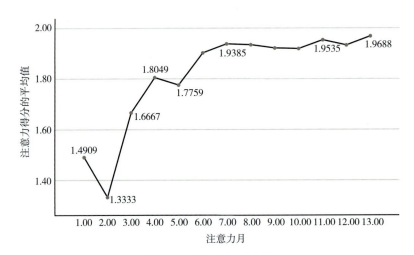

图 4-1-6　训练表现变化图

来源：作者自制

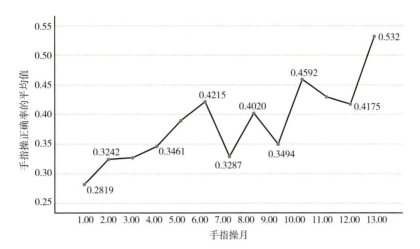

图 4-1-6 （续）

2. 数字疗法产品应用和更新迭代

为了使中老年用户更轻松地使用在线训练计划进行干预训练，产品的设计进行了适老化改造，并通过多种途径使老年用户感受"陪伴"和"关怀"。系统设计了智能化学习推送，训练前会提示用户记录自己的心情状态，完成当天全部训练后提示用户记录心情变化。

尽管用户通过微信小程序完成数字化线上干预，在线训练计划仍设置了专业的健康管理师和训练管理师，以班主任的形式，通过微信社群向用户提供远程训练提醒、督促、指导、咨询、交流和反馈等功能。用户可以真实感受到温度和陪伴，有问题时可以得到及时解答，依从性和体验感可以得到明显提升。同时，微信社群和在线训练计划的训练平台也促进用户与用户之间的交流、作品互评、经验分享等社交活动，有利于减少独居老人的孤独感，通过社交促进对 AD 进行风险干预。

部分企业仍坚持不懈地进行技术提升和产品迭代，结合定期的健康评估和危险因素评测，提高个性化干预的准确性。利用不断发展的姿态、手势、轨迹等 AI 识别技术，系统可以捕捉并分析认知运动、手指操、绘图等训练中更多维度的行为数据，为训练表现的效果外化、即时报告和客观评价、以及训练计划的自适应调整提供更有力的支撑。

此外，在线训练计划还可搭载智能音响、机顶盒等智能家居电器，以及立体机、平板等设备，实现居家、社区、医院、养老或康复机构等多场景的早期干预（图 4-1-7）。

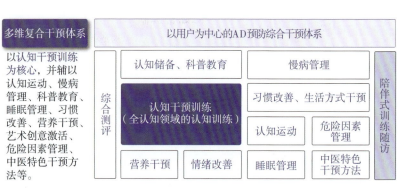

图 4-1-7　BBRT® 多维复合认知干预训练体系

来源：作者自制

三、数字科技赋能，构建社区养老和认知医疗数字化体系

数字化多维复合认知干预体系的构建不仅需要线上的科普和产品推广，也非常依赖于线下的直接接触和直观感受。

（一）线上多平台推广智慧筛查和数字干预

支付宝作为国内最大的支付理财平台，已深入老年人生活的方方面面。其中老年板块、健康板块、医保板块、运动板块都有非常多的老年人和关心身体健康的活跃用户。基于游戏化、快速、便捷等特点，G3 接入支付宝的相应板块，为中老年人和关心脑健康的用户提供免费的认知风险快速筛查。上线伊始，G3 访问量便获得爆发性的增长，目前已超过 1700 万用户，遍布全国各地。用户完成 G3 筛查、读取报告后，可自动获得数字干预的链接，进行脑青松训练。

商业医疗保险是基本医保的重要补充。有企业与保险公司合作推出认知症专项保险产品，为参保用户提供快速的 G3 认知筛查，帮助用户和保险高效、便捷、精准地识别认知症早期风险。同时也提供 SCS 作为进一步认知评估、以及在线训练平台数字化干预训练产品，为保险用户提供包括检测和干预的数字化干预训练，同时也促进医疗保险覆盖认知症，从另一方面推动了认知症的预防。此外，银行、理财等行业也都有认知症数字化筛查和干预产品的推广活动。

（二）协助构建数字化"认知友好社区"和数字化养老服务体系

自 2019 年 9 月起，上海已在全国率先开展认知友好社区试点工作，目标在"十四五"期间完成"项目街镇全覆盖"和"MCI 群体的服务管理率≥ 40%"两个重要指标。企业与民政部门和街道社区合作，打造数字化"认知友好社区"，推广数字化认知干预体系。以上海市浦东新区陆家嘴街道为例，陆家嘴街道为上海最早的老年认知友好社区明星标杆案例，以数字化技术、采用线上和线下融合的形式，定制研发"陆家嘴记忆通小程序"和区域认知风险数据驾驶舱，开辟街道"记忆角"等社区服务场景，接入区域医联体和社区养老服务点位，完成科普宣教、风险测评、早期干预、家庭支持、资源链接和平台建设等重要项目。该项目期间完成覆盖全社区的71场健康教育活动；为3216名社区老年人群提供认知风险测评；为521名有SCD和疑似MCI的老人提供早期干预和健康管理服务；2022年疫情期间，携手三甲医院主任和医师举办健康沙龙直播活动24场；通过志愿者上门服务和社区团体培训等方式，为MCI老人和家属提供家庭支持活动212场。

该模式已在上海市多地街道推广，并根据街道、社区的特点和需求进行个性化调整。例如，偏年轻化的社区相应地增加数字化程度，适当增加数字化干预训练、健康管理和科普直播等线上内容；对于老龄化较深的社区则适当增加社区线下活动，丰富每次线下活动，使老人在面对面活动中有更多的收获和交流。长期的经验表明，数字化多维复合认知干预体系在社区的建设依赖于数字化的技术和管理模式，但仍需要社区与用户、社区与家庭、用户与家庭之间的沟通、交流、陪伴和服务。总结工作经验后，在成都、深圳、无锡等地继续与街道、社区、民政部门、社工服务中心等合作，推广认知友好社区建设，打造认知障碍科普预防、筛查转诊、早期干预、照料支持的综合认知干预服务体系，以数字科技、专业持续的服务进一步提升养老服务的温度和精度。

（三）协助医院建设数字化认知诊疗中心

在推动医院认知中心建设过程中，企业通过数字疗法覆盖院前科普和普筛、院内诊断和数字疗法处方，院外居家干预和随访等阶段，推动认知障碍的数字化诊疗。数字产品既是医学专家的科普平台，也可以向其他的科普平台或媒体提供早筛工具，在提高大众知晓率的同时完成认知功能快速早期筛查。通过"医生后台管理系统"，医生可以更准确、及时地了解就诊人员的认知下降程度、认知训练完成情况，有利于提高居家训练的依从性和干预效果的提升。

（四）持续科研合作深耕技术，学术、产业两开花

专注产品研发的同时，企业与大学、医院、和研究机构合作，利用已积累的数据进行科学研究。例如，与上海交通大学第六人民医院合作，通过分析G3小程序全国用户中的中老年用户（超过127万人）的测试结果，研究我国中老年人群认知功能随年龄增长而变化的趋势和特征，并探讨不同性别、教育水平和地区之间的认知差异。

再如，与多所大学和医院合作，通过临床队列验证SCS的准确性，并重点研究记忆力评估与大脑海马体影像学特征之间的关系。同时，利用SCS测试中产生的语音数据，分析MCI和AD患者语言变异的特征、作为数字化生物标志物，并利用AI机器学习模型提高了SCS在评估总体认知功能、记忆和语言等方面的准确性。

另一方面，持续对在线训练计划用户的训练过程和成果进一步分析，如绘画训练

中的绘画轨迹和作品、认知运动中的动作和手势等，实现即时的智能化反馈、评分和个性化鼓励，有助于鼓励用户，提升获得感，提高依从性。而与医院合作进行临床试验，不仅可以进一步验证在线训练计划在治疗不同病因和不同程度认知障碍患者方面的疗效，探究数字化疗法发挥干预作用的机制，研究结果也有助于对训练内容的升级和调整，以实现更高效的干预效果（图 4-1-8）。

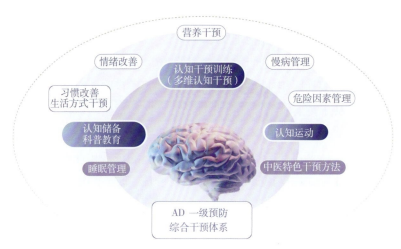

图 4-1-8　基于指南推荐的 AD 一级预防综合干预体系

资料来源：www.bestcovered.com

第二节　情感与认知障碍数字化医疗技术国内应用案例

中国认知障碍具有常见、高发的特点，但国内脑科学的发展以及人们对健脑重要性的认识与欧美发达国家相比还存在客观差距。认知数字疗法基于神经可塑性理论，提升了认知障碍疾病的整体诊疗效率，且可以与药物和其他非药物疗法联合使用，在认知障碍特别是 MCI 领域的循证医学证据充分，干预效果明显。另外，数字疗法也有助于优质医疗资源向边远落后地区扩容，减轻社会经济负担和国家医保支出。早先国内也有提供在线健脑服务的企业，但照搬国外产品居多，原创性较差，效果无法保障，且没有关注到我国居民的认知和消费习惯，发展不达预期。疫情期间的特殊情况使得更多人不得不选择数字疗法，这也是打破观念，展示数字疗法疗效的一大契机。近年来，随着全球范围内认知障碍数字化诊疗技术的临床应用取得进展，国内一大批数字疗法企业逐渐成长起来，以强大的专业团队自主研发、应用适合国内受众的发展策略和市场策略为特征。2023 年 8 月 8 日，我国数字疗法行业迎来里程碑事件，中国数字疗法第一股或将诞生。六六脑是国内最早获批的数字疗法产品之一，在同行评议期刊上发表了多篇临床试验论文，开发了覆盖从患者到脑亚健康人群到健康人群的医

第四章　情感与认知障碍数字化诊疗技术临床应用进展

疗版和消费版产品，功能模块涵盖评估、监测、训练等，采用了多种前沿技术实现个性化智能训练方案，运用独特的 B2E2C 模式，通过专家验证获得背书后再面向用户，有效培育了认知训练理念，向医院、科研机构、政府部门、企业等开拓了多样化的运营模式，与上千家医疗机构合作建立了大规模的临床数据库，在行业内具有较高知名度，因此具有较强的代表性与典型性，下文将以案例形式进行分析。

一、产品背景信息

某数字疗法的研发企业由数位脑科学专家人才组建，科学委员会的成员来自哈佛、斯坦福、剑桥等顶尖大学，而科学委员会成员则来自哈佛、斯坦佛、剑桥等顶尖大学。企业旨在推动脑科学的广大研究成果进入实际应用流，专注于前沿脑科学的研发及创意应用，脑功能信息管理平台软件系统是其主打产品，产品基于前沿脑科学研究成果，提供专业、系统的脑功能评估、监测和健脑训练方案，创新地将脑科学和临床技术与云技术、社交游戏形式相结合，让用户通过轻松的游戏式健脑训练，就可达到经临床验证的脑功能提升和康复效果。该平台能提供集系统化、专业化、个性化、趣味性和互动性于一体的脑能力评估与监测，脑功能训练、康复与提升服务，有望帮助脑疾病患者的功能康复，促进学生智力开发，缓解老年人脑退化、预防老年痴呆，提升职业人群大脑效率。

二、技术方案概述

作为一种干预手段、措施或服务，数字疗法与药物疗法、物理疗法等其他疗法之间是取代、辅助和补充的关系。某企业产品属于数字疗法中的数字药类别，既可以单独使用，也可以结合药品或器械一起使用。其聚焦于神经系统疾病的数字疗法解决方案，基于国际领先的前沿神经网络技术模型以及大量临床数据原理，前沿的神经网络模型确保任一脑功能均由多个脑区组成的网络共同完成，脑损伤可溯源至网络内任一、多个节点或其他连接通路，同时与一线临床实践数据、600 万人次脑评估与训练数据以及云计算人工智能相结合。产品版本划分目前主要有两类：一是面向患者群体的医疗版本，针对脑瘫，如 AD、脑卒中等导致的认知障碍疾病群体；二是面向健康、亚健康人群的消费级应用，如大脑的筛查、测评、老年痴呆的提前预防，儿童智力的提升等。

某企业已建立相对完整的数字疗法产品（DTx）管线，所打造的健脑云平台可用于各种认知障碍适应症，涵盖 4 种主要类型认知障碍的测评和干预：血管疾病导致的认知障碍、神经退行性疾病导致的认知障碍、精神疾病导致的认知障碍和儿童发育缺陷导致的认知障碍。针对各类神经退行病、心脑血管病、脑外伤后遗症、精神疾病引起的认知障碍,该企业制定了以认知康复训练为核心的方案;针对语言类疾病,制定以言语康复训练为核心的方案;针对精神类疾病,制定以社会认知训练为核心的方案。目前公司主要提供医疗级产品。其基本特点如下:

- 人群覆盖:包括脑疾病患者、老年人、儿童青少年及职业群体。
- 功能模块:平台集成了脑能力评估、脑功能监测、脑功能训练、脑功能康复等模块。
- 技术方案:运用认知测试、脑电图、脑磁图等技术开展测试,并使用 VR、AI 等技术建立个性化的训练方案。
- 服务形式:以电子游戏和云平台等数字化形式提供专业服务,训练模块丰富(300+),可基于多维度数据生成精准的认知康复训练方案,并动态调整以实现个性化。
- 服务价值:可以定量评估注意力、记忆力、执行功能等认知功能,识别认知衰退的早期信号,进行早期预警、持续监测、开展脑功能锻炼等。

就具体使用方法而言,通过健脑云平台完成数字化测评诊断加筛查,实现早发现早干预,结合患者的年龄、脑生理数据、脑功能量表,输出定制化的专属脑康复方案,为认知障碍或脑亚健康人群智能定制具有针对性和系统性的个性化认知训练方案,深度神经网络算法将从约 300 个训练模块可支持的庞大的组合类型中寻找最佳选择,旨在靶向激活最合适的脑区,以达最理想的治疗效果。同时支持医生家属及患者的远程管理,形成医院-社区-家庭联动,助力患者康复(图 4-2-1)。

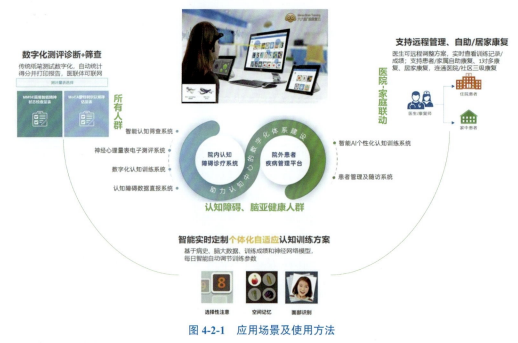

图 4-2-1　应用场景及使用方法

来源:作者自制

从该企业产品的基本特征可以看出（图 4-2-1），企业有如下竞争优势：第一，认知训练场景多样化，互联网平台支持在院内病房和院外的门诊、社区和家里等多样化环境中进行认知训练；第二，评估效率及疗效理想，支持一次性与大量患者沟通（虚拟人），深度神经网络算法（AI）为自适应及个性化的训练提供支撑，从而帮助患者改善反应时间、准确率等表现，进而提升其认知功能；第三，较高的技术壁垒，核心算法和数据都被储存于服务端，所用神经网格训练算法及多因素个性化定制算法难以被模仿抄袭。另外，该企业获得了国内首个认知障碍互联网医疗器械注册证，已完成国内 600 万人次脑评估与训练，获得了大量数据支撑，是巨大的先发优势。

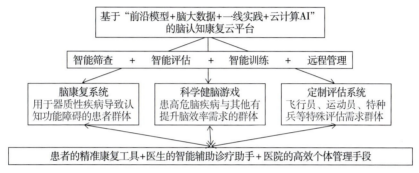

图 4-2-2　某 DTx 产品特征简介

来源：作者自制

认知训练的科学机制在于通过特定的认知任务训练，可以提高注意力持续性和转移能力，增强工作记忆等关键脑功能。认知训练可引起前额叶皮层和下丘脑回路的可塑性变化，增强这些关键区域的结构和功能连接。早有证据证明，定制设计的视频游戏可以用来评估跨时间的认知能力，评估潜在的神经机制，并作为认知增强的强大工具。如前序章节所讲，数字疗法虽无进入体内的具体药物成分，但有其专属的人体通路中的关键物质（数字疗法的靶点），主要是通过视觉信息（如 App 上的文字、图片、视频）、物理因子（如声、光、电、磁及其组合）等对患者施加干预，此过程会导致一些器官或物质发生变化，从而影响疾病进程。科学健脑云平台以神经系统类疾病为一级适应症、（轻度）认知障碍为二级适应症，靶点为 β- 淀粉样蛋白。除了靶点和通路，DTx 的成分上也与常规药物类似，包含负责临床治疗获益的数字化形式的活性成分和包括虚拟助手、自然语言处理系统、数字化激励系统、数字化药品提示等的辅佐剂，这二者是确保患者获得最佳体验并且长期应用数字疗法的必要元素。健脑平台的数字认知训练遵循自适应难度调整和多感官刺激设计原理，线上训练具有重复性强、信息记录完整等优势。虚拟人技术和 AI 技术是该企业的两项核心基础技术，对该企业而言，数字化活性成分指的是，数字化辅佐剂指的是虚拟人所涵盖的虚拟助手、自然语言处理系统、数字化激励系统功能等。

通俗来讲，购买该企业的产品服务约等于聘请了一位专业教练并每日参加课程，内容包括记忆力、灵活性等的训练。针对中老年人的设计是一款严肃游戏（功能性游戏），可以通过科学训练锻炼大脑，延缓脑衰老，预防脑退化症等老年常见脑疾病。游戏包含车水马龙、梦想天空、幻色气球、藏猫猫棋等环节。老年人需首先在网站上完成大脑评估，得到电脑自动生成的报告，了解自身强势功能、弱势功能及障碍功能，随后将得到系统定制的一套科学锻炼计划，该锻炼计划会以玩游戏一样的操作呈现，用户仅需在电脑、平板等移动设备上登录系统完成测评和每天 15 min 的脑锻炼即可。游戏结束后系统就会弹出通知，给出用户的灵活性、记忆力等得分。该企业首席科学家表示，训练时长累积至 15 h 后，某方面的能力一般会展示出提升，且经过测试发现，科学健脑课程成绩提升幅度与训练次数正相关。针对职业人群的设计则以用脑效率为重点，操作流程类似。由图 4-2-3 可知，系统的开发以海量的数据和超强的算力为支撑，以科学的设计和严格的验证为前提，但最终产品起作用的机制机理并不复杂，尤其对老龄用户、认知障碍用户友好。

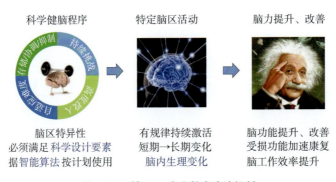

图 4-2-3　某 DTx 企业数字疗法机制

资料来源：动脉网 https://www.vbdata.cn/24300

三、循证研究与学术成果

《中国数字疗法行业白皮书（2021 版）》提出了所有数字疗法都必须遵循的核心原则：提供医疗干预以改善健康功能和 / 或预防疾病的数字疗法预防、管理或治疗疾病；提供软件驱动的医疗干预；采用设计、制造和质量最佳实践；确保终端用户参与；纳入患者隐私和安全保护；应用产品部署和维护最佳实践；在同行评审期刊公布临床试验结果；接受适用的法规审查；利用真实世界的结果。此外，应按照规定接受监管机构的审核，以支持风险、功效和预期用途方面的产品索赔收集、分析和应用真实的证据和 / 或产品绩效数据。

第四章　情感与认知障碍数字化诊疗技术临床应用进展

相比已经成熟的医疗信息化和正在大阔步商业化落地的医疗 AI，数字疗法产品如何能通过有效的循证证据获得医疗机构和患者的认可是迫切的现实。基于循证医学开发并交付各种高品质的医疗干预是 DTx 区别于传统数字健康类产品的核心特征之一，依据循证医学对临床结果数据进行收集、跟踪和评估以便计算成本节约和投资回报率等是数字疗法的主要优势之一，这对数字疗法众多利益相关者来说都大有裨益（图 4-2-4）。

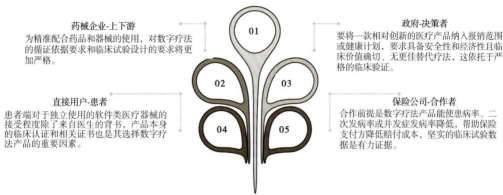

图 4-2-4　利益相关方对 DTx 循证证据的需求

来源：作者自制

DTx 孵化最常见于传统治疗手段的数字化迁移，如基于认知行为疗法（CBT）、行为激活技术（BA）、生物反馈疗法、松弛疗法、运动、营养以及药代动力学进行的软件开发。这类疗法已得到临床验证，后期只需提供数据或算法的有效性证明即可，临床转化速度相对较快，而科研转化、模型推演等方式则证明耗时较长。该企业以 CBT 为基础原理，耗费将近 10 年时间在产品研发、临床验证、标准制定、学术发表、基金申请等铺垫工作，主要适应症的临床疗效已得到证实。据《数字疗法价值评估及整合应用指南（VERSION2.0）》，国际数字疗法协会（DTA）规定临床评估潜在的研究设计包括实验性/干预性临床实验、RCT、其他对照实验如非 RCT、自我控制研究、交叉研究、非对照研究如前瞻性单管实验、开放标签实验、头对头比较研究等；真实世界证据可通过在同行评议出版物上或包含在白皮书中公开发布，以及通过内部参考比如非正式或正式报告披露。在临床证据方面，该企业在国际认知障碍临床研究领域顶级期刊发表了 6 篇临床研究和效果验证文章，证明使用其产品后大脑认知能力显著提升。在 *Alzheimer's & Dementia* 期刊（IF>14）封面获得推荐，该论文在全球范围内首次通过 RCT 的循证数据证实了数字疗法对 VCIND 的有效性（7 周干预，以 MoCA 测量）。2021—2023 年发表的 3 个专家共识及一项指南都引用了此文章，其中《认知数字疗法中国专家共识（2023）》以 GRADE 证据和推荐质量 1A 的分级提出了"认知数字疗法可首选多认知域协同的自适应计算机化认知训练，以预防健康老年人认知功能减退，改善 SCD、MCI 及痴呆患者的整体认知功能和特定认知域"的推荐意见，本文为参考文献之一。虚拟人技术帮助医生同时与大量患者开展医疗沟通与测评，AI 技术帮助医疗专业人员即时高效地完成患者信息的收集、分析和诊断，使得测评加干预的模式满足高度标准化与人性化。在宣武医院对 2300 名患者开展的真实世界研究中，系统评估结果与宣武医院医生的评估结果的一致性超过 90%。

（四）注册证获批与适应症管理

该企业于 2018 年获得湖南省药监局颁发的二类医疗器械证（NMPA 二类医疗器械注册证），是国内认知障碍领域第一个面向互联网软件颁发的二类医疗器械资质，也是国内首款获批的数字疗法产品。2020 年二类医疗器械注册证中的认知障碍适应症扩展到 8 项，包括血管性认知障碍、AD、失语症、抑郁症、精神分裂症、睡眠障碍、多动症和自闭症的筛查、评估、康复和数据分析。至 2023 年，该企业在国内已拥有 50 个注册商标、21 项已授权专利、66 项已注册软件版权，并已提交 27 项专利申请和 8 项境外待批专利申请。在该企业之外还有另外 3 款获监管批准的认知障碍 DTx，即基本认知能力测验软件（BCAT），认知能力补充筛查和评估软件（SAS）和于 2022 年获得欧盟 CE 标志的认知障碍治疗软件（ADHD 软件）。

理论上，以精神心理和神经系统等为代表的具有病程长、病因复杂、健康损害和社会危害严重等特点的，有明确的临床指南路径的，患者药物的依从性、自我管理水平较差或过度依赖患者的回忆描述来做治疗决策的，包括院后干预在内的多媒介治疗干预措施较多且适合做成软件形态或者软硬件一体的，着重于无创治疗的疾病，都可以作为匹配数字疗法的适应症。除了已实现 4 种主要类型认知障碍的 8 项适应症的商业化，脑动极光正开发针对房颤、高血压、冠心病、帕金森病（Parkinson's disease，PD）、焦虑症、语言发育迟缓、脑性麻痹、阅读障碍、癫痫及糖尿病等引起的认知障碍等另外 21 项认知障碍适应症的产品，还有处于临床前和临床开发不同阶段的 6 款候选产品。

该企业与北京协和医院、北京宣武医院、中国人民解放军总医院、安定医院、中日友好医院、上海精神卫生中心、江苏省人民医院等上千家临床医疗机构开展合作，其中三甲医院上百家，搭建起中国多中心百万级脑评估训练数据库，为后续注册研究建立了坚实的临床基础。

（五）运营模式与实施策略

从全球经验来看，数字疗法的商业模式并不是非此即彼，而是可以进行更替或组合（表 4-2-1）。譬如，以 2C 模式起步的慢病管理数字疗法供应商 Dario Health，在完成初步的用户积累与口碑打造后逐步向企业雇主付费和商保付费等模式拓展。但混合商业模式要想成功也并非易事，需要同时征服不同类型的支付者，利益相关方管理难度上升。因此，许多企业在起步时仅选择一个方向，获得验证后再进行扩张。适应症的增加与商业模式的扩张类似，国外多数数字疗法公司最初专攻某一病种，当第一款产品获得市场验证后，再转向更多病种的产品研发。譬如，uMotif 从帕金森病的临床实验支持开始，现已涉足 25 个疾病领域。

表 4-2-1 全球主要的数字疗法商业模式（来源：《全球数字疗法产业报告（2022）》）

支付路径	目标对象	具体描述
院内处方	医疗服务机构	医生或其他卫生保健提供者根据提供的每一项数字疗法特定服务收取费用
雇主买单	企业雇主	将数字疗法纳入医保覆盖之外普遍适用于员工的健康福利计划
保险支付	商保/医保	为被保人提供可以直接核算的数字疗法保单/数字疗法作为特殊的具备国家药品编码的零售处方产品被纳入医保药品目录
药企出价	生物医药公司	为患者提供数字疗法，以期获取市场机会和患者数据
用户自费	患者（或家属）	为其提供 App 内数字疗法订阅服务，需要患者直接付费订阅

初始商业模式的确立与后续的调整都需要参考现有市场的接受度以及接受预期。根据不同国家和地区的具体情况，支付方对数字疗法的接受程度处于不同阶段。以起步最早的美国为例，管理式医疗组织（managed care organization，MCO）倾向于先定位自身具体的重点业务需求，再为之筛选特定的数字疗法解决方案，在 DTx 取得美国全国性真实世界证据之前，其覆盖 DTx 的意愿不强。药房福利管理（pharmacy benefit management，PBM）倾向于欢迎数字疗法企业主动提出方案，但会优先考虑成本节约潜力较大的病种，其在提升数字疗法的接受度方面发挥了重要作用，且可能在短期内将保持作为数字疗法覆盖和报销的最佳切入点。心理数字疗法第一股 Pear Therapeutics 即是率先通过 PBM 进行处方数字疗法（prescription digital therapeutics，PDT）报销的几家公司之一，并与 3 家以上 PBM 达成了合作。在美国，企业雇主正逐渐接受通过提供心理健康等慢性病领域的 DTx 来改善员工健康并留住员工的福利方式，因而未能进入 MCO 和 PBM 渠道的 DTx 仍有机会拓展 2B 业务。中国数字疗法行业起步稍晚，可以实现大规模营收的商业模式却仍未成熟，从市场份额来看，目前仍以 B2C 为主流。但该企业在面世伊始提出了 B2E（Experts）2C 的新颖模式，先与业内专家合作进行产品的健脑效果验证，寻求与权威医院、专业协会的公信力背书后再面向普通用户。我国国情特殊，人口基数庞大，商业保险未进入发展成熟期，基本医疗保险仍是覆盖民众广泛治疗和保健需求的主力。医保、政府合作的路径环节较多，打通仍需时间。在一段时间内，商保与自费可能是国内数字疗法企业的最优解。

部分企业致力于打通医院围墙，与各地方各层级的医疗机构缔结广泛而深度的合作与协同。在具备有效性验证和控费能力证明的基础上，有企业一直在争取进入国家医保。根据招股书，截至 2023 年 8 月，某企业已纳入中国 30 个省份的省级医保报销目录。

科学健脑云平台的实体形态为软件程序、定价依模式高低不等、操作专业要求不高。企业积极开拓国内服务市场，发掘客户群，在医院、康复机构、科研院所、政府机构、上下游厂商进行部署，形成了门诊共建、系统销售、数据服务等运作模式，以适应不同的服务需求。企业的数字疗法产品的主要应用场景是医院，在丰富医院业务的同时也可以借医院进行推广，比如共建认知障碍门诊。在此模式下，企业可获得系统设备销售收入，以及提供培训和维护等后续服务的收费，医院可利用企业提供的产品和平台开展认知障碍筛查、评估、治疗等业务，获得新的收入来源，双方存在较强的互补互利性。科研机构是企业临床验证的重要来源，双方通过开展科研项目也可以实现共赢。患者及家属是数字疗法产品的直接使用者和受益者，在个体用户相关业务中，有企业采用的是接近于介于家用医疗器械与软件之间的收费模式，如提供认知能力评估和个性化康复训练服务，按服务次数收取费用，这类人群将作为重点推广对象，然而此路径完全成熟尚需较长时间。采用公益或政府补贴方式，针对残疾、老年及其他特殊人群提供相关服务，也是应用面拓宽的一部分，政府部门可以将企业的认知障碍筛查系统用于社区检测等公共健康服务，是其公共领域应用的重要推动方，企业则可以获得政府的系统采购费用，也可向康复机构销售认知评估和训练软件系统，机构通过更标准化的评估工具和治疗手段，实现服务水平、服务效率的提升，但此类收入要形成规模化存在难度。对药械企业来说，数字疗法企业可以成为其产品的有效补充，可以考虑技术或数据合作，如通过提供认知障碍大数据服务进行合作获得数据服务费用，医疗器械企业则可以基于这些数据进行研发和营销，这也许能成为数字化医疗技术企业快速推广的重要渠道。保险公司可以考虑在数字化医疗技术企业的报销范围、控费模式上进行创新探索，控制认知障碍发病率，降低总体赔付风险。

表 4-2-2 某数字疗法企业运营模式

利益相关方		服务类型	盈利模式	收费方式
医疗机构	医院	科室门诊共建	系统销售 + 培训 + 整体解决方案	
		纯系统销售	系统销售	5.68 万 / 套 + 多终端（每个 1 万）
		数据系统升级	系统服务费	销售费用 8%
		新增模块销售	定制模块 + 非定制模块	新增模块 5 ~ 20 万个不等
		科研合作：如国家课题，包括中医医疗效果评定等	科研经费	系统销售与科研合同
		课程内容开发：针对医护、患者、家属等的专业性内容	①常规课程免费、会员收费 ②网络平台课程销售费用	在线课程与分销

第四章 情感与认知障碍数字化诊疗技术临床应用进展

科研机构	院校科研机构	科研项目	科研经费、项目成果转化费用	科研服务与采购
医疗机构+居家	住院患者居家认知康复	B+C 数字云康复：居家慢病管理	医院合作方收取 C 端居家康复账号使用费用三方分利	①一线城市：2169元/年/人 ②二线及其他城市：1440元/年/人
		医护培训	国家要求医院付费、可置换学分	1800/人/次
		移动视频康复指导	2C 认知康复训练账号	
	患者家属相关业务	字云康复：居家慢病管理	会员收费	
		筛查、评估、训练云服务	账号销售分成：线上、线下销售	
政府机构	政府机构 卫健委	康复管理标准化、质控系统	康复医疗质控及标准管理服务	
		康复信息化系统	医院康复医疗运营数据分析服务	—
		康复大数据服务	康复医疗区域行业运行状况分析服务	
其他社会机构	儿童（症状+非症状）	筛查、评估、训练云服务	账号销售分成：线上、线下销售	①一线城市：2169元/年/人 ②二线及其他城市：1440元/年/人
	残联、养老院、特殊教育机构	同上	系统销售+C 端账号	
企业	器械、药品厂家	开发相应模块对接硬件设备	研发服务费+后期平台使用服务费	每份样本收费
		新药品、新器械研发	数据服务（仅限科研、数据脱敏）	按次/年/合作项目
		慢性病数据	硬件监测体系	按样本、病种、人群数量等收费
	保险公司	个人健康大数据	用户数据收费	每样本/人 20~50 元
		大数据服务收费		10万以上省级样本库，200~500万/年

经互联网医疗、运动健康、慢性病管理等移动应用程序多年市场教育，国内居民已逐渐具备了对数字医疗的基本认知和接受能力，但是综合看来，我国居民年龄结构、教育背景、经济条件等因素仍对 DTx 成规模应用存在制约，关于数字疗法的市场教育和行业共识均有待建设。就目前国内的发展态势而言，数字疗法仍比较依赖来自医学专家 KOL 和药械及医学技术行业的有效交流与支持。总结来看，医疗机构、科研机构、个体用户、政府机构、社会机构、各类企业都与数字化医疗技术企业具有广泛交集性与密切契合度，可根据各方诉求进行差异化设计价值切入点。对于 2H 路径，可利用官方渠道增强产品医疗属性，共同推进市场教育。非独立软件组件的 DTx 需要配合硬件设备使用，干预形式以及对操作人员的专业要求各不相同，可能需要由医疗机构直接采购 DTx，患者购买包含数字疗法以及医生复查评估及其他专业指导的一整套服务包，之后按医嘱定期到院接受治疗，在专业的医疗人员指导下使用。而部

分纯软件类的DTx，医生可以直接向患者开具处方并纳入管理，烦琐程度低，便捷程度高，但患者到院接受数字疗法治疗和专业医疗服务的评估指导，可能获得感更强、更易接受，而这也需要患者保证如期到院。对于2B路径，一方面，当深度了解企业的痛点与需求，实现紧密的价值结合。对于一般企业，此路径在国外得以发展的主要逻辑有二：第一，健康保险发展成熟和国外薪酬体系制度完善且雇主会因员工健康问题而承担大量的保险支出和其他间接成本；第二，与传统治疗方法形成整体解决方案。国内一些雇主企业也开始采购DTx用以改善员工的身心健康状态、提升生产力和工作效率，且国内的2B更趋向于后一种逻辑及基于行业的痛点与需求与企业价值形成的深度结合。在现有的几种模式之上，下阶段国内数字化医疗技术企业可借鉴国外部分企业建立的雇主合作模式，如作为企业福利的一部分向员工提供企业的数字干预，以提高职业人群的用脑效率、延缓脑退化，雇主集团采用个别试点项目后，也有望成为数字疗法的早期倡导者，但这一理想的落地还有很长的路要走。另一方面，对于药械厂商，数字疗法通常对提升企业原有业务或者产品的市场竞争力有明显增益，如数字疗法与药械形成整体解决方案并由药械厂商推向市场，之后向数字疗法企业分配销售收入。但目前为止，这一路径仍不明晰。药械厂商并没有作为渠道的基因，数字疗法与药械厂商的合作难以维持简单的委托销售关系。但是，数字疗法企业的技术壁垒和专利保护强，不易被复制，这是异于其他DTx的显著优势，是其作为先驱探索DTx联合药械的整体解决方式的优良基础。2I路径中商业保险与医保基金都是潜在支付对象，但同样道阻且长。2C路径中使用者与决策者统一，直接2C成功的关键在于患者已普遍具有了数字疗法是一种有效治疗手段的意识。在这一前提下，DTx拥有了处方药物的地位，患者愿意在公开渠道获取并为之付费。否则，数字疗法可能沦为升级版的慢性病管理或者健康管理数字产品。这也指向了部分数字疗法企业在进行患者教育时强调疗效证据的重要性，关于成本效益或成本效用的坚实证据也应尽快给出。2G路径对应着庞大的患者基数或者特殊领域的需求，国家专项资金支持不可或缺。相对而言，某些企业在这条路上进展喜人——2021年，国家能力建设和继续教育中心联合首都医科大学宣武医院、项目专家组启动认知障碍疾病专科能力建设与认知中心建设项目，某企业支持了12期国家或省市级脑康复技术培训，惠及了30余座城市800余家医院的4000余名医疗专业人员。2020年，该企业为北京朝阳医院建立了第一家认知中心，当前其产品已在全国80家医院落地，累计为超10万名患者提供服务。截至2022年8月，该项目已确认196家认知障碍诊疗中心及建设单位，覆盖全国30个省市自治区，其中不乏各专科的"国家医学中心"。按计划，在未来5年内将培训2500～5000位认知中心专业人才，并在全国2100多家公立医院建立认知中心。将以医院的神经内科为核心，连同精神科、康复科、老年科、心内科、内分泌科乃至儿科、

第四章 情感与认知障碍数字化诊疗技术临床应用进展

表 4-2-3 某数字医疗技术企业实施策略分析

支付方	使用方	触达方式	核心要求	常见路径	实施难点	应对策略	进一步优化思路
C	C	B2C	流量吸引能力、流量转化能力和社区运营能力（吸引患者、留住患者，患者意识观念的培育）	线上营销，在自媒体平台以文字、视频等形式向患者提供认知科普及服务，从而将吸引来的流量进一步转换到疗法的产品中，和患者建立直接联系	需投入较高权重的运营获取流量，营销费用、背书有限时，患者需自行认识、分辨、理解产品，流量转换大幅下降，患者使用的比例大幅下降，患者的依从性和对产品的信赖度存疑，进而影响患者对产品的接纳度和使用度	坚持严肃医学本质，得到中国心理卫生协会护理心理专业委员会、中国老年学学会老年医学委员会、上海康复医学会等的支持，踊跃参与专家共识的编写（国内前四个）；创造性地提出 B2E2C，从临床专业切入，先与院内专家合作进行产品的健脑康复验证，建立起临床效果验证，拓展到产品的定位后再向普通消费者迁移，从而吸引中老年人群的脑科评估；创办世界最大的中文脑科专业网站"我爱脑科学"网，医生学习引专业学生，医生学习先进脑成像技术和脑科学必上网站和脑科学爱好者的流量入口	传统严肃医疗团队持续负责将临床循证依据商业转化，同时为产品构建背书，教育患者，同时重视和与互联网运营团队的有机结合，让其担任全链条业务运营和产品服务体验保障的角色；通过用户需求调研，认知训练依从性评估和方式优化产品设计和用户体验

精准医学前沿技术与创新发展 | 117

续表

支付方	使用方	触达方式	常见路径	核心要求	实施难点	应对策略	进一步优化思路
H	C&H	B2H2C	将数字疗法纳入院内的诊疗服务，患者在就医途中可选择尝试数字疗法，不直接与患者建立联系，医院或医生是连接患者和DTx产品的纽带	有扎实的临床循证依据来入院，进而说服医生在诊疗时有意愿向患者介绍数字疗法产品的解决方案	医疗器械注册证的获取本身存在难度，拿证后的院端推广流程漫长，审批严格，时间周期久。医生教育与医生对产品的认可度、认可率、使用率存在相对高不确定性；对已有相对成熟的解决方案的数字疗法领域，寻找临床患者的诉求不紧迫，数字疗法更多是起到改善的附加作用	先寻求与权威医院、专业协会的合作，设计严密的随机对照实验和软件的底层医学模型从而在真实世界应用中达到优于传统治疗的后合以及效果，以算力强大的后合以及持续迭代的研发提供滚动的支持，持续业潜在周期内盈利需求与长研发周期利需求的平衡	与外部政策和临床需求深度结合，走循证医学路径，以提供持续的数字化服务的方式在稳脚跟，再延伸到院内外稳场景
B	C&B	B2B2C	将DTx产品和原有的传统药械产品搭配同到普通人群中，不直接面对终端消费者，同雇主合作，作为员工福利等形式提供DTx产品的服务	第一种路径中，产品本身的功能特性需与药械协同；第二种路径中，雇主更青睐普适性到临床循证充分的数字疗法，这对产品的合规审批有所要求	对第一种路径，数字疗法企业话语权相对较弱，长期大量的规模化营收严重依赖于合作药械方的销售渠道、资源；国内企业提供多样化福利的意识尚浅，且针对小众疾病类型的产品走难难被买单	扭转弱势地位，提出技术或数据合作的模式，提供认知障碍大数据服务获得数据服务费；与药械厂商合作服务政府项目，如与天土力医药共同推动建立脑认知中心；以普适、应用广的DTx产品起步，逐步教育雇主市场，持续打消用户对专效的疑虑	开发联合药品、器械或三者联用的更多优质产品，形成更大合力；改变社会主流观念，带动行业发展，展现DTx产品的价值

第四章 情感与认知障碍数字化诊疗技术临床应用进展

续表

支付方	使用方	触达方式	常见路径	核心要求	实施难点	应对策略	进一步优化思路
G	C	B2G2C	由政府购买后分发给患者，较典型的国家采购数字疗法发生在毒瘾戒断场景，与司法、公安、卫健、社区都有合作，相关部门也有可能将部分资金用于购买更多的养老、残联、康复等特殊机构	患者基数庞大或者特殊领域需求，DTx临床效果可经受验证且国家有专项资金支持，需要大量真实世界样本的沉淀	核心困难在于医保控费的大环境下民政支出金额有限；起步晚的DTx也尚无确凿的DTx卫生经济学优势证据，数字疗法在其擅长的领域的生效、发展的正向循环尚未形成	扩大并夯实与G政府的合作基础：在争取认知障得领域政府及学会组织的认可上持续发力，参与"十二五""十四五"规划中多个国家级研发项目，制定康复技术类软件国标、参编卫计委十三五专业康复教材，联合卫计委发文推动中国脑健康计划，成为国家卫健委认知障碍疾病专科能力建设项目的首家支持单位，在地方上，北上广宁杭等地早在2015年已开始建示范。共同推广科学健脑，如与南京多家老年机构和青少儿机构签署协议为南京50岁以上中老年人和3~8岁的儿童提供免费的脑健康评估和脑状态测评服务。与上海浦东民政局也采购六六脑1000个健脑账号并计划扩展	结合政府对具有卫生经济学价值的医疗产品的支持意愿和付费意愿，发挥软件类产品高可拓展性、人工干预减少的天然低成本效应，持续挖掘成本节约潜力较大的适应症，对患病率和发病率较高但传统疗法效果不理想低成本的产品；通过医联体合作，整合不同层级的诊疗资源，培训专业人员，制定区域推广方案，培训练在基层的有效落知识专业，响应最新政策导向地，探索"数字疗法+互联网医院"的新模式

精准医学前沿技术与创新发展 | 119

续表

支付方	使用方	触达方式	常见路径	核心要求	实施难点	应对策略	进一步优化思路
I	C	B2I2C	预防、筛查等模块均可以与保险公司中的控费需求有机结合，包括保险采购后将数字疗法作为附加的权益项目赠送给投保人并积极致励使用以维持更高的健康水平，以及保险支付方，将DTx纳入报销范围，以鼓励患者选用此方案	实现规模化稳定化发展一方面对病种的普适性有要求，另一方面对商保体系的不断增长也有一定的要求，也需要大量真实世界样本的沉淀	中国与其他国家的医疗保障体系存在根本性差异，商业保险参保人群基数不大，潜在适合DTx产品的商保产品有限；保险公司更多关注数字疗法采集的数据的价值而非数字疗法本身的价值	医保商保双开花：已争取进入30个省份医保目录报销范畴；开发了对慢性病数据的硬件监测体系，对个人健康数据收费和数据的用户数据库的大数据对省级样本库的多样化模式服务收费	为产品的更多适应症/管线争取更多省份的医保报销资格；持续与商保公司就报销范围、控费模式上创新探索，追求双赢

表源：作者自制

第四章 情感与认知障碍数字化诊疗技术临床应用进展

妇产科等相关科室与相应的专科医院，形成一个有效联动的多层级认知障碍预防干预体系，从而建立健全医院-社区-家庭-患者之间的联动机制（详见表4-2-3）。

纵观我国数字疗法领域，2022年是历年来医疗器械获批最多的一年，其中针对认知功能障碍的数字疗法占到四成之多。由此可见，目前数字疗法的同质化程度提高。事实上，借助数字疗法在应用中积累的真实世界数据，具有较强人工智能算法能力的数字疗法企业在未来将会越来越多。对此类产品而言，仅仅获批或许已难充分体现其价值。即使部分数字化医疗技术企业已通过审批进入临床应用时，且有国内顶尖医院的示范效应加持，其也面临着"入院"和"上量"两大关键步骤。通常情况下，创新医疗器械面临的临床接纳迟缓问题在"入院"阶段体现在"医院准入复杂"；在"上量"阶段则表现为"医生接受困难"。前者之所以复杂，主要在于政府审批（大型医疗器械）和入院流程（所有医疗器械）两个阶段，这考验政府关系管理，而后者则需要渠道资源管理。部分企业目前已与政府的建立起良好的合作基础与信任关系，后续宜维持政府合作并争取更多的互动。

采用处方路径的数字疗法公司连同创新药械企业可能面临同样的困境，即有资历的医生相较于年轻医生可能对新兴软件理解不足，由此产生了医生认知教育需求挑战。初创企业，势单力薄，而如果细分领域甚至整个行业的企业能形成共识、铸成合力，有望分摊巨大的教育成本，最终每个企业都能受益。在这方面，药械企业的经验或能作为一个微型指南。

患者不得不自己认识、分辨、理解产品，流量转换到产品使用的比例将大幅下降，患者的依从性和对产品的信赖度存疑将反向影响到患者对产品的接纳度和使用度。产品临床效果若存疑，会导致医生对于新事物的认可度不高、使用意愿低、动力不足，更不会自发为产品背书。在这方面，企业遵循数字疗法是严肃医疗的理念，全程高度关注医生参与度，在几个主要适应症上得到了顶尖机构权威专家的认可，为其后续其他适应症的应用落地提供了路径参考。

产品纳入政府报销范围可能会让六六脑面临定价下调的压力，此时盈利情况取决于纳入报销后产品销量的增长程度，这时患者的依从性、普通用户的黏性就成了至关重要的一环。以海南省为首的省份占领先机，提出"应推动互联网医院与DTx产品融合发展，提升在专病防治和健康干预等领域的服务功能，鼓励医疗机构将DTx与互联网医院平台整合，赋予医生在互联网医院开具DTx处方的权限"。该模式的理念基础是互联网医院与DTx适应症领域（专病防治领域）相似，且不同于传统药品的依从性和诊断关联性，DTx具备互联网远程医疗服务的特点，契合度高。目前已有部分DTx企业在申请数字疗法资质的同时申请互联网医院牌照，"数字疗法+互联网医院"的模式或成为破局新思路。虽然DTx在一定程度上提高了患者主动性，但如何让患者持续保持其活跃度仍是永远的课题，希望在将来看到以六六脑为代表的国内数字疗法企业给出行之有效的答案。

全球数字疗法第一股 Pear Therapeutics 已于今年申请破产保护，且美国 FDA 在其旗下基于 CBT 原理的产品 ReSET 和 ReSET-O 上市 3 年后又召回，DTx 被纳入德国医保后的处方量也不理想。数字疗法从概念提出到商业化验证用了不到 5 年的时间，远快于医疗其他细分领域，然而进入应用阶段后则速度变缓。长期看来，DTx 企业要扩大和加深在人群中应用的范围和程度，应该关注：实施基础如政策支持力度、数据反馈质量、科研课题成果、临床研究进度、医生参与度与积极性等；供给侧如企业资源投入、企业管线布局、产品研发速度、同质企业数量等；需求侧如疾病知晓情况、患病基数变化情况、原有疗法治愈情况、患方治愈迫切度、人均付费单价等。如何基于人口、互联网优势，推动中国的 DTx 的应用亟待进一步探索。在真实世界中，人群规模的扩大也要求算法不断随之优化，如何针对软件性产品更新也是六六脑乃至整个行业需要解决的问题。

（六）融资进展

新型冠状病毒肺炎疫情在全球爆发以来，大脑成为 COVID 病毒的第二个重点攻击器官，各国加强了对脑部疾病的重视，刺激了神经科学行业的发展，数字神经科学也有助于缓解疫情以来日益严重的心理健康问题，诸多因素共同推动全球神经系统疾病数字疗法的投融资热度在 2020—2021 年飙升，并于 2021 年达到顶峰。国内方面，相关企业大多专注于中枢神经系统疾病和神经退行性疾病，中国"脑计划"于 2016 年正式启动，也将融资热度带上了历史高峰。不过由于神经系统疾病中的部分病种病因复杂且缺乏治疗药物，外加电子病例神经病学中的使用受到复杂诊断数据要求的限制，神经系统疾病数字疗法产业尚处于发展早期。

在产品融资中，认知障碍数字药完成了 3000 万～6000 万元的融资，主要用于 2020—2021 年期间开发的 AD 前驱期 aMCI 与血管性认知障碍 VCIND 两个适应症的医疗器械注册；认知训练门诊共建完成了 1000 万～2000 万元的融资，用于认知训练门诊及神经心理专科的落地标准化及下沉推广应用。

在经历了国内外知名机构的六轮融资后，2023 年 8 月，国内某 DTx 企业向港交所正式递交招股书，拟主板挂牌上市，冲刺中国"数字疗法第一股"。

（七）小结

一般来说，医患认知和参与度与行业成熟正相关。部分 DTx 企业起步时遵循了新兴企业的发展规律，但凭着大样本人群有效性验证推进及突破，以及在专业学会工作与政府组织项目中的积极贡献，已成为相关领域当之无愧的领头羊。某企业利用数字技术开展脑健康的评估和训练，实现了对认知衰退的早期发现和持续干预，为认知障碍的早期筛查、辅助诊断和持续康复提供了可能，拓展了传统模式的局限，使认知训练更便捷可及。据披露，近3年该企业的营业收入呈现快速增长的态势，是国内市场医疗级认知障碍DTx 2022年商业化收入的冠军。与此相对的是，由于研发和商业化推广投入的加大，亏损额较高，但有逐年收窄的趋势。这显示该企业正处于高速增长的初期阶段，随着商业模式的逐步成熟和产品影响力的提升，其盈利能力也将得到增强，其业绩也将随着市场的逐步培育实现持续稳定增长。

眼下，我国在数字疗法的定义、适用范围、分类界定以及技术审评问题上尚待进一步完善。尽管数字疗法的定义尚未达成一致意见，但其作为数字医疗的重要组成部分已成为包括我国监管部门在内的全球监管共识。在年中，NMPA也启动了数字疗法医疗器械分类界定指导原则制定的工作。这些都为数字疗法在未来的进一步发展奠定了基础。展望未来，随着国家政策的进一步完善，预计数字疗法的监管环境将愈发明晰，注册审批制度也会更加规范，这将有利于DTx获得监管认可，部分企业已经获得的医疗器械注册证和发表的临床验证报告将持续成为其竞争优势。数字疗法正逐年受到更大的关注，并越来越切入医疗核心的临床医治。更为引人瞩目的是，借助多种数字技术的融合，数字疗法已经逐渐跳脱仅在个别适应症上有效的刻板印象，并在更多的适应症上展现出强大的生命力和近乎无穷尽的可能性。随老龄化加剧，普遍对认知障碍数字疗法全球市场的未来增长空间持乐观预期。在商业模式上，DTx企业可以进一步拓展医院、医保报销等支付渠道，或与保险公司合作，探索数字疗法的保险报销路径，为产品的推广应用带来更多可能。与此同时，继续丰富训练课程、提升用户依从性、开展多中心临床研究等，也可作为其后续发展的发力点。总体来看，国内数字疗法市场具有强大的发展潜力，其未来发展前景广阔。

第三节　情感与认知障碍数字化医疗技术应用情况评价及分析

数字医疗广泛适用于情感与认知障碍疾病的评估、辅助诊断、治疗和管理。

一、评估

在数字医疗中，对情感与认知障碍疾病的评估应用主要有计算化评估、基于游戏和虚拟现实的认知评估、基于生理指标的认知评估3种，可实现对患者整体精神状况、认知功能、日常生活能力的全面评估。

1. 计算化评估

计算化评估是各类情感与认知障碍疾病评估在计算机框架下的数字化应用，

包括量表式测评，即将传统量表计算机化，如简明精神状态检查（mini-mental state examination，MMSE）、蒙特利尔认知测验（the montreal cognitive assessment，MoCA）、蒙特利尔阿斯伯格抑郁评定量表（Montgomery-Asberg Depression Rating Scale，MADRS）等评估工具；任务式测评，即针对计算机本身特点研发的评估工具，如剑桥自动化成套神经心理测试（Cambridge neuropsychological test automatic battery，CANTAB）、中文版精神分裂症认知功能评估成套测验（Measurement and Treatment Research to Improve Cognition in Schizophrenia Consensus Cognitive Battery，MCCB）、BrainCheck、中国科学院心理研究所早期研发的基本认知功能测试。

部分工具已被证明与原来的评估方法有较强的一致性。例如，针对 MCI 患者的数字化言语记忆测试，数字化评估比纸笔评估的灵敏度略高（0.89：0.86），2 个评估方式的特异度均为 0.82（图 4-3-1）。

2. 基于游戏和虚拟现实的评估

这种评估方法通过游戏和虚拟现实，要求患者执行特定任务，通过患者的表现，评估其情感与认知功能。评估内容的呈现与音乐、美术、故事等形式相结合，例如，虚拟现实技术可以对患者的空间认知功能进行评估。

3. 基于生理指标的评估

基于如脑电、眼动、面部表情等的生理指标开发的测量范式也是评估情感与认知障碍疾病的方式之一。例如，基于脑电可以有效识别睡眠障碍，基于特定的语音识别装置可以通过自动语音识别（ASR）对认知障碍患者的语音、语言等关键特征进行识别和分析。这些评估手段可以通过计算机开发时搭建的平台界面，实现多种模态的融合和对疾病的全面评估，并与干预过程结合，形成动态的数据传输闭环。

二、辅助诊断

神经电生理技术、神经影像技术的不断发展使无创监测大脑神经活动成为可能。目前，随着数字医疗的应用越来越广泛，传统的人工诊断方法正逐渐被淘汰，而神经电生理和神经影像技术已成为辅助诊断情感与认知障碍疾病的重要方法，为疾病的早期诊断、诊断鉴别、疗效评估、复发预测提供可量化的指标。

其中，神经电生理技术通过对脑电等神经电生理数据的统计和分析，辅助情感与认知障碍疾病的临床诊断。神经电生理技术主要包括常规脑电图、诱发电位、事件相关电位、脑电地形图和多导睡眠图。

常规脑电图被用于检测抑郁症状，线性和非线性脑电图的组合被证明可以有效提高检测抑郁的准确性。

第四章 情感与认知障碍数字化诊疗技术临床应用进展

Montreal Cognitive Assessment (MoCA) Beijing Version
蒙特利尔认知评估北京版

出生日期：
教育水平：　　　　姓名：
性　　别：　　　　检查日期：

视空间与执行功能

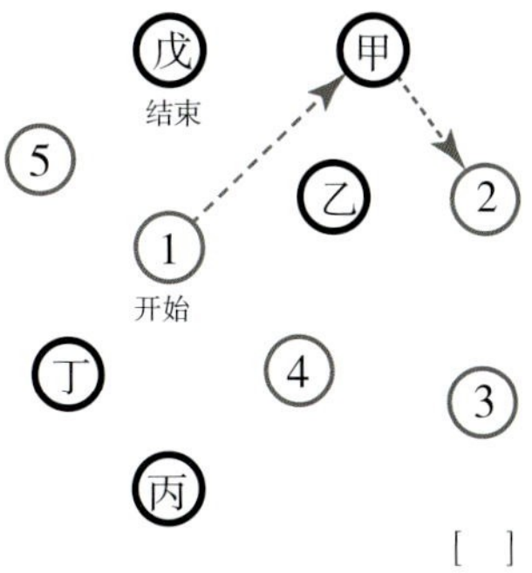

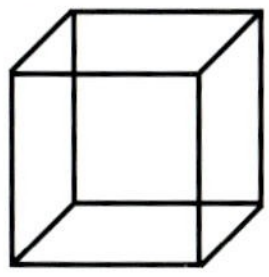

（戊结束 — 甲 — 乙 — 2；5 — 1开始 — 丁 — 4 — 3 — 丙）

复制立方体　　画钟表（11点过10分）（3分）

[ ]　　　　　　[ ]　　　　轮廓 [ ]　数字 [ ]　指针 [ ]　　＿＿/5

命名

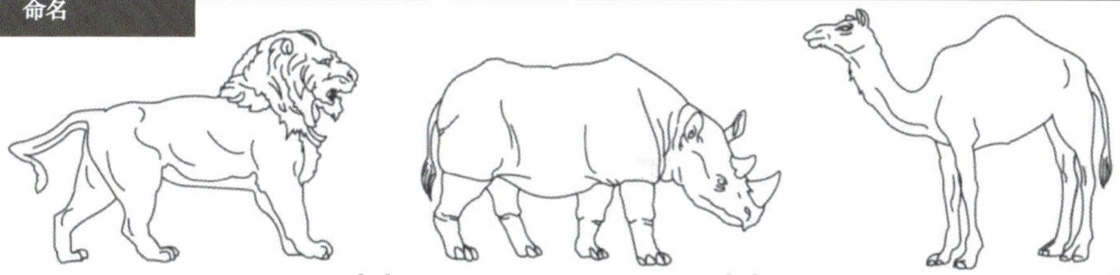

[ ]　　　　　　[ ]　　　　　　[ ]　　　　＿＿/3

记忆	读出下列词语,而后由患者重复 上述过程重复2次 5分钟后回忆		面孔	天鹅绒	教堂	菊花	红色	不计分
		第一次						
		第二次						

注意	读出下列数字,请患者重复（每秒1个）	顺背 [ ] 2 1 8 5 4 倒背 [ ] 7 4 2	＿＿/2

读出下列数字,每当数字1出现时,患者必须用手敲打一下桌面,错误数大于或等于2个不给分
[ ] 5 2 1 3 9 4 1 1 8 0 6 2 1 5 1 9 4 5 1 1 1 4 1 9 0 5 1 1 2　　＿＿/1

100连续减7　　[ ] 93　[ ] 86　[ ] 79　[ ] 72　[ ] 65　　＿＿/3
4～5个正确给3分，2～3个正确给2分，1个正确给1分，全都错误为0分

语言	重复：我只知道今天张亮是来帮过忙的人 [ ] 狗在房间的时候，猫总是躲在沙发下面 [ ]	＿＿/2
	流畅性：在1分钟内尽可多的说出动物的名字　[ ] ＿＿＿（N≥11 名称）	＿＿/1

抽象	词语相似性：如香蕉-桔子=水果 [ ] 火车-自行车 [ ] 手表-尺子	＿＿/2

延迟回忆	回忆时不能提示	面孔 [ ]	天鹅绒 [ ]	教堂 [ ]	菊花 [ ]	红色 [ ]	仅根据非提示回忆计分	＿＿/5
选 项		分类提示						
		多选提示						

定向	[ ] 日期　[ ] 月份　[ ] 年代　[ ] 星期几　[ ] 地点　[ ] 城市	＿＿/6

总分　＿＿/30

© Z.Nasreddine MD　Version November 7, 2004
Beijing version 26 August, 2006 translated by Wei Wang & Hengge Xie
www.mocatest.org

图 4-3-1　蒙特利尔认知评估北京版量表

资料来源：张玉梅，宋鲁平.康复评定常用量表[M].2版.北京：科学技术文献出版社，2019.

事件相关电位（event-related potential，ERP）作为脑功能评估的重要电生理指标，能够非入侵实时地测量大脑功能状态的变化，操作简单、经济。ERP 的成分可分为与物理刺激加工相关的外源性成分和与心理加工过程相关的内源性成分，其中内源性成分如失匹配负波（mismatch negativity，MMN）、P300、关联性负变（contingent negative variation，CNV）和 N400 成分，反映了不同的高级认知加工过程。P300 潜伏期对 MCI 进展敏感。研究显示，相较健康对照受试者，MCI 患者的 P300 幅值减小、潜伏期延长；AD 患者的 P300 潜伏期较 MCI 患者显著延长。此外，在执行高级认知任务，如注意和抑制控制时，MCI 和 AD 患者的 N200 幅值均显著小于健康对照受试者，对认知障碍的辅助诊断具有重要价值。

神经影像技术通过将人体内部结构可视化，辅助情感与认知障碍疾病的临床诊断。主要包括计算机 X 射线断层扫描、单光子发射计算机断层扫描、正电子发射计算机断层扫描、功能性磁共振成像、近红外光谱成像和多模态神经影像。

近红外光谱成像（fNIRS）作为一种无创、生态效度高的神经成像技术，可在自然情境下进行认知状态下的脑功能监测。一项研究使用了可穿戴连续波功能 fNIRS 设备测量大脑氧–血液动力学反应，证实 fNIRS 在抑郁症辅助诊断中具有较高准确率。但是，fNIRS 对抑郁症辅助诊断的准确率还需要在更大的样本量中进行进一步研究。除外，fNIRS 监测的血流动力学模式还可以辅助医生开展情感与认知障碍疾病的诊断分型。利用 fNIRS 检测精神障碍患者言语流畅测试任务下的脑功能状态，基于额叶–颞叶皮质血流动力学反应模式的时空特征分析，提取积分值、重心值等指标，可以准确区分重度抑郁症患者、双相情感障碍与精神分裂症（图 4-3-2）。

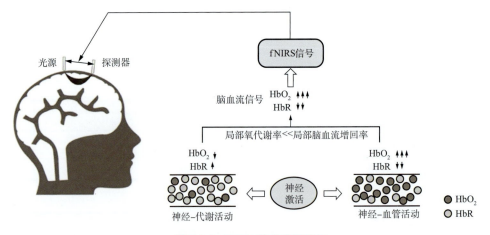

图 4-3-2　fNIRS 技术成像原理

单光子发射计算机断层扫描（SPECT）、正电子发射断层扫描（PET）和功能性磁共振成像（fMRI）是辅助诊断 ADHD 患儿的方式之一。然而，脑成像扫描虽然能

第四章 情感与认知障碍数字化诊疗技术临床应用进展

提供明确诊断，但敏感性较缺乏。

三、治疗

数字医疗并非一定是面对面治疗的简化版本，相反，在某些情况下，它们会产生一种由数字媒体本身启用的作用机制。

1. 数字化认知训练

数字化认知训练，是通过计算机化、游戏化的训练形式，充分调动患者各种感官系统，针对记忆、注意和执行加工过程等一个或多个认知域开展的训练。它可以针对被训练者的认知水平选择训练难度，根据训练表现动态调整，实现适应性的训练效果。数字化认知训练可以有效提升MCI及痴呆患者的整体认知功能、注意力和执行功能。

2. 虚拟现实疗法

暴露疗法被认为是创伤后应激障碍（PTSD）的一线治疗方法。虚拟现实技术对特定应激场景加以呈现，便促成了虚拟现实技术与暴露疗法相结合，即虚拟现实暴露疗法（VRET）。暴露疗法的优点在于刺激的环境可以根据患者定制，分级暴露也更易实现。缺点则是难以使受试者完全沉浸在创伤中。

除了暴露疗法外，虚拟现实还可以与游戏化内容结合，形成认知训练。这种认知训练能够有效改善健康老年、MCI患者、精神分裂症患者和ADHD患者的注意力、记忆功能、信息加工速度和执行功能。

部分研究发现，虚拟现实疗法可能使一些患者产生眩晕、恶心、头痛等不良反应。对于跌倒风险较高的患者，应当尽量避免使用虚拟现实疗法。

3. 怀旧疗法

怀旧疗法基于"痴呆患者远期记忆依然保持完整"这一说法，通过运用对过去事件、感受和想法的回忆，以促进患者改善情绪、提高生活质量或适应目前的环境。现在，怀旧疗法已普遍应用于AD患者认知和精神行为的异常治疗，能够显著改善患者的认知、情绪、社会活动功能，提高患者心理稳定性。在数字疗法中，怀旧疗法主要依托的媒介有多媒体相册、多媒体音乐游戏、远程视频通话引导、怀旧和会话交互式计算机辅助系统、其他动态视觉模式的探索五大类。

4. 认知行为疗法

认知行为疗法是基于认知、行为、情绪来改变患者的思维模式，从而改善患者情绪反应和行为习惯的一种心理治疗方法。研究证明，它对抑郁症、睡眠障碍均是有效性较高、可扩展且具有稳定的持续性的干预措施。

5. 正念减压疗法

正念倡导以一种开放、不加评判、宽容和好奇的方式关注现在。正念减压疗法是以正念为基础的压力管理疗法，目的在于通过提供正念冥想训练的方式减轻患者压力，管理患者情绪。研究证实，正念减压疗法能够有效帮助人们减轻焦虑，促进睡眠，获得更自在平和的状态。

四、管理

传感器、摄像头、可穿戴设备等信息通讯技术可以获取患者客观、可量化的生理数据，辅助进行情感与认知障碍疾病的管理。研究表明，活动的减少与认知障碍患者淡漠严重程度相关。活动增加则与躁动严重程度、攻击行为频率相关。便携式脑电设备则基于自助睡眠监测-干预系统，能够采集、记录患者完整的睡眠数据，从而对睡眠模式进行分析，便于跟踪睡眠障碍患者的情况（图 4-3-3）。

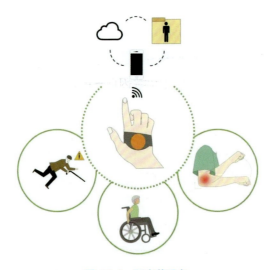

图 4-3-3　可穿戴设备

五、小结

作为传统医疗的替代方案，数字医疗大有可为。它能够提供可访问、方便且具有成本效益的干预措施，而这些干预措施能根据患者的特定需求量身定制。使用数字医疗治疗情感与认知障碍疾病是一个有前途的开发领域，终将改变情感与认知障碍的诊断和治疗方式。

第五章　情感与认知障碍数字化医疗领域政策建议与展望

第一节　数字化技术应用于情感与认知障碍诊疗的政策建议

一、中国数字疗法发展现状

由于国内对数字疗法的态度较为保守，因此中国的数字疗法发展起步较晚。中国对"数字疗法"还没有形成正式与官方的界定与监管，普遍认为其属于二类或三类医疗器械，受到《医疗器械法案》监管。而医疗器械一般需要通过国家药品监督管理局（NMPA）监督与管理，根据其风险水平选择不同的临床评估方法与路径。此外数字疗法产品由于对数据信息的要求度高，在监管批准过程中要求满足相关的网络安全与用户信息安全要求。总体而言，我国的数字疗法缺少准确的界定、明晰的监管程序与指导原则。

COVID-19疫情或许成为我国数字疗法发展的拐点。2020年11月成都尚医信息科技有限公司开发的术康App正式通过NMPA批准，成为我国境内首款获批的"数字药品"（仍属于医疗器械类）。该产品由医生为患者开具处方获得激活码后使用。医生利用术康APP结合可穿戴设备针对患者具体病情和心肺、骨骼肌运动状况进行远程智能评估，制订个性化运动和营养处方，视频处方跟训，远程视频指导，全程数据监控，智能量化随诊，以及AI智能管理。

此后，我国政府围绕《"健康中国2030"规划纲要》，不断推动医疗领域数字化建设、新型医药产品研发，持续扶持数字医疗软硬件产业的发展和创新。2022年2月发改委印发的《"十四五"生物经济发展规划》中则明确了加速推动数字疗法在临床中的应用；2022年10月，海南省人民政府印发的《海南省加快推进数字疗法产业发展的若干措施》更是成为全国乃至全球首个为数字疗法全周期提供支持和保障的政策性文件，将对数字疗法产业发展起到重要推动作用。在中央和地方政策相配合的背景下，国内数字疗法的产业顶层架构将更为完善和前瞻，为行业的健康发展夯实了根基。国药监局、卫健委等机构陆续更新和出台有关人工智能医用软件、医疗器械软件相关的监管要求和指导文件，为数字疗法产品的分类界定、注册审查流程、数据安全规范等提供更明确的指引（图 5-1-1）。

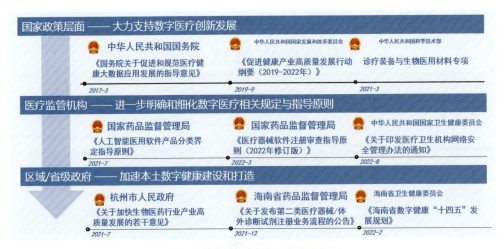

图 5-1-1　针对数字健康的国家政策

资料来源：艾昆纬研究与分析

目前，已有超过 70 家本土创新企业进入中国数字疗法市场，其中约有 20 余款数字疗法产品已经获得医疗器械的注册证。数字疗法在中国具有非常广阔的前景。

首先，国内存在大量慢病与认知障碍患者，需要全周期的长期健康管理，而传统的医患关系与就医模式导致医院服务无法触及患者的日常生活，导致患者的用药、锻炼等依从性较差，同时传统医学的短板在于只针对代谢性疾病、心血管疾病、癌症、慢性呼吸系统疾病为代表的慢性疾病，而数字疗法能够有力的满足患者在院外对医疗延申服务的需求，并且可以通过数字疗法增强患者教育，提升患者的生存质量。

其次，数字疗法能够有效缓解医务工作人员的工作压力、降低医疗机构的服务成本。我国医务人员短缺的现象十分严重，数字疗法能够有效增强患者的用药依从性，为医生提供长期持续的疾病记录，对医生进行更精准更快速的评估具有显著作用。同时一定程度上减轻医疗资源分配不均的现象。

最后，借助精准的数据采集方式采集患者数据、评估疾病风险、实现个性化的防控体系管理与治疗，数字疗法对于建设中国的医疗大数据具有至关重要的作用。同时对于创新企业、药企等通过真实世界数据研究可以提高中国总体的研发效率，降低研发成本与缩减研发周期。

与此同时，数字疗法在中国的发展也面临诸多困难与挑战：①数字疗法的体系尚未形成，对于创新产业与产品的发展具有负面的阻碍；②医疗信息与数据的收集与运用体系有待健全，存在诸多安全隐患；③我国尚未形成广泛的数字医疗市场，患者与医生对数字疗法的接受度普遍偏低。为了使数字疗法能够更好地应用于患者康复与疾病治疗，需要广泛吸取其他国家关于数字疗法发展的经验，快速建立起国家整体级别的数字疗法监管框架。

二、中国数字疗法发展建议

（一）监管层面

1. 专家委员会对定义、范畴与分类做出明确界定

不同国家对数字疗法的定义与范畴具有差异化的管理办法，但发展较快的国家例如德国、美国、英国都对数字疗法以及所涉及的范围做出清晰的界定，例如，德国专门为数字疗法产品设置 DiGA 目录，而美国是将数字疗法产品作为医疗器械进行管理，对其风险评级与产品范围做出清晰定义，为后续的监管奠定基础。

2. 建立严格的临床标准管理

数字疗法产品以循证医学为基础，而国内的数字疗法临床试验缺乏统一标准。企业应当聚焦于临床实践，在循证医学证据充分的领域开发相关产品。在产品的设计和临床验证过程中，应首先关注临床指南、诊疗规范的要求，并在参考借鉴国际数字疗法产品监管经验的基础上，结合我国的临床实际和具体国情，从自身产品设计特征、临床风险等角度出发，开展规范、科学的产品临床评价工作。如对于抑郁症、失眠等精神卫生领域病症提供辅助治疗的 DTx 产品，可考虑开展随机对照临床试验以评估产品临床应用的安全有效性。

3. 监管机构探索快速审批通道

为适应数字疗法产业的快速蓬勃发展，德国、美国等国都开设了数字疗法产品的快速审批通道以促进数字疗法产业的发展。并且数字疗法产品以数字信息为核心，与传统的医疗器械不同，对所涉及的临床证据、安全评估以及信息安全要求不同，且可对比的同类产品充足性欠缺，现存的软件类医疗器械的审批流程与数字疗法产品适配度较低，因此开设专门的审批途径与标准为安全可行的路径。

（二）医疗数据信息层面

1. 医院重视数字疗法的未来价值

我国智慧化医院与互联网医院处于快速建设时期，数字疗法的推广将为补全患者的全周期疾病管理、实现院外数据监测做出贡献，因此医院应该作为倡导数字疗法应用的应用场景，与企业、政府监管部门加强在数字疗法发展方面的合作。将数字疗法纳入疾病常规的诊疗路径，以推动数字疗法的临床转化与技术迭代。

2. 信息安全部门加强对数据安全性的管理

医院智慧化建设过程中存在信息安全防护能力差、网络安全风险与大量可被窃取与盗用的安全隐患。数字疗法产品涉及大量患者个人姓名、身体体征、就诊记录、日常健康状况等敏感信息，因此对患者信息的保密与监管至关重要。

第二节　情感与认知障碍领域数字医疗应用的产学研转化路径

一、产学研转化的国内外现状

我国的"十四五"规划中，强调要坚持创新驱动发展战略、完善国家创新体系、加快建设科技强国。2021年6月国务院办公厅印发了《关于推动公立医院高质量发展的意见》，提出要引领公立医院高质量发展新趋势，即要面向生命科学、生物医药科技前沿，面向国家战略需求和医药卫生领域重大科学问题，加强基础和临床研究，围绕推动原创性疾病预防和诊断治疗新技术、新产品、新方案和新策略等产出开展关键核心技术攻关，推动科技成果转化。随着国家科技创新成果转化相关政策的落地，我国医院科技创新和成果转化工作取得了长足进展，一部分标杆医院已探索出适合我国医院科技创新成果转化路径，专利及科技成果转化的数量和质量不断提升。

数字疗法是基于软件交互、大数据、算法等数据科学而诞生的新型医疗技术。数字疗法依赖于政策、临床试验、患者认知等多层面，尤其是在我国的数字疗法企业多数为初创企业的前提下，医院需要积极引进数字疗法提供临床与真实世界数据研究，政府需要在研发、临床到商业化的监管层面进行明确的规定，才能有效的推动数字疗法进一步发展。此外，数字疗法与有明确的药物机理药品的不同，是基于软件流程、数据、算法的反馈，在小样本RCT中可验证有效性。随着真实世界人群规模的扩大，算法将不断优化，所以对产学研不断更新的需求更大。

发达国家在医疗产业的产学研合作创新中积累了众多成功经验，例如日本实行以民间企业投资为主导的产、官、学、研相结合的科技管理模式——政府通过政策调整为产学研结合创造良好的环境与条件。充分开发和利用能够尽快使经济得到增长的科学技术是日本医疗器械创新体系的主要特征。在医疗器械产学研医合作促进方面的主要经验包括改善产业市场环境和监管环境、设立产医合作研究基金、资助医疗器械临床研究等。上述经验对我国的产学研转化路径具有借鉴意义。

二、数字疗法的可行转化路径

由于医疗是一个特殊领域，付费方和获益方可能不为同一人。例如医院看病，付费方可能是医保、商保或是患者家属，获益方是患者本人。因此情感与认知障碍领域数字医疗应用的产学研转化路径首先明确参与者为以下利益相关方：研发方，投资方，商业转化方，付费方和获益方。研发方涵盖高校、医疗机构、企业和个人，投资方包括政府主导的产业基金、国家课题基金、PEVC机构和企业内部创业等。商业转化方包含初创公司、药企、CSO公司、学协会、医院、保险机构或投资机构。付费方为本人、患者家属、患者雇主、商业保险和社会医疗保险。在明确各个利益相关方后，可以将产学研转化路径参照药物研发周期分为以下几种模式。

（一）策略一：将成熟理论和实践转化为数字化疗法

将成熟理论和实践转化为数字化疗法具有以下优势：①风险可控。将已有理论和实践数字化并通过临床验证是最快捷、风险最小化的策略。这些理论与实践已经过真实世界的商业化验证；②开发成本低，将理论与实践进行标准化、流程化和智能化，可以减少新理论的验证成本；③培养教育市场成本低。因有前期广泛的认知基础，在市场推广中，教育市场和培训的成本将低于新理论的方式；④提升可及性，因数字疗法产品标准化、智能化使得下沉市场也能得到高质量的数字医疗产品，减少过多的人工干预。

与此同时，在进行产业转化的过程仍需要解决以下痛点：传统的行为干预类、认知提升类、饮食指导类生活方式等干预类治疗方案严重依赖于从业人员的水平。从业人员少，且培养周期长，可变成本很难降低。因此，数字疗法类产品通过产品标准化、流程化，并通过模型与患者反应提供个性化定制服务，根据治疗进展实时调整和指导干预模式。此外，数字疗法类产品还可根据真实世界数据进行持续迭代。

此外，由于策略一的路径门槛相对低，竞争激烈。例如，现阶段全世界广泛应用的正念认知疗法（mindfulness-based cognitive therapy，MBCT）及基于正念认知疗法开发出的情绪方面的数字疗法就是由麻省大学医院的Jon Kabat-Zinn在1982年发表的一篇长期慢性疼痛与正念疗法的一篇研究开始的。经过多年发展及商业化，正念认知疗法在全球已经有广泛认知。在该领域有大量从业人员，但没有全球规模化的品牌机构。已经获批或在研的很多情感与认知障碍领域的数字疗法中，或完是正念认知疗法，或其中一部分功能包含数字疗法，或是正念认知疗法的改良。

在这种情况下，需要对产学研的转化路径进行调整，其路径包括：商业转化，研发合作，政府引导或上市后合作。

①商业转化高校或医疗机构自筹资金或申请国家科研经费后，研发后进行商业转

化。因是成熟理论进行数字疗法开发，所以研发金额通常不会很高。单独的科研经费、基金通常可满足需求。而商业转化又分为完成通过国家药品监督管理局（NMPA）审批前和完成审批后2种情况。因临床试验结果、成本及所需时间不同，审批前估值和审批后估值差距较大。所以商业转化过程中会有产品完全买断，研发机构保留小比例股份，商业化分润，审批前投资入股甚至是某些环节如获批时间、临床结果、销售额等方面的商业对赌。

②研发合作即由投资方或政府主导的产业基金牵头，由高校和医院进行研制和开发。这可以解决专业领域人力资源的短缺问题，发挥组织优势。

③政府引导由政府牵头，吸引高校、医院、资本方，产业基金和商业化团队共同协作。例如，在我国杭州、海南等各省市已颁布鼓励数字疗法产学研结合与转化的政策，创新企业与社会各界积极响应产业基金与政策。

④上市后合作数字疗法获批上市后面临付费问题，国内医疗市场付费方主要为医保和商保。通过制定相关的付费策略和进行药物经济学的计算与研究，为数字疗法产品的产学研转化提供政策和科学保障。

（二）策略二：扩展式创新

扩展式创新指的是将其他科学技术领域的发展扩大或迁移至医疗领域，利用新技术进行数字疗法的开发。例如，5G技术使远程医疗、院外居家慢病管理成为可能；人工智能促使临床决策支持系统（CDSS）长足发展；可穿戴设备的成熟使心电、睡眠和运动监测成为炙手可热的领域；动态血糖监测系统（CGM）的发展使糖尿病的数字疗法成为可能。近年来，VR、AR和MR等科技的发展促进了情感与认知障碍领域数字疗法的兴起。基于XR技术可开展脑功能疾病所导致的认知功能康复训练，如卒中后认知功能障碍。

扩展式创新的产学研路径的优势在于以下几点。①风险相对可控。由于已有新技术的应用参考，在向医学扩展的过程中，新技术应用的数字医疗产品具备解决医疗需求的潜能。②开发成本减少。由于新技术已在其他领域得到发展，直接进行垂直领域的专业化的研发对开发成本的降低有正向作用。这对研发人员提出了更高的要求。复合型人才将是数字疗法产品研发、生产过程中的紧缺人才。例如，利用XR技术治疗卒中后认知功能障碍，要求研发人员具备深厚的IT和XR基础，且要深入理解卒中后认知功能恢复的医学专业知识。③可及性高。在认知康复领域，2018年全国卒中后完成认知康复的患者仅有7.04万人，而卒中后认知障碍的流行病学发病率约为45%。按照2018年301万卒中入院患者计算，约有135万患者发生认知障碍，其中仅5%患者得到了康复治疗，存在巨大的未被满足的需求。该现状一部分是由医疗可及性导致的：优质康复医疗资源集中在省会城市，且由于学科建设晚（2002年批准康复治

第五章 情感与认知障碍数字化医疗领域政策建议与展望

疗学本科专业），14 所院校每年毕业约为 700 人，全国从事康复治疗的专业技术人员仅 1.4 万人，且多为儿童领域康复医生，医疗与人力资源的缺乏降低了认知障碍患者的医疗科技性。但扩展式创新对医疗和人力资源短缺问题的解决具有积极作用，其智能化、信息化、标准化的产品特征能够提高认知障碍患者的医疗可及性。

同时，扩展式创新存在以下劣势：①新技术产业融合周期长，投资高；②产业融合所需的跨学科和复合型人才稀缺。

如何解决扩展式创新存在的劣势与痛点：将未被满足的医疗需求，通过新技术与医学相结合使这些需求有机会得以满足。如光电技术发展带来的睡眠监测，传统睡眠监测需要在医院专门的睡眠监测室进行，而光电技术发展后，尤其是小型化成为可穿戴设备后，睡眠监测和指导类 APP 快速发展。

在这种策略下，产学研的转化路径为：产业基金重点突破，多方合作，企业与大学合作。

①产业基金重点突破因涉及相关领域新技术突破，产业周期长，资金需求大，新技术突破在各个领域的突破往往需要产业基金支撑，以支持商业化前期的重要成本与支出。

②多方合作新技术应用如新靶点、新机制的发现与研究过程中，需要各方资源强强合作。例如，美国在糖尿病数字疗法的研发中，上游的 CGM 血糖监测结合 5G 数据回传至云端，通过 AI 决策及线上医助的辅助，与下游胰岛素品牌联动，将血压监测和运动饮食等数字疗法相结合，成为实现以患者为中心、考虑全生命周期获益的有效产品。

③校企合作企业的药械具有固定的专利保护期，如何在有限的产品生命周期中实现最大化收益或延长产品生命周期是考虑的关键问题。数字疗法可在产品上市前蓄客，加强产品依从性，提升产品疗效，增加产品附加价值，通过联合应用增加竞争壁垒从而赋能企业。例如，武田的血友病产品相关的数字疗法通过 PKPD 来优化效果，最终加强了患者依从性。再如抗抑郁药物与治疗抑郁的数字疗法相互联合，对抑郁症的治疗效率更为显著。

（三）策略三：循证研发，分析病因，寻找可使用的数字靶点

该策略的优势在于以下几点。①产品预估疗效好。通过病因分析，进行针对性研发，对疾病的治疗效果更为突出，目前，已有新技术在数字疗法领域横向扩展优化类策略，通过循证研究进行产品的迭代开发；②促进学术创新科研成果，新技术的应用和复合型人才将助推数字疗法类产品的指数型增长，产生大量有益的新发现与新成果；③提高竞争壁垒。循证研究与疾病治疗靶点的发现提高了数字疗法类企业和组织的竞争难度，产品策略的壁垒较高。

本策略存在的劣势包括：①开发周期长；②研发风险高；③开发资金需求大。面向本策略劣势的痛点解决思路在于：从病因到解决方案，系统关注病因到解决方案的全生命周期，实现疾病治疗需求的满足。在这种策略下，以高校科研为核心的产学研团队是可靠方案。由于涉及机制、病因等基础科学研究，高校的多基础学科团队适合此类需求。

第三节　情感与认知障碍领域数字医疗应用产业机遇及前景展望

数字疗法在物联网、大数据、云计算、人工智能等技术的推动下，将循证医学和真实世界证据应用于提高临床疗效和安全性，为患者、医院、医生、支付方和药企等主体产生了重要价值，其产业机遇和未来发展前景持续向好。

一、产业机遇

我国数字疗法行业起步较晚，但结合我国人口结构变化、疾病谱情况等，数字疗法发展潜力无限。预计情感与认知障碍领域数字应用将进入高速发展期。产业机遇与内部驱动源于以下几个方面。

（一）目标人群多且基数大增速快

情感与认知障碍领域数字应用主要针对患有认知症和精神障碍的群体。根据调查显示，我国老龄人口的 AD 导致的情感与认知障碍、卒中后认知障碍与青少年精神障碍是当前数字疗法面向的主要病症，且患病群体的人口基数与增长速率持续增强。

在 AD 引起的认知障碍方面，截至 2021 年年末，全国 60 周岁及以上老年人数为 26736 万人，占总人口的 18.9%；全国 65 周岁及以上老年人数为 20056 万人，占总人口的 14.2%。随着人口老龄化进程的加快，以 AD 为主的老年认知症发病人数持续增加，严重威胁老年人健康和生命质量，给家庭和社会带来沉重负担。我国 60 岁及以上老年人中约有 1000 万名 AD 患者。另一项针对中国 60 岁及以上成年人进行的痴呆和轻度认知障碍研究显示，痴呆患病率为 6.04%，AD 为 3.94%，血管性痴呆为 1.57%，其他痴呆为 0.53%。以此推算中国 60 岁及以上人群有 1507 万痴呆患者，其中 AD 983 万，血管性痴呆 392 万，其他痴呆 132 万。轻度认知障碍患病率为 15.54%，患者数为 3877 万。庞大的患病群体基数在诊断、干预、治疗、监测、康复阶段疾病负担沉重，对数字疗法的需求多样。

在卒中后认知障碍方面，据调查显示，我国卒中后认知障碍的流行病学发病率约为 45%，卒中后抑郁发病率为 31%。2020 年约有 1788 万卒中患者，其中约有 804 万的卒中后认知障碍和约 554 万的卒中后抑郁患者。2019 年"脑卒中高危人群筛查和干预项目"数据显示,我国 40 岁及以上人群的卒中人口标化患病率由 2012 年的 1.89% 上升至 2019 年的 2.58%。

在精神障碍方面,2021 年发表的《中国儿童青少年精神障碍流行病学调查》结果显示,全国儿童青少年精神障碍流行率为 17.5%,为儿童与青少年成长、教育、健康和家庭发展带来严重影响。

(二)全民数字疗法需求持续释放

随着居民生活水平的提高,其对健康生活的需求持续强化。但因医疗资源有限以及医疗资源分配不均衡,居民健康需求未被满足。情感与认知障碍领域数字疗法的出现极大地提升了病患的医疗可及性。软件技术的驱动使远程会诊、线上诊疗等方式成为可能,医疗联合体与互联网医院建设进一步促进了数字疗法的推广与发展。

此外,情感与认知障碍领域的数字疗法使得因病耻感不愿就医和行动不便而不能就医的患者有了治疗途径。因我国传统观念对"精神"和"神经"等词的敏感性,有相当比例的患者因病耻感而不去就医。数字疗法使很多患者通过互联网、手机移动端等平台接受有效治疗,为情感与认知障碍患者提供了帮助和保护。例如,数字疗法为阿尔茨海默病患者居家照护提供帮助,结合定期随访或复诊有效控制患者疾病进展。

(三)支付方式多样性促进数字疗法发展

医保支付:近年来我国医保的三驾马车高速发展,普及性极大提高。院内与院外,线上与线下相结合的价值医疗将成为趋势。目前有些省市已出台政策可将符合要求的数字疗法纳入医保支付范围。

惠民保支付:惠民保作为医保的补充手段,以重疾为保障方向,卒中及相关康复项目也将被纳入报账范围。惠民保在数字疗法参保方面加强力度,吸引自费患者投保。

商保支付:商保保障范围及金额均高于医保,商保希望控制发病率从而减少理赔,同时也利用先进、前沿的治疗手段吸引目标人群参保。许多商保主体将数字疗法这一情感与认知障碍领域的新兴治疗手段加快纳入其保障范围,从而吸引保民投保。

个人支付:在精神障碍领域的数字疗法治疗中,支付比例最高的为个人付费。原因在于:①部分患者为避免在系统和档案中留有相关疾病的存档,在医保报销的情况下也会选择个人自付;②相当比例的付费产生于子女为父母付费,数字疗法的便捷性使子女能够在不请假陪同而损失绩效的情况下,满足父母治疗的。在这种背景下,个人付费的比例很高。

二、前景展望

（一）市场空间

数字疗法有望打开广阔市场空间，根据 Grand View Research 的数据，2020 年全球数字治疗市场规模为 35 亿美元，预计从 2021 年到 2028 年将以 23.1% 的复合年增长率（CAGR）增长。我国的数字疗法自 2020 年开始受到关注，经近 1 年的发展，截至目前已有 15 款数字疗法产品（包括视功能训练、认知障碍训练等医疗器械软件）获得 NMPA 批准上市。

当前，国内数字疗法市场规模处于 1 亿～5 亿元，主要来自视功能训练、睡眠障碍改善、毒瘾戒断、儿童多动症注意力训练等细分市场。国内数字疗法正处于发展初期，从正在推进临床试验的产品管线来看，国内数字疗法产品已覆盖了弱视、自闭症、阿尔茨海默病、睡眠障碍、抑郁焦虑等种类繁多的疾病领域。未来 5 年后数字疗法潜在市场空间将超过 100 亿元，国内数字疗法市场将从儿童疾病细分市场、精神疾病细分领域率先起步，实现高速增长。

（二）产业价值

数字疗法将为产业多方带来长期价值，具体涉及方如下。

1. 医疗服务

数字疗法软件的应用，同时也是医疗机构服务流程的优化和改善。有效的远程医患互动，可提升医疗机构的工作效率、患者满意度、医患间的粘性等。

2. 患者端

数字疗法 APP 的应用场景之一是院外，可提高患者就医的可及性。便捷的交互方式、检测将方便患者个性化用药，提高健康水平，节省就医费用。针对长周期的疾病，如精神、肿瘤、慢病领域，数字疗法将为这类患者带来更多可能性。

3. 政府

数字疗法的有效性实现后，可以低成本、规模化推广到基层。此外，数字疗法基于大数据、算法的精准医疗，可提供精准用药。

4. 保险支付

数字疗法的数据与精准性，可实现患者的病情监控及合理用药，同时也为优化治疗方案提供快速决策能力。这与保险的控费需求不谋而合。同时，监测也可降低患者并发症的发病率，减少大病支出。

5. 药械

数字疗法可基于药、械及软件的数据反馈，进行真实世界研究和疾病管理，从而反哺其管线研发、产品升级等层面。

第五章　情感与认知障碍数字化医疗领域政策建议与展望

（三）未来形态

数字疗法与现有产业生态不同，基于"数据+算法+服务"的业务模式下，数据流通将贯穿全产业。因此基于"数据+"的产业角色，如安全、监管、交易将是数字疗法产业成熟的象征，且"数据+算法+服务"将带来创新生态（图5-3-1）。

（四）商业模式

DTx作为一种治疗方案，难以独立于医生而存在，推动DT从院端准入，作为医生工具发挥其价值或为目前较理想的商业方案。目前国内DTx公司大多利用现有资源推动与院端的合作，通常面临资源不足、监管严格、准入困难等问题，随着互联网医院的蓬勃发展，其远程医疗服务模式与DTx达成了天然一致，辅之以对慢病管理领域的深耕经验，或可成为DTx企业寻求商业变现的新方向。以海南省为首的省份占领先机，印发的《海南省加快推进数字疗法产业发展的若干措施》政策强调，"应推动互联网医院与DTx产品融合发展，提升在专病防治和健康干预等领域的服务功能，鼓励医疗机构将DTx与互联网医院平台整合，赋予医生在互联网医院开具DTx处方的权限"。

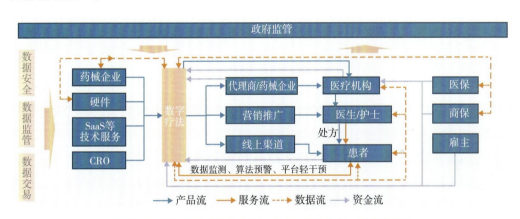

图5-3-1　数字疗法的未来产业链形态（资料来源：欧亿智库）

在未来，DTx可作为一种治疗方案融入互联网医院，医生通过开处方的形式将DTx产品带给患者。DTx结合互联网医院复诊续方、处方流转、医药配送等功能，深度打通"医—患—药—险"的闭环服务，实现全方位患者院外理。

第四节　AD早诊早筛的研究进展

一、AD认知筛查量表研究进展

轻度认知障碍是AD疾病进程中最为主要的临床阶段，也是目前可通过进行社区人群认知筛查以达到 AD 早筛目的的重要阶段。因此，认知筛查在此阶段显得尤为重要。但遗憾的是，目前筛查量表往往由高级认知中心的记忆门诊通过阿尔茨海默病 8 量表（AD8）、简易精神状态检查量表（MMSE）、蒙特利尔认知评估量表（MoCA）评估认知水平；神经精神症状问卷（NPI）评估精神情感反应能力；日常生活能力量表（ADL）评估其日常生活能力，另需额叶评估量表（FAB）、ZUNG 抑郁量表、Hachinski 缺血量表等对可能出现的其他疾病进行排查，大量的量表筛查工作往往不适用于社区筛查。同时，这些量表常由外文直接翻译，其中的一些记忆名词在中国老年人群的生活经历中较少出现，这样的量表对中国老年人群的记忆筛查工作亦增添了不便，且降低了数据可行度，提高假阳性率，为后续 AD 诊治筛查造成不必要的医疗资源浪费，因此，研发符合我国国情，迅速且敏感度高的社区初筛记忆量表是开展我国以社区为单位 AD 早诊早治医疗预防的重要一环。

基于我国的社区人群特点，研究团队发现，我国社区认知筛查主要面临以下问题：老年人群基数庞大，AD 前期起病隐匿，无法为照料者发现，以导致错过最佳诊疗时间；且目前现有的评估方法难以满足老年认知筛查需求，MRI 及 PET 等影像学检查虽能为 AD 的早筛工作提供便利，但由于其价格昂贵，占地需求大，难以进行社区的普及。因此，尽早研发简便精准且符合中国文化特征的数字化认知快速筛查评估量表势在必行。这些项目亦是全球认知评估团队共同研发目标。

近年来，随着技术发展，全球越来越多的新型认知量表及测验被研发推广，Hugo Fleming 等开发了数字转换任务（number switching task，NST），受试者需要用最快的速度将 9 位序列中的每个数字分类为偶数或奇数。这将 NST 与基于工作记忆的任务区分开来，进一步精细评估受试者的注意力与敏捷度。该测试可消除传统测试中出现的记忆训练痕迹，以更精确敏感地评估受试者的工作记忆，反引力与关注力。同时，该任务具有简单易懂，便携等多种优势，并避免由于文化环境差异所导致的记忆评估误差，可能成为社区初步精准筛查方法中初筛认知障碍的有效手段。

社会孤立作为 AD 的独立风险因素亦得到了量表开发者们的重视，随着网络技术的发展，人们的社交行为拓展到了社区网络社交，因此，研究者们以社区网络社交为基础进一步开发基于社交软件的认知评估量表，该量表主要通过社区平台在受试者同意的情况下监测其社交媒体的使用及与亲朋的交流情况以达到评估老年人群，尤其是独居老人认知状况及精神心理的情况，并可通过所设置的预警系统筛选可能出现认知障碍的老年人群以进一步进行排查。这一手段可减少社区筛选依从性低的问题，并可综合引导老年人群的社交训练，达到测评及训练康复的两手目的。

与全球努力的共同目标相同，现我团队研究人员已积累多年核心技术，通过系统采用交叉视听学习模式，增强老年人对筛查内容的理解。专业眼动仪虽已被证实可用

第五章　情感与认知障碍数字化医疗领域政策建议与展望

于神经系统认知功能研究，但其高昂的价格与精细的操作体系往往难以普及。而研究人员通过设计一种基于普通网络摄像头的眼动追踪系统，以评估是否有可能在认知实验中实现眼动追踪任务的良好时间分辨率，然后进一步在中文阅读测试中进行评估。结果显示，该项技术可良好地执行空间眼动追踪性能，并敏感地记录 27 名年轻读者（18～30 岁）和 28 名老年读者（≥60 岁）在中文阅读方面的差异。通过采用眼动采集技术和眼动指标提取技术，算法在水平方向的眼动识别精度可达 95.43%，召回率 95.58%，F1- 分数为 95.49%；与商用高端眼动仪相比，最大时域迟滞 < 0.09 s，时间序列相关系数达 0.77，属于高度相关。对不同难度阅读材料的句子阅读时间差异的研究表明，老年被试对难度变化更为敏感。这些结果初步证明了在没有昂贵的眼动仪时，用网络摄像头设置中文阅读测试作为替代选择的可行性。

除了眼动追踪系统的应用，吴劲松等也整合开发了 MCI 在线监控系统（Efficient Online MCI Screening System，EOmciSS）。这是一项自定节奏的认知测试，可以在家中或老年人护理中心的平板电脑或智能手机上在 10 min 内完成。其通过筛选目前所有在行的 MCI 测试，分别归纳整合各种"注意力、视空间、加工速度、执行功能、延迟记忆、情绪"等各项测试模块，建立筛查模型，从轨迹追踪，反应时间，图形能力，延迟记忆能力等方面综合评估，该模式敏感度可达 84.9%，特异度高达 85.1%，由此可见，EOmciSS 比计算机管理的轻度认知障碍神经心理筛查和计算机认知筛查具有更高的敏感性和特异性。用户界面、在线操作和自定进度的格式允许老年人或他们的照顾者在不同的环境中操作测试系统（例如，老年人的家庭或护理中心）。并可进一步监测社区老年人群的抑郁状态，值得进一步尝试推广。

同时，与医院内认知中心量表及国内外量表相比，EOmciSS 数字化认知快速筛查量表具有着明显的优势。首先，该系统可持续进行系统的更新迭代，通过每年更新筛查内容，减少受试者对筛查条目的记忆效应。其次，该系统筛查用时较短，平均约 6 min，符合公共卫生开展认知筛查的用时。再次，通过 App 软件平台，其可全程自助进行交互式操作，可使大规模用户群体随时随地方便地进行认知损害筛查，提高社区群体筛查依从性。最后，通过上述认知维度的测评，可多角度评价患者认知状态，并通过 AI 智能数据分析判断数据结果，同时筛查过程中采用眼动技术，提供客观指标能帮助 AI 模型更精确地分析用户的认知能力状况。借助该智能认知筛查系统，可充分考虑不同区域文化水平对条目的理解及操作可能，优化筛查交互过程，具有较高的普适性。

研究团队在 2021 年 7 月—2022 年 12 月在国家老年痴呆防治福建省试点城市 - 龙岩市进行为期 18 月的试点，已覆盖了龙岩市区 2 区，4 县，1 市等共 132 个社区服务单位，完成 65 岁以上老年人 302749 人次的统计，全市筛查完成率达 80.38%，其中有 112 个机构超标完成本年度 80% 的指标，基本上覆盖了试验地区 65 岁以上的老年人。与此同时，在国家医改示范城市 – 三明永安市，研究团队分别于 2021 年 5 月—8 月及 2022 年 11 月底—12 月，分别通过公职人员亲属关怀和 65 岁以上老人体检的方式完成 20979 人次及 6225 人次的认知功能筛查，共初筛认知功能障碍人群比例 17.4% 及 13.5%。

基于上述研究成果及研究经验，进一步根据脑区不同功能区域划分，并基于中国文化背景，设定精细化 TL-15 中国临床神经认知功能评估系统，从加工速度、注意力功能、工作记忆、记忆功能、视觉空间、语言功能、高阶认知功能、社会认知功能等八大认知领域的评估，通过数字背景题，数字倒背，非语言记忆，列表学习，直线方向判断，接受性词汇，符号转化测试，注意力广度测试，持久性注意力测试，集中注意力测试，注意力控制测试及数字正背等方式，以上系统将助力支持进一步的社区认知早诊早筛工作。

二、外周血生物学标志物快速检测技术研究进展

AD 起病隐匿，病程漫长，已有研究表明，经典的 AD 病理标志物 Aβ 及 tau 往往早于认知障碍 20 年即已于脑内沉积，且其二者相互促进，类朊蛋白样传播加速了 AD 由轻度认知障碍前期向 AD 期转化。虽 AD 患者脑内 Aβ 沉积在早期由于患者认知能力待查，可不出现记忆力减退、性格改变等典型 AD 症状，但其所引起的神经元坏死、神经原纤维缠结及胶质细胞活化，以上细胞的反应性行为可早期通过分泌及血脑屏障破坏等原因入血。因此，结合 Aβ 及其可能的早期细胞反应性标志物血液检测更有助于 AD 的早诊早筛社区工作。

AD 目前常用生物标志物按种类可分为：①体液标志物；②影像标志物；③遗传标志物。按生物学意义可分为：①反映 Aβ 沉积的标志物（A）：脑脊液 Aβ42 水平，使用 Aβ 示踪剂的 PET 成像等；②反映 tau 蛋白沉积标志物（T）：脑脊液磷酸化 tau 蛋白水平，使用 tau 示踪剂的 PET 成像等；③反映神经元损伤标志物（N）：结构 MRI，氟脱氧葡萄糖 PET 成像、SPECT 灌注成像等。相较于脑脊液检查及影像学检查，血液检查，即血液标志物（Blood Based BioMarkers，BBBM）具有方便且易实现等特点，成为目前社区早诊早筛 AD 的主要手段。

对于社区 AD 患者早诊早治战略实践而言，外周血中精确敏感地检测到如 Aβ 或 tau 蛋白等 BBBM 有望成为筛选社区 AD 风险人群敏感且可靠的手段，其对 AD 可能人群的筛检率将大大提高。与脑脊液检查相比，采血检查方便快捷，几乎无副损伤。已有研究表明，仅根据初始认知功能评估，平均诊断时间为 75 ~ 80 个月。而 BBBM 联合初始认知功能评估平均诊断时间为 10 个月，且随着目前技术的发展呈逐

年下降的趋势。由此可见，BBBM 结合认知功能评估可显著减少转诊人数，减少不必要的脑脊液检查及 PET 影像，从而减少成本和诊断时间。该项研究亦惊讶地发现，相比于仅采取认知功能评估或血液评估的患者，联合二者可有效地减少每年约4亿～7亿美元的筛查成本。因此，外周血液 BBBM 评估对社区认知障碍人群的早筛早诊工作十分重要。

目前关于外周血生物标志物种类纷繁复杂，基于前人多项基础及临床项目研究。目前研究人员较为认可的 BBBM 标志物主要有 Aβ42/Aβ40，tau 及 P-tau，NfL，其中，对于 tau 蛋白病理，已有一些研究提供了坚实的理论依据，p-Tau181 及 p-Tau217 可作为 AD 的诊断标志物，而作为神经元轴突变性的标志物 NfL，其增加可证实 AD 进展与更快的脑萎缩水平。现研究已证实，以 Aβ42/Aβ40 为首的 BBBM 与 CSF 生物标志物、Aβ-PET 有很高的一致性，可以预测脑淀粉样蛋白病理改变并协助进行 AD 及其他类型痴呆的鉴别诊断。

这些外周血病理相关 BBBM 得到了全球广泛的认可。Aβ 作为 AD 的经典病理标志物，其在血液中的水平及检测稳定性得到了广泛关注。目前 Aβ42/Aβ40 等外周血液指标亦得到了广泛研究。在针对轻度认知障碍相关研究中，一项研究利用 Biofinder 数据库认知无障碍（cognitively unimpaired，CU）及 MCI 患者数据，比较了不同检测技术对于血浆 Aβ42/40 与金标准检测的准确性，结果显示 IP-MS 准确度（AUC 值）可达 0.68～0.86，SIMOA 技术达到 0.64～0.69，ECLIA 达到 0.75，而传统的 ELISA 技术约为 0.70。采用全自动化学发光免疫分析的 Aβ40、Aβ42 血液诊断试剂盒首次在日本获批上市，使用 Aβ42/40 比值后与 PET 验证的灵敏度为 88.0%（95% CI：80.0%～93.6%）、特异度为 72.0%（95% CI：62.1%～80.5%）。标志着 Aβ42/Aβ40 血液生物标志物检测在临床实践得到较为显著的进展。

Tau 作为神经原纤维缠结的经典标志物，其过度磷酸化是 AD 的另一典型病理表现。据最近阿尔茨海默病神经成像计划（Alzheimer's disease neuroimaging initiative，ADNI）中大型前瞻性老年人队列的纵向数据估计，血浆 p-Tau181 分别在脑脊液和 PET 发现 Aβ 异常前 6.5 年和 5.7 年达到异常水平，提示血浆 p-Tau181 可作为 AD 痴呆前阶段的新型诊断和筛查工具。血浆 p-Tau181 还是一种可用于监测神经变性和认知功能减退的标志物，且对于 AD 具有特异性。

血浆 p-Tau217 是近年基于电化学发光平台开发的新指标。研究结果表明其可区分 AD 与其他神经变性疾病，准确率明显高于其他血浆和基于 MRI 的影像学生物标志物。p-Tau217 的升高与认知功能的恶化和脑萎缩相关。一项基于 biofinder 数据库的分析研究显示，血浆 p-Tau217 单独预测 SCD/MCI 人群 4 年内向 AD 进展的 AUC 值为 0.83，显著高于传统的临床判断。在 MCI 患者群中，一项研究对比了不同检测技术下血浆 p-Tau 与 CSF 中 p-Tau 的一致性。结果显示，p-Tau217 准确度（AUC 值）在 MS 达到 0.95，在超敏电化学发光（MSD）达到 0.89，在 SIMOA 达到 0.78 ~ 0.86；p-Tau181 准确度（AUC 值）在 MS 达到 0.84，在 MSD 达到 0.64 ~ 0.76，在 SIMOA 达到 0.74 ~ 0.84。以上进一步支持了在 MCI 阶段，血浆 p-Tau217 的诊断效能可能优于 p-Tau181 及 Aβ42/40。

NfL 作为神经退行性疾病的另一经典标志物，其升高往往预示病情进展及神经轴索损伤，在认知功能减退等临床症状出现前 10 年，血浆 NfL 就已经发生改变。MCI 患者的血浆 NfL 水平快速增加，与海马体萎缩更快、葡萄糖代谢率更低以及整体认知恶化更快有关。在散发性 AD 中，血浆 NfL 浓度升高与 Aβ 和 Tau 阳性以及磁共振成像（MRI）确定的纵向神经变性有关，并主要见于更后期的痴呆阶段，同时由于血浆 NfL 浓度升高与年龄增长的高度相关性，均可能导致其临床应用受限。

研究表明，低 Aβ42 和高脑脊液 T-tau/P-tau 组合在疾病前驱期预测 AD 具有非常高（95%）的诊断敏感性，在区分 AD、稳定 MCI 和其他痴呆（例如额颞叶痴呆和路易体痴呆）方面也具有较好的特异性。脑脊液 Aβ42 降低是临床前期的一个指标。2007 年，由 Bruno Dubois 领导的国际工作组（International Working Group，IWG）发布了第 1 个诊断临床前期 AD 研究标准。最近，在 IWG 标准的更新中，脑脊液生物标志物（低 Aβ42 结合高 T-tau 或 P-tau）以及 Aβ-PET 具有了更重要的地位，而容积 MRI 和 FDG-PET 被指定为监测神经变性和疾病病程的工具。

上述 AD 病理相关标志物为人们广泛接受并应用于临床研究。在 2021 年《阿尔茨海默病源性轻度认知障碍中国专家共识 2021》中已指出，血浆 Aβ42/Aβ40、P-tau217、P-tau-181 和 NfL 可用于 AD 源性 MCI 的早期诊断和疾病进展的评估（Ⅱa 级推荐，A 级证据）。且在今年 6 月 AD 预防疾病研究组的一项纵向研究报告中，通过对具有 AD 风险的老年人群外周血进行 4 年的追踪调查，结果显示，在 4 年的随访中，受试者的 Aβ42/40 比值浓度明显下降，而 NfL 和 GFAP 值上升。载脂蛋白 E（APOE）ε4 携带者的血浆 p-tau181 比非携带者增加得更快。年龄较大者血浆 NfL 增加较快，女性血浆 GFAP 增加较快。在 PET 子样本中，Aβ-PET 和 tau-PET 阳性者与 PET 阴性者相比，血浆 p-tau181 和 GFAP 上升更快。由此可见，血浆标志物可以追踪一段时间内的生理变化，血浆标志物 p-tau181 和 GFAP 在临床前 AD 患者中表现出纵向变化。以上结果皆为以 Aβ42/Aβ40、P-tau217、P-tau-181 为首的外周血标志物进入社区筛查提供了有力证据。

在 2023 年 7 月 16 日，在阿尔茨海默病协会国际会议（AAIC）公布了一项最新的 AD 诊断指南草案中亦指出，反映 Aβ 积聚的生物标志物（A）（CSF/ 血浆 Aβ42/40；amyloid-PET）和 tau 病理生物标志物（T）（CSF/ 血浆 p-Tau181；CSF/ 血浆 p-Tau217；tau-PET）为核心的 AD 诊断生物标志物；将上述神经元变性或损伤的生物标志物（NfL）（CSF/ 血浆 NfL；结构磁共振脑区萎缩；FDG-PET）及炎症 / 免疫生物标志物（I）（CSF/ 血浆 GFAP）作为 AD 病情进展的评判性标志物；而将血管性脑损伤生物标志物（V）（脑梗死，白质高信号，血管周围间隙扩大）和 α- 突触核蛋白生物标志物（S）作为 AD 病理的损伤性指标，于此同时，最新的指南草案亦指出，对于 AD 的诊断应该基于生物标志物阳性以及临床症状两方面，仅仅是生物标志物阳性并不能认为是患有 AD。

除了以上经典 BBBM 标志物外，多种新型 BBBM 亦正在基础研发或临床转化阶段。

如上述，胶质细胞活化成为 Aβ 产生时极早期事件，因此，挖掘胶质细胞相关标志物外周血水平或可结合 Aβ 等病理标志物检查进一步进行 AD 的早期筛查工作。血浆胶质纤维酸性蛋白（glial fibrillary acidic protein，GFAP）是星形胶质细胞主要的骨架蛋白，其在 AD 早期胶质细胞活化中起到了重要作用。既往的研究表明，GFAP 与淀粉样蛋白沉积密度密切相关，在 AD 中显著升高。通过对来自华山医院记忆门诊、中国人 AD 生物标志物和生活方式研究队列（Chinese Alzheimer's Biomarker and LifestylE study，CABLE）和上海老年研究队列（Shanghai Aging Study，SAS）的大规模人群分析（n=818）发现，血浆胶质纤维酸性蛋白（glial fibrillary acidic protein，GFAP）从 AD 临床前阶段就已经显著升高，能够准确识别 AD 不同阶段和鉴别 AD 痴呆与非 AD 痴呆，且有助于 AD 临床进展预测，是 AD 早期诊断和进展预测的潜在标志物。同时，全面比较了血浆 Aβ42/Aβ40、Aβ42、Aβ40、p-Tau181、NfL 和 GFAP 在 AD 全病程（包括无症状的临床前 AD、轻度认知受损的 AD 源性 MCI 和 AD 源性痴呆）中的变化情况，发现血浆 GFAP 早在临床前阶段 Aβ 病理出现时就已经显著升高，随着疾病进展，当 tau 病理和认知损伤出现后，该蛋白含量逐渐上升，直至 AD 痴呆阶段达到最高水平，其变化甚至早于近年来被广泛认可的血浆 p-Tau181。在识别 AD 核心病理方面，仅有血浆 GFAP 和 p-Tau181 与 AD 脑脊液和 PET 核心生物标志物密切相关，且 GFAP 识别 Aβ 病理的准确度显著高于其他血浆指标。

另一项候选脑脊液 / 外周血生物标志物为 visinin-like protein-1（VILIP-1）。其是一种表达量丰富的神经元钙传感器蛋白，在人脑中广泛分布。脑脊液 VILIP-1 是一种潜在的神经元损伤标志物，对 AD 具有相对特异性。脑脊液 VILIP-1 水平与 tau 病理标志物密切相关，可分别预测症状性和症状前 AD 中全脑和区域萎缩和淀粉样蛋白负荷的发生率。与脑脊液 tau、p-tau181 或 Aβ42 和 tau/Aβ42 或 P-tau181/Aβ42 相比，脑脊液 VILIP-1 或 VILIP-1/Aβ42 可能是认知障碍个体认知能力下降和全脑或区域萎缩的更强预测因子。与对照组相比，AD 患者的血浆 VILIP-1 水平也有所增加，尽管程度低于脑脊液 VILIP-1 水平。

AD 脑内炎症亦在早期出现，目前研究表明，Progranulin 可能能成为炎症相关的早诊相关标志物，Progranulin 在神经元和小胶质细胞中表达，并参与神经炎症调节，减少胶质细胞增生，是一种促进神经元存活和生长的生长因子。在一项研究中，研究人员发现，在 75% 的测试队列中，AD 和 MCI 患者的血液中 GRN 基因（编码 Progranulin 蛋白）的表达增加；但是血浆颗粒蛋白浓度在组间没有差异，这可能与 ELISA 检测精度有关，新的 SIMOA 及 ECL 技术的进步使得探索 Progranulin 在血液中作为有效标志物成为可能。YKL-40 是另一个有希望的候选外周血标志物，在一项针对认知健康人群发生 AD 风险的纵向研究中，血浆 YKL-40 浓度与脑内 Aβ 的沉积呈负相关，与自由和暗示选择性提醒测试（the free and cued selective reminding test，FCSRT）的结果呈正相关。研究者观察 36 个月后，使用 ELISA 方法测量血浆 YKL-4 平均浓度从基线（10.83 ± 0.62）pg/ml 增加到（11.03 ± 0.56）pg/ml，并观察到年龄与 YKL-40 之间具有明显相关性。

结合既往我们的研究工作及前人研究工作，目前以几丁质酶 3 样蛋白 1（chitinase-3-like protein 1，YKL-40）、可溶性髓样细胞触发受体 2（soluble triggering receptor expressed on myeloid cells 2，sTREM2）为代表的 AD 生物炎性标志物；突触结合蛋白 -1（synaptotagmin 1，SYT-1）、突触体相关蛋白 25（SNAP-25）和生长相关蛋白 43（GAP-43）为代表的突触蛋白相关标志物；脑脊液中可溶性血小板衍生生长因子受体 β（sPDGFRβ）为代表的血脑屏障中周细胞损伤的生物标志物，均可能为未来的 AD 早期精确诊疗与个性化治疗提供有力的分子生物学证据。我们相信，未来 BBBM 将帮助医生对 AD 的早期症状（如：记忆力下降）进行初始评估。阴性的 BBBM 结果将会帮助排除 AD 病理诊断，进行其他导致认知下降病因检查，减少不必要的 CSF 及 PET 影像检查。

围绕上述 AD 外周新型标志物及治疗相关问题，本课题组亦分别通过家族性 AD 模型（familiar Alzhemer's disease，FAD）及散发性 AD 模型（ApoE3/ApoE4 人源敲入小鼠）对可能的早期新型 BBBM 标志物 - 乙酰辅酶 A 相关分子及其可能的相关机制进行研究，为 AD 未来早诊早筛标志物探索奠定基石。

在家族性 AD 研究方面，本课题组发现 8 ~ 10 月龄 5×FAD 小鼠（下称 FAD）及 AD 患者的海马和前额叶皮质中 ACSS2 的表达明显下降。进一步核浆分离结果显示，FAD 小鼠海马内细胞浆及细胞核 ACSS2 水平均出现显著下降，提示其可能通过除供能产生乙酰辅酶 A 以外途径对 AD 病理机制产生影响。对组蛋白的乙酰化水平评估结果提示，FAD 小鼠海马内组蛋白乙酰化水平明显下降，由此可见，ACSS2 的降低伴随乙酰辅酶 A 和组蛋白乙酰化水平的下调，ACSS2 可能是介导组蛋白乙酰化的重要分子。进一步的背侧海马调控 ACSS2 表达也发现，上调背侧海马内 ACSS2 水平可改善 FAD 小鼠水迷宫等空间认知能力，并在不影响乙酰辅酶 A 的水平下显著提高了 ac-H3K9 和 ac-H4K12 水平进而促进 NMDAR 及 AMPA 表达，提示 ACSS2 所介导的组蛋白乙酰化可促进 AD 海马内突触可塑性增加。为了进一步探讨乙酰辅酶 A 在家族性痴呆患者群体内治疗效果，进一步课题组通过补充乙酰辅酶 A 底物三醋酸甘油酯可改善 FAD 小鼠空间认知能力，课题组亦通过高通量转录组学分析、染色质-蛋白互作分析、神经电生理等手段进一步证实，补充 ACSS2 底物促进 5×FAD 小鼠谷氨酸受体亚基启动子区乙酰化组蛋白富集，上调谷氨酸受体亚基的表达，改善 5×FAD 小鼠的认知功能。以上研究结果为下一步家族性痴呆患者群体 Aβ 沉积早期乙酰辅酶 A 及 ACSS2 水平测定并探讨其成为新型 BBBM 的可能性，并为后续补充乙酰辅酶对家族性痴呆的治疗提供了新的理论依据与曙光。

在散发性 AD 最强风险基因（ApoE3/ApoE4）研究方面，本课题组利用人源 ApoE4 敲入小鼠，发现其出现自发乙酰辅酶 A 水平下降并伴随细胞衰老相关分泌表型（senescence-associated secretory phenotype，SASP）升高，提示乙酰辅酶 A 水平下降可能与 ApoE4 所介导的海马衰老神经元细胞增加有关。进一步的海马代谢组学及转录组学结果提示 ApoE4 年龄依赖性影响海马的代谢和转录组学特征，中年期以葡萄糖代谢变化显著，老年期以脂质代谢变化更为显著。这些结果提示乙酰辅酶 A 作为糖脂代谢的关键钥匙可能起到重要作用。进一步的酶联免疫吸附实验亦证明上述组学观点。而补充乙酰辅酶 A 底物三羧酸甘油酯可显著抑制 ApoE4 所带来的增龄性 SASP 效应，延缓细胞衰老，进而促进突触重构，增加突触可塑性，提高老年 ApoE4 小鼠的空间认知功能。由此可见，乙酰辅酶 A 下降在散在 AD 发病者群体中亦可能存在，该研究为后续开展以 ApoE4 为首散发性 AD 患者外周血乙酰辅酶 A 水平评估奠定了坚实的理论，亦为后续 ApoE4 背景的散发型 AD 患者治疗提供新的可能治疗手段。

同时，除上述新型 BBBM 标志物外，外泌体及 AD 特有外周代谢组学的研究亦值得关注。

外泌体作为重要的细胞与细胞间沟通与物质清除的途径，现研究已证实脑内由神经元细胞，星形胶质细胞，小胶质细胞所分泌的外泌体产物可透过血脑屏障，这些身披"铠甲"的外泌体内关键蛋白或可成为提高外周 BBBM 敏感度的有效方法；2022 年宣武医院贾建平教授团队通过对 AD 患者血浆外泌体中 328 中蛋白质进行定量结果发现，31 种蛋白质在 AD 患者中出现改变，且在验证的 12 种蛋白质中，含 Ig 样结构域的蛋白质（A0A0G2JRQ6）、补体 C1q 亚基 C（C1QC）、补体成分 C9（CO9）、血小板糖蛋白 Ibβ 链（GP1BB）、Ras 抑制蛋白 1（RSU1）在 AD 患者外周血中出现明显上调，而去整合素和金属蛋白酶结构域 10（ADA10）出现明显下调，线性相关分析表明，这种组合与认知能力显著相关。以上结果提示，上述 6 种标志物可能作为区分 AD 患者和健康个体的新候选生物标志物。

AD 模型鼠及人群中出现明显的代谢物质失衡与菌群紊乱已为研究所证实，但相较于微生物主成分鉴定及 16s 测序较易受外界干扰的影响，外周血中代谢产物的鉴定更有望成为后续 AD 外周血早诊的有效手段。在宣武医院贾龙飞副教授及其团队的一项研究中发现，在山东、河南和广西的共 185 名研究对象（AD 患者组 93 人，健康对照组 92 人）中，甘油磷酸胆碱、天冬氨酸等 4 种代谢产物水平升高，已酰肉碱、4-癸烯酰肉碱等 7 种代谢产物水平降低，且这些变化均与 AD 明确相关。这 11 种代谢产物的变化仅出现于 AD 患者，这 11 种物质变化总体结果的曲线下面积（AUC）达到了 0.97，显示能够有效区分 AD 组和对照组，以上结果表明能够外周血代谢产物的改变可有效鉴别 AD 和其他类型痴呆。

由上可知，Aβ 及 tau 相关蛋白检测于 AD 早筛外周血诊断中扮演着举足轻重的角色，但遗憾的是，其在临床上的应用依然有结果不一致及假阴/阳结果的出现，其主要可能原因为以下 6 条：①与血脑屏障阻隔导致外周血内脑源性 Aβ 或 tau 蛋白浓度较低；②血液中的酶可以降解生物标志物；③蛋白的水平每日波动原因；④生物标志物与血浆蛋白或血细胞的黏附；⑤血液中针对生物标志物的抗体会造成干扰；⑥脑组织之外也有的生物标志物表达（血小板中有 Aβ 表达）有关。Aβ 和 tau 等 BBBM 的检测结果波动亦可见报导，Aβ42 等相关 Aβ 标志物的研究报告指出，各研究平台的绝对水平存在显著差异，即使在不同实验室中使用相同 ELISA 方法测试时也是如此。与 T-tau 或 P-tau 相比，脑脊液 Aβ42 的实验室间变异更明显，这些绝对水平的差异可能是由诊所和实验室的不同分析前程序（例如用于脑脊液收集的试管类型或冻融次数）引起的，也可能是由实验室之间的分析程序或免疫检测程序的差异导致批次间的差异引起的。

以上结果均表明，追求敏感且特异的社区检测方法以达到早诊早筛的效果，寻求稳定有效的 BBBM 检测方法是最重要的第一步。在 2009 年，国际阿尔茨海默病协会的脑脊液生物标志物质量控制计划启动，其主旨为在建立一个平台来监测实验室之间和试剂批次之间的脑脊液生物标志物测量的性能。同年，国际临床化学和检验医学联合会脑脊液蛋白工作组（IFCC WG- 脑脊液）成立，开发了基于选定反应监测（selected reaction monitoring，SRM）质谱法的参考测量程序（Reference measurement procedure，RMP），其中同位素标记的 Aβ42 在样品处理之前作为内标加入脑脊液样品中。IFCC WG- 脑脊液生产了 3 种具有低、中和高脑脊液 Aβ42 水平的认证参考物质（Certified reference material，CRM）。这些 CRM 将作为最高等级的校正，使得不同试验获得的绝对水平具有可比性。2016 年，第 1 篇关于 Cobas Elecsys 平台的 Aβ42

检测全面验证和分析性能的论文发表。后续 T-tau，P-tau 的自动化检测也相继问世。Aβ42 的标准化已完成，而 T-tau 和 P-tau 的标准化仍在进行。CRM 和全自动检测平台的联合，有望建立全球统一的界值水平。

随着检测手段的不断研发突破，近几年来人们利用先进的检测手段进一步在上述统一标准参照的基础上进行了研究，以提高检测敏感性以便完成早期微量 Aβ 检测。2020 年，Janelidze S 等通过采用 8 种检测脑脊液 Aβ42/40 和 Aβ-PET 状态异常的方法定量测定血浆 Aβ42/40 的鉴别准确性，来自 2 个独立队列的结果表明，在检测脑 Aβ 病理时，某些基于蛋白质谱法的敏感度优于大多数血浆 Aβ42/40 免疫测定法。由此可见，不同类型检测方法的预测准确性存在差异，同时，同类检测方法在不同实验室检测准确性也存在差异。令人兴奋的是，近年来，以单分子阵列（signle-molecule array，SIMOA）为首的分子荧光吸附酶联免疫方法检测将检测灵敏度提高至 1000 倍以上，检测下限可达 fL/mL，实现了超低丰度蛋白的有效检测和定量。全程自动化操控系统避免了人为操作所带来的误差，并可同时完成多达 10 种目标分子的检测，保证了社区 AD 早筛 BBBM 检测的稳定性与准确性。

三、基于快速认知量表筛查与外周血生物学标志物快速检测早诊早筛研究计划

基于上述快筛量表及 BBBM 基础，我研究团队通过组建社区研究队列，通过长时间随访，利用上述快速认知筛查量表与 BBBM 标志物，筛查可能的 AD 早期认知障碍人群，进一步通过神经认知心理评估，多模态影像，经典标志物筛查，进一步建立人工智能临床预测模型，通过模型数据输入，模型训练及评估，建立完整的数字化诊疗预测平台。同时通过全基因组学、代谢组学及蛋白质组学对筛选的早诊 AD 人群进行多中心验证，以证实检测方法的一致性、有效性及规范性，并可进一步筛选可能的早筛早诊候选分子或指标。

AD 诊疗困难，目前确诊患者往往已处于疾病的中晚期，这为社会及家庭带来了及其繁重的经济负担与照料压力，已有调查表明，1 位 AD 患者每年花费将近 13 万元，而 AD 早诊早筛工作的启动可促进认知障碍的主动防治，平均减少人均开支 7.47 万元 / 年，为社会经济发展与老年照料杠杆问题提供解决方案。

总的来说，随着诊断技术的不断发展与手段的更迭，社区人群层面早筛早诊可及性愈发得以显现，因此，应注重建立适合中国人群的筛查量表，多种手段相结合的方式并积极研发敏感性和特异性较高的血液生物标志物，以利于 AD 早诊早筛工作的普及与开展，并结合多学科平台，建立我国具有一致性、有效性、本土化、经济性及便捷性的 AD 防治手段。

第二部分

细胞免疫治疗创新研究与产业发展

第六章 细胞免疫治疗基本情况

第一节 全球细胞免疫治疗发展情况

细胞免疫治疗是目前最具临床应用前景的治疗新技术。1976 年，Rosenberg 首次提出过继性免疫疗法构想，即将肿瘤浸润淋巴细胞从人体内提取并分离，大量体外培养后回输人体。1991 年，Weissman 首次报道了 CIK（cytokine induced killer）细胞抗肿瘤的疗效；2010 年，FDA 批准首个 DC（dendritic Cells）疫苗上市。2012 年终末期白血病患儿 Emily Whitehead 经过嵌合抗原受体 T 细胞（chimeric antigen receptor T cell，CAR-T）治疗后至今无病生存 11 年余，为此，CAR-T 细胞成为细胞免疫治疗的热点。CAR 是指由可结合抗原的单链抗体可变区、铰链跨膜区和胞内信号传导结构域构成的重组跨膜分子，是一种人工构建的可识别特异性抗原的受体。通过各种载体在体外将 CAR 基因转入 T 细胞中所制备的表达 CAR 分子的 T 细胞称为 CAR-T 细胞。

1988 年，具备抗原 – 抗体识别特性的 scFv（Single-chain variable fragment）连接成功奠定了人工改良 TCR 构建 CAR-T 细胞的基础。1989 年，Eshhar 将自行构建的由 TCR 恒定区和抗体可变区构成的嵌合 TCR 导入 T 细胞，实现了 T 细胞以非 MHC 限制的方式识别抗原，基本达到了 CAR-T 细胞设计的最初目的。经过 Eshhar 团队的不断改良，包含抗体 scFv 和 CD3ζ 的第一代 CAR-T 细胞于 1993 年展示在众人面前。几个月之后，Hwu 报道其构建的 scFv CAR-T 细胞可有效识别蛋白抗原。1994 年第一代 CAR-T 细胞的体内实验结果发布，显示了第一代 CAR-T 细胞的体内活性和特异性。其后几年内，针对不同靶抗原的 CAR-T 细胞不断涌现，CAR-T 细胞的良好免疫效果也日益受到重视，但是第一代 CAR-T 细胞在临床试验中的疗效未能明显体现。

第二代 CAR-T 细胞的设计理念来源于 T 细胞活化的信号学说。TCR 提供的第一信号是抗原刺激信号，决定 T 细胞适应性免疫应答严格的特异性；协同刺激分子提供的第二信号是 T 细胞活化的共刺激信号，决定 T 细胞是否能完全活化，进而分泌细胞因子并表达细胞因子受体，在不同的细胞因子环境中最终实现 T 细胞的定向分化和增殖。在此理论的支持下，在第二代 CAR-T 细胞中加入共刺激分子。2002 年，

第六章　细胞免疫治疗基本情况

Michel Sadelain 报道了识别 PSMA 的特异性 CD3ζ-CD28 CAR-T 细胞，2004 年 Dario Campana 报道了包含 4-1BB 的第二代 CAR-T 细胞，自此，越来越多研究聚焦于包含共刺激分子的第二代 CAR-T 细胞及其临床研究，尤其是靶向 CD19 和 CD20 的第二代 CAR-T 细胞在临床研究中显示出了很好的疗效。目前临床应用均基于第二代 CAR-T 细胞展开。

为进一步提高 CAR-T 细胞杀伤功能和延长体内存续时间，研究者们在第二代 CAR-T 细胞基础上研发了第三、第四代 CAR-T 细胞。2009 年，Carl H. June 团队最早设计构建了包含 2 个共刺激分子的第三代 CAR-T 细胞。第四代 CAR-T 细胞含有一个活化 T 细胞核因子（nuclear factor of the activated T cell，NFAT）转录相应元件，可以使 CAR-T 细胞在肿瘤区域分泌特定的转基因蛋白，如细胞因子 IL-12、IL-18、趋化因子等，从而改造肿瘤微环境，募集并活化其他免疫细胞产生免疫应答。2013 年，*Science* 杂志将细胞毒性 T 淋巴细胞抗原（cytotoxic T-lymphocyte antigen，CTLA-4）抗体，程序性细胞死亡因子（programmed cell death，PD-1）抗体及细胞免疫疗法列入年度十大科学突破之位。

2017 年是 CAR-T 细胞具有历史纪念意义的一年，美国 FDA 先后批准 Novartis 公司的 CD19 CAR-T 细胞（Kymriah）和 Kite Pharma 公司的 CD19 CAR-T 细胞（Yescarta）上市。至此，CAR-T 细胞在临床上的应用全面正式展开，对肿瘤患者的免疫细胞治疗进入 CAR-T 细胞治疗的飞速发展时代。此后，美国 FDA 于 2020 年 7 月、2021 年 2 月、2021 年 3 月和 2022 年 3 月批准了 4 种 CAR-T 细胞产品上市，分别是 brexucabtagene-autoleucel、lisocabtagene maraleucel、idecabtagene vicleucel 以及 ciltacabtagene autoleucel（表 6-1-1）。

表 6-1-1　美国已上市 CAR-T 细胞产品

公司	产品	靶点	价格	适应症
诺华	Kymriah	CD19	47.5 万美元	难治或至少接受二线方案治疗后复发的 B 细胞急性淋巴细胞白血病患者；先前接受过两次或以上治疗的弥漫大 B 细胞淋巴瘤患者
吉利德	Yescarta	CD19	37.3 万美元	二线及以上化疗后复发或难治性大 B 细胞淋巴瘤成年患者；接受过二线及以上化疗的复发或难治性滤泡性淋巴瘤成人患者
Kite	Tecartus	CD19	37.3 万美元	先前接受过 2 种或多种系统疗法（包括一种 BTK 抑制剂）的复发或难治性套细胞淋巴瘤成人患者
百时美 Juno	Breyanzi	CD19	41.03 万美元	至少 2 种其他全身疗法后无应答或是治疗后复发的大 B 细胞淋巴瘤成人患者
蓝鸟	Abecma	BCMA	41.95 万美元	经历过四线及以上疗法的复发/难治性多发性骨髓瘤患者
南京传奇	Carvykti	BCMA	46.5 万美元	既往接受过四种及以上疗法的难治/复发性多发性骨髓瘤患者

自 2017 年 CAR-T 产品首次获批上市以来，全球 CAR-T 治疗的市场规模一直在迅速扩大。由于 CAR-T 在血液系统恶性肿瘤治疗中展现出很好的疗效，全球 CAR-T 市场已从 2017 年 0.1 亿美元增长到 2019 年的 7 亿美元。根据 Frost & Sullivan 预测，2024 年全球 CAR-T 市场将达到约 66 亿美元（2019—2024 年的复合年增长率为 55.0%）；2030 年将达至 218 亿美元（2024—2030 年的复合年增长率为 22.1%）。Kymriah 及 Yescarta 销售的快速增长已证实 CAR-T 在治疗各种血液恶性肿瘤方面的疗效和可行性，有望推动制造工艺及生产效率的改善，包括 Fast CAR-T 细胞、通用型 CAR-T 细胞、新靶点 CAR-T 细胞、非病毒定点整合 CAR-T 细胞以及体内递送等新型 CAR-T 细胞的研发，并推动 CAR-T 细胞疗法的线数提前以及更多针对实体瘤、自身免疫病等其他适应症的 CAR-T 疗法的开发，开辟新的市场机会。

第二节　中国细胞免疫治疗基本情况

中国 CAR-T 细胞治疗起始于 2013 年，并在过去 10 年内取得了长足的发展，临床试验和基础研究数量逐年持续增长。目前，共有 3 款 CD19 CAR-T 细胞产品、1 款 BCMA CAR-T 细胞产品在中国获批上市（表 6-2-1）。中国 CAR-T 细胞治疗的成功，离不开强有力的政府支持、充足的资本流入、庞大的患者需求、独特的医疗体系，更离不开中国医生和科学家的不断努力奋斗。

表 6-2-1　目前上市的 4 款 CAR-T 细胞产品

产品名称	公司	适应证	靶点	临床试验
阿基仑赛（奕同凯达）	复星凯特生物技术有限公司	成人复发或难治性大 B 细胞淋巴瘤（r/r LBCL）	CD19	NCT03391466
瑞基奥仑赛（倍诺达）	药明巨诺生物科技有限公司	成人复发或难治性大 B 细胞淋巴瘤（r/r LBCL）	CD19	NCT03344367
仇基奥仑赛（福可苏）	南京驯鹿生物医药有限公司	成人复发或难治性多发性骨髓瘤（r/r MM）	BCMA	ChiCTR1800018137
纳基奥仑赛（源瑞达）	合源生物科技（天津）有限公司	成人复发或难治性 B 细胞急性淋巴细胞白血病（r/r B-ALL）	CD19	NCT02975687

（一）CAR-T 细胞治疗概况

自 2015 年以来，由卫健委和药监局颁布的各项有关细胞治疗产品的管理办法和指导原则有力地保障了相关产品研发进程，也为患者提供高质量的 CAR-T 细胞产品。此外，公共卫生体系的不断完善、研发资金的长期投入，共同推动生物科技企业的技术进步以及实验室到临床的研究转化过程（Bench to bedside）。同时，随着社会对临床试验的认知不断提升，以公立医院为主导的 CAR-T 细胞治疗的临床研究不断深入，在大量临床工作者和基础研究人员长期不懈的努力下，CAR-T 细胞治疗不断创新。在这基础上，中国已成为细胞免疫治疗领域引领国际的一支重要力量。

（二）CAR-T 细胞治疗临床研究现状

完善的临床基础设施和成熟的相关研究中心促进中国 CAR-T 细胞临床研究不断发展。截至 2023 年 12 月 31 日，中国 CAR-T 细胞临床研究已注册 912 项，其中 657 项试验注册于美国临床试验数据库（ClinicalTrials.gov），255 项注册于中国临床试验注册中心（Chinese Clinical Trial Registry）。这些研究主要分布于北京、广东、浙江、江苏和上海等沿海、经济相对发达的城市，并且正在进行的 CAR-T 细胞临床研究中，大约有 70% 仍处于 I 期或 1/2 期。CAR-T 在血液系统恶性肿瘤领域（尤其是 B 淋巴细胞恶性肿瘤）开展的临床研究最为广泛。同时，也在不断探索 CAR-T 细胞治疗肝细胞癌、胰腺癌和脑癌等诸多实体瘤，并积极扩展恶性疾病以外的疾病治疗领域，例如自身免疫性疾病和传染病，包括系统性红斑狼疮、硬皮病、肾炎、干燥综合征、视神经脊髓炎、POEMS 综合征、艾滋病、慢性活动性 Epstein-Barr 病毒感染以及新型冠状病毒肺炎等。在 CAR-T 细胞临床研究数量不断增长、方向不断拓展的背景下，取得多项国际前沿的创新性成果，彰显出中国医生和科学家在 CAR-T 细胞研究临床转化方面所做的贡献。

（三）CAR-T 细胞治疗创新与发展

中国 CAR-T 细胞治疗在靶点创新、功能增强、精准调控、通用型 CAR-T 细胞（universal CAR-T，UCAR-T）研发、新型制备平台建立以及结合干细胞定向分化技术等方面独树一帜。

1. 靶点创新

我国学者首次利用 CD5 和 CD7 靶点的 CAR-T 细胞治疗 T 细胞恶性肿瘤，更致力于探索多靶点 CAR-T 细胞治疗从而减少复发率，例如 CD19/CD22 双靶点 CAR-T 细胞治疗急性 B 淋巴细胞白血病（B-cell acute lymphoblastic leukemia，B-ALL）、BCMA/CD38 双靶点 CAR-T 细胞治疗多发性骨髓瘤（Multiple myeloma，MM）、CD20/CD19 双靶点 CAR-T 细胞治疗 B 淋巴细胞非霍奇金淋巴瘤（B-cell non-Hodgkin's lymphoma，B-NHL）、CLL1/CD33 双靶点 CAR-T 细胞治疗急性髓系白血病（Acute myeloid leukemia，AML）等。在多项实体肿瘤相关 CAR-T 细胞治疗临床试验中，我国学者首次引入 GPC3 靶点治疗肝细胞肝癌、Claudin18.2 靶点治疗胃癌、B7H3 靶点治疗间变性脑膜瘤、EphA2 靶点治疗复发性胶质母细胞瘤。针对乳腺癌、分化型甲状腺癌，以及肝细胞肝癌等其他靶点的临床前研究也在不断探索。非肿瘤性疾病领域，CD19/BCMA 双靶点 CAR-T 细胞治疗系统性红斑狼疮（SLE）、HIV-1 gp120 靶点 CAR-T 细胞治疗艾滋病（Acquired immunodeficiency syndrome，AIDS）

的临床试验也正在进行中（表 6-2-2）。

表 6-2-2　新靶点 CAR-T 细胞临床研究

靶点	疾病	临床试验
CD20/CD19	r/r B-NHL	NCT04693676
BCMA/CD38	r/r MM	ChiCTR1800018143
GPRC5D	r/r MM	NCT04555551
CD5	T-ALL/TLL	NCT04594135
CD7	T-ALL	NCT04689659
CLL1–CD33	AML	NCT03795779
GPC3	肝细胞癌	NCT02395250
Claudin18.2	胃癌、胰腺癌	NCT03159819
B7H3	间充质脑膜瘤	ChiCTR1900023435
EphA2	胶质母细胞瘤	NCT03423992
CD19–BCMA	系统性红斑狼疮	NCT04162353

2. 功能增强

我国学者通过设计第三代 CAR 结构、联合免疫检查点阻断、生物化学修饰、桥接造血干细胞移植、改进体外培养条件、鸡尾酒疗法等手段，抵抗 CAR-T 细胞耗竭使其持续发挥抗肿瘤功能。

3. 精准调控

我国学者在 CAR-T 细胞中引入"开 / 关"概念，精确调节其生物学功能，及时避免造成免疫系统过度激活而引起细胞因子释放综合征（cytokine release cyndrome，CRS）、免疫效应细胞相关神经毒性综合症（immune effector cell-associated neurotoxicity syndrome，ICANS）、移植物抗宿主病（graft-versus-host disease，GVHD）等毒副反应的发生。

4. UCAR-T 细胞研发

UCAR-T 细胞产品具有健康供者来源、制备成功率高、适用性范围广等特点，相比于传统 CAR-T 细胞具有独特的优势，我国学者在 UCAR-T 细胞研发治疗 B-ALL 和急性 T 淋巴细胞白血病（T-cell acute lymphoblastic leukemia，T-ALL）中疗效显著，且 CRS、ICANS、GVHD 等毒副反应低。

5. 新型制备平台建立

传统 CAR-T 细胞依靠慢病毒体系制备，随机整合的 CAR 插入位点具有一定的制备风险，我国学者采用非病毒体系、定点 CAR 插入的 CAR-T 细胞治疗 B-NHL，取得目前最好的疗效。

6. 干细胞定向分化 CAR 功能细胞

我国学者探索从多能干细胞分化获得不同 CAR 功能细胞的方式，如自然杀伤（Natural killer，NK）细胞、巨噬细胞等，以实现更强的肿瘤细胞免疫治疗。

（四）CAR-T 细胞治疗展望与未来

目前我国细胞免疫治疗的创新与临床转化整体位于国际领先水平，在某些领域具有先发优势。经济和社会发展促进了生物技术创新和研究人员培训的发展，医疗保健系统的发展、实施的创新政策和强大的市场兴趣推动了从实验台到床边的细胞治疗研究。随着基础研究的不断进展，我国临床研究发展迅速，越来越多 CAR-T 细胞进入研究性新药（investigational new drug，IND）临床研究。

我国在新型细胞免疫治疗临床研究方面将进一步聚焦于优化 CAR-T 细胞治疗靶点选择、精确调控、功能增强和通用型产品设计与开发。在实体瘤方面，将进一步克服物理和免疫屏障，提高 CAR-T 细胞疗效。在 CAR-T 细胞治疗相关毒副作用的机制研究，例如 CRS、ICANS 和 GVHD 等，将进一步聚焦于发生发展机制研究，探索精准治疗策略。

未来以单细胞技术、干细胞技术、合成生物学技术和基因编辑技术为基础的新一代 CAR-T 细胞治疗技术将迅速发展，原始靶点创新与产品商业化转化将进一步提升。CAR-T 细胞治疗后桥接异基因造血干细胞移植（allogeneic hematopoietic stem cell transplantation，allo-HSCT）的新治疗策略，有望在患者中获得更好的临床疗效和安全性。这些创新将为 CAR-T 细胞治疗带来光明的前景，同时推动 CAR-T 细胞治疗成为一种强大而有前途的细胞免疫疗法，惠及恶性肿瘤及非恶性疾病患者。

第七章 细胞免疫治疗在恶性肿瘤精准防治中的临床研究进展

第一节 细胞免疫治疗的真实实践研究

近年来嵌合抗原受体T（CAR-T）细胞免疫治疗在血液恶性肿瘤及实体瘤领域取得了令人瞩目的疗效。目前美国上市共6款商业化CAR-T细胞产品，中国上市共4款产品，适应症从复发难治性急性B淋巴细胞白血病（R/R ALL）、复发难治性大B细胞淋巴瘤（R/R LBCL）、复发难治性套细胞淋巴瘤（R/R MCL）、复发难治性滤泡性淋巴瘤（R/R FL）、复发难治性多发性骨髓瘤（RRMM），拓展至早期复发或原发难治大B细胞淋巴瘤的二线治疗。CD19 CAR-T细胞治疗R/R B-ALL的完全缓解率（CRR）高达76%～93%，治疗R/R LBCL的总体反应率（ORR）为53%～83%，治疗R/R MCL和R/R FL的CRR分别是67%和74%；靶向B细胞成熟抗原（BCMA）CAR-T细胞治疗RRMM的疗效可达到73%～97%。关键临床试验的患者纳入标准较为严格，排除了伴有实质脏器重大疾病、严重并发症、不能控制的活动性感染、高龄和体能状态较差的患者。产品商业化后真实实践中接受CAR-T治疗的患者往往病情复杂、并发症较多，探索CAR-T产品在真实实践中的疗效和毒性有助于未来使更多恶性肿瘤患者受益于细胞免疫治疗（表7-1-1）。

Tisagenlecleucel（tisa-cel）是全球首个被FDA批准上市的CAR-T细胞产品，用于治疗难治或至少接受二线方案治疗后复发的25岁及以下ALL患者，也是全球第二款获批上市的用于治疗难治或至少接受二线方案治疗后复发的LBCL患者。西班牙淋巴瘤组（GELTAMO）报告了自2018年12月1日～2020年6月1日接受tisa-cel产品治疗R/R LBCL患者真实实践的数据13。共75例R/R LBCL患者接受了tisa-cel回输，ORR及CRR达到60%以及32%，与关键临床试验JULIET相似（ORR：53%；CRR：39%）；中位随访14.1个月，中位无进展生存期（mPFS）、中位总生存期（mOS）分别为3个月及10.7个月。毒性方面，71%的患者出现细胞因子释放综合征（CRS）（≥3级5%）；15%患者发生免疫效应细胞相关神经毒性综合症

第七章　细胞免疫治疗在恶性肿瘤精准防治中的临床研究进展

表 7-1-1　真实实践中复发难治恶性血液系统肿瘤患者接受 CAR-T 治疗的疗效及安全性

疾病类型	研究组织	CAR-T 产品	靶点	入组（成功回输）患者（人）	中位（平均）年龄（岁）	疗效（%）	毒性（≥3级）（%）	生存（月）	中位随访时间（月）
R/R LBCL	SCHOLAR-1	Axicabtagene ciloleucel	CD19	298 (275)	60 (21～83)	ORR: 82 CRR: 64	CRS: 91.3 (7) NE: 68.7 (31)	mPFS: 8.3 mOS: NR	12.9
R/R LBCL	Jacobson et al Journal of Clinical Oncology 2020	Axicabtagene ciloleucel	CD19	122 (122)	62 (21～79)	ORR: 70 CRR: 50	CRS: 93 (16) NE: 70 (35)	mPFS: 4.5 mOS: NR	10.4
R/R LBCL	GELTAMO Spanish Groups	Tisagenlecleucel	CD19	91 (75)	60 (52～67)	ORR: 60 CRR: 32	CRS: 71 (5) NE: 15 (1)	mPFS: 3 mOS: 10.7	14.1
R/R LBCL	CIBMTR	Lisocabtagene maraleucel	CD19	323 (323)	70 (24～91)	ORR: 79 CRR: 65	CRS: 52 (3) NE: 30 (11)	6m-PFS: 64% 6m-OS: 82%	7.4
R/R LBCL	上海交通大学附属瑞金医院	Axicabtagene ciloleucel	CD19	73 (73)	NA	ORR: 79 CRR: 55	CRS: NA (11) NE: NA (3)	mOS: 24.8	9.3
R/R NHL R/R ALL	CIBMTR	Tisagenlecleucel	CD19	583 (410) R/R ALL: n=255 R/R NHL: n=155	R/R ALL: 13.2 (0.41-26.17) R/R NHL: 65.4 (18.45-88.99)	[1]R/R ALL: CRR: 85.5 [2]R/R NHL: ORR: 61.8 CRR: 39.5	[1]R/R ALL: CRS: 54.9 (16.1) NE: 27.1 (9) [2]R/R NHL: CRS: 45.2 (4.5) NE: 18.1 (5.1)	[1]R/R ALL: 12m-EFS: 52.4% 12m-OS: 77.2% [2]R/R NHL: 12m-PFS: 26.4% 12m-OS: 56.3%	[1]R/R ALL: 13.4 [2]R/R NHL: 11.9
R/R MCL	European Early Access Program	Brexucabtagene autoleucel	CD19	39 (33)	67 (47～79)	ORR: 91 CRR: 79	CRS: 91 (3) NE: 64 (36)	12m-PFS: 51% 12m-OS: 61%	10.1
R/R MCL	US CAR T consortium	Brexucabtagene autoleucel	CD19	107 (93)	67 (34～89)	ORR: 86 CRR: 64	CRS: 88 (8) NE: 58 (33)	3m-PFS: 80.6% 6m-OS: 82.1%	3
RRMM	Myeloma CAR T Consortium	Idecabtagene vicleucel	BCMA	196 (159)	64 (36～83)	ORR: 84 CRR: 42	CRS: 82 (3) NE: 18 (6)	mPFS: 8.5 mOS: 12.5	6.1
RRMM	Hackensack University Medical Center	[1]Ciltacabtagene autoleucel [2]Idecabtagene vicleucel	BCMA	53 (53) [1]cilta-cel: n=18 [2]ide-cel: n=35	[1]cilta-cel: 67.5 (52.7～81.5) [2]ide-cel: 70.6 (50.5～81.8)	[1]cilta-cel: ORR: 94.4 CRR: 77.8 [2]ide-cel: ORR: 65.7 CRR: 45.7	[1]cilta-cel: CRS: 66.7 (0) NE: 11.1 (5.6) [2]ide-cel: CRS: 85.6 (2.9) NE: 11.4 (2.9)	[1]cilta-cel: mPFS: NR mOS: NR [2]ide-cel: mPFS: 10.9 mOS: NR	NA

（ICANS）（≥3级1%），明显低于JULIET试验［CRS：57%（≥3级23%）；ICANS：20%（≥3级11.3%）］。毒性发生率较低的原因可能是在真实世界中，患者使用IL-6受体拮抗剂tocilizumab以及糖皮质激素的频率和剂量较高。国际血液和骨髓移植研究中心（CIBMTR）也报道了tisa-cel产品用于R/R ALL以及复发难治非霍奇金淋巴瘤（R/R NHL）的真实世界数据。该研究共纳入583例患者，255例R/R ALL患者以及155例R/R NHL患者接受了tisa-cel回输。患者特征方面，R/R ALL的队列中，患者的中位年龄是13.2岁，tisa-cel关键临床试验ELIANA纳入的R/R ALL人群年龄范围是3～21岁，而真实世界研究中15例患者年龄＜3岁，14.9%患者既往使用过blinatumomab，10.6%患者使用过靶向CD22的大分子抗体耦联药物Inotuzumab Ozogamicin，另外还有9.4%的患者合并CNS受累，中位随访13.4个月，CRR达85.5%，疗效优于关键临床试验ELIANA（CRR：60%），12个月无事件生存期（EFS）为52.4%，12个月OS为77.2%；毒性方面，54.9%的患者出现CRS（≥3级16.1%）；27.1%患者发生ICNAS（≥3级9%），毒性较关键临床试验ELIANA轻［CRS：77%（≥3级46.7%）；ICANS：40%（≥3级13.3%）］。R/R NHL队列中，高危患者即双打击/三打击淋巴瘤患者占11%，中位随访11.9个月，ORR和CRR分别是61.8%、39.5%，与关键临床试验JULIET相似（ORR：53%；CRR：39%），12个月PFS为26.4%，12个月OS为56.3%；45.2%的患者出现CRS（≥3级4.5%）；18.1%患者发生ICNAS（≥3级5.1%），毒性与关键临床试验JULIET相似，但严重不良反应较轻［CRS：57%（≥3级23%）；ICANS：20%（≥3级11.3%）］。以上2项真实实践研究中患者的体能状态等劣于关键临床试验，但关于tisa-cel治疗R/R ALL或R/R NHL的真实世界研究在疗效和毒性方面与关键临床试验相似，证实tisa-cel受益群体应该更大。

Axicabtagene ciloleucel（axi-cel）是全球首个被FDA批准用于R/R LBCL的CAR-T细胞产品，美国淋巴瘤CAR-T联盟发布了一项axi-cel治疗R/R LBCL国际多队列的真实世界研究（SCHOLAR-1）。截至2018年9月30日，该研究共纳入298例R/R LBCL患者，其中129例患者不符合ZUMA-1关键临床试验的纳入标准，排除原因主要包括ECOG体能状态评分（PS）大于1、血小板低于75000/uL、6个月内曾有血栓病史、合并中枢神经系统（CNS）受累、肾功能不全［肾小球滤过率小于60 mL/（min*1.73 m^2）］、左心室射血分数（LVEF）低于50%、有症状的心包积液、胆红素＞1.5 g/dL以及既往接受过免疫抑制剂和针对CD19靶点的系统治疗。共275例患者成功输注axi-cel，ORR及CRR分别是82%、64%，疗效与关键临床试验相近（ZUMA-1[7]，ORR：83%；CRR：58%）。中位随访12.9个月，mPFS为8.3个月，mOS未达到。91.2%的患者出现CRS（≥3级7%）；68.7%患者发生ICANS（≥3

第七章 细胞免疫治疗在恶性肿瘤精准防治中的临床研究进展

级 31%）。CAR-T 治疗相关毒性与关键临床试验相仿［ZUMA-1[7]，CRS：93%（≥ 3 级 11%）；ICANS：67%（≥ 3 级 32%）］。尽管真实实践中 R/R LBCL 患者病情更为复杂，甚至部分患者并不符合关键临床试验的纳入标准，但 axi-cel 治疗的疗效的毒副作用却与关键临床试验相似，证实 CAR-T 在真实实践中的有效性及安全性。同样，美国另一项研究报道了 axi-cel 治疗 R/R LBCL 的真实实践经验，回顾性分析了 122 例患者，其中 62% 的患者不符合 ZUMA-1 临床试验入组条件。值得注意的是，与 SCHOLAR-1 稍有不同的是，该队列中纳入了 14% 淋巴瘤大包块患者（≥ 10 cm），1 例合并 HIV 感染的患者。中位随访 10.4 个月，ORR 和 CRR 分别是 70% 和 50%；mPFS 4.5 个月，mOS 未达到，疗效略低于 ZUMA-1（ORR：83%；CRR：58%）；毒性方面，93% 的患者出现 CRS（≥ 3 级 16%）；70% 患者发生 ICANS（≥ 3 级 35%），结果与 ZUMA-1 相似。该真实实践研究进一步表明，患者的体能状态及合并症等复杂病情并不影响 CAR-T 产品的疗效，副作用也不会随之升高。上海交通大学附属瑞金医院赵维莅教授牵头在新英格兰医学杂志上发布基于中国上市的第一款靶向 CD19 的 CAR-T 产品阿基仑赛在中国的真实实践研究结果。该研究中原发难治或 12 个月内复发 LBCL 患者共有 73 例，中位随访 9.3 个月，ORR 和 CRR 分别为 79%、55%，mOS 达 24.8 个月。3 级及以上 CRS、ICANS 发生率分别是 11% 和 3%，其中不符合自体干细胞移植条件的 28 例患者（年龄 ≥ 65 岁、ECOG PS ≥ 2 分或既往接受自体移植），ORR 和 CRR 分别为 82% 和 54%。该研究进一步证明了 ZUMA-7 的研究结果，即无论原发难治或早期复发的 LBCL 患者是否适合造血干细胞移植，阿基仑赛作为二线方案亦可使患者获益。

Lisocabtagene maraleucel（liso-cel）是 FDA 批准的第 3 款靶向 CD19 用于治疗 R/R LBCL 的 CAR-T 细胞产品，也是全球第 4 款细胞治疗产品，由等比例 $CD8^+T$ 和 $CD4^+T$ 细胞组成。CIBMTR 在 2023 年第 65 届美国血液学年会（65th ASH）公布了其治疗 R/R LBCL 的真实实践数据。美国多中心共 323 例 R/R LBCL 患者接受了 liso-cel 回输，中位随访 7.4 个月，ORR 和 CRR 分别为 79%、65%，对比未调整 $CD8^+T$、$CD4^+T$ 比例的 CAR-T 产品疗效并无显著差异；且毒性可控，52% 患者出现 CRS，仅 3% 患者发展为 ≥ 3 级 CRS；30% 患者出现 ICANS，其中 ≥ 3 级 ICANS 发生率为 11%。其真实实践疗效与安全性与关键临床试验 TRANSCEND NHL 001 相似［TRANSCEND NHL 001，ORR：73%，CRR：53%；CRS：42%（≥ 3 级 2%）；ICANS：30%（≥ 3 级 10%）］。

Brexucabtagene autoleucel（brexu-cel）是全球首个被 FDA 批准上市用于治疗既往接受过 2 种或多种系统疗法（包括一种 BTK 抑制剂）R/R MCL 患者的 CAR-T 细胞产品。美国淋巴瘤 CAR-T 联盟发布了一项有关 brexu-cel 治疗 R/R MCL 的真实实践研究。该研究中共 93 例 R/R MCL 患者接受了 brexu-cel 回输。纳入的患者病情较 ZUMA-2 复杂，主要包括复杂核型（29%）、合并 CNS 受累（7%）、肿瘤负荷较重（大包块 ≥ 10cm）（11%）、合并 HIV 或 HBV 或 HCV 感染（2%）、伴活动性感染需丙种球蛋白冲击治疗（2%）、心、肝、肾功能不全（18%）、血象异常（12%）、合并其他恶性肿瘤（4%）以及伴有包积液或胸腔积液（5%），另外 2% 患者接受过靶向 CD19 的系统治疗。中位随访 3 个月，ORR 和 CRR 分别为 86% 和 64%，疗效与 ZUMA-2（ORR：93%；CRR：67%）相似；3 个月 PFS 和 6 个月 OS 分别是 80.6%、82.1%。毒性方面，88% 的患者出现 CRS（≥ 3 级 8%）；58% 患者发生 ICNAS（≥ 3 级 33%），结果与 ZUMA-2 相似［CRS：91%（≥ 3 级 15%）；ICANS：63%（≥ 3 级 31%）］。欧洲 European Early Access Program 协作组同样在 2022 年报道了 brexu-cel 在真实实践中治疗 R/R MCL 的研究。该研究共 33 例 R/R MCL 患者接受了 brexu-cel 回输，与 ZUMA-2 关键临床试验相比，真实世界中 ≥ 65 岁患者更多（70% vs. 57%），21% 的患者原发难治，15% 的患者既往接受过异基因造血干细胞移植（allo-HSCT），42% 的患者接受过利妥昔单抗维持，更多的患者为中高 s-MIPI 评分（70% vs. 56%），更多患者具有结外受累（79% vs. 62%），18% 患者出现外周血受累，更多的患者 ECOG PS 大于 1（55% vs. 35%），而高危患者（TP53 突变、Ki-67>30%、母细胞或多形性形态）与 ZUMA-2 比例相似。中位随访 10.1 个月，ORR 和 CRR 分别是 91% 和 79%，疗效与 ZUMA-2（ORR：93%；CRR：67%）相似；12 个月 PFS、OS 分别为 51%、61%。91% 的患者出现 CRS（≥ 3 级 3%）；64% 患者发生 ICNAS（≥ 3 级 36%），毒性也与关键临床试验 ZUMA-2 相似［CRS：91%（≥ 3 级 15%）；ICANS：63%（≥ 3 级 31%）］。Brexu-cel 在真实实践中同样表现出色，将会有更多 R/R MCL 患者可接受 CAR-T 细胞疗法。

　　Idecabtagene vicleucel（ide-cel）作为全球首个获批用于治疗先前至少经过 3 种治疗方案，包括免疫调节剂（IMiD）、蛋白酶体抑制剂（PI）、抗 CD38 抗体的 RRMM 患者。关键临床试验 KarMMa 显示出 ide-cel 疗效显著且毒性可控。美国骨髓瘤 CAR-T 联盟就 ide-cel 的真实实践应用经验进行了报道。研究共纳入 196 例 RRMM 患者，共 159 例患者成功接受了 ide-cel 的回输。其中 75% 患者并不符合 KarMMa 临床试验入组条件，主要由于实质脏器功能障碍（28%）、既往接受过靶向 BCMA 的系统治疗（21%）、血象异常（51%）、合并 CNS 受累（8%）、合并 POEMS、浆细胞白血病、淀粉样变性以及非分泌型 MM（7%）、合并其他恶性肿瘤（6%）、既往接受过靶向 BCMA 的系统治疗（21%）以及绝大多数患者接受了桥接化疗（77%）。研究报告疗效较优于关键临床试验（ORR：84% vs. 73%；CRR：42% vs. 33%），中位随访 6.1 个月，mPFS、mOS 分别为 8.5 个月和 12.5 个月。毒性方面，82% 的患者出现 CRS（≥3级3%）；18% 患者发生 ICNAS（≥3级6%），同样展现出与关键临床试验 KarMMa 相似的安全性［KarMMa11，CRS：84%（≥3级5%）；ICANS：18%（≥3级3%）］。

由南京传奇生物公司与杨森生物科技公司合作研发于2022年2月在美国获批上市的靶向 BCMA CAR-T 细胞产品 ciltacabtagene autoleucel（cilta-cel），包含 4-1BB 共刺激域和两个靶向 BCMA 的抗体结构域，近期在 65th ASH 上发布了一项美国单中心 cilta-cel 对比 ide-cel 治疗 RRMM 的真实实践研究结果。截至 65th ASH 报告时间，共 35 例 RRMM 患者接受 ide-cel 回输，18 例患者接受 cilta-cel 回输，结果表明 cilta-cel 疗效优于 ide-cel（ORR：94.4% *vs.* 65.7%；CRR：77.8% *vs.* 45.7%），且安全性相当。

以上关于商业化 CAR-T 细胞产品在真实实践中的应用同样具有较高的疗效以及安全性，尽管真实实践中患者合并症较多，病情较复杂，在合理筛选适合 CAR-T 人群以及及时应用 IL-6 拮抗剂或抗感染药物应对不良反应的情况下，商业化 CAR-T 产品可以惠及更多复发难治恶性血液病患者。

第二节 细胞免疫治疗的临床研究

一、血液肿瘤：B系、T系

（一）第一代 CAR-T 细胞早期临床研究

2006年最早报道了 CAR-T 细胞治疗的临床研究，Steven A Rosenberg 团队开展包含 anti-FR scFv-Fc γ 的 CAR-T 细胞治疗卵巢癌的 I 期临床试验，共14位患者分2组纳入，该试验证实了 CAR-T 细胞在人体内应用的安全性，但同时发现第一代 CAR-T 细胞不能在体内大量长期存活。本研究提出需要进一步探索延长 CAR-T 细胞体内生存时间的策略。该项 CAR-T 细胞首次临床试验为后续临床研究及产品上市奠定了基础。2007年10名难治/复发转移性神经母细胞瘤患者接受了自体 CD8[+] CTL 来源的 CE7R 特异性 CAR-T 细胞（CE7R scFv-Fc-ζ）临床研究。该项临床研究再次提供了 CAR-T 细胞治疗安全性、可行性及肿瘤治疗潜力的证据。2008年，Till 等首次报道了利用 CD20 scFv 修饰的 CAR-T 细胞（CD20 scFv-Fc-ζ）治疗惰性淋巴瘤与套细胞淋巴瘤（mantle cell lymphoma，MCL）的临床试验结果，研究共纳入7例患者，2例获得完全缓解（complete remission，CR），1例获得部分缓解（partial remission，PR），其余4例病情稳定（stable disease，SD）。由此可见，CAR-T 细胞治疗血液肿瘤具有巨大潜力。

（二）第二代 CAR-T 细胞早期临床研究

2010 年，Steven A Rosenberg 团队在 Blood 杂志上报道了靶向 CD19 的 scFv-CD28-ζ 修饰的二代 CAR-T 治疗 1 例进展期滤泡性淋巴瘤的结果，治疗后该患者获得 PR，在随后近 10 个月随访期间患者保持稳定。2011 年 Carl H. June 团队分别于 N Engl J Med 和 Sci Transl Med. 杂志报道了应用 CD19 scFv-4-1BB-ζ CAR-T 细胞治疗 1 例难治型慢性淋巴细胞白血病（Chronic lymphocytic leukemia，CLL）患者和 3 例化疗耐药的进展期 CLL 患者达到 CR。2012 年 Steven A Rosenberg 团队再次在 Blood 杂志报道 8 例 CLL 和淋巴瘤患者输注第二代 CD19scFv-CD28-ζ CAR-T 的研究结果，CAR-T 治疗后 6 例患者获得缓解。2012 年，美国患者 Emily 成为世界上首例接受 CD19 CAR-T 免疫疗法的儿童急性淋巴细胞白血病（acutelympho blastic leukemia，ALL）患者，该患者接受常规化疗 2 次复发后，接受其他联合化疗疗效差，后予 CD19 CAR-T 治疗，治疗后患者体内的白血病细胞消失，并且获得长期无病生存。2013 年 Michel Sadelain 团队报道了 5 例复发性 B-ALL 患者接受 CD19-CD28-ζ CAR-T 细胞治疗，治疗后该 5 例患者均获得 CR，白血病微小残留病（minimal residual disease，MRD）检测结果均呈阴性。上述数据均证实包含共刺激分子的第二代 CAR-T 细胞在临床应用中的效果显著，且包含 4-1BB 或 CD28 共刺激结构域的 CAR-T 细胞疗效相当，促进 CAR-T 细胞治疗产品向商业化应用转化。

CAR-T 细胞治疗在 B 系血液肿瘤治疗领域尤为突出，靶点包括 CD19、CD20、CD22、CD38、BCMA、GPRC5D 等，适应症包括急性 B 淋巴细胞白血病、B 细胞淋巴瘤、多发性骨髓瘤等。

（三）第二代 CAR-T 细胞产品上市前关键 Ⅱ 临床试验

Tisagenlecleucel（tisa-cel）是全球首个被 FDA 批准上市的 CAR-T 细胞产品，用于治疗 25 岁及以下难治或 2 次及以上复发的 ALL 患者，接受过两线或以上系统治疗的成人弥漫性大 B 细胞淋巴瘤（DLBCL）、高级别 B 细胞淋巴瘤、滤泡性淋巴瘤患者，该产品治疗 ALL 的 Ⅱ 期临床试验 ELIANA 在美国、加拿大、欧盟、澳大利亚和日本等 25 个医学中心开展，共 75 名儿童和年轻成人患者回输 Tisagenlecleucel，61（81%）例患者完全缓解，且微小残留病灶均为阴性，一年总体反应率（ORR）、无事件生存率（DFS）和总体生存率（OS）分别为 59%、50% 和 76%，同时，也观察到与治疗相关的并发症，47% 的患者出现 3 级或 4 级 CRS，25% 出现神经毒性及其他不良反应，包括脑病、躁动、卒中和精神错乱等，但未发生治疗相关死亡。JULIET 研究是 Tisagenlecleucel 细胞治疗成人复发难治性 DLBCL 的 Ⅱ 期单臂开放多中心研究，165 例入组患者中 111 例接受了一次 CAR-T 细胞回输，中位细胞数为 3.0×10^8 [（0.1～6.0）× 10^8 细胞]。预处理方案为 3 d 环磷酰胺（250 mg/m²/d）和福达拉滨（25

第七章 细胞免疫治疗在恶性肿瘤精准防治中的临床研究进展

mg/m²/d）或 2 d 苯达莫司汀（90 mg/m²/d）。92% 患者接受了桥接治疗，包括利妥昔单抗（54%）、吉西他滨（40%）、足叶乙甙（26%）、地塞米松（25%）、顺铂（19%）和阿糖胞苷（19%）；也有接受了靶向药的桥接，包括伊布替尼（9%）和来那度胺（7%）等。从入组至细胞输注的中位时间为 54 d。中位随访时间为 14 月，最终达到 3 个月评估的患者共计 93 人。ORR 率 52%，完全缓解率（CRR）40%，部分缓解率（PRR）12%。使用 2 种不同预处理的患者，ORR 没有显著差异。获得 CR 的 38 例患者中，有 16 例在输注 1 个月时疗效仅为 SD（4 例）或 PR（12 例），在随后 1～17 个月中（中位 2 个月）进一步转为 CR；54%（13/24）的 PR 患者最终转变为 CR。35 例在 3 个月时达到 CR 的患者，在随访 12 个月时，仍有 81% 维持缓解状态。有疗效的患者均未进行造血干细胞移植，随访 12 个月时，仍有 65% 患者处于无疾病生存状态。毒副作用方面，58% 患者发生 CRS，发生的中位时间为输注后 3 d，其中 23% 出现严重 CRS。21% 出现免疫效应细胞相关神经毒性综合征（immune effector Cell-associated neurotoxicity syndrome，ICANS）发生率，其中 12% 为重度。15% 和 11% 的患者接受了托珠单抗和激素的治疗。最常见的不良反应为血细胞的减少，部分患者出现 B 细胞缺失和低丙球蛋白血症，约 30% 患者接受了静注免疫球蛋白支持治疗。

ZUMA-1 是全球第一个 CD19 CAR-T 细胞多中心临床试验，采用 Axicabtagene ciloleucel（Axi-cel），是一款二代 CD19 CAR-T 细胞，共刺激域为 CD28。ZUMA-1 Ⅱ期临床试验入组了 111 例复发难治侵袭性 B 细胞淋巴瘤，包括 81 例 DLBCL，30 例原发性纵隔大 B 细胞淋巴瘤（primary mediastinal large B-cell lymphoma，PMBCL）和转化型滤泡细胞淋巴瘤（transformed follicular lymphoma，tFL），入组患者中位年龄 56 岁，均接受过二线以上的治疗，有 21% 患者在接受自体造血干细胞移植（autologous stem cell transplantation，ASCT）后 1 年内复发。有 108 例患者成功制备 CD19 CAR-T 细胞，中位制备时间为 17 d。预处理方案是环磷酰胺（500 mg/m²/d）联合福达拉滨（30 mg/m²/d），一次输注剂量为 2.0×10^6/kg。结果显示中位起效时间为 1 个月，ORR 为 83%，CRR 为 58%。24 例 SD 患者中有 11 例在 6 个月时也获得 CR。33 例双表达或高级别 B 细胞淋巴瘤患者的 ORR 和 CRR 分别是 91% 和 70%。中位随访时间 27.1 月，中位无疾病进展时间为 5.9 月；对于 CAR-T 治疗 3 个月时评估达到 CR、PR 和 SD 的患者，分别有 72%、75% 和 22.2% 仍处于无疾病生存状态。所有患者的持续反应中位时间为 11.1 月，其中 CR 患者的持续反应中位时间未达到，37 例患者仍处于持续 CR 状态。ZUMA-1 研究结果显示，98% 的患者出现 3 级以上的毒副作用，最常见的 3～4 级不良反应包括中性粒细胞减少、白细胞减少、粒细胞缺乏伴发热及治疗相关性脑病等。11% 患者发现 3 级以上的细胞因子释放综合征（CRS），32% 患者出现 3 级以上 ICANS。所有这些毒副作用都为可控及可逆。17% 患者出现严重的延迟性（超过3个月）血细胞减少，包括11%中性粒细胞减少，7%血小板减少和3%贫血。体内CAR-T细胞动态监测显示，持续反应的患者3个月时，有95%可检测到CAR-T细胞，24个月时降至66%。

Tisagenlecleucel和Axicabtagene ciloleucel相继被批准上市，极大地激励了CAR-T科研领域的临床转化，截至2023年年底，全球已有8款CAR-T产品完成上市前药物临床试验，获批上市，中国已批准其中4款CAR-T产品正式进入临床应用。

（四）中国CAR-T细胞治疗临床研究

2013年4月，韩为东团队注册了中国第一项CD19 CAR-T细胞治疗恶性血液病临床试验（NCT01864889），2015年5月该团队报告9例复发难治急性淋巴细胞白血病，经CD19 CAR-T细胞治疗后，3例达完全缓解，18周OS达56%。

2016年12月，黄河团队报道CD19 CAR-T细胞治疗复发难治ALL的临床研究结果，15例患者接受CAR-T细胞治疗，其中12例获得完全缓解，完全缓解率达80%且微小残留病灶阴性，治疗过程中10例患者发生CRS，其中3例为1级CRS，1例为2级CRS，6例为3级CRS。随后国内CAR-T临床研究数量、规模持续扩大，中国原创CAR-T细胞产品已成功获批上市。

Ciltacabtagene autoleucel由传奇生物科技股份有限公司开发的靶向两个BCMA表位的双特异性CAR-T，是首款获得美国FDA批准上市的国产CAR-T细胞产品。Ciltacabtagene autoleucel所用的与BCMA双表位结合的CAR基团具有高度亲和力，在结构上不同于其他靶向BCMA的CAR，它包含了1个CD3ζ信号域、4-1BB共刺激域和靶向2个BCMA抗原结合表位的scFv，使其与肿瘤细胞的亲和力更强。在美国16家医学中心开展了针对复发难治多发性骨髓瘤的Ⅰb/Ⅱ期临床研究，共纳入113例患者，97例患者回输CAR-T细胞，回输剂量为0.75×10^6/kg，在12.4月的中位随访时间中，客观缓解率达97%，完全缓解率达67%，未达到中位缓解持续时间、无进展生存期，12月无进展生存率达77%，12月总体生存率达89%。3~4级血液学毒性包括：粒细胞减少（95%）、贫血（68%）、白细胞减少（61%）、血小板减少（60%）、淋巴细胞减少（50%），CRS发生率95%，其中4%为3~4级，1例患者因5级CRS及噬血细胞综合征死亡，ICANS发生率21%，其中9%为3~4级。

伊基奥仑赛是由南京驯鹿生物技术有限公司上市的全人源靶向BCMA的CAR-T细胞产品，包含全人源scFv、CD8α铰链区和跨膜区、4-1BB共刺激域和CD3ζ激活域，是国内首个批准上市的BCMA CAR-T细胞产品。在中国14家医学中心开展的针对复发难治多发性骨髓瘤的Ⅰb/Ⅱ期临床研究，103例入组的难治复发多发性骨髓瘤患者，CAR-T细胞回输剂量为1.0×10^6/kg，中位随访时间为12.2个月。入组患者中位年龄58岁，中位既往治疗线数为4线。9.7%患者在基线时存在髓外病灶，48.5%患者合并高危细胞遗传学特征。27.2%患者既往接受过自体造血干细胞移植，11.7%患者此前接受过CAR-T细胞治疗。在100例具有疗效数据的患者中，达到缓解的中位时间为16 d，ORR为95%，≥CR为74%。在91例具有3个月疗效数据的患者中，ORR为96.7%，≥CR为76.9%。中位缓解持续时间及中位PFS均未达到。对于12名既往接受其他CAR-T细胞治疗的患者，ORR为75%，≥CR为41.7%，中位PFS 6.34个月，仍可以获益。95%的患者达到MRD阴性，所有≥CR患者均为MRD阴性。此外，80.0%患者维持MRD阴性超过12个月。最常见≥3级治疗相关毒副反应是血液学毒性，CRS发生率为93.2%，大部分≤2级，仅有一例患者发生4级CRS，2例患者发生≤2级ICANS，仅表现为一过性意识水平下降，均未经特殊处理自行缓解。51.1%的患者在输注后12个月和45.5%的患者在输注后15个月仍可在体内检测到CAR-T细胞。

纳基奥仑赛是国内首个批准上市的中国原研靶向CD19 CAR-T细胞产品，被批准用于治疗成人复发或难治性B细胞急性淋巴细胞白血病（r/r B-ALL）。在中国10家医学中心开展上市前关键临床研究，共36例成人难治复发急性淋巴细胞白血病患者回输CAR-T细胞，回输剂量为0.5×10^8（±20%），3个月最佳反应ORR达82.1%、CRR达66.7%。中位随访9.3月，中位持续缓解时间未达到，预计12个月持续缓解率66.7%。3个月内达CR/CRi患者中，预计12个月PFS及OS分别为64.4%和72%。CRS发生率为84.6%，其中3级及以上CRS发生率10.3%，ICANS发生率10.3%，其中3级及以上ICANS发生率7.7%。

近期国内研究者针对CAR-T细胞进行创新性改造并开展IIT临床研究，取得一系列原创性成果（表7-2-1）。

表7-2-1 国内创新型CAR-T细胞IIT临床研究

发表时间	研究团队	创新点	靶点	适应症	病例数	反应率
2018年7月	徐开林	人源化CAR-T	CD19	r/r ALL	18	CR 78%
2019年12月	李玉华	anti-CD19 scFv/CD28/CD27/ζ-iCasp9	CD19	r/r ALL	25	CR 88%
2020年4月	韩为东	双靶点	CD19/CD22	r/r ALL	6	CR 100%
2020年10月	钱文斌	PD-1/CD28嵌合开关受体	CD19	r/r B-NHL	17	CR 41.2%
2021年2月	黄河	通用型双靶点	CD19/CD22	r/r ALL	6	CR 83.3%
2021年10月	胡豫	双靶点	BCMA/CD38	r/r MM	23	sCR 52%
2022年5月	陆佩华	合成性T细胞受体抗原受体T细胞	CD19	r/r ALL	18	CR 100%
2022年6月	刘诚	CD19 Fab片段工程化到γδTCR链	CD19	r/r B-NHL	12	CR 50%

续表

发表时间	研究团队	创新点	靶点	适应症	病例数	反应率
2022年7月	陆佩华	FasT CAR-T：仅1天生产制备时间	CD19	r/r ALL	25	CR 92%
2023年2月	黄河	纳米抗体来源	GPRC5D	r/r MM	10	sCR 60%
2023年5月	黄河	PD1定点整合	CD19	r/r B-NHL	21	CR 85.7%

2018年7月，徐开林团队报道人源化CD19 CAR-T细胞治疗复发难治ALL临床试验结果，共纳入18例患者，其中14例达CR，12例达MRD-CR，180天LFS和OS分别为71.4%和65.8%。

2019年12月，李玉华团队报道新型CAR-T细胞（anti-CD19 scFv/CD28/CD27/ζ-iCasp9）临床试验结果，并将CAR-T细胞制备时间缩短至7 d，该试验纳入25例复发难治ALL，22例达CR，其中20例达MRD-CR，中位OS、DFS分别为267、257 d，180 d累积复发率29.4%，12例发生CRS，其中10例为1级，2例为2级，无ICANS发生。

2020年4月，韩为东团队报道CD19/CD22双靶点CAR-T细胞治疗复发难治ALL早期临床试验结果，研究纳入6例复发难治ALL，均达MRD-CR，其中3例患者分别在回输后3月、5月、10月复发，6例患者均发生CRS，其中4例为1级CRS，2例为2级CRS。

2020年10月钱文斌团队报道应用表达PD-1/CD28嵌合开关受体的新型CD19 CAR-T（CD19-PD-1/CD28-CART）治疗的难治复发淋巴瘤的临床研究结果，共纳入17例患者，其中15例为PD-L1表达阳性，10例（58.8%）患者在CAR-T治疗后3个月内达到客观疗效，其中7例（41.2%）患者达到CR。

2021年2月黄河团队报道靶向CD19/CD22通用型CAR-T细胞治疗难治复发急性淋巴细胞白血病临床研究，通过CRISPR/Cas9基因编辑敲除CAR-T细胞TRAC和CD52基因，在CD52单抗预处理化疗作用下避免宿主免疫排斥，该研究纳入6例难治复发急性淋巴细胞白血病患者，CRR达83.3%。

2021年10月胡豫团队报道BCMA/CD38双靶CAR-T细胞治疗复发难治多发性骨髓瘤临床研究，共纳入23例复发难治多发性骨髓瘤，ORR为87%、sCRR为52%。CRS发生率87%，其中1~2级CRS发生率67%，无ICANS事件发生，粒细胞减少、白细胞减少、贫血、血小板减少发生率分别为96%、87%、43%、61%。中位无进展生存期为17.2月。

2022年5月陆佩华团队报道合成性T细胞受体抗原受体（synthetic TCR and antigen receptor，STAR）T细胞治疗难治复发急性淋巴细胞白血病的临床研究。

第七章　细胞免疫治疗在恶性肿瘤精准防治中的临床研究进展

STAR-T包含抗体的抗原识别域和TCR的恒定域，并与内源性CD3及OX40信号机制结合。共纳入18例患者，CRR达100%，其中16例患者桥接异基因造血干细胞移植，经过545 d的中位随访时间后，12例患者仍维持DFS。未桥接造血干细胞移植的2例患者分别在治疗后58 d、和186 d复发。轻度CRS发生率为55.66%，2例患者发生3级ICANS。

2022年6月贺鹏诚团队报道CD19抗原结合区（Fab片段）工程化到γδTCR链的效应结构中，使抗原结合区与内源性CD3链形成T细胞信号复合物，TCR受体接触目标抗原后被自然激活，并引入靶向CD19共刺激受体。该团队报道该产品治疗难治复发淋巴瘤患者的临床研究结果，共纳入12例患者，ORR达83%，CRR达50%，无患者发生3级及以上CRS，仅有1例患者发生ICANS毒副反应。

2022年7月陆佩华团队报道靶向CD19 FasT CAR-T治疗难治复发急性淋巴细胞白血病的临床研究，共纳入25例患者，23例患者达MRD-CR，20例患者桥接异基因造血干细胞移植，15例患者维持无白血病生存（中位缓解持续时间达734 d）。3级及以上CRS发生率24%，3~4级ICANS发生率28%（主要发生在儿童患者）。

2022年9月、2023年5月黄河团队分别在Nature、eClinical medicine报道PD1定点整合靶向CD19 CAR-T细胞治疗难治复发B细胞淋巴瘤的Ⅰ期临床研究，共纳入21例患者，其中90%患者诊断为Ⅲ或Ⅳ期淋巴瘤，4例患者治疗前淋巴瘤PD-L1表达大于50%，ORR为100%，CRR为85%。1~2级CRS发生率为67%，1~2级ICANS发生率为19%。最常见的毒副反应为血液学毒性，贫血、淋巴细胞减少、中性粒细胞减少、白细胞减少、血小板减少发生率分别为29%、90%、81%、48%、10%。在19.2月的中位随访时间中预计中位无进展生存时间为19.5月，中位总体生存未达到。

2023年2月黄河团队报道纳米抗体来源靶向GPRC5D CAR-T细胞治疗复发难治多发性骨髓瘤临床研究，10例患者接受CAR-T细胞治疗，ORR达100%，sCRR达60%。3级及以上毒副反应为中性粒细胞减少（100%），血小板减少（90%），白细胞减少（90%），贫血（70%）。1级CRS发生率90%，2级CRS发生率10%，未观测到ICANS发生。

（五）CAR-T细胞治疗T系恶性血液病临床研究

针对T细胞来源的恶性血液病，如T淋巴细胞白血病、T细胞淋巴瘤等，CAR-T细胞也取得了显著的进展，同时面临着更大的挑战。正常T细胞、肿瘤性T细胞和CAR-T细胞间具有相似性表型，靶向T细胞抗原的CAR-T细胞可识别并杀伤3种类型的T细胞：肿瘤性T细胞，正常T细胞和CAR-T细胞自身。因而CAR-T细胞治疗T细胞肿瘤面临的挑战主要包括CAR-T细胞自杀伤、T细胞缺乏和肿瘤性T细胞污染 CAR-T 细胞产物。CAR-T 细胞间相互杀伤将阻碍 CAR-T 细胞的扩增，缩短体内 CAR-T 细胞持续时间。杀伤正常 T 细胞引起的持续 T 细胞缺乏使患者更易并发机会性感染。此外，循环肿瘤 T 细胞存在于急性 T 淋巴细胞白血病和 T 细胞淋巴瘤患者的外周血中，CAR-T 产品存在被肿瘤性 T 细胞污染的可能。肿瘤性 T 细胞与正常 T 细胞在细胞表型及功能方面存在相似性，因而肿瘤性 T 细胞可能与正常 T 细胞同时被采集、转导、扩增并输注入受者体内（图 7-2-1）。

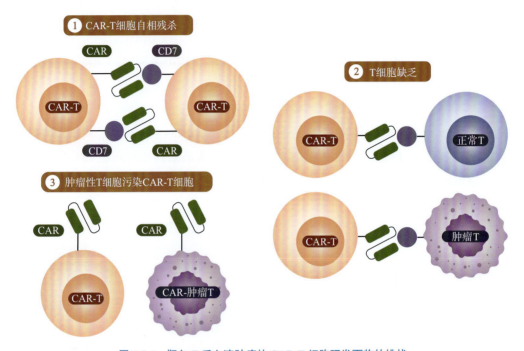

图 7-2-1　靶向 T 系血液肿瘤的 CAR-T 细胞研发面临的挑战

因此，用于治疗 T 细胞肿瘤的 CAR-T 细胞，需更特异性地靶向肿瘤 T 细胞，以减少对正常 T 细胞的杀伤；同时第三方健康供者来源的淋巴细胞制备 CAR-T 是克服 CAR-T 细胞产品受肿瘤 T 细胞污染一种选择。由此用于治疗 T 细胞肿瘤的 CAR-T 细胞产品主要经历了自体 CAR-T 细胞、供者源性 CAR-T 细胞和结合基因编辑技术的通用型 CAR-T 细胞的演变。目前可用于 T 细胞肿瘤治疗潜在靶点主要包括 T 细胞表面抗原 CD7，CD30，CD5，CD4；T 细胞表面趋化因子受体 CCR4 以及 T 细胞受体 β 恒定区 1（TRBC1），报道显示 CD30、CD7、CD5 CAR-T 细胞在治疗急性 T 淋巴细胞白血病 /T 细胞淋巴瘤中的治疗反应率为 30%～80%，且未发生危及生命的 CRS 等相关副反应。

CD7 是目前 CAR-T 细胞治疗 T 细胞肿瘤的热门研发靶点，靶向 CD7 CAR-T 治疗临床研究尚处于起步阶段，国内研究者在靶向 CD7 CAR-T 治疗临床转化研究处于

第七章　细胞免疫治疗在恶性肿瘤精准防治中的临床研究进展

国际前列（表7-2-2）。

表7-2-2　靶向CD7 CAR-T治疗T系血液肿瘤研究现状

研究团队	研究中心	疾病种类	CAR-T细胞来源	CR/CRi（总例数）
Maksim Mamonkin	贝勒医学院	T细胞肿瘤/急性髓系白血病	临床前	临床前
Dario Campana	新加坡国立大学	T细胞肿瘤	临床前	临床前
John F DiPersio	华盛顿大学医学院	T细胞肿瘤	通用型	临床前
潘静/冯晓明	北京博仁医院/中国医学科学院血液学研究所	T-ALL	供者来源T细胞	90%（20）
陆佩华	陆道培医院	T-ALL/T-NHL	供者或自体T细胞	75%（20）
张明智	郑州大学附属第一医院	T-ALL/T-NHL	自体CD7阴性T细胞	87.5%（8）
王三斌	解放军联勤保障部队九二〇医院	T-ALL	通用型	92%（12）
黄河	浙江大学医学院附属第一医院	T-ALL/T-NHL	通用型	63.6%（11）

2021年10月潘静/冯晓明团队在国际上首次报道靶向CD7 CAR-T治疗复发难治急性T淋巴细胞白血病的Ⅰ期临床研究，共纳入20例患者，CRR达90%，中位随访6.3月时，15位患者仍维持未复发状态。

2022年9月黄河团队报道应用CRISPR/Cas9技术敲除CD7/TRAC/RFX5基因，CD7/CD3/HLA-Ⅱ阴性的靶向CD7通用型CAR-T细胞治疗难治复发CD7阳性血液系统恶性肿瘤患者临床研究。该研究纳入12名（11例T细胞白血病/淋巴瘤，1例CD7阳性急性髓系白血病）患者，ORR为82%；ALL患者的CRR为75%。，无剂量限制性毒性（DLT）、移植物抗宿主病（GvHD）及≥3级的CRS事件发生。

CAR-T细胞治疗T系恶性血液病临床研究结果令人瞩目，还需要进一步扩大研究规模，进行多中心药物临床试验，加速临床转化，推动靶向T系恶性血液病的CAR-T细胞治疗产品进入临床应用，惠及广大患者。

二、急性髓系白血病

急性髓系白血病（acute myeloid leukemia，AML）是造血干细胞或祖细胞的恶性克隆性疾病，是成人急性白血病最常见的类型。AML的治疗方案包括化疗、去甲基化药物治疗和造血干细胞移植，但复发难治急性髓系白血病（relapsed/refractory acute myeloid leukemia，R/R AML）仍然缺乏有效的治疗手段，长期生存率仅约20%。

近10年来，随着对AML发生发展中关键信号通路的认知提升，大量分子和免疫治疗靶点被发现并研发出多种 AML 治疗新药物和新疗法（图 7-2-2）。其中免疫疗法在不同 AML 基因型以及对靶向治疗耐药的患者中都显示出了一定的临床疗效。同时免疫疗法不仅可以单药发挥作用，也可以与体内免疫细胞产生协同作用，具有极大的临床治疗潜力。

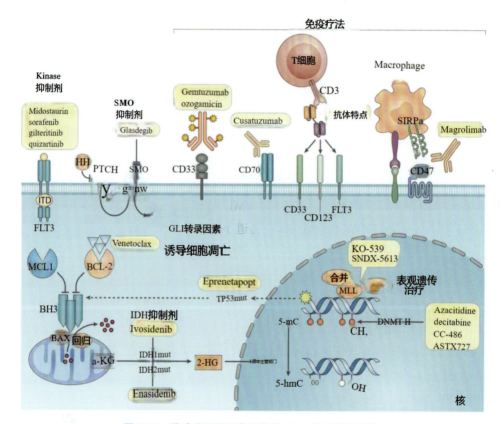

图 7-2-2　临床应用及正在开发的 AML 治疗药物总结

注：FLT3 靶向抑制剂（第一代的非特异性多激酶酪氨酸激酶抑制剂如米哚妥林、索拉非尼；第二代的以 FLT3 为主要靶点的酪氨酸激酶抑制剂如吉列替尼、奎扎替尼）；Hedgehog 通路抑制剂（格拉吉布）；BCL-2 抑制剂（维奈托克）；异柠檬酸脱氢酶 -1（IDH-1）抑制剂（艾伏尼布）；IDH2 抑制剂（恩西地平）；恢复突变 p53 的野生型功能（Eprenetapopt/APR-246）；染色质相关复合物抑制剂（KO-539 和 SNDX-5613）；表观遗传药物（阿扎胞苷、地西他滨、新型口服制剂 CC-486 和 ASTX727）；免疫疗法：抗 CD33 偶联卡奇霉素（吉妥珠单抗奥佐米星）；抗 CD70 抗体（古妥珠单抗）；抗 CD47 抗体（莫洛利单抗）；T 细胞重定向双抗；细胞免疫治疗疗法目前正在临床开发中。缩写：DNA methyltransferase（DNMT）；Glioma-associated oncogene homologue（GLI）；2-hydroxyglutarate（2-HG）；5-hydroxymethyl-cytosine（5-hmC）；Internal tandem duplication（ITD）；α-ketoglutarate（α-KG）；5-methylcytosine（5-mC）；Smoothened（SMO）

（一）CAR-T 细胞治疗 AML 的研究进展

不同于抗体介导的 Fc 依赖的吞噬作用及干扰作用或靶向释放药物等作用机制，细胞免疫治疗可以直接启动细胞介导的毒性颗粒释放机制快速清除肿瘤，同时免疫

第七章 细胞免疫治疗在恶性肿瘤精准防治中的临床研究进展

细胞活化进而大量扩增，因此近年来，难治/复发 AML 的细胞免疫治疗研究受到关注。但 CAR-T 细胞治疗 AML 仍存在诸多问题，主要问题是缺乏特异性抗原。目前临床研究中验证较为有效的靶点包括 CD123、CLL-1 和 CD33，其他治疗靶点还包括 Lewis Y、NKG2D、CD44v6、FLT3、FR-β、CD38、PR1、WT1 和 CD117 等。

2015 年，解放军总医院韩卫东团队首次报道了 1 例自体 CD33 CAR-T 细胞治疗 AML 的临床病例。该项研究中检测到了 CAR-T 细胞体内的扩增，但患者未能达到完全缓解，同时合并持续的粒细胞缺乏。2017 年，美国希望之城报道了靶向 CD123 的 CAR-T 细胞治疗 6 例 AML 患者的首次临床试验，其中 3 例获得完全缓解。2022 年，南开大学赵明峰团队报道了 10 例难治复发 AML 患者接受靶向 CLL-1 的 CAR-T 细胞治疗的研究，其中 7 例获得完全缓解（CR/CRi），6 例患者在 CLL-1 CAR-T 细胞输注后早期桥接异基因造血干细胞移植。2022 年，苏州大学附属第一医院唐晓文教授报道了使用自体 CD7 CAR-T 细胞治疗具有复杂核型、TP53 缺失、FLT3-ITD 突变和 SKAP2-RUNX1 融合基因的复发/难治性 AML 患者，实现了形态学无白血病状态；浙江大学医学院附属第一医院黄河团队报道了通用型靶向 CD7 的 CAR-T 细胞治疗 CD7 阳性的急性髓系白血病患者，获得了完全缓解。目前 CAR-T 细胞治疗 AML 具体的临床试验信息列表如下（表 7-2-3）。

表 7-2-3 CAR-T 细胞治疗 AML 的临床试验

注册号	靶点	报告例	临床疗效	开展单位
NCT04538599	CD7	1 例	CR	浙江大学医学院附属第一医院
NCT04762485	CD7	1 例	MLFS	苏州大学附属第一医院
NCT04884984	CLL-1	2 例	均 CRi	苏州大学附属第一医院
ChiCTR2000041054	CLL-1	10 例	70% CRi	南开大学附属第一中心医院
不详	CLL-1	8 例	87.5% OR	广州市妇女儿童医疗中心
NCT04351022	CD38	6 例	66.7% CRi/CR	苏州大学附属第一医院
NCT03585517	CD123	未披露	未披露	北京免疫中国医疗科技有限公司
NCT03114670	CD123	未披露	未披露	中国军事医学科学院附属医院
NCT02159495	CD123	未披露	未披露	希望之城医疗中心（美国）
NCT03766126	CD123	未披露	未披露	宾夕法尼亚大学
NCT01864902	CD123	1 例	PR	解放军总医院
NCT03631576	CD123/CLL1	未披露	未披露	福建医科大学协和医院
NCT02799680	CD33	未披露	未披露	解放军总医院
NCT02203825	NKG2D	未披露	未披露	丹娜-法伯癌症研究所
NCT03018405	NKG2D	12 例	25% PR	李·莫菲特癌症中心与研究所
NCT01716364	Lewis Y	未披露	未披露	彼得·麦卡伦癌症中心

（二）CAR-NK 细胞免疫治疗 AML 的研究进展

同种异体自然杀伤细胞（natural killer cell，NK）疗法也被认为是针对 AML 治疗有潜力的策略。NK 细胞可以通过识别肿瘤上表达的激活配体直接介导细胞杀伤作用，同时 NK 细胞具有极低免疫原性，细胞因子释放较少，毒性更为可控，是治疗肿瘤及感染性疾病理想的通用型免疫细胞。一项研究显示，半相合供者外周血 NK 细胞（peripheral blood natural killer，PBNK）联合注射 IL-15 的治疗方案，在 16 名患者中观察到 27% 的患者体内 NK 细胞扩增，40% 的患者完全缓解。细胞因子诱导的记忆样 NK 细胞被证明在 AML 治疗中达 56% 的总缓解率和 44% 的完全缓解率。基因编辑的 CAR-NK 细胞也显示出对 AML 良好的疗效，2022 年，陆军军医大学第二附属医院张曦团队报道了由 PBNK 细胞制备的"现货型"靶向 CD33 的 CAR-NK 细胞治疗 10 例 R/R AML 患者，7 例患者发生 1 级 CRS，1 例患者发生 2 级 CRS，未见移植物抗宿主病（Graft-versus-host disease，GVHD）发生。第 28 d 评估时 6 例患者获得 MRD 阴性完全缓解，6 例中 1 例患者仍在随访，1 例患者在接受造血干细胞移植后持续缓解，其余 4 例患者疾病复发。目前 CAR-NK 细胞治疗 AML 具体的临床试验信息列表如下（表 7-2-4）。

表 7-2-4 CAR-NK 细胞治疗 AML 的临床试验

注册号	靶点	报告例	临床疗效	开展单位
NCT05008575	CD33 CAR-NK	6 例	60% CR	陆军军医大学第二附属医院
NCT02944162	CD33 CAR-NK92	3 例	2 例 PR	苏州大学附属第一医院
NCT02944162	CD33 CAR-NK	未披露	未披露	生物科技有限公司（苏州）

上述研究显示，虽然细胞免疫治疗有望成为改善 AML 治疗现状的新型技术，但在临床应用中仍面临以下几方面的挑战。①肿瘤靶点缺乏特异性：AML 中广泛表达的各种抗原如 CD33、CD123、CD70、CD47、CD44v6 与造血干细胞或正常组织表达谱重叠。快速扩增的 CAR-T 细胞会造成"在靶脱肿瘤"效应，损伤正常组织或造成骨髓抑制、粒细胞缺乏等治疗副作用。②完全缓解率低：AML 细胞异质性高，单一靶点难以完全清除肿瘤细胞，完全缓解率低或治疗复发率高。③ AML 骨髓微环境可影响 CAR-T 杀伤功能。④ AML 患者自体 T 细胞功能缺陷明显，CAR-T 细胞来源受限。⑤现有 CAR-T 产品均为个体化制备，CAR 分子随机插入，制备成本高、时间长且存在致癌风险。故研发具有多靶点协同杀伤、功能增强、精准可控等特征的通用型细胞治疗产品有望克服上述治疗瓶颈，是未来 AML 细胞免疫治疗的重要发展方向。

三、实体瘤

细胞免疫治疗实体肿瘤的临床研究已具有几十年的历史。20 世纪末,以淋巴因子刺激和扩增的自体外周淋巴细胞或肿瘤浸润淋巴细胞(tumor-infiltrating lymphocyte, TIL)为主的过继性细胞疗法(adoptive cell therapy, ACT)临床试验已逐步开展,在黑色素瘤等部分实体肿瘤患者中取得显著疗效。进一步研究显示靶向肿瘤新抗原的 TIL 细胞是 ACT 疗法成功的关键。如何更有效地筛选或开发特异性靶向肿瘤的免疫细胞,是实体瘤细胞免疫治疗发展的关键问题。

近年来,基因编辑的 T 细胞(包括 CAR-T、TCR-T)正快速走向临床应用。其中,CAR-T 细胞在复发难治性血液系统恶性肿瘤中取得了突破性成功,但在实体肿瘤方面的临床应用效果仍不理想,面临着一系列挑战(图 7-2-3)。首先,实体瘤缺乏特异性抗原靶点。虽然靶向 HER2、mesothelin、MUC1 和 PSMA 的 CAR-T 细胞已被应用于乳腺癌、胰腺癌和前列腺癌的早期临床研究中,但其针对肿瘤的特异性较为有限且存在"在靶-脱肿瘤反应"。其次,T 细胞浸润实体肿瘤中的能力受限,影响其抗肿瘤功能。最后,肿瘤细胞及肿瘤微环境(tumor microenvironment,TME)的相互作用及免疫抑制,进一步削弱肿瘤部位免疫细胞的功能。

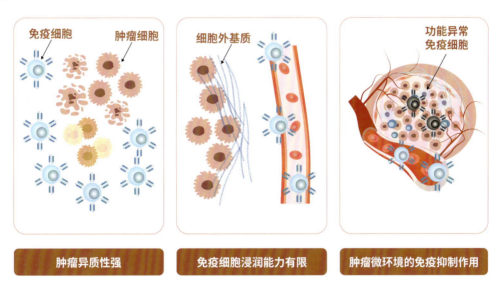

图 7-2-3　面临的挑战

(一)CAR-T 疗法在实体瘤治疗中的进展

相较于血液肿瘤,CAR-T 细胞疗法在实体瘤中进展较慢,临床疗效不稳定。目前全球开展的针对实体瘤的 CAR-T 细胞临床试验中,最常用的靶点包括 mesothelin、GD2、HER2、MUC1、CEA、GPC3、Claudin18.2 和 EGFRvⅢ等(表 7-2-5)。

表 7-2-5 CAR-T 细胞治疗实体瘤临床试验

抗原	肿瘤类型	临床试验
AFP	肝细胞肝癌	NCT03349255
AXL	肾癌	NCT03393936
B7H3	生殖细胞瘤，视网膜母细胞瘤，肝母细胞瘤，Wilms 瘤，横纹肌样瘤，骨肉瘤，尤因肉瘤，横纹肌肉瘤，神经母细胞瘤，肾上腺癌，胃癌，肺癌，卵巢癌等	NCT04483778, NCT04691713, NCT04897321, NCT04864821, NCT05211557, NCT05323201, NCT04670068, NCT05515185, NCT05190185
CD117	肉瘤	NCT03356782
CD133	肝癌，胰腺癌，脑肿瘤，乳腺癌，卵巢肿瘤，大肠癌，急性髓样淋巴白血病，神经胶质瘤，肉瘤	NCT02541370, NCT03356782, NCT03423992
CD171 (L1-CAM)	神经母细胞瘤	NCT02311621, NCT00006480
CD20	黑色素瘤	NCT03893019
CD70	肾细胞肾癌，卵巢癌，宫颈癌	NCT02830724, NCT05468190, NCT05518253, NCT05420545
CD80/86	肺癌	NCT03198052
CEA	肺癌，结直肠癌，食管癌，胃癌，胰腺，乳腺癌，胰腺癌，肝癌	NCT00004178, NCT00673322, NCT00673829, NCT01212887, NCT01723306, NCT02349724, NCT03267173, NCT01109095, NCT01373047, NCT02416466, NCT02850536, NCT02959151, NCT03682744, NCT03818165
Claudin18.2	胃食管胃交界处腺癌，胰腺癌	NCT03159819, NCT03302403, NCT03874897, NCT03890198
c-MET	乳腺癌，肝细胞肝癌	NCT03060356, NCT03638206, NCT01837602, NCT03672305
DLL-3	肺癌	NCT03392064
DR5	肝癌	NCT03638206
EGFR	脑胶质瘤，肺癌，肝癌，胃癌，结直肠癌，肉瘤，神经母细胞瘤	NCT01869166, NCT02331693, NCT03152435, NCT03638167, NCT02862028, NCT02873390, NCT03182816, NCT03542799, NCT03618381
EGFRvIII	脑和中枢神经系统肿瘤，神经胶质瘤，胶质母细胞瘤，结直肠癌，胰腺癌	NCT01454596, NCT02209376, NCT02666248, NCT02844062, NCT03267173, NCT03423992, NCT03638206, NCT02959151, NCT03283631, NCT03170141, NCT03726515, NCT02664363
EpCAM	结肠癌，食道癌，胰腺癌，前列腺癌，胃癌，肝癌，胆管肿瘤，结肠癌，鼻咽恶性肿瘤，乳腺癌	NCT02725125, NCT02729493, NCT02915445, NCT03013712, NCT03563326
EpHA2	神经胶质瘤	NCT02575261, NCT03423992

第七章　细胞免疫治疗在恶性肿瘤精准防治中的临床研究进展

续表

抗原	肿瘤类型	临床试验
ErbB ligands	头颈部肿瘤	NCT01818323
FAP	胸膜间皮瘤，肺癌，乳腺癌，卵巢癌，膀胱癌，胰腺癌	NCT01722149, NCT03932565
FR-α	卵巢癌，输卵管癌，腹膜肿瘤	NCT00019136, NCT03585764, NCT03932565
GD2	神经母细胞瘤，肉瘤，黑色素瘤，宫颈癌，神经胶质瘤，肺癌	NCT02761915, NCT02765243, NCT02919046, NCT02992210, NCT03170141, NCT03252171, NCT03356782, NCT03356795, NCT03356808, NCT03423992, NCT00085930, NCT01460901, NCT01953900, NCT02439788, NCT03535246, NCT01822652, NCT03294954, NCT03635632, NCT03721068, NCT02107963, NCT03373097
gp100	黑色素瘤	NCT03649529, NCT03649529
GPC3	肝细胞癌，神经胶质瘤，肺癌，胰腺癌，大肠癌	NCT02395250, NCT02723942, NCT02876978, NCT02905188, NCT02932956, NCT03084380, NCT03146234, NCT03198546, NCT03302403, NCT03884751, NCT02715362, NCT02959151, NCT03130712
HER2	肉瘤，中枢神经系统肿瘤，神经胶质瘤，多形性胶质母细胞瘤，乳腺癌，卵巢癌，肺癌，胃癌，胰腺癌，结直肠癌	NCT00228358, NCT00902044, NCT00924287, NCT01109095, NCT01935843, NCT02442297, NCT02547961, NCT02713984, NCT03198052, NCT03267173, NCT03423992, NCT03500991, NCT02959151, NCT03696030, NCT00889954, NCT03740256
HerinCAR-PD1	晚期恶性实体瘤	NCT02873390，NCT02862028
IL-13Rα2	脑和中枢神经系统肿瘤，神经胶质瘤，胶质母细胞瘤	NCT00730613, NCT03423992, NCT01082926, NCT02208362
Lewis-Y	肺癌	NCT03198052, NCT03851146
LMP1	鼻咽肿瘤	NCT02980315
MAGE-A1/3/4	肺癌	NCT03356808, NCT03535246
Mesothelin	胸膜间皮瘤，腹膜间皮瘤，胰腺癌，卵巢癌，肺癌，三阴性乳腺癌，子宫内膜癌，腹膜癌，输卵管，宫颈癌，其他间皮素阳性肿瘤	NCT01355965, NCT01583686, NCT01897415, NCT02159716, NCT02388828, NCT02580747, NCT02792114, NCT02930993, NCT03198052, NCT03267173, NCT03323944, NCT03356795, NCT03356808, NCT03535246, NCT03638193, NCT03638206, NCT03799913, NCT03814447, NCT03916679, NCT02706782, NCT02959151, NCT03054298, NCT03497819, NCT03030001, NCT03182803, NCT03545815, NCT03615313, NCT03747965, NCT02465983, NCT02414269

续表

抗原	肿瘤类型	临床试验
MG7	肝转移肿瘤	NCT02862704
MMP, P16, MAGE A1, MAGE A3, 及 MAGE A4	实体瘤	NCT03535246
MUC1	脑胶质瘤，结直肠癌，胃癌，肝细胞癌，肺癌，胰腺癌，乳腺癌，胰腺癌	NCT02587689, NCT02617134, NCT02839954, NCT03198052, NCT03267173, NCT03356782, NCT03356795, NCT03356808, NCT03633773, NCT02959151, NCT03170141, NCT03179007, NCT03525782, NCT03706326
MUC16	卵巢癌	NCT02498912, NCT02498912
NKG2D ligands	大肠癌，卵巢癌，胰腺癌，乳腺癌，尿路上皮癌	NCT03018405, NCT03370198, NCT03310008, NCT03692429
NY-ESO-1	食管癌，输卵管癌，卵巢癌，肺癌，神经胶质瘤，黑色素瘤，滑膜肉瘤，非小细胞肺癌	NCT01795976，NCT03029273, NCT03638206, NCT03017131
PD-L1	胶质母细胞瘤，肺癌	NCT03330834, NCT03198052, NCT02937844
PSCA	胰腺癌和肺癌	NCT03198052, NCT03267173, NCT03873805, NCT02959151, NCT02744287
PSMA	前列腺癌，膀胱癌，尿路上皮癌	NCT00664196, NCT01140373, NCT01929239, NCT03185468, NCT03356795, NCT03089203
ROR-1	乳腺癌和肺癌	NCT02706392
ROR-2	肾癌	NCT03393936
VEGFR-2	黑色素瘤，肾癌，结直肠癌，卵巢癌，肺癌，转移性癌	NCT01218867
Zeushield	非小细胞肺癌	NCT03060343

1. 胶质母细胞瘤

在实体瘤中，CAR-T 细胞治疗胶质母细胞瘤（glioblastoma，GBM）的临床研究起步最早，目前已经进入临床研究的靶点包括 EphA2、IL-13Rα2、HER2、GD2 和 EGFRvⅢ，但尚缺乏大样本临床研究。贝勒医学院的研究团队研发了 GD2 特异性 CAR-T 细胞用于治疗 GBM，有 19 例高危患者入组，3 例患者达到完全缓解（complete response，CR），患者存在局部疼痛和发热等轻微不良事件。该团队也进行了靶向 HER2 的 CAR-T 细胞治疗进展期多形性 GBM 的临床试验。结果表明，患者未出现剂量限制相关毒副反应，CAR-T 细胞的耐受性良好；1 例患者部分缓解（partial response，PR）状态超过 9 个月，而 3 例患者的疾病稳定（stable disease，SD）状态持续了 24～29 个月。美国宾夕法尼亚大学团队报道 EGFRvⅢ CAR-T 细胞治疗靶点

第七章　细胞免疫治疗在恶性肿瘤精准防治中的临床研究进展

表 7-2-6 已注册的 TCR-T 疗法治疗实体瘤的临床研究

注册时间	注册号	状态	预计入组人数	靶点	HLA 等位基因	细胞来源	肿瘤类型	国家
2022.1	NCT05587543	尚未招募	24	EBV	NA	自体 T 细胞	EBV 阳性鼻咽癌	中国
2022.1	NCT05580796	尚未招募	50	NA	HLA-A * 02	自体 T 细胞	标准方案治疗失败的实体瘤	中国
2022.9	NCT05539833	招募中	50	NA	HLA-A*02	自体 T 细胞	多种实体瘤	中国
2022.8	NCT05483491	招募中	42	KK-LC-1	HLA-A*01:01	自体 T 细胞	胃癌、乳腺癌、宫颈癌、肺癌等	中国
2022.6	NCT05438667	招募中	11	KRAS G12V or G12D	HLA-A*11:01	自体 T 细胞	晚期胰腺癌及其他实体瘤	中国
2022.6	NCT05417932	招募中	46	HBsAg	HLA-A*02	自体 T 细胞	复发或转移性肝细胞肝癌	中国
2022.5	NCT05357027	招募中	18	HPV16 E6	HLA-A*02	自体 T 细胞	复发难治或转移性宫颈癌	中国
2022.4	NCT05349890	尚未招募	24	NA	NA	自体 T 细胞	转移性或局部晚期上皮癌	美国
2022.4	NCT05339321	招募中	36	HBV	HLA-A*02	自体 T 细胞	HBV 相关肝细胞肝癌	中国
2022.1	NCT05194735	招募中	180	NA	NA	自体 T 细胞	复发难治性恶性肿瘤	美国
2022.1	NCT05195294	尚未招募	55	HBV	NA	自体 T 细胞	HBV 相关晚期肝细胞肝癌	美国
2021.11	NCT05122221	招募中	12	HPV16	NA	自体 T 细胞	HPV16 阳性晚期宫颈、肛门或头颈部癌症	中国
2021.11	NCT05124743	招募中	2000	NA	NA	自体 T 细胞	多种实体瘤	美国
2021.9	NCT05035407	招募中	100	KK-LC-1	HLA-A01:01	自体 T 细胞	靶点阳性的上皮癌	美国
2021.3	NCT04809766	招募中	15	Mesothelin	HLA-A*02:01	自体 T 细胞	转移性胰腺胆管腺癌	美国
2021.2	NCT04745403	招募中	10	HBV	HLA-A*02:01 or HLA-A*24:02	自体 T 细胞	HBV 相关肝细胞肝癌	中国
2021.1	NCT04729543	招募中	20	MAGE-C2	HLA-A*02	自体 T 细胞	MAGE-C2 阳性的黑色素瘤、头颈部肿瘤	荷兰
2020.12	NCT04677088	尚未招募	7	HBV	NA	自体 T 细胞	肝移植后肝细胞肝癌	中国
2020.11	NCT04639245	暂停	18	MAGE-A1	HLA-A*02:01	自体 T 细胞	转移性三阴性乳腺癌、尿路上皮癌症，或非小细胞肺癌	美国
2020.8	NCT04509726	招募中	20	LMBP2	NA	自体 T 细胞	转移性或难治性鼻咽癌	中国
2020.3	NCT04318964	招募中	12	NY-ESO-1	HLA-A * 02:01	自体 T 细胞	肉瘤	中国

精准医学前沿技术与创新发展 | 179

续表

注册时间	注册号	状态	预计入组人数	靶点	HLA等位基因	细胞来源	肿瘤类型	国家
2019.5	NCT03941626	招募中	50	EGFRvIII/DR5/NY-ESO-1/Mesothelin	NA	自体T细胞	实体瘤	中国
2019.5	NCT03970382	暂停	21	NA	NA	自体T细胞	转移性或局部晚期实体瘤	美国
2019.3	NCT03891706	招募中	30	NA	NA	NA	晚期实体瘤	中国
2018.12	NCT03778814	招募中	30	KK-LC-1	HLA-A*02	自体T细胞	肺癌及其他实体瘤	中国
2018.11	NCT03747484	招募中	16	MCPyV	HLA-A*02:01	自体T细胞	转移性或不可切除的梅克尔细胞癌	美国
2018.1	NCT03691376	尚未招募	4	NY-ESO-1	HLA-A*02:01	自体T细胞	复发或难治性卵巢、输卵管、或原发腹膜癌	美国
2018.3	NCT03462316	招募中	20	NY-ESO-1	HLA-A*02:01	自体T细胞	骨及软组织肉瘤	中国
2016.8	NCT02858310	招募中	180	HPV-16 E7	HLA-A*02	自体T细胞	转移性或复发难治HPV-16相关癌症	美国

表7-2-7 正在开展的CAR-NK治疗实体瘤的临床研究

病种	研究阶段	研究状态	预计入组人数	NK来源	其他联合方案	注册号
乳腺癌	1	招募中	20	异体	HER2阻断剂, IL2	NCT05385705
乳腺癌, 胃癌	1	招募中	36	异体	无	NCT04319757
胆道肿瘤	2-3	招募中	128	异体	PD-1抑制剂	NCT05429697
结直肠癌	1	尚未招募	12	异体	IL2, TGFβ1阻断剂	NCT05400122
结直肠癌	1	招募中	15	异体	西妥昔单抗	NCT05040568
结直肠癌	1	招募中	18	自体	无	NCT05394714
结直肠癌	1	招募中	38	N/A	无	NCT05213195
结直肠癌, 肉瘤	1	已启动, 尚未招募	14	异体	IL15R激动剂	NCT02890758
胃癌	N/A	招募中	18	异体, 脐带血来源	无	NCT04385641

第七章 细胞免疫治疗在恶性肿瘤精准防治中的临床研究进展

续表

病种	研究阶段	研究状态	预计入组人数	NK来源	其他联合方案	注册号
胶质母细胞瘤	1	尚未招募	25	异体,脐带血来源	无	NCT04991870
胶质母细胞瘤	1	招募中	5	自体	无	NCT05108012
胃食管交接处肿瘤,头颈部鳞状细胞癌	2	招募中	55	异体	IL15R激动剂,PD-1抑制剂	NCT04847466
胃肠道间质瘤	2	尚未招募	1	自体	DCs, PD-1抑制剂	NCT05461235
胶质母细胞瘤	1	招募中	42	异体, NK92来源	PD-1抑制剂	NCT03383978
神经胶质瘤	1	尚未招募	24	自体	无	NCT04254419
肝细胞肝癌	1-2	招募中	200	异体	标准方案	NCT04162158
肝细胞肝癌	2	招募中	20	自体	氟尿嘧啶,顺铂	NCT05040438
肝细胞肝癌	2	招募中	35	异体,脐带血来源	阿帕替尼,PD-1抑制剂	NCT05171309
头颈部鳞状细胞癌	1	招募中	12	异体	IL15R激动剂, CTLA4抑制剂	NCT04290546
神经母细胞瘤	1	已启动,尚未招募	13	自体	GD2阻断剂,来那度胺	NCT02573896
神经母细胞瘤	1	已启动,尚未招募	85	异体	GD2阻断剂, IL2	NCT02650648
神经母细胞瘤	1-2	尚未招募	31	自体	GD2阻断剂,伊立替康,替莫唑胺	NCT04211675
神经母细胞瘤	2	已启动,尚未招募	153	异体	标准方案	NCT01857934
神经母细胞瘤,肉瘤	2	已启动,尚未招募	15	异体	无	NCT02100891
非小细胞肺癌	1-2	招募中	24	异体	无	NCT04616209
非小细胞肺癌	1-2	招募中	24	自体	卡铂,西妥昔单抗,吉西他滨	NCT04872634
非小细胞肺癌	1	招募中	5	异体, NK92来源	无	NCT03656705
非小细胞肺癌	1	招募中	20	自体	标准方案	NCT04990063

续表

病种	研究阶段	研究状态	预计入组人数	NK来源	其他联合方案	注册号
非小细胞肺癌	1	招募中	21	异体，脐带血来源	PD-L1抑制剂	NCT05334329
前列腺癌	1	招募中	9	N/A	无	NCT03692663
分化型甲状腺癌	1-2	招募中	40	自体	无	NCT05410717
实体瘤	N/A	招募中	60	N/A	标准方案	NCT04214730
实体瘤	1	已启动，尚未招募	12	异体	IL2，PD-L1抑制剂	NCT04551885
实体瘤	1	已启动，尚未招募	27	自体	PD-1抑制剂，PD-L1抑制剂	NCT03941262
实体瘤	1	尚未招募	12	自体	无	NCT04557306
实体瘤	1	招募中	12	自体	溶瘤病毒	NCT05271279
实体瘤	1	招募中	30	自体	IL15R激动剂	NCT04898543
实体瘤	1	招募中	37	异体，iPSC来源	IL2，PD-1抑制剂，PD-L1抑制剂	NCT03841110
实体瘤	1	招募中	38	异体，脐带血来源	环磷酰胺，依托泊苷	NCT03420963
实体瘤	1	招募中	40	N/A	无	NCT05194709
实体瘤	1	招募中	40	自体	无	NCT05237206
实体瘤	1	招募中	56	异体	无	NCT05137275
实体瘤	1	招募中	189	异体	西妥昔单抗，HER2阻断剂，IL2，PD-1抑制剂，PD-L1抑制剂	NCT05069935
实体瘤	1	招募中	322	异体	西妥昔单抗，HER2阻断剂，IL2，PD-1抑制剂，PD-L1抑制剂	NCT05395052
实体瘤	1-2	招募中	60	N/A	地西他滨	NCT05143125
实体瘤	1-2	招募中	200	自体	无	NCT03634501

阳性患者10例，中位总生存期为8个月，其中1例患者在CAR-T细胞治疗后33个月仍然存活。此外，美国希望之城团队开展了靶向IL13Rα2的CAR-T细胞治疗难治性GBM患者的临床试验，其结果显示该产品安全性和临床疗效十分可观，其中一例患者达到短期的CR。

2. 其他实体瘤

目前已有报道靶向mesothelin、EGFR、HER2等其他靶点治疗实体瘤的CAR-T细胞临床研究。宾夕法尼亚大学研究团队通过mRNA转染技术制备靶向mesothelin的CAR-T细胞，用于治疗晚期恶性胸膜间皮瘤或晚期胰腺癌患者。在最先接受治疗的2例患者中，mesothelin-CAR-T细胞在体内表现出一定的抗肿瘤能力且未见明显毒性。韩为东团队报道靶向EGFR的第二代CAR-T细胞治疗11例晚期非小细胞肺癌Ⅰ期临床试验，其中2例达到PR，5例患者达到SD；其不良反应轻，仅表现为皮肤毒性、恶心、呕吐、呼吸困难和低血压等。该团队也报道了EGFR-CAR-T细胞和CD133-CAR-T细胞联用的"鸡尾酒"疗法治疗1名转移性胆管癌患者，该患者的PR状态持续1年以上，但存在表皮和内皮细胞损伤相关毒副反应。陆军军医大学第一附属医院开展了CEA-CAR-T细胞治疗10例转移性大肠癌患者的临床研究，7例患者达SD，均未见CAR-T细胞相关的严重不良反应。Stephen Gottschalk团队报道HER2-CAR-T细胞治疗难治性HER2阳性肉瘤患者Ⅰ期临床试验，19例接受治疗的患者中，4例达到SD，且疗效持续12周至14个月。

北京大学肿瘤医院沈琳教授团队开展了靶向Claudin（CLDN）18.2 CAR-T细胞治疗胃肠道肿瘤的临床研究。在37接受治疗的患者中，总体缓解率（overall response rate，ORR）高达48.6%，疾病控制率（disease control rate，DCR）为73.0%，且未见3级及以上CRS或神经毒性。此外，CLDN6是实体肿瘤极具潜力的靶点，在卵巢癌、肺癌、子宫内膜癌和胃癌等肿瘤中高表达，且正常组织中低表达。一项名为BNT211-01的1/2期"first-in-human"临床试验将靶向CLDN6的CAR-T疗法和表达CLDN6抗原的RNA疫苗CARVac组合在一起，旨在通过CARVac的多次接种刺激CAR-T细胞的扩增。在21例可评估疗效的患者中，ORR达33%，其中有1例患者达CR，6例患者达PR，DCR为67%（14/21），其毒副反应均可控。

（二）TCR-T疗法在实体瘤治疗中的进展

早期的TIL临床研究揭示了部分内源性T细胞克隆具有识别并杀伤肿瘤的功能，为TCR-T细胞的开发奠定了理论基础。在过去的20年中，数10项Ⅰ/Ⅱ期TCR-T细胞临床研究在实体瘤，尤其是恶性黑色素瘤的治疗中显示出了令人鼓舞的结果。TCR-T细胞的靶点主要分为两大类，第一类是癌症种系抗原靶点（cancer germline antigens，CGA），例如NY-ESO-1和MAGE，是当前研究的热点；第二类是基于突变的肿瘤新抗原，如 KRAS G12D 和 E6/7。最新数据表明，HLA-A*02：01 限制性靶向 NY-ESO-1 的 TCR-T 细胞疗法在 38 例黑色素瘤和滑膜肉瘤患者中取得显著疗效，其 ORR 高达 58%。虽然 TCR-T 细胞疗法的不良反应发生率高，但大多数是可控的。然而，高昂的制备成本、严格的 HLA 等位基因限制以及缺乏特异性肿瘤抗原限制了 TCR-T 细胞的广泛应用。开发通用型产品（同种异体供者 T 细胞）、建立高通量 HLA- 抗原复合物筛选和鉴定平台将进一步推动 TCR-T 细胞疗法的发展。

（三）其他细胞免疫疗法在实体瘤治疗中的进展

NK 细胞疗法是实体瘤治疗的重要策略之一，目前有数十项已注册的临床试验正在开展。NK 细胞的来源主要包括 NK92 细胞系、外周血单个核细胞、脐带血等（详见 3.5 ~ 3.6）。在临床研究中，NK 细胞疗法多与单克隆抗体联用，以发挥 NK 细胞固有的抗体依赖性的细胞介导的细胞毒作用（antibody-dependent cell-mediated cytotoxicity，ADCC）。在一项 NK 细胞联合曲妥珠单抗治疗 HER-2 阳性实体瘤的 I 期临床研究结果显示了初步的抗肿瘤效果及耐受性。另一项联合帕博利珠单抗治疗晚期非小细胞肺癌的临床研究结果显示，异体 NK 细胞联用组的中位总生存期（15.5 月）优于单药组（13.3 月），且 NK 细胞多轮输注可进一步提升疗效。此外，CAR-NK 细胞可通过靶向肿瘤相关抗原以及 NK 细胞内源性杀伤机制，有效识别并清除肿瘤，其抗肿瘤效果已经在动物模型中得以验证，并处于转化应用阶段，但缺乏大样本的临床研究结果。

CAR- 巨噬（chimeric antigen receptor macrophage，CAR-M）细胞治疗实体瘤的临床研究也处于早期阶段。目前仅有一项注册临床研究（NCT04660929）旨在评估靶向 HER2 的 CAR-M 细胞治疗 HER2 阳性肿瘤的安全性与有效性。

（四）总结

综上所述，实体肿瘤细胞免疫治疗除起步较早的 TIL 治疗外，还包括 CAR-T、TCR-T、CAR-NK、CAR-M 等新型细胞疗法。虽然 CAR-T 细胞疗法在血液肿瘤中取得极大成功，但实体肿瘤治疗仍需发挥其他类型免疫细胞的优势。其中，TCR-T 细胞可靶向基于胞内抗原的肿瘤特异性靶点。CAR-NK 细胞同时具有抗原非依赖性和抗原依赖性的抗肿瘤能力。巨噬细胞是大多数实体肿瘤中主要的免疫细胞群，CAR-M 细胞相较 CAR-T 细胞具备更强的肿瘤浸润能力、抗原依赖 / 非依赖性吞噬能力，且具有抗原呈递能力以及重塑免疫抑制微环境的作用。鉴于单一靶点细胞免疫治疗在实体瘤中的疗效普遍不佳，未来综合利用多靶点、多细胞种类的临床新方案将更具应用潜力。

第三节　细胞免疫治疗的并发症及其解决方案

CAR-T 细胞在治疗恶性血液系统肿瘤中展示出前所未有的疗效，但 CAR-T 治疗相关毒副作用成为限制其广泛应用的重要因素。主要包括细胞因子释放综合征（CRS）、免疫效应细胞相关神经毒性综合征（ICANS）、全血细胞减少，以及其他罕见并发症如肿瘤溶解综合征（TLS）、噬血细胞综合征（HCH）和巨噬细胞活化综合征（MAS）、B 细胞发育障碍、T 细胞缺乏、感染等。如果不及时处理，可能危及患者的生命安全，故患者在接受 CAR-T 输注后必须严密监测各项生命体征。

一、CRS

CRS 是 CAR-T 细胞治疗中发生最频繁且症状较为突出的毒性反应，主要是由 CAR-T 细胞输注后在体内与靶抗原结合后被激活、增殖，同时大量活化患者体内淋巴细胞（B/T/NK 淋巴细胞）和/或髓系细胞（包括单核细胞、巨噬细胞、树突状细胞）释放炎症细胞因子所引起的全身多系统炎症反应综合征。临床症状主要为发热（>38.5℃），但严重 CRS 可出现血管渗漏、低血压、肺水肿、心肝肾脑等重要实质脏器功能不全等多器官系统功能紊乱，甚至死亡。患者接受 CAR-T 输注后，根据 CRS 严重程度分级进行管理是目前 CRS 管理的基本原则。

（一）CRS 的发生机制

CAR-T 细输注至患者体内后大量扩增，细胞表面 CAR 分子与含有靶抗原的肿瘤细胞接触后被激活，释放炎症因子如 IL-1、IL-6、TNF-α、IFN-γ、GM-CSF、巨噬细胞炎性蛋白 1α（MIP-1α）等，同时通过 CD40/CD40L 激活单核/巨噬细胞，巨噬细胞在炎症因子的刺激下释放 IL-1，诱导 IL-6 的产生和释放，产生正反馈效应。既往认为，IL-6 是 CRS 发生的关键因素，临床中发生 CRS 的患者在应用 IL-6R 阻断剂托珠单抗治疗后症状可快速得到控制。但目前认为 IL-1 的大量释放是 CRS 发生的始动因素，早于 IL-6 的释放，单独使用托珠单抗虽然可以控制症状，但由于与循环中的 IL-6 竞争结合 IL-6R，增多的游离 IL-6 可通过血脑屏障，加重 ICANS。同时 CAR-T 细胞活化释放的细胞因子可激活非免疫细胞，循环系统中的内皮细胞可有效阻隔炎症细胞或炎症因子进入组织间，重度 CRS 发生时内皮细胞被激活，释放高浓度血管性血友病因子（vWF）和促血管生成素（Ang-2）。

（二）CRS 的临床表现

发热是 CRS 首先出现的临床症状，是 CRS 的标志，多发生于 CAR-T 回输后 2～3 周内。患者体温从低热至持续高热不等，可出现高热（>38.5℃），可伴有畏寒和/或寒颤；可伴有乏力、肌肉酸痛、关节痛、周身不适、心悸、水肿、体重增加等症状。严重者可出现从低级别的全身症状到与威胁生命的多器官系统衰竭，如需有升压药纠正的低血压，需吸氧或机械通气纠正的低氧血症，血管渗漏，肺水肿，心肝肾功能不全，凝血障碍等多脏器功能衰竭的表现。CRS 的症状易与感染、HCH/MAS、神经毒性症状等有所重叠，且部分患者在 CRS 症状控制后仍有体温低的表现，因此，CAR-T 细胞治疗前中后需密切检测体温及各项实验室指标，及时诊断和早期干预并不影响患者预后。

（三）CRS 的管理与处理原则

多种因素影响 CRS 的发生和严重程度。①首先患者自身的因素，主要包括年龄，疾病类型，既往接受的治疗，肿瘤负荷大小，回输前实验室检查包括 LDH 水平、炎性指标（CRP、铁蛋白、IL-6 等）、凝血指标等。②其次 CAR-T 细胞本身会影响 CRS，CAR-T 细胞本身的特征、输注的剂量、CAR T 细胞扩增和细胞因子水平峰值升高以及对受者免疫系统的激活是影响 CRS 严重程度的主要因素。③CAR 结构：高亲和力的 CAR 结构可有效和充分活化 CAR-T 细胞，在增加疗效的同时也增加了 CRS 发生的风险。④共刺激域：CD28 作为共刺激分子的 CAR-T 细胞接触靶细胞抗原后扩增迅速，杀伤肿瘤细胞的同时可能伴更重的 CRS，相比于 CD28 共刺激分子，41-BB 的 CAR-T 细胞体内扩增则相对缓和，而且在体内维持的时间较长，因此，CD28 的 CAR-T 细胞比 41-BB 的 CAR-T 细胞出现发热更快。⑤回输剂量：从有限病例的剂量爬升试验提示 CAR-T 细胞回输的剂量与疗效相关，高剂量可使患者获得更高的治疗反应，但同时也增加了毒性发生的可能性，尤其对于基线肿瘤负荷较高的患者。⑥疾病类型：CD19 CAR-T 细胞治疗急性 B 淋巴细胞白血病（ALL）发生重度 CRS 风险最高。此外 ALL 患者接受 CAR-T 细胞治疗后发热起始中位时间较早，MM 患者相对较晚。⑦预处理方案：环磷酰胺联合氟达拉滨的 FC 方案是临床是最常用的预处理方案，FC 方案较单用环磷酰胺患者在 CAR-T 细胞扩增峰值和持续时间更有优势，但可能会增加 CRS 发生率。⑧其他因素：CAR-T 细胞体内扩增的峰值和速度与 CRS 的发生与严重程度相关，扩增速度越快、峰值越高，重度 CRS 的发生可能性越大。

患者一旦考虑诊断为 CRS，需立即进行严密监测、危险度分级及给予相应的治疗。CRS 有多个分级标准，包括 CTCAE、Penn 分级系统、MSKCC 分级系统、CARTOX 工作组分级系统以及 ASBMT 共识等。目前以 ASBMT 共识较为常用。

有关 CRS 的管理和治疗仍在不断发展，现有的经验均基于全国专家意见和各个临床试验机构，目前的 CRS 治疗均推荐根据不同的严重程度进行分级管理。1 级：以对症治疗为主，监测生命体征，对于发热持续 3 d 或难治性发热，可考虑使用托珠单抗或抗 IL-6 抗体 Siltuximab。2 级：以预防 CRS 向更高级转化或并发其他毒性。首先评估缺氧的程度和类型。缺氧程度较轻的患者，首选鼻导管吸氧；鼻导管吸氧无法改善缺氧、张口呼吸伴过度通气、较重的缺氧首选面罩给氧；对缺氧较重的患者可考虑使用托珠单抗或 Siltuximab 联合或不联合激素和支持治疗。出现低血压，首先明确病因，心源性不可盲目补液，而对于有效循环血量不足引起的低血压，可补液升压治疗，补液无效可选择托珠单抗或 Siltuximab。3 级：处理原则为维持生命体征、尽快中止炎症反应、挽救和维持系统和器官功能，转移至 ICU，按照 1 级或 2 级 CRS 处理方案对症处理。4 级：处理原则为借助有效的生命支持体系维持生命体征，顽固性低血压可考虑应用甲泼尼龙冲击治疗，缺氧的患者尽快机械通气。

（四）CRS 处理中注意的问题

1. 发热

发热需要与感染性发热相鉴别。应详细询问病史和完善病原学检查。如为 CRS，参照 CRS 分级处理原则；如为感染，根据病原学检查合理应用有效的抗生素抗感染治疗。现实情况中患者往往 CRS 与感染并存，需密切监测患者的生命体征，并同时针对两者进行治疗。

2. 抗 IL-6 治疗

目前认为 IL-6 升高是 CRS 发生的重要环节，靶向 IL-6 可有效控制 CRS。托珠单抗是一种抗 IL-6R 抗体，可与 IL-6 竞争结合 IL-6R（gp130），被美国 FDA 批准用于 CAR-T 细胞治疗引发的严重或危及生命的 CRS 相关毒性的一线药物。但托珠单抗治疗的患者血清中游离的 IL-6 会升高，可能会增加 IL-6 穿透血脑屏障（BBB）进入中枢神经系统的可能性，引发神经毒性反应。

3. 糖皮质激素

糖皮质激素可明显改善 CRS。糖皮质激素的使用是否影响 CAR-T 细胞治疗的疗效，目前观点不一，早期研究表明，糖皮质激素能够抑制 CD19 CAR-T 细胞输注后在体内的扩增和抗肿瘤作用。但关键临床试验 ZUMA-1 研究的数据表明，糖皮质激素用于治疗与 CAR-T 细胞相关的毒性不会影响客观反应率。考虑到对 CAR-T 细胞的抑制，糖皮质激素仍然是治疗对托珠单抗不敏感的 CRS 的二线疗法，若患者的 CRS 症状在最初应用托珠单抗的 24 h 内没有改善或稳定，应考虑再次应用托珠单抗或糖皮质激素。尤其适用于 3 级及以上 CRS 的患者或者老年患者或与 2 级 CRS 有明显合并症的患者。使用的剂量推荐为地塞米松 10 mg/6 h。4 级 CRS 或并发肺部、肝脏、心脏严重毒性的患者，建议应用大剂量甲泼尼龙冲击治疗。

4. Siltuximab

Siltuximab 是另一个被美国 FDA 批准用于治疗 CRS 的抗 IL-6 生物制剂，它与 IL-6 直接结合，亲和力高，比托珠单抗更能阻断 IL-6 的活性，尤其适用于对托珠单抗和糖皮质激素难治性病例。但需要前瞻性、临床对照试验比较托珠单抗与 Siltuximab 治疗 CRS 的有效性。

二、CAR-T 细胞相关神经系统毒性

ICANS 是 CAR-T 治疗过程中另一常见不良反应，主要由于炎症因子大量释放以及 BBB 通透性增加所致，通常表现为中毒性脑病，轻者仅有头痛、注意力减弱等症状，严重者可发生脑水肿甚至死亡。ICANS 一般出现在 CAR-T 细胞输注后 1 d ~ 4 周，可伴随 CRS 或单独发生。目前已上市的针对 CD19、BCMA CAR-T 细胞产品治疗相关 ICANS 发生率为 28% ~ 87%。ICANS 的诊断主要依赖临床表现，给诊断和鉴别诊断带来了很大困难，亟须更科学的分级体系进行管理。

（一）ICANS 的发生机制

目前 ICANS 的病理生理学机制尚不完全明确。其中一个是 BBB 屏障功能的破坏。正常情况下毛细血管内皮细胞紧密连接，与星形胶质细胞等一起维持 BBB 的完整性。然而在 CAR-T 细胞治疗过程中，血清及脑脊液中的炎症因子水平升高，引起内皮细胞功能障碍，vWF、Ang2 释放增加，同时可能存在星形胶质细胞和小胶质细胞活化，进而导致 BBB 通透性增加 5。托珠单抗的使用会进一步增加脑脊液中 IL-6 的水平，加重 ICANS。另外，有研究通过单细胞测序发现，作为 BBB 重要组成部分的周细胞同样表达 CD19，CAR-T 细胞可通过脱靶效应攻击周细胞，导致 BBB 的破坏，大量 CAR-T 细胞进入 CNS，引发神经毒性。另一个机制可能是 IL-1 触发的独立单核细胞激活，随后释放 IL-6 等多种细胞因子，继而激活 T 细胞和巨噬细胞导致全身炎症加重。此外，CAR-T 细胞还可以直接损伤 CNS，造成神经细胞损伤。ICNAS 的发生机制还需进一步探索，从而明确病因。

（二）ICANS 的临床表现

ICANS 的临床表现一般持续几小时到几周不等，大多持续 2 ~ 4 d，主要是一系列中毒性脑病。早期表现为注意力减弱、语言障碍或书写能力下降。表达性失语是 ICANS 特征性的表现，随后可发展为意识模糊、定向力障碍、情绪异常、失语、嗜睡和震颤等。在严重的 ICANS 病例中，可出现癫痫发作、肌力下降、尿失禁、精神错乱、颅内压增高、视乳头水肿和脑水肿等症状。最严重的 ICANS 临床表现是急性脑水肿，患者可在数小时内从轻度的嗜睡进展为神志不清，进一步发展可导致死亡。通常情况下 ICANS 是可逆的，但 ICANS 的病情变化常常比较迅速，故在 CAR-T 细胞输注后需严密观察患者的临床表现，及早识别 ICANS 以及早期干预。

（三）ICANS 的管理与处理原则

ICANS 发生率差异较大，与患者原发病、CAR-T 细胞产品等因素有关。目前认

为 CAR-T 细胞治疗前肿瘤负荷高、既往存在 CNS 损伤或受累、CAR-T 细胞的剂量过高以及 CAR 分子结构包含鼠源单链可变片段（scFv）、使用 CD28 共刺激分子等，与 ICANS 发生率较高有关；另外，靶向 BCMA CAR-T 细胞治疗 MM 过程中 ICANS 发生率较 CD19 CAR-T 治疗 B 细胞恶性肿瘤发生率低。

与 CRS 相似，国内外目前有多种分级量表可用于评估 ICANS。CTCAE 评分标准主要对患者的意识水平、定向力、日常生活、活动能力、有无震颤、癫痫发作、尿失禁等症状进行评估。MD 安德森牵头制定的 CARTOX 标准结合了简易智力状态检查（MMSE）系统中的一些关键指标，包括注意力、言语和写作能力以评估 ICANS。该分级还包括视乳头水肿，脑脊液压力和影像学等参数，以判断颅内压升高和脑水肿的严重程度。在 CARTOX 分级系统中，癫痫被认为是 3 级或 4 级不良事件，比 CTCAE 标准更为客观。其采用 10 分制，认知正常为 10 分，使用简单，可随时进行评估。

与 CRS 相似，ICANS 的治疗主要基于毒性等级。治疗前需对患者进行全面的神经系统评估，包括影像学检查，脑脊液检查、脑电图等。目前尚无统一标准，视患者具体病情而定。但无论 ICNAS 等级如何，CAR-T 细胞治疗后患者均应注意休息，可选择头部抬高体位（通常与床面呈 30°），以增加静脉回流，防止误吸。吸氧补液，禁食禁饮，评估吞咽功能；加强营养支持，注意水、电解质平衡；积极控制体温，出现发热时可予物理降温措施和布洛芬等非甾体类药物，高热持续不退患者可使用冰毯辅助降温。对所有等级的 ICANS 患者需评估有无合并 CRS。≥ 1 级 ICNAS 且并发 CRS 的患者，推荐使用抗 IL-6 治疗；对于没有合并 CRS 的 ICANS 患者，不推荐使用托珠单抗治疗，因其有可能会导致 IL-6 浓度升高，诱发严重 ICANS。Siltuximab 直接结合 IL-6，不会引起外周血或 CSF 中 IL-6 浓度升高，可在患者中尝试使用。在临床实践中，糖皮质激素常作为 ICANS 的一线治疗手段，≥ 2 级 ICANS 患者，可给予地塞米松或甲泼尼龙治疗，直到 ICANS 等级降为 1 级后开始减量，3 d 内减停；病情特别严重者可予甲泼尼龙冲击。但糖皮质激素的使用是否会影响 CAR-T 细胞的疗效，目前尚无统一意见。对于评分达到 3 ~ 4 级 ICANS 患者，建议转入 ICU，必要时予机械通气支持。由于目前有研究认为 IL-1 的释放是炎症风暴的始动因素，故 IL-1R 拮抗剂 Anakinra 在 ICANS 以及 CRS 中也表现出一定的疗效。

三、其他 CAR-T 相关毒性

（一）CAR-T 细胞相关 HLH/MAS

HLH 或 MAS 是一组由于促炎性细胞因子大量释放、巨噬细胞和淋巴细胞的过度活化、伴随吞噬血细胞现象的综合征。单核 / 巨噬系统被过度活化是其主要病理生理基础。在 CAR-T 细胞治疗过程中，HLH/MAS 常继发于中重度 CRS，有研究者报道其发生率小于 1%。临床表现为持续性发热、肝脾大、全血细胞减少，以及骨髓、肝、脾、淋巴组织发现噬血现象等。传统 HLH/MAS 诊断标准不完全适合 CAR-T 治疗相关的 HLH/MAS，国际上部分学者提出 CAR-T 细胞治疗相关 HLH/MAS 往往有以下临床表现：铁蛋白水平 >10000 μg/L、肝功能不全（胆红素、转氨酶升高）、肾功能不全（尿量减少、血肌酐升高）、呼吸功能不全（影像学有肺水肿证据）以及骨髓穿刺 / 组织器官活检提示组织细胞噬血现象。

CAR-T 细胞治疗相关 HLH/MAS 一线治疗方案可按 3 级 CRS 处理方案，应用托珠单抗联合糖皮质激素治疗，根据病情，可考虑加用芦可替尼或行血浆置换。初始治疗 48 h 后无改善者可加用依托泊苷，根据临床表现和血清学检查，4～7 d 后可重复使用。

（二）骨髓抑制及感染

骨髓抑制是恶性血液病患者接受 CAR-T 细胞治疗的常见并发症之一。临床表现主要是血三系减少导致的贫血、出血及感染。R/R B-ALL 患者接受靶向 CD19 CAR-T 细胞治疗后 3～4 级中性粒细胞减少发生率为 53%～94.3%，3～4 级贫血发生率为 51.4%～68.0%，3～4 级血小板减少发生率为 41%～53%。RRMM 患者接受靶向 BCMA CAR-T 细胞治疗后骨髓抑制非常常见，有研究报道 33 例 RRMM 患者接受 BCMA CAR-T 细胞治疗后 3 级及以上的不良事件中最常见的是血液学毒性，其中中性粒细胞、血小板减少及贫血的发生率分别为 85%、45%、45%。骨髓抑制的主要机制为清除淋巴细胞预处理、CAR-T 细胞的脱靶效应、CRS 过程中释放高水平的细胞因子、病毒感染、CRS 相关噬血细胞综合征以及原发病不缓解。

骨髓抑制虽然在 CAR-T 细胞治疗的过程中非常常见，但若不注意预防或处理不及时，也会对患者尤其是体能状态较差的老年患者产生不良影响。接受 CAR-T 细胞治疗的患者应做到全环境保护，有条件者建议在无菌层流设施中接受 CAR-T 细胞治疗；注意保持口腔、消化道、生殖道清洁；同时避免剧烈运动。患者贫血症状明显、血红蛋白 < 60 g/L 应及时输注红细胞。对血红蛋白 ≥ 60 g/L 而体能状况较弱、耐受性较差的患者也应根据临床情况及时输血。当血小板计数 < 20×10^9/L 或有出血症状可输注辐照血小板，当血小板输注无效时应输注 HLA 配型血小板。合并有凝血功能异常时应及时输注凝血酶原复合物、新鲜冰冻血浆、纤维蛋白原或冷沉淀物改善凝血功能。因考虑髓系集落刺激因子可能与 CRS 发生有关，CAR-T 细胞回输后 2 周内或 CRS 症状缓解前慎用髓系集落刺激因子，避免应用粒细胞 – 巨噬细胞集落刺激因子。对粒细胞缺乏伴发热患者应使用经验性抗生素治疗，并积极进行微生物学和影像学检查，明确病原微生物和感染部位，根据病原微生物及药敏结果调整抗生素方案；应至

少每 3 d 复查 1 次全血细胞计数、肝肾功能、电解质、炎性指标如降钙素原和 C- 反应蛋白水平（图 7-3-1）。

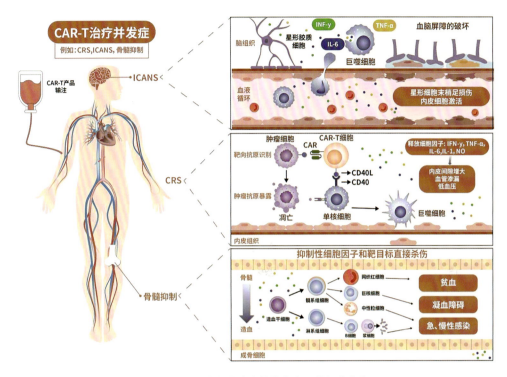

图 7-3-1　细胞免疫治疗的并发症及其解决方案

（三）B 细胞缺陷

由于 CAR-T 细胞靶向的 CD19、CD22 等抗原为 B 细胞特异且广泛表达，CAR-T 细胞靶向杀伤 B-ALL 细胞同时，还会清除表达 CD19、CD22 等的正常 B 细胞，从而导致 B 细胞免疫功能缺陷。建议 CAR-T 细胞治疗后应定期复查 B 淋巴细胞数量和免疫球蛋白。每月至少 1 次静脉注射丙种球蛋白 10 g，并将 IgG 维持在 4 mg/L 以上。建议患者 CAR-T 细胞治疗后连续 3 个月应用甲氧苄氨嘧啶 – 磺胺甲恶唑（如果过敏可选择喷他脒）和阿昔洛韦 / 伐昔洛韦分别预防肺孢子菌和单纯疱疹病毒 / 水痘带状疱疹病毒。

目前关于 CAR-T 治疗后如何进行免疫接种尚缺乏足够证据。欧洲血液与骨髓移植协会（EBMT）和 ASTCT 联合发布的专家共识建议在患者接受 CAR-T 细胞治疗后至少 6 个月再行预防接种。应优先给患者接种灭活流感疫苗、13- 价肺炎链球菌疫苗和流感嗜血杆菌疫苗。

（四）毛细血管渗漏综合征

毛细血管渗漏综合征（CLS）是一种突发的、可逆性毛细血管高渗透性，血浆迅速从血管内渗透到组织间隙，引起迅速地出现进行性全身性水肿、低蛋白血症、有效血容量急剧下降、血压及中心静脉压均降低、体重增加、血液浓缩，严重时可发生多器官功能衰竭。

目前尚无 CLS 治疗的统一标准，主要包括静脉注射免疫球蛋白在内的预防性治疗，可能会降低特发性 CLS 的病死率。对于 CAR-T 细胞治疗相关 CLS 目前暂无有效的治疗方法，支持性治疗配合液体管理是最重要的方法，治疗的目标是为控制 CRS，减轻应激程度，减少炎性介质激活以及防止毛细血管进一步渗漏，恢复血容量，改善循环功能，维持氧供以及纠正低氧血症。

（五）肿瘤溶解综合征

CAR-T 细胞对肿瘤的杀伤速度较快，在短时间内可出现大量肿瘤细胞溶解。肿瘤溶解综合征（TLS）即为大量肿瘤细胞自发或经治疗后快速裂解，细胞内组分突然释放到血液中引起的急症。磷、钾、核酸等细胞内容物的释放破坏了人体内环境的平衡，可导致高钾血症、高尿酸血症、高磷血症和继发性低钙血症。未经治疗的 TLS 患者可发生急性肾功能衰竭、心律失常、神经系统并发症，在合并肾病的患者中更为常见。故 CAR-T 细胞治疗过程中需密切监测电解质等生化指标，早期识别 TLS 并及时处理。

在 CAR-T 细胞治疗前评估患者风险是预防 TLS 的关键。预防的方法主要包括监测并及时调整电解质、使用降尿酸的药物、保证充足的水分。在治疗的初始给药期间监测尿量和液体平衡、电解质、肌酐和尿酸以帮助评估患者发生 TLS 的风险，迅速发现代谢异常并采取必要措施。一般建议对高风险的患者每隔 4~6 h 进行检测，对中风险患者每 8~12 h 检测，低风险患者每天检测。一般建议在治疗结束后对患者亟需进行至少 24 h 的监测，直到电解质恢复正常。

（六）脱靶效应

脱靶效应是由于正常组织中表达 CAR-T 细胞靶向的特异性抗原而使 CAR-T 细胞对正常组织发动免疫攻击所引起，这种毒副作用可累及全身多个脏器和系统。

目前有研究报道了一系列改进措施以试图克服 CAR-T 细胞治疗过程中丢失精准杀伤的副作用，且显示出良好效果。具体内容详见精准调控章节。

（七）移植物抗宿主病

随着供者来源的 CAR-T 细胞与通用性 CAR-T 细胞的开发与应用，CAR-T 细胞治疗后的移植物抗宿主病（GVHD）逐渐成为不可忽视的并发症。GVHD 主要是由移植物中具有免疫活性的 T 细胞识别、攻击宿主组织所致。具体机制及解决措施详见通用型 CAR-T 章节。

综上所述，随着 CAR-T 细胞产品在临床上应用的日益广发，作为临床医生需全

● 第七章　细胞免疫治疗在恶性肿瘤精准防治中的临床研究进展

程严密监测患者接受CAR-T细胞回输后的各项生命体征。同时与基础科研相结合，改进CAR结构或对CAR-T细胞进行基因编辑，采用多种预防策略预防并发症的发生，从而实现CAR-T细胞治疗的精准化。

第八章　细胞免疫治疗面临的关键科学问题

第一节　靶点局限性

在过去的 10 年里，CAR-T 细胞疗法在淋巴瘤、多发性骨髓瘤和白血病的治疗中取得了令人鼓舞的临床效果，并且实现了多项产品的商业化应用。然而，商业化 CAR-T 产品仅针对 CD19 与 BCMA 2 种靶点，因此临床前与早期临床研究重点关注新靶点 CAR-T 细胞的开发应用，以期扩大 CAR-T 细胞疗法的适应症以及适用人群。目前，中国研发机构在研产品约为 1000 个，超过国外在研数量，提示了新靶点开发的必要性以及紧迫性。其中，靶点的选择将影响特异性、疗效和毒性，从而决定治疗的成功。

一、细胞免疫治疗靶点概述

癌症产生的抗原分为肿瘤相关抗原（tumor-associated antigens，TAA）和肿瘤特异性抗原（tumor-specific antigens，TSA）两大类。TAA 是在正常细胞中表达但在肿瘤细胞中过度表达的抗原。这些 TAA 一般属于细胞表面蛋白，易于识别；并且由于其过表达往往和肿瘤发生发展密切相关，TAA 具有较强的普适性。目前作为 CAR 靶点的 TAA 包括 CD19、CD22、CD20、CD7、CD33、BCMA、GD2、Claudin 18.2、HER2、CEA 和 MUC-1 等。但部分靶点可能会由于其低组织特异性而引起严重的不良反应。此外，还有一些癌症/睾丸抗原（CTA），通常仅在睾丸中表达，相较于其他正常组织，在肿瘤中表达水平较高，如黑色素瘤相关抗原（MAGE）-A、PASD1、NY-ESO-1、LAGE-1、OIP5、TTK、PLU1、DKKL1 和 FBXO39 等。

TSA 是来源于非同义体细胞突变（插入/缺失、单核苷酸变异、移码突变、结构变异和融合基因）表达的功能失调肽，因此仅在肿瘤细胞中表达。这种特异性使 TSA 具有很高的肿瘤特异性以及治疗靶点价值。然而，这些特异性突变在肿瘤患者中的频率异质性较大，且大部分在细胞内表达，依赖于 HLA 分子呈递。因此，尽管一些源自突变 TGFBRII、RNF43、UBR5、XYLT2、DPAGT1、REPIN1、BRAF、

TP53、RNF213、TUBGCP2 和 KRAS 基因的肽具有免疫原性，但目前尚无针对 TSA 的大规模 CAR-T 细胞开发和研究。

（一）CAR-T 细胞治疗血液肿瘤的靶点

在血液肿瘤中，CAR-T 细胞最常用于靶向 B 细胞抗原。CD19 是最常见的靶点，用于治疗急性淋巴细胞白血病（ALL）和非霍奇金淋巴瘤。此外，CD20、CD30、CD38 等抗原也被研究作为潜在的 CAR-T 细胞治疗靶点。类似地，也已经探索了治疗多发性骨髓瘤的靶点，例如 BCMA、CD38 等。血液肿瘤的细胞遗传学和分子异质性在 CAR-T 细胞疗法的临床结果中起着重要作用，因此入组患者的选择标准极大地影响了评估的临床终点的变异。因此，探索更具体的肿瘤细胞靶点以及双靶点 CAR-T 细胞的发展对于在血液肿瘤中实现 CAR-T 细胞的最佳和个性化应用至关重要。双靶点 CAR-T 细胞是一种有望解决肿瘤抗原异质性问题的新方法，该异质性可能限制传统 CAR-T 细胞疗法的疗效。这些双靶点 CAR-T 细胞被设计成表达 2 种不同的 CAR，使其能够同时识别和靶向 2 种不同的与肿瘤相关的抗原。通过这样做，它们能够识别同一肿瘤内更广泛的癌细胞，从而延缓或预防肿瘤抗原逃逸，提高其抗肿瘤效果（详见后文）。

（二）CAR-T 细胞治疗实体肿瘤的靶点

尽管 CAR-T 细胞疗法在复发或难治性血液恶性肿瘤方面取得了成功，但在实体肿瘤的治疗中仍然面临挑战。实体肿瘤具有独特的肿瘤微环境（TME），其特征包括异常的血管结构、密集的细胞外基质、间质液体压力、缺氧以及免疫抑制细胞的存在，所有这些因素共同阻碍了 CAR-T 细胞的浸润。除了复杂的肿瘤微环境之外，实体肿瘤 CAR-T 疗法面临的另一个重要障碍是靶抗原的异质性。与血液恶性肿瘤（如急性淋巴细胞白血病）不同，在这些肿瘤中肿瘤细胞表达肿瘤特异性抗原，实体肿瘤很少表达一个特异性的肿瘤抗原。实体肿瘤通常包含肿瘤相关抗原（TAAs），这些是在肿瘤中异常表达且在正常宿主细胞的某些子集中低水平表达的自身抗原。总体而言，在正在进行的临床试验中研究了多种 TAAs，其中最常被研究的已经表征的包括 MSLN、GPC3、GD2、B7-H3、HER2、Claudin18.2、CEA、PSMA、EGFR、MUC 和 EGFRvⅢ等。

二、靶点局限性

（一）非肿瘤组织的在靶效应（on-target off-tumor effects，以下简称脱靶效应）

脱靶效应是由于正常组织中表达 CAR-T 细胞靶向的特异性抗原而使 CAR-T 细胞对正常组织发动免疫攻击所引起。这种毒副作用可累及全身多个脏器和系统。如发生恶性转化的 B 细胞和正常 B 细胞均表达 CD19，2 者均会被 CD19 CAR-T 细胞特异性杀伤，导致 B 细胞缺乏。此外，一些非 B 细胞（如肺组织或血脑屏障中的周细胞）也有与 B 细胞相同的表面标志物的表达，引起肺水肿或 ICANS 的发生。正常髓系细胞也表达髓系肿瘤抗原 CD123、CD33，故靶向 CD123 或 CD33 的 CAR-T 细胞在治疗髓系白血病的同时会发生较为严重的粒细胞缺乏。CAR-T 细胞在治疗实体瘤中也有相应脱靶效应的报道。例如跨膜碳氢化物Ⅸ（CAIX）是一种在透明细胞肾癌中高度表达，同时也在正常上皮、胃黏膜、小肠隐窝表达的蛋白。靶向 CAIX CAR-T 细胞在治疗肾透明细胞癌的同时也引起肝酶异常和自身免疫性胆管炎。目前有研究报道了一系列改进措施以试图克服 CAR-T 细胞治疗过程中的脱靶作用，例如：SynNotch 受体平台的开发与应用，携带掩蔽肽和蛋白酶敏感接头的 CAR，肿瘤靶向性等位基因敏感 CAR 等（详见本章第四节）。

（二）抗原逃逸

CAR-T 细胞疗法面临的关键挑战之一是肿瘤对单一抗原靶向 CAR-T 细胞的抵抗。多项临床研究显示，即使 CAR-T 细胞能够介导较高的初始肿瘤反应率，有相当一部分患者出现抗原阴性复发。早期数据主要来自对接受抗 CD19 CAR 的患者的评估，这些患者复发的肿瘤细胞中检测出 CD19 的基因突变或可变剪接，使其表达下降或表位丢失，导致对 CD19-CAR-T 细胞的抵抗。同时，对于异质性较强的肿瘤类型，如髓系白血病及实体肿瘤，其克隆演化会导致低表达 CAR 靶向抗原的肿瘤细胞选择性扩增从而抵抗 CAR-T 杀伤。近年来，其他机制也被发现能够介导抗原逃逸，例如，在 CAR-T 治疗白血病小鼠模型中报道了的胞啃现象（trogocytosis），即从肿瘤向 CAR-T 细胞的抗原转移。通过将目标抗原转移到 T 细胞，可逆的抗原丧失发生，导致癌细胞上减少的目标密度，从而通过 T 细胞耐受性妥协 T 细胞活性。这一现象在不同结构的 CAR-T 细胞和 CAR-NK 细胞中都有报道，可能成为揭示抗原逃逸的又一重要机制。

三、双靶点协同靶向策略

为了最小化靶点逃逸导致的复发风险，目前正在积极探索使用 CAR-T 细胞在恶性细胞中识别超过 1 个与肿瘤相关的抗原的策略，具体包括不同靶点 CAR-T 细胞的序贯治疗，以及双靶点 CAR-T 细胞的开发。

（一）不同靶点 CAR-T 序贯治疗

2019 年 8 月，《Lancet Haematology》发表了徐州医科大学附属医院血液科 CAR-T 研发治疗团队的临床试验结果。该研究采用人源化 CD19 CAR-T 联合 BCMA CAR-T 治疗复发/难治性多发性骨髓瘤（RRMM），21 例患者中，联合 CAR-T 治疗的 ORR 达 95%，85% 的患者在研究期间未复发，治疗相关不良事件可控。然而，长期疗效和安全性尚需进一步评估。随后，《JOURNAL OF CLINICAL ONCOLOGY》杂志报道了 21.3 个月的长期随访结果。62 例患者的 ORR 为 92%，CR 为 60%，77% 的患者达到 MRD 阴性。中位 DOR 长达 20.3 个月，中位 PFS 18.3 个月，中位 OS 未达到，髓外病变患者的生存率较差。95% 的患者发生细胞因子释放综合征，10% 为 ≥ 3 级；神经毒性事件发生率为 11%，≥ 3 级为 3%。除 B 细胞再生障碍性贫血、低丙球蛋白血症和感染外，其他远期不良反应罕见。在另一研究中，《Blood》报告了 20 例儿童 r/r ALL 患者接受 CD19-22 CAR-T 细胞治疗，采用序贯输注策略。100% 患者在 CD19 CAR-T 细胞输注后 30 d 获得 CR 和 MRD-，随访至 1 年时，17 例患者仍处于 CR，LFS 率和 OS 率分别为 79.5% 和 92.3%。这种序贯策略表现出更好的远期疗效，对于无法检测到 CD19 CAR-T 细胞的患者，再输注 CD22 CAR-T 细胞可延长 CAR-T 细胞在体内的存在时间。

虽然这些结果表明多靶点 CAR-T 联合或序贯输注对治疗多发性骨髓瘤具有潜在效果，但仍需在更大样本和更广泛患者群中进行深入研究和优化 CAR 结构，延长 CAR-T 细胞在体内存在时间，以及探索 CAR-T 与其他治疗手段的联合应用。

（二）双靶点 CAR-T 细胞

双靶点 CAR-T 细胞疗法采用双 CAR 策略，在癌症中识别 2 个与肿瘤相关的抗原。这可以通过使用 2 个具有不同抗原结合特异性的双靶点 CAR-T 细胞产品或能够同时靶向 2 个不同抗原的单靶点 CAR-T 细胞产品序贯治疗来实现。我们将前者称为能够靶向 2 个肿瘤相关抗原的双靶点 CAR-T 细胞疗法。这些通常是通过使用双价载体进行转导而生成的，如图 8-1-1 所示，双靶点 CAR-T 细胞疗法可以分为以下 5 种双 CAR 策略，主要 CAR 结构包括鸡尾酒/序贯 CAR、共转导型 CAR、双价串联 CAR、双价环状 CAR 和并联 CAR。现有的临床试验中，双靶点 CAR-T 细胞疗法主要应用在血液系统恶性肿瘤中，常见的组合是 CD19/CD20、CD19/CD22 和 BCMA/CD19 等。多项 CD19/CD20 及 CD19/CD22 双靶点 CAR-T 细胞临床试验表明其治疗复发难治 B-NHL、B-ALL 具有较高的缓解率且毒性可控，同时也是目前开展最多的双靶点 CAR-T 细胞治疗临床试验。Han 等在 2017 年 5 月发起的一项开放标签、单臂 I/II 期临床试验评估了 87 例 R/R B-NHL 患者接受 TanCAR7-T 细胞治疗后的疗效（NCT03097770）。研究显示，截止到 2021 年 3 月，总缓解率（ORR）达 78%，其中 CRR 可达 70%，其中 9 例患者发生了 3~4 级细胞因子释放综合征（CRS），只有 2 例患者发生了 3 级神经系统反应（癫痫）且毒性可控。中位随访 27.7 个月，仍有 60% 的患者持续缓解。Hu 等开展了一项开放标签、剂量递增 I 期临床试验（NCT04227015），表明 CRISPR/Cas9 基因编辑的通用型 CD19/CD22 双靶点 CAR-T 细胞（CTA101）治疗 R/R ALL 患者疗效显著且安全性可控。输注后的 CRR

为83.3%，中位随访4.3个月，达到CR/CRi的5例患者中有3例MRD持续阴性。我们对双靶点CAR-T细胞的临床试验数据进行了统计（表8-1-1），由于这些研究非头对头研究，其毒副作用和疗效还不能与单靶点进行比较。

四、总结

目前CAR-T细胞靶点集中于TAA。特别是在血癌领域（白血病、淋巴瘤和多发性骨髓瘤）。目前国内外研究最多的靶点仍然是CD19，其次是BCMA、CD22，整体来看国内外的血癌领域靶点布局差异不大，靶点较为集中，除了前面三者，还有CD20、PD1、CD123、CD33、CLL-1等。在实体瘤方面，国内外的靶点布局稍有差异。特别是Claudin-18.2在国内实体瘤中研究数量较多，但在国外鲜有布局。另外在国内有布局的HPK1和CEACAM5在国外也未见研究，而在国外的ROR1和FRα管线在国内也很少有企业布局。虽然国内外在靶点布局方面看到了一定的差异化，但是不管实体瘤还是血癌，国内外的靶点都高度重合，因此仍然需要继续新靶点的探索与研究，并加速临床转化，早日突破细胞疗法的局限（图8-1-1）。

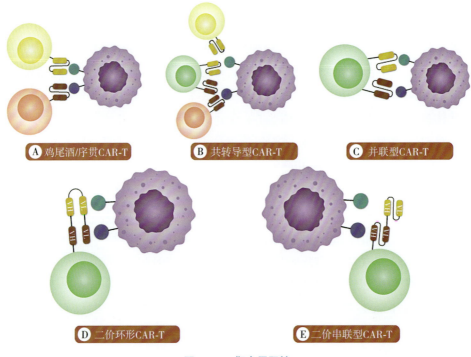

图8-1-1 靶点局限性

第八章 细胞免疫治疗面临的关键科学问题

表 8-1-1

靶点	研究单位	临床试验号	试验阶段	复发难治血液病	疗效	不良事件
CD19/CD20（LV20.19）	美国威斯康星医学院	NCT03019055	I期	DLBCL (n=11) MCL (n=7) CLL (n=3) FL (n=1)	ORR: 82% CRR: 64%	CRS: 64%（≥3级 5%） ICANS: 32%（≥3级 14%）
CD19/CD20	徐州医科大学附属医院	NCT03207178	II期	DLBCL (n=21)	ORR: 81% CRR: 52.4%	CRS: 100%（≥3级 28.5%） ICANS: 23.8%（≥3级 9.5%）
CD19/CD20（TanCAR7）	中国人民解放军总医院	NCT03097770	I/II期	DLBCL (n=58) FL (n=13) tFL (n=6) PMBCL (n=5) 其他 B-NHL (n=5)	ORR: 78% CRR: 70%	CRS: 70%（≥3级 10%） ICANS: 17%（≥3级 2%）
CD19/CD22	美国斯坦福大学医学院	NCT03233854	I期	B-ALL (n=17) LBCL (n=21)	ORR: (B-ALL100%; LBCL 62%) CRR: (B-ALL88%; LBCL29%)	CRS: 76%（≥3级 5%） ICANS: 37%（≥3级 11%）
CD19/CD22（AUTO3）	英国伦敦大奥蒙德街儿童医院	NCT03289455	I期	儿童/年轻 B-ALL (n=15)	CRR: 86%	CRS: 80%（≥3级 0%） ICANS: 27%（≥3级 0%）
CD19/CD22（鸡尾酒）	华中科技大学同济医学院附属同济医院	ChiCTR-OPN-16009847	I期	DLBCL (n=30) tFL (n=7) DH-HGBL (n=2) 其他 (n=3)	ORR: 90.5% CRR: 81%	CRS: 95%（≥3级 5%） ICANS: 21%（≥3级 5%）
CD19/CD22（CTA101）	浙江大学医学院附属第一医院	NCT04227015	I期	R/R B-ALL (n=6)	CRR: 83.3%	CRS: 100%（≥3级 16.7%） ICANS: 0%
CD19/CD22（CD19.22.BBζ）	美国国家癌症研究所	NCT03448393	I期	R/R B-ALL (n=20)	ORR: 75% CRR: 60%	CRS: 50%（≥3级 15%） ICANS: 5%（≥3级 5%）
BCMA/CD38（BM38 CAR-T）	华中科技大学同济医学院附属协和医院	ChiCTR1800018143	I期	R/R MM (n=23)	ORR: 87% CRR: 52%	CRS: 87%（≥3级 22%） CRES: 0%

续表

靶点	研究单位	临床试验号	试验阶段	复发难治血液病	疗效	不良事件
BCMA/CD38	湖北省荆州市中心医院	ChiCTR1900026286	I期	R/R MM（n=16）	ORR: 87.5% CRR: 81.25%	CRS: 75%（≥3级 31.3%） ICANS: 31.3%
CD19/BCMA（序贯）	苏州大学附属第一医院	NCT003455972	I期	R/R MM（n=16）	ORR: 87.5% CRR: 75%	CRS: 100%（≥3级 25%） CRES: 6%
CD19/BCMA（鸡尾酒）	徐州医科大学附属医院	ChiCTR-OIC-17011272	II期	R/R MM（n=62）	ORR: 92% CRR: 60%	CRS: 95%（≥3级 10%） ICANS: 11%（≥3级 3%）
CD19/BCMA（GC012F）	上海长征医院空军军医大学第一附属医院	NCT04236011 NCT04182581	I期	R/R MM（n=28）	ORR: DL1 100%; DL2 80%; DL3 93.8% CRR: 75%	CRS: 100%（≥3级 7.1%） ICANS: 0%
BCMA/CS1	华中科技大学同济医学院附属协和医院	NCT04662099	I期	R/R MM（n=13）	ORR: 76.9% CRR: 30.8%	CRS: 31% ICANS: 0%
CD19/CD7（GC502）	中国人民解放军联勤保障部队第920医院	NCT05105867	I期	R/R B-ALL（n=4）	ORR: 100% CRR: 75%	CRS: 100%（≥3级 50%） ICANS: 0%
CD19/CD22	中国人民解放军总医院	NCT03185494	I期	R/R B-ALL（n=6）	ORR: 100% CRR: 100%	CRS: 100%（≥3级 0%） ICANS: 0%

注：DLBCL: 弥漫性大B细胞淋巴瘤；MCL: 套细胞淋巴瘤；CLL: 慢性淋巴细胞白血病；ICANS: 免疫效应细胞相关神经毒性综合征；FL: 滤泡淋巴瘤；tFL: 转化后的滤泡淋巴瘤；CRS: 细胞因子释放综合征

第二节 CAR-T 细胞功能增强

CAR-T 细胞疗法近年来迅速发展，在治疗各类血液系统恶性肿瘤取得出色的疗效，尤其是治疗难治复发 B-ALL 完全缓解率突破 90%。然而，部分患者对 CAR-T 细胞治疗响应能力较差，以及治疗后复发，依然是亟待解决的临床问题。据统计，B-ALL 患者接受 CD19 CAR-T 细胞治疗取得完全缓解（Complete remission，CR）后 12 个月总体生存率（Overall survival，OS）为 88.9%，无白血病生存率为 65.8%，复发率为 34.2%；接受 CD19-CAR-T 细胞治疗的 108 例难治/复发大 B 细胞淋巴瘤患者中，短期 CR 率达 58%；然而，大样本长时程随访结果显示，Axicabtagene Ciloleucel（Yescarta，axi-cel）（n=173）或 Tisagenlecleucel（Kymriah，tisa-cel）（n=183）治疗的 356 名 R/R 大 B 细胞淋巴瘤患者中，CR 率仅为 37%，1 年累计复发率为 67%。其中，相当一部分患者表现为抗原阳性复发，提示了 CAR-T 细胞功能不足是影响临床疗效的重要因素之一。

CAR 所传递的活化信号的强弱和持续时间，表观遗传学改变，细胞因子以及转录因子的表达情况，均会对其抗肿瘤功能产生影响。虽然活化信号对 CAR-T 肿瘤杀伤功能至关重要，但过强的活化信号可导致 CAR-T 细胞自身凋亡或功能受损。尤其是 CAR-T 制备中发生的 CAR 分子不依赖于抗原结合的自发聚集而传递的基底活化信号（tonic signaling），其持续增强将导致 CAR-T 细胞过早进入终末分化或耗竭状态。耗竭的 CAR-T 细胞增殖受阻，细胞因子分泌减弱，细胞毒性杀伤功能下降，严重阻碍其抗肿瘤功能。另外，CAR-T 疗效不佳的患者常伴随有 CAR-T 细胞体内的长期持续能力不足，提示了能够长期存续的记忆 T 细胞对于维持抗肿瘤功能的关键作用。因此，目前普遍认为，通过不同方式抑制 CAR-T 细胞耗竭以及维持其记忆水平，是提高长效抗肿瘤功能的重要途径（图 8-2-1）。

一、CAR-T 结构改造与基因编辑

为了进一步优化 CAR-T 细胞的临床效果，许多研究集中于改造 CAR 结构进而增强抗肿瘤功能。人工基因改造的 CAR 主要包括 3 个核心组成部分：细胞外 scFv、跨膜激活结构域 CD3ζ 以及细胞内信号转导共刺激结构域 CD28 和/或 4-1BB。CAR 结构改造的最终目的则是实现各种组分的最佳组合。

（一）优化 CAR 结构促进 T 细胞功能

CAR 是人工合成的受体，虽然能够模仿和简化自然 TCR 的生物学功能，但与 TCR 仍有显著差异。TCR 通过 MHC 限制性途径识别抗原，但对抗原的敏感性至少

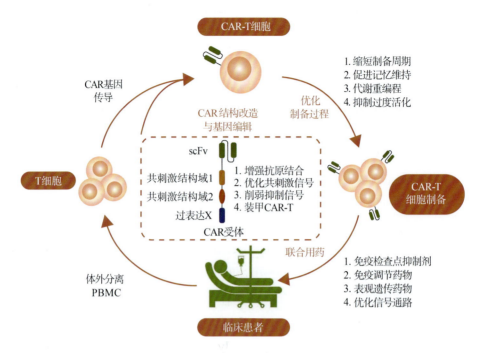

图 8-2-1　CAR-T 细胞功能增强的途径

是 CAR 的 100 倍。此外，天然 TCR 具有完整的信号域，而 CAR 结构中通常只包含单个 CD3ζ 信号元件。因此，肿瘤细胞表达的靶抗原密度会显著影响 CAR-T 细胞抗肿瘤功能。并且，CAR 和 TCR 之间不同的抗原结合亲和力也显著影响抗原识别过程中免疫突触的形成。因此，优化 CAR 的识别过程具有增强其活化水平、提高抗肿瘤效果。例如，墨尔本大学 Jenkins MR 团队研究发现缺乏淋巴细胞功能相关抗原 1（lymphocyte function associated antigen-1，LFA-1）黏附环的 CAR 结构有助于快速诱导杀伤效应并在作用完成后快速脱离靶细胞。清华大学林欣教授团队细胞研发的双链嵌合受体 T 细胞（synthetic T cell receptor and antigen receptor T-cell，STAR-T），融合抗原识别结构域和内源 TCR 恒定区，仅在抗原刺激后产生 TCR 样信号传递，能够在减弱耗竭诱导细胞功能障碍的同时，增强抗原敏感性，降低抗原丢失造成肿瘤复发的风险。

目前第二代 CAR 是最广泛采用的结构，其包括 CD28 或 4-1BB 单个共刺激结构域来增强 TCR 信号传导。胞内共刺激结构域以及 CD3ζ 信号结构域在 CAR-T 细胞功能中起重要作用。具有 CD28 结构域的 CAR-T 细胞能够发挥更快、更强的细胞毒性反应，但耗竭较快、持久性较差。

相比之下，具有 4-1BB 结构域的 CAR-T 细胞激活较慢，但具有较好的长期存续能力。在部分 CAR-T 细胞中，CD28 结构域被证实可增强基底活化信号，但其对

CAR-T 抗肿瘤功能的影响存在争议。近期，上海科技大学王皞鹏团队比较了 10 种常见的 CAR，发现每种 CAR 表现出不同的基底信号强度，并提出可通过调节 CAR 的电荷密度优化基底信号和 CAR-T 细胞的功能。此外，Michel Sadelain 及孙洁团队优化了 CD3ζ 中的免疫受体酪氨酸激活结构域（ITAMs），得到了表达更均一、持久性更强的新型 CAR-T 产品。中国科学院许琛琦教授团队发现 TCR 复合体中 CD3ε 胞内域以与下游酪氨酸激酶 Lck 发生相分离，促进 Lck 激活，使得 T 细胞在低抗原密度情况下即可快速活化。

（二）靶向基因敲除提高 CAR-T 细胞功能

T 细胞功能降低及耗竭主要体现在对肿瘤细胞的杀伤能力减弱，同时表现为抑制性标记基因表达升高。耗竭的 CAR-T 细胞高表达 PD1、TIM3、LAG3 和 CTLA-4 等分子，细胞因子分泌下降，杀伤能力减弱。对这些抑制性基因的靶向敲除是提高 CAR-T 细胞功能的重要手段。例如，利用 CRISPR/Cas9 技术可定点将 CAR 融合基因插入 PD1 中，实现 CAR 制备的同时敲除了 PD1 的表达，显著增强 CAR-T 细胞在患者中的治疗效果。此外，对细胞内的 TCR 抑制因子如酪氨酸磷酸酶 1B（protein tyrosine phosphatase-1B，PTP1B）和 Cbl 原癌基因 B（casitas B lymphoma-b，CBLB）进行敲除已被证实能够促进 CAR-T 细胞功能。PTP1B 通过去磷酸化和失活 JAK2 和 TYK2 来减弱细胞因子诱导的 JAK/STAT 信号降低 $CD8^+T$ 细胞的杀伤作用；PTP1B 敲除通过增强 STAT5 信号通路，促进抗原诱导 T 细胞扩增和细胞毒性，从而增强 CAR-T 抗肿瘤活性。而 CBLB 是一种 E3 泛素连接酶，既往已被证实肿瘤浸润淋巴细胞（tumor infiltrating lymphocytes，TILs）功能障碍中起关键作用；敲除 CBLB 可降低 CAR-T 细胞 PD1 和 TIM3 的表达。

（三）激活因子共表达提高 CAR-T 细胞功能

除对抑制分子进行敲除外，共表达免疫激活因子（细胞因子或转录因子）也是 CAR-T 细胞功能增强的有益尝试。值得注意的是，一些既往研究中被认为介导免疫抑制的细胞因子可能也具有增强 CAR-T 细胞活性的作用。瑞士洛桑联邦理工大学唐力教授团队最新研究结果揭示了过表达免疫抑制型细胞因子 IL-10 可通过重塑 CAR-T 代谢从而有效抵制 CAR-T 细胞在对实体瘤杀伤中功能失活的现象。此外，免疫刺激型细胞因子，包括 IL-7 或 IL-15 等在 CAR-T 细胞中的共表达也已被证实可增强 CAR-T 细胞功能，目前已应用于早期临床研究（NCT04381741；NCT03932565 和 NCT03721068）。另一些研究则重点关注 T 细胞活化的关键转录因子。例如，奥古斯塔大学周刚团队发现 STAT5 能够重塑 $CD4^+T$ 细胞的全基因组染色质结构，使 $CD4^+T$ 细胞具有强大的增殖和侵袭能力，增强抗肿瘤反应。激活蛋白 1（activator protein-1，AP1）是参与 T 细胞活化的重要转录调节因子，而 AP1 的失调则可导致

CAR-T 细胞耗竭。进一步研究表明，AP1 家族成员 c-Jun 是正向调控 T 细胞功能的关键因子。在 c-Jun 共表达的情况下，CAR-T 细胞表现出卓越的自我更新能力、抗耗竭能力和在淋巴瘤和实体瘤中的抗肿瘤能力。总之，对 CAR-T 细胞的结构改造，包括 CAR 自身结构以及关键因子的敲除/敲入，有望有效改善抗肿瘤功能以及制备新一代功能增强的细胞免疫治疗产品。

（四）优化制备过程

CAR-T 细胞具有严格的制备质量控制过程，但一般的质控和放行标准仅包括 T 细胞比例以及 CAR 转染效率。由于 CAR-T 细胞制备过程周期长，培养体系与细胞来源差异大，影响终产品的功能一致性。目前领域内已通过对培养时间、细胞因子选择以及其他干预方式的优化，开发一系列更高效的 CAR-T 细胞制备工艺，进而提高临床疗效。

1. 缩短体外制备时间

传统 CAR-T 细胞制备通常需要 9～14 d，过程包括外周血细胞采集、T 细胞纯化、激活、慢病毒载体转导和体外扩增 5 个阶段。体外扩增时间与 T 细胞分化程度及体内抗肿瘤功能呈负相关。基于介孔二氧化硅棒的人工 APC，比目前临床使用的微珠可促进 CAR-T 高达 10 倍的扩增，从而缩短获得足够细胞量进行输注所需的时间在动物模型中也探索了在体内直接转导 CAR-T 细胞的可能性。宾夕法尼亚大学研究人员利用 HIV 的慢病毒载体能够将 CAR 等基因转导到细胞中，而无须进行初始的"激活"步骤，在短短 24 h 内产生具有抗肿瘤效应增强的 CAR-T 细胞。这种制备方法加速整个制备过程，缩减制备成本，同时保持 CAR-T 细胞效力。将 T 细胞转导结合 T 细胞激活在 24 h 内完成，已有 2 项 I 期临床试验（NCT03960840 和 NCT05172596）正在进行中，长期疗效有待进一步观察。通过使用聚合物或脂质纳米颗粒靶向宿主 T 细胞，将携带 CAR 编码 mRNA 的病毒直接注射到动物体内制备 CAR-T 细胞，消除了 T 细胞分离、修饰和扩增的步骤，从而减少了与传统 CAR-T 生产相关的时间、成本和劳动力。然而，这种 CAR-T 细胞的体内生产均在血液肿瘤模型中进行了测试，对实体瘤的效力仍有待测试。

2. 细胞因子介导 T 细胞分化状态

IL-2 是临床和研究环境中首次探索和最常用的细胞因子，可增强 T 细胞在体内外增殖和克隆扩增。然而，IL-2 也诱导 T 细胞终末分化，削弱其抗肿瘤功能；与之相比，IL-15、IL-7 和 IL-21 等 γc 型细胞因子均能促进 CD8 记忆性 T 细胞的维持。IL-15 能够维持干细胞样 T 细胞（Tscm）细胞群并促进增殖；IL-21 可维持中枢记忆型 T 细胞（Tcm）；上述功能最终均可实现增强 CAR-T 抗肿瘤反应，并抑制 T 细胞耗竭。其他细胞因子如 IL-12、IFN-α 和 IL-23，也被证明会影响 CAR-T 的疗效。例如，

IL-12 支持 Th1 型分化，产生抗肿瘤细胞因子的；IFN-α 诱导 CD8⁺T 细胞启动、Th1 型分化，并促进细胞毒性 T 淋巴细胞和记忆性 CD8⁺T 细胞的存；IL-23 促进记忆 T 细胞增殖，尤其是 Th17 型细胞，产生强大的抗肿瘤活性。细胞因子的组合也显示出协同效应，例如，IL-15、IL-21 和 IL-7 的不同组合可进一步促进 Tnaïve 和 Tscm 的维持，IL-12 与 γc 型细胞因子能够诱导高活化且持久存活的记忆表型 T 细胞，IL-15/21 能够增强 NK 细胞的功能。此外，基于部分细胞因子（如 IL-15）设计"超激动剂"，例如 IL-15 及其高亲和力受体 IL-15Rα 的融合蛋白，相较细胞因子自身具有更长的半衰期和更强的 T 细胞刺激能力，有望成为免疫细胞制备过程中重要的功能增强因子。

3. 代谢干预

CAR-T 细胞通常在富含全面营养、额外添加细胞因子和生长因子的体外环境中进行培养扩增。因此，其体外扩增能力往往无法反应其在肿瘤微环境中的存续能力。Naïve T 细胞主要通过氧化磷酸化产能，一旦激活后，则通过 PI3K-Akt-mTOR 通路的调控发生代谢改变以支持其分化为效应性 T 细胞，表现为依赖于有氧糖酵解以支持其快速扩增和效应功能。持续存在的记忆性 T 细胞代谢特征表现为较大的线粒体质量和高水平的氧化磷酸化。与效应和记忆性 T 细胞的代谢需求相反，耗竭的 T 细胞表现出代谢不足，线粒体呼吸和糖酵解受到抑制。因此，通过代谢调控使 CAR-T 细胞维持低分化/低耗竭状态成为了可行的优化方向。例如，浙江大学黄河团队报道在 CAR-T 制备过程中加入钙调蛋白磷酸酶抑制剂，通过下调 NFAT 通路和糖酵解途径抵抗过度活化导致的耗竭，增强 CAR-T 功能。该研究团队与瑞士洛桑大学 Mathias Wenes 团队同期报了 FDA 批准靶向线粒体异柠檬酸脱氢酶 -2（Isocitrate dehydrogenase-2，IDH2）的恩西地平（Enasidenib，AG221），能够通过代谢重编程维持 CAR-T 细胞的记忆表型，使 CAR T 细胞在体内发挥更持久的肿瘤杀伤效能。

4. 其他途径

T 细胞活化、耗竭以及记忆形成依赖于一系列关键信号通路，包括 PI3K-AKT-mTOR、Notch、WNT-β-catenin、MAPK/ERK 等。在 CAR-T 细胞扩增过程中，利用小分子化合物对上述通路进行选择性激活或干预，可用于制备富集记忆性 T 细胞亚群、抵抗耗竭的 CAR-T 细胞产品。例如，阻断 PI3Ks、AKT1/2 和 mTOR，以及调节 mTORC1 的 PIM 激酶，均已被证明可以产生 Tscm 细胞和 Tcm 细胞，促进 Th1 类的促炎性细胞因子分泌，从而改善临床前模型和患者中的体内持久性。在 CAR-T 制备过程中加入地西他滨等表观遗传学药物，同样能够抑制 CAR-T 细胞的终末分化并增强其抗肿瘤功能。

总之，CAR-T 细胞治疗的疗效依赖于 CAR-T 细胞体外的制备流程的优化。快速制造和体内扩增可以减少 CAR-T 细胞制造所需的时间和资源，从而使 CAR-T 疗法更容易获得；与多种细胞因子或小分子抑制剂联用可以增强 CAR-T 细胞在体内的适应性。以上已经探索的不同策略有待进一步的临床研究的确认。

二、克服抑制性肿瘤微环境

除 CAR-T 细胞与肿瘤细胞直接作用外，肿瘤微环境复杂的网络调节同样显著影响 CAR-T 治疗效果。肿瘤微环境里包含多种抑制性免疫细胞或基质细胞，可拮抗 CAR-T 细胞功能，例如肿瘤细胞、调节性 T 细胞（regulatory T cells，Treg）、髓系来源抑制性细胞（myeloid-derived suppressor cells，MDSCs）、M2 型巨噬细胞等。肿瘤微环境细胞外间质可作为物理屏障阻碍 T 细胞穿透和浸润肿瘤肿瘤组织，异常趋化信号则诱导肿瘤细胞迁移和驻留于特定组织。此外，细胞外间质的代谢微环境中，缺氧、坏死、酸化、营养缺乏和免疫抑制分子，同样对 T 细胞功能产生显著抑制。

巨噬细胞在功能上可根据自身性质和周围环境的不同，分为 M1 型和 M2 型巨噬细胞，2 种亚型之间可相互转化。M1 型巨噬细胞通过直接吞噬及分泌促炎细胞因子，如 TNF-α、IL-1 和 IL-6，参与对感染和肿瘤的免疫防御；相反，M2 型巨噬细胞则参与组织修复和免疫耐受。肿瘤细胞能够招募 M2 性巨噬细胞抑制 CAR-T 细胞效应功能。MDSCs 由异质性髓系祖细胞组成。在实体肿瘤积累的 MDSCs 能够通过上调 PD-L1 表达等方式抑制细胞毒性 T 淋巴细胞（cytotoxic T lymphocytes，CTLs）的增殖和效应功能；MDSCs 也可与白血病和淋巴瘤细胞在相同位置共同发生发展，对 T 细胞施加抗原非依赖性的免疫抑制。Treg 在生理条件下通过抑制自身反应性 T 细胞避免过度免疫激活，从而维持内环境稳态。Treg 主要依赖于因子 FOXP3 和信号因子 TGF-β。在白血病患者中，循环外周血 Treg 比例显著增加，伴随 CAR-T 细胞肿瘤缓解率降低。同时，肿瘤微环境具有缺氧和营养缺乏的特征，特别是在实体瘤以及骨髓累及的血液肿瘤中，缺氧及营养缺乏环境极大影响 CAR-T 细胞功能，造成肿瘤耐药和复发。例如，相较于肿瘤细胞，然而 CAR-T 对低氧以及酸性微环境的适应性较差。同时肿瘤细胞与 CAR-T 细胞竞争血液中的精氨酸。由于精氨酸琥珀酸合成酶（argininosuccinate synthetase，ASS）和鸟氨酸氨甲酰转移酶（ornithine transcarbamylase，OTC）在 CAR-T 细胞中呈低表达，因此，CAR-T 细胞对低精氨酸的微环境极为敏感，精氨酸缺乏条件下 CAR-T 细胞增殖受到显著抑制。

针对肿瘤免疫抑制性微环境，研究者们已经开出了多种应对策略使得 CAR-T 细胞可以在肿瘤微环境里更好的生存。这些策略包括：①预处理化疗。在回输 CAR-T 细胞前，用氟达拉滨和（或）环磷酰胺以及多柔比星等化疗药物，对患者进行预处理化疗，以清除患者体内的免疫抑制性细胞并降低肿瘤负荷，使得 CAR-T 可以在患者体内更好的扩增与持续。②制造功能更强大的 Armored CAR-T，即在 CAR-T 细胞中过表达特定的一种或几种细胞因子和促炎配体，以增强 CAR-T 的功能。例如，自分泌 IL-12 的 CAR-T，自分泌 IL-7 和 CCL19 的 CAR-T，自分泌 IL-15 的 CAR-T 和自分泌 CD40 配体（CD40L）的 CAR-T 等，用以抵抗肿瘤微环境抑制。部分 Armored CAR-T 能够从外周募集更多的免疫细胞至肿瘤微环境中，从而诱导促炎微环境的生成，提高肿瘤细胞清除能力。③制造靶向免疫抑制细胞的 CAR-T 细胞以清除免疫抑制细胞。如靶向集落刺激因子 1 受体（colony-stimulating factor 1 receptor，CSF1R）的 CAR-T 用以清除肿瘤微环境里的 M2 型巨噬细胞。④解除抑制性免疫检查点受体的配体（如 PD-L1，Galectin-9）通过免疫检查点受体对 T 细胞的抑制。如运用基因编辑技术敲除 CAR-T 的 PD-1，或者运用基因工程的手段让 CAR-T 能在局部肿瘤微环境里分泌 PD-1/PD-L1 阻断抗体。

三、联合用药

CAR-T 细胞治疗联合其他药物的治疗策略，能够直接增强 CAR-T 细胞杀伤功能，甚至激活内源性免疫系统共同对抗肿瘤，显著提高临床疗效，降低肿瘤复发，获得持续缓解。其中，免疫检查点阻断疗法（immune checkpoint blockade，ICB）能够阻断 CAR-T 细胞表面的抑制性信号从而提高活化能力，其联合 CAR-T 细胞治疗已被证实在血液系统恶性肿瘤治疗中安全有效。例如，PD-1 阻断抗体 pembrolizumab 可改善 DLBCL 患者和转化型滤泡性淋巴瘤（transformed follicular lymphoma，tFL）患者的肿瘤进展，诱导抗肿瘤反应，并显著延长无进展生存期（progression-free survival，PFS）。此外，实体瘤治疗中，27 名恶性胸膜病患者接受 CAR-T 细胞联合 PD-1 阻断免疫疗法，中位总生存期为 23.9 个月（1 年总生存率为 83%），39% 的患者在接受治疗超过 100 d 后，仍能在外周血中检测到 CAR-T 细胞的存在。

另一大类药物包括免疫调节药物、表观遗传药物、蛋白激酶抑制剂、信号通路阻断剂等，具有同时靶向肿瘤细胞以及提高 CAR-T 细胞功能的双重作用，在 CAR-T 细胞联合用药中具有临床应用前景，例如：酪氨酸激酶抑制剂达沙替尼（Dasatinib）用于临床治疗费城染色体（Ph）阳性的慢性髓系白血病（Chronic myelogenous leukemia，CML）和 ALL，同时能够可逆性抑制 TCR 信号和 CAR 信号，起到实时调控 CAR-T 细胞功能的作用。机制上，达沙替尼通过阻碍 LCK 中腺苷三磷酸（Adenosine 5'-triphosphate，ATP）结合位点，从而抑制 CD3ζ 和 ZAP70 的磷酸化，短暂诱导 $CD8^+$ 和 $CD4^+$ CAR-T 细胞功能性失活。通过对 CAR 信号过强时短暂的"功能休息"，避免 CAR-T 细胞耗竭，同时避免 CAR-T 细胞过度活化造成 CRS、ICANS 等潜在威胁生命的不良反应。

表观遗传药物中，DNA 甲基化酶抑制剂地西他滨可逆转 T 细胞耗竭相关 DNA

甲基化程序，改善 CAR-T 细胞增殖能力，提高记忆亚群比例，从而增强 CAR-T 细胞抗肿瘤功能。组蛋白去乙酰化酶抑制剂西达本胺，可提高 B 细胞淋巴瘤表面抗原 CD22 的表达水平，从而增强体内 CD22 CAR-T 细胞的识别并清除肿瘤细胞的能力。类似地，Bromodomain 和 Extra-terminal 抑制剂也可促进 CAR-T 细胞增殖、逆转 CAR-T 细胞耗竭，并增强其对 B 细胞淋巴瘤的疗效。

来那度胺是免疫调节及抗骨髓瘤的重要药物，能够促进 CAR-T 细胞促进分泌 IFN-γ 和 TNF-α 等细胞因子，增强 CAR-T 细胞浸润肿瘤能力，提高抗原特异性细胞毒性，从而克服免疫抑制性肿瘤微环境，发挥更强的抗肿瘤功能。研究表明，来那度胺可用于自体造血干细胞移植桥接 CD19 CAR-T 细胞和 BCMA CAR-T 细胞序贯输注后的维持治疗，显著改善高危多发性骨髓瘤患者体内 CAR-T 细胞长期肿瘤清除能力。

以上研究结果有力佐证 CAR-T 细胞治疗联合用药，特别是联合批准临床一线治疗肿瘤的小分子药物，实现"老药新用""一箭双雕"的应用价值。

四、总结

CAR-T 细胞疗法在血液系统恶性肿瘤治疗中展现显著成效，随着对 CAR-T 细胞治疗相关肿瘤耐药与复发的细胞和分子水平机制的探索，不断增强 CAR-T 细胞抗肿瘤功能，从而改进治疗策略，提高临床疗效。其中，CAR 结构设计的优化，例如靶抗原选择、共刺激结构域调整、额外细胞因子或单克隆抗体分泌，均极大提升 CAR-T 细胞抗肿瘤功能。此外，CAR-T 细胞、肿瘤细胞和肿瘤微环境之间复杂的相互作用值得进一步探索。CAR-T 细胞疗法联用免疫检查点阻断剂或小分子药物能够重塑免疫抑制性肿瘤微环境。通过 CAR-T 细胞激活内源性免疫系统的抗肿瘤效应能够克服肿瘤耐药与复发，从而维持长期缓解。虽然目前研究结果仅揭示 CAR-T 细胞疗法治疗相关肿瘤耐药与复发背后机制的冰山一角，但在未来随着研究手段和分析方法的不断改进，我们将获得更为全面、深入的认识，从而推动 CAR-T 细胞疗法在临床上进一步应用与发展。

第三节 通用型 CAR-T

自 2017 年首款 CAR-T 细胞疗法获批上市以来，这一技术标志着细胞治疗领域的新纪元。已上市的 CAR-T 细胞疗法在治疗血液系统恶性肿瘤方面取得了卓越的临床效果。然而，值得注意的是，目前获准上市的 10 种 CAR-T 疗法均为自体 CAR-T 产品，制备过程复杂而耗时（可长达 3 周），成本高昂。部分患者可能因自身免疫抑制或之前的放化疗影响而导致自身 T 细胞的数量和功能下降，最终影响 CAR-T 细胞的质量和数量，进而降低了治疗效果甚至造成制备失败。

通用型细胞免疫疗法可能有望克服这些挑战。其中通用型 CAR-T 细胞采用来自健康供者处理后的 T 细胞，通过基因修饰制备成"现货"（off-the-shelf）或称通用型（universal）CAR-T 疗法，提供更为简化的细胞制备流程，实现大规模生产，从而加速治疗过程，降低成本。这一方法有潜力克服自体 T 细胞供体数量不足的问题，为更广大的患者提供了希望（关于其他通用型细胞免疫治疗，详见本章第五节）。

一、通用型 CAR-T 细胞疗法的主要优势

T 细胞相较于其他底盘细胞具有杀伤能力及体内扩增能力强的显著优势。通过从健康供者获得起始细胞，大规模制备通用型 CAR-T 细胞可一次性满足众多患者的治疗需求。这些产品可通过集中制备、集中冷冻存储，需要接受治疗的患者只需解冻细胞即可立即开始治疗，消除了自体 CAR-T 疗法制造过程中产生的时间延迟。通用型 CAR-T 疗法使得对患者进行重复治疗更为便捷，同时也使得大规模制备不同靶点 CAR-T 细胞库成为可能，以应对患者对 CAR-T 疗法的抗药性。通过规模化生产，通用型 CAR-T 疗法有望大幅降低生产成本。总之，通用型细胞具有细胞量充足，即用随取，可实行多次治疗，价格低等优势。

二、通用型同种异体 CAR-T 疗法面临的一些挑战及解决策略

（一）移植物抗宿主病（GVHD）

输入患者的异体细胞可能对宿主产生攻击，引发严重的 GVHD。GVHD 是一种危及生命的严重并发症，尤其当 CAR-T 细胞来自与患者 HLA 不匹配的健康供体时，GVHD 的风险较高。降低 GVHD 的策略包括基因编辑技术、优化细胞来源，以及改进 CAR-T 细胞的设计以提高其安全性。

1. 基因编辑方法敲除 TCR 表达

常用的 αβ 型 T 细胞表面天然表达的 TCR 是介导这些 T 细胞攻击宿主的关键，因此 TCR 表达干预是降低 GVHD 的有效策略。αβ 型 T 细胞表面的 TCR 蛋白复合体由 α 链和 β 链构成，只有一个基因编码 α 链的恒定区（constant regions）。因此，破坏编码 T 细胞受体 α 链恒定区（TRAC）的基因是阻止 αβ 型 TCR 表达直接有效的方法。利用这一策略产生的同种异体 CAR-T 疗法已经进入临床试验（NCT04416984）。目前有多种基因编辑技术可以用于特异性破坏编码 TRAC 的基因，它们包括锌指核酸酶（ZFN），转录激活子样效应因子核酸酶（TALEN），MegaTAL，和 CRISPR 基因编辑系统。在最新研究中，科学家们采用了细胞的同源重组机制，将表达 CAR 的基因直接整合到 TRAC 基因位点。这一策略在破坏 T 细胞的自然 TCR 表达的同时，

表 8-3-1

产品	安全性				有效性			发起者	策略	靶点	疾病	试验阶段	国家
	评价例数(N)	CRS N (%)	ICANS N (%)	GVHD N (%)	评价例数(N)	ORR N (%)	CR N (%)						
ALLO-501	46	Gr 1-2:10(21.7); ≥ Gr 3: 1(2.2)	≥ Gr 2: 无	无	32	24/32 (75)	16/32 (50)	Allogene Therapeutics	TALENs 技术敲除 TRAC 和 CD52 基因	CD19	大 B 细胞淋巴瘤	1期	美国
ALLO-715	43	Gr 1-2:24(55.8); ≥ Gr 3: 1 (2.3)	Gr1-2: 6 (14)	无	43	24/43 (55.8)	≥ VGPR:15/43 (34.9)	Allogene Therapeutics	含抗 CD52 抗体的淋巴细胞清除方案	BCMA	骨髓瘤	1期	美国
CTX110	32	Gr 1-2:18 (56.3)	Gr 1-2:1 (3.1), Gr ≥ 3: 2 (6.2)	无	32	18/32 (56.3)	11/32 (34.4)	CRISPR Therapeutics	CRISPR/Cas9 技术敲除 TRAC 基因	CD19	B 细胞肿瘤	1期	美国
FT819	12	Gr 1-2: 3(25)	无	无	—	—	—	Fate Therapeutics	iPSc 来源 T 细胞，CRISPR/Cas9 技术敲除 TRAC 基因	CD19	B 细胞肿瘤	1期	美国
UCART19	21	19 (91); ≥ Gr 3:3 (14)	Gr 1-2: 8 (38)	Gr1: 2 (10)	21	14/21 (67)	—	Servier	TALENs 技术敲除 TRAC 和 CD52 基因	CD19	B-ALL	1期	美国
P-BCMA-ALLO1	24	Gr1: 3(14)	Gr1: 1(4)	无	—	—	—	Poseida Therapeutics	基因编辑工具 Cas-CLOVER™ 敲除 TRBC 和 B2M 基因	BCMA	骨髓瘤	1期	美国
PBCAR0191	15	Gr1-2: 9(60); ≥ Gr3: 无	4 (26.6); ≥ Gr 3: 1 (6.6)	无	15	—	9/15 (60)	Precision BioSciences	多功能基因组编辑平台 ARCUS 敲除 TRAC 基因	CD19	非霍奇金淋巴瘤 B-ALL	1～2期	美国
WU-CART-007	18	Gr 1-2: 13(72); G3:1(5.56)	Gr1:1 (5.56)	无	—	—	58	华盛顿大学医学院	CRISPR/Cas9 技术敲除 CD7 和 TRAC 基因	CD7	T 淋巴母细胞白血病/淋巴瘤	1期	美国

续表

产品	安全性评价例数(N)	CRS N (%)	ICANS N (%)	GVHD N (%)	有效性评价例数(N)	ORR N (%)	CR N (%)	发起者	策略	靶点	疾病	试验阶段	国家
P. BCMA-ALLO1	10	无	无	无	6	3/6 (50)	—	Poseida Therapeutics	Cas-CLOVER™ 基因编辑工具敲除 TRBC 和 B2M 基因	BCMA	骨髓瘤	1期	美国
RD13-01	12	Gr1-2: 10 (83.3)	无	无	11	9/11 (88.8)	7/11 (63.6)	浙江大学	CRISPR/Cas9 技术敲除 CD7 和 TRAC 基因	CD7	T淋巴母细胞白血病/淋巴瘤	1期	中国
CARCIK-CD19	13	Gr1-2: 3 (23) ≥Gr 3 无	无	无	13	—	8/13 (61.5)	马蒂尔德·泰莎曼蒂·梅诺蒂基金会	睡美人转座子编辑的 CIK 细胞	CD19	B-ALL	1期	意大利
AVC-101 (UniCAR-T-CD123)	19	Gr 3: 3 (15.8)	Gr 2: 1 (5.3)	—	15	8/15 (53)	—	—	通用 CAR-T 细胞 (UniCAR-T) 和 CD123 靶向模块组成	CD123	急性髓系白血病	1期	德国
CD33CART	19	13 (68); >Gr 3: 4 (21)	1 (5)	—	19	—	2/19 (11)	国际血液和骨髓移植研究中心	—	CD33	急性髓系白血病	1期	美国

使 CAR 基因能够在 TRAC 基因位点表达,并受到自然 TCR 基因启动子的调控。体内实验证明,这种方法生成的 CD19 CAR-T 疗法相较于随机插入 CAR 基因的 CAR-T 疗法表现出更强的抗癌活性。然而,使用基因编辑策略的一个潜在隐患是基因编辑技术的脱靶效应可能导致潜在风险。

2. 使用降低 GVHD 风险的细胞类型

降低异体 CAR-T 细胞攻击宿主风险的另一个策略是使用不会产生 GVHD 或产生 GVHD 风险较低的细胞类型。它们包括 NK 细胞,γδ 型 T 细胞,NK T 细胞(表达 NK 细胞表面标志物的 T 细胞),病毒特异性记忆 T 细胞,等(详见不同底盘细胞部分)。

(二)宿主免疫排斥

宿主的免疫系统可能会识别并清除异体 CAR-T 细胞,从而限制其体内存续及对癌症的治疗效果。针对宿主免疫排斥,临床治疗中可能需要进行更强烈的免疫抑制。通用型 CAR-T 细胞如何避免被宿主免疫排斥是解决同种异体 CAR-T 疗法面临的挑战之一。增强淋巴细胞清除、引入同种免疫防御受体、降低 CAR-T 免疫原性等研究方向为克服通用型 CAR-T 细胞的持久性问题提供了一些希望,并有望进一步提高这一治疗方法的有效性。

1. 使用更为有效的淋巴细胞清除手段

采用更为有效的宿主淋巴细胞清除方法,为异体 CAR-T 创造活化与增殖的环境。常用方法是通过基因编辑使得异体 CAR-T 细胞对淋巴细胞清除药物产生抗药性。例如,Allogene 公司的 UCAR-T19 采用基因编辑技术来敲除细胞上表达 CD52 蛋白的基因,从而使这些细胞对 CD52 单抗产生耐药。将 CD52 单抗与化疗联合使用可以更有效地清除宿主的成熟 T 细胞,同时维持宿主的成熟 T 细胞处于低水平。另外,双靶点策略也可以用于预防 HVG 效应,一个 CAR 被设计为靶向肿瘤抗原,另一个则针对宿主免疫细胞。已报道的临床研究使用 CD19/CD7 双靶点 CAR 用于治疗 B 细胞肿瘤(NCT05105867),其中靶向 CD7 的 CAR 主要用于消除宿主 T 和 NK 细胞,从而避免异体 CAR-T 细胞被排斥。

2. 同种免疫防御受体(ADR)

ADR 选择性识别活化淋巴细胞中暂时上调的 4-1BB 等活化分子。表达 ADR 的 CAR-T 细胞旨在清除宿主的活化淋巴细胞,同时保留静息的淋巴细胞。该策略的抵抗免疫排斥能力及长期抗肿瘤效果已在人源化动物模型中得到验证。然而,由于活化分子的表达具有高度动态性,该策略的劣势在于会显著抑制患者内源 T 细胞水平,增加感染风险。

3. 降低通用型 CAR-T 细胞的免疫原性

器官移植和造血干细胞移植的经验表明，当供体的 HLA 表型与宿主相似时，可以显著减少移植物的免疫排斥。因此，可以通过筛选具有特定 HLA 表型的供体，构建供体细胞库，从中选择与患者 HLA 匹配的供体细胞来生成同种异体 CAR-T 细胞。此外，另有策略使用基因编辑技术来消除同种异体 CAR-T 细胞表面的 HLA 蛋白。HLA 蛋白在细胞表面的表达需要 β2 微球蛋白的参与，因此通过基因编辑来敲除 β2 微球蛋白的表达，可以降低这些细胞的免疫原性。然而，降低 HLA 表达可能导致异体 CAR-T 细胞被 NK 细胞识别而清除，因此需同时引入 NK 细胞抑制策略。例如，将通用 MHC Ⅰ构建（例如，装载有假肽的单态 HLA-E）定向插入 B2M 基因，防止 NK 细胞识别异体细胞。引入其他 NK 细胞的抑制性配体，如 siglec 7/9 配体和 E- 钙粘附蛋白，也可以减少 NK 细胞的杀伤。最近，研究人员发现 CD47 的过表达可以在抑制适应性免疫（即 T 细胞）的同时进一步抑制宿主天然免疫攻击（例如 NK 细胞），基于该理论设计的 CAR-T 细胞已经进入临床试验阶段（NCT05878184）（图 8-3-1）。

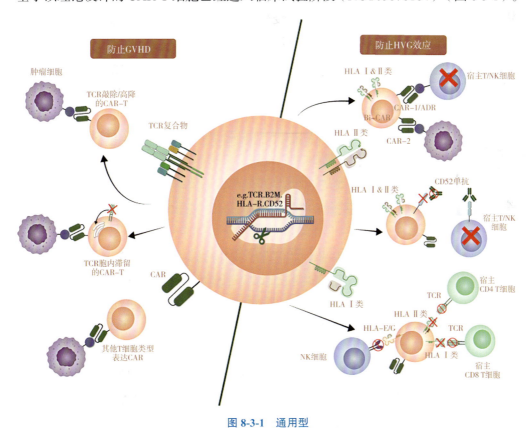

图 8-3-1　通用型

三、通用型同种异体 CAR-T 疗法的开发进展

目前，多项同种异体 CAR-T 疗法正在处于临床研究阶段，主要适应症涵盖急性淋巴细胞白血病、急性髓系白血病、淋巴瘤、骨髓瘤等血液系统恶性肿瘤，以及结肠癌等实体肿瘤。目前尚无通用型同种异体 CAR-T 疗法（UCAR-T）获得批准上市；部分研究已开展临床试验（表 8-3-1）。

四、总结与展望

目前，一系列新技术已应用于通用型 CAR-T 治疗中，主要关注于降低 GvHD 和宿主免疫排斥风险。尽管初步结果令人鼓舞，但最近对 ALLO-501A 和 CYAD-101 2 款产品因安全性导致的临床研究暂停引发了对通用型 CAR-T 安全性的担忧。宿主免疫排斥在通用型 CAR-T 细胞治疗中被认为是一把"双刃剑"。一方面在 CAR-T 细胞靶点表达特异性较差时，宿主免疫排斥可增强安全性；但另一方面则可能造成肿瘤细胞清除不完全。HLA 分子敲除、NK 细胞抑制配体引入、淋巴细胞清除的强化、CD52 与抗 CD52 单克隆抗体联合使用以及双靶点 CAR 策略可用于提高同种异体 CAR-T 细胞的体内持久性。

尽管近年来通用型 CAR-T 细胞的临床试验数量显著增加，但均处于起步阶段，距实现商业化尚需较长时间。因此，领域内逐渐开始探索通用型 CAR-T 细胞新的使用场景，包括：自体 CAR-T 细胞治疗失败后复发；疾病进展过快；自体 CAR-T 细胞制备失败时；给予低剂量的可用现成同种异体 CAR-T 细胞，直到自体 CAR-T 细胞产品可供使用。最近，异基因造血干细胞移植后复发的患者，使用供者来源的 CAR-T 细胞进行治疗，可能成为有效的新策略。

第四节　精准调控

一、精准调控型 CAR-T 的临床需求

嵌合抗原受体（CAR）-T 细胞疗法作为一种新兴的免疫细胞疗法，在血液系统恶性肿瘤的临床治疗中表现出优异的疗效，但靶向抗原位点的非特异性和免疫细胞回输体内后活化过程的不可控性，导致患者接受 CAR-T 细胞治疗时可能发生细胞因子释放综合征（CRS）、免疫效应细胞相关神经毒性（ICANS）、抗原脱靶效应等严重治疗相关并发症。目前，临床上已使用糖皮质激素和其他免疫调节剂，如白介素 -1 受体（IL-1R）拮抗剂和白介素 -6 受体（IL-6R）抗体，来调节患者接受 CAR-T 细胞

治疗过程中免疫系统对大量释放的细胞因子的反应，减少全身炎症反应症状，但仍无法实时调控 CAR-T 细胞的活化和肿瘤杀伤能力。因此，开发可精准识别靶抗原，并且可以动态调控的新型 CAR-T 细胞具有巨大临床价值。目前，已有大量研究通过进一步改造 CAR 的抗原识别位点和信号传递结构、利用现有的临床药物控制 CAR 表达、设计门控开关和特殊感受器调控 CAR-T 细胞活化，提高了 CAR-T 细胞的用药安全性和临床疗效。

二、精准调控型 CAR-T 的研究现状

（一）嵌合抗原受体表达调控型 CAR-T

目前，已有研究利用基因表达控制系统来条件性诱导 CAR 基因表达（图 8-4-1）。通过引入 Tet-ON 3G 系统，以小分子强力霉素（Dox）充当"开关"，可精准调节靶向肿瘤相关抗原的 CAR 表达。与传统的靶向 CD19 的 CAR-T 细胞相比，存在 Dox 的 Tet-CD19 CAR-T 细胞对 CD19 阳性肿瘤细胞具有等效的细胞毒性、细胞因子产生和增殖能力，同时在异种移植模型中也具有显著的抗肿瘤活性；在不使用 Dox 时，CAR 分子不被转录，因此关闭了 CAR-T 细胞杀伤功能。通过操纵 Dox 给药时间、剂量等参数，清楚地分离了 Tet-CD19 CAR-T 细胞的"开"和"关"状态。此系统已被应用于设计靶向肝细胞肿瘤相关抗原的 Tet-CD147-CAR，显示 Dox 控制的 Tet-CD147 CAR-T 显著抑制裸鼠的肿瘤生长。相反，在 Tet-OFF 系统中，Dox 通过取消四环素反式激活因子激活 CAR 转录的能力而充当"OFF 开关"，该系统被用于可逆地抑制 CD5 CAR-T 中有害的 CAR 和 T 细胞自杀伤，这些研究都进一步明确了在患者接受 CAR-T 细胞治疗后，精准调控 CAR-T 细胞功能的可能方法。

（二）门控型 CAR-T

1. 配体门控型 CAR-T

基于衔接配体或"适配器"可实现通过抗体介导激活 T 细胞，抗体一端连接肿瘤细胞，一端连接 CAR［图 8-4-1（B）］。通过动态调节半衰期短的衔接配体的剂量，能够精准启动或终止 CAR-T 细胞活化，减少治疗相关并发症的发生。叶酸受体（FRα）在正常组织中通常不表达，但在约 40% 的人类肿瘤中会表达，通过设计叶酸衔接配体的结构，使其一段结合肿瘤细胞表面的叶酸受体，另一段为 CAR 可识别的荧光素结构，通过操纵叶酸衔接配体的使用，来控制 CAR-T 细胞的抗原识别和活化，使 CAR-T 细胞能够仅杀死表达 FRα 的肿瘤细胞，且通过破坏连接 CAR-T 细胞和肿瘤细胞的衔接配体分子终止 CAR-T 细胞对肿瘤的杀伤并有效抑制 CRS 发生。

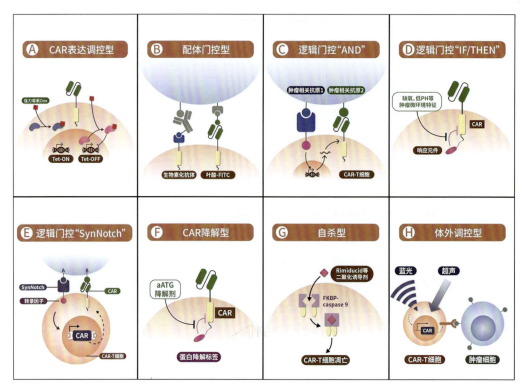

图 8-4-1　CAR 基因表达控制系统

此外，将 CAR 分子设计为特异性识别一段亮氨酸拉链的结构时，使用融合了针对肿瘤抗原的 scFv 片段的亮氨酸拉链衔接配体赋予了 CAR-T 细胞针对特定靶标的抗原识别能力。由于亮氨酸拉链衔接配体独立地作用于 CAR-T 细胞，因此可通过输注识别不同肿瘤相关抗原的衔接配体更换 CAR-T 细胞在体内的靶标，也可输入竞争性结合衔接配体以阻断 CAR-T 细胞的信号传导。这种思路提供了一种降低非肿瘤毒性风险的方法，同时还提供了外源性控制元素，使临床医生除了可以控制 CAR-T 细胞识别肿瘤外，还可以在出现治疗相关毒性时进行精准控制。

2. 逻辑门控型 CAR-T

布尔逻辑门已被用于多种抗原的组合识别，有效靶向肿瘤的同时减少脱靶毒性，提高抗肿瘤功效。利用逻辑门控开关（On-Switches）的设计思路可更加精准控制 CAR-T 细胞识别靶抗原时的活化反应，例如不同 CAR 分子识别抗原发挥信号协同作用，包括解离、反式激活和共刺激域等，能明显降低 CRS 发生和脱靶效应。

（1）利用"AND"逻辑开关精准控制 CAR-T 信号激活。将 CAR-T 细胞活化的共刺激分子信号和 ITAM 信号分别融合在两个肿瘤相关抗原识别 CAR 元件上，只有当肿瘤细胞上的 2 个抗原同时被 CAR-T 细胞识别之后才能激活细胞杀伤功能，而仅连接一个受体会导致信号传导减弱，这样降低了对非肿瘤细胞的识别概率，从而减少了 CAR-T 细胞对抗原脱靶效应和细胞因子释放。

（2）利用"IF/THEN"逻辑门控使 CAR-T 细胞更加适应肿瘤微环境。利用肿瘤微环境的生理学特性，使 CAR-T 细胞只有在某些肿瘤微环境的特异性特征时才能被激活，如利用肿瘤内微环境中为缺氧环境、pH 值较低等特征，在 CAR 分子结构中融合缺氧感受器 HIF-1α 亚基或 pH 限制结合结构域，使得 CAR 元件只有在缺氧环境或酸性环境下才能的稳定表达和发挥功能，将 CAR 功能限制在肿瘤微环境中，从而促进了 CAR-T 的准确活化、降低系统性非靶向肿瘤的毒副作用。

（3）利用"SynNotch"电路门控促进多抗原识别。SynNotch CAR-T 细胞由起始和应答 CAR 分子组成，起始 CAR 分子的受体识别结合肿瘤抗原后导致 Notch 片段被切割进入细胞核促进另一个应答 CAR 分子的转录表达，应答 CAR 分子可以识别另一个抗原并触发细胞毒性反应，将 SynNotch 分子应用于"IF/THEN"以及"AND"逻辑门控可以兼顾亲和力和特异性，从而减少非肿瘤细胞毒性。

（4）"NOT"逻辑门控阻断 CAR-T 细胞激活。NOT 逻辑门控包含诱导细胞毒性反应的激活性 CAR 分子和触发有效抑制信号的抑制性 CAR 分子，该抑制性信号受非肿瘤细胞抗原控制，当抑制性 CAR 识别正常组织抗原时，CAR-T 细胞活性便被抑制，以此减少 CAR-T 治疗相关毒副作用的发生。

此外，研究人员还开发了一种称为 Co-LOCKR 的方法。CAR-T 细胞与中间蛋白（称为"笼子"和"钥匙"）结合。只有 2 个中间蛋白共同识别肿瘤相关抗原后，"笼子"的特殊 Bim 结构域才会暴露，被 CAR 识别并触发 CAR-T 细胞毒性。此外，可以利用非恶性组织上表达的特定抗原抑制 CAR-T 细胞对 Bim 结构域的结合，以避免 CAR-T 细胞活化对非肿瘤细胞的杀伤。

3. 降解型 CAR-T

细胞蛋白质的 N 和 C 端残基是 N 和 C 蛋白降解子（degrons）的主要决定因素，分别是控制蛋白质降解和稳定性的信号。含有蛋白降解子的目标蛋白质主要通过泛素（Ub）- 蛋白酶体系统（UPS）降解。CAR 作为人工合成的蛋白质，通过将蛋白降解子掺入 CAR，通过蛋白降解子被蛋白水解酶识别，可实现 CAR 蛋白的整体降解，从而精准调控免疫细胞活性。

蛋白水解靶向嵌合体（PROTAC）已成为降解细胞内特定蛋白质的有效方法，C4 Therapeutics 公司开发了基于 MTH1 蛋白作为降解标签的 AchillesTag（aTAG）系统，将 MTH1 融合到以 CD19-CAR 分子的 C 端，开发了能够表达 MTH1-CAR 融合蛋白的细胞系，并构建了 MTH1 aTAG 降解剂。研究发现特异性降解剂处理可诱导 CAR 分子以浓度依赖的方式可逆性降解，而在洗脱降解物后，CAR 蛋白会随着时间的推移重新表达回到基础水平，从而实现对 T 细胞活性的精细控制。进一步的体内实验数据说明了 aTAG 降解系统作为一种快速、可逆、可调和可滴定的方法来控制 CAR 蛋白水平，以调节 CAR-T 活性和细胞因子释放。通过精确控制 CAR 的降解来远程和可逆地调节 CAR 的表面呈现是设计安全开关的一种新方法。

Juillerat 等设计了一种靶向 CD22 的 CAR，存在由 HCV NS3 蛋白酶靶位点、NS3 蛋白酶和降解决定子组成的降解元件。在该系统中，CAR 分子持续性表达会导致降解决定子的蛋白水解，从而使 CAR 失去功能，而添加抗病毒蛋白酶抑制剂（Asunaprevir）能够抑制降解决定子的水解，维持 CAR 的稳定表达。研究者们还构建了一种工程化的 CD19 CAR-T，通过使用 PROTAC 对抗 brd4 的溴结构域，有效地靶向 E3 泛素连接酶介导的蛋白酶体降解，从而抑制 CAR T 细胞的细胞毒性。洗脱 PROTAC 化合物（ARV-771 和 ARV-825）后，通过阻止了含溴结构域的 CAR 募集到 E3 连接酶，逆转了 CAR 抑制。此外，Bonger 等使用 FKBP/FRB 在靶向 GD2 的 CAR-T 的细胞中设计了一种配体诱导的降解结构域。通过添加 FKBP12-F36V 突变体的合成结合剂 Shield-1，置换并暴露了 CAR-T 细胞中隐藏的 degron 结构，导致 CAR 的蛋白酶体降解和表面表达的丧失。体内试验证明，Shield-1 能够暂时降低 CAR-T 细胞针对荷瘤小鼠的活化能力，并通过外部注射装置来抵消了小分子的短半衰期。

4. 自杀型 CAR-T

引入诱导性激活的自杀基因是精准调控免疫细胞的重要途径。使用诱导剂调节自杀基因激活，可选择性清除 CAR-T 细胞避免对正常细胞的损伤。目前领域内已开发了基于小分子的安全开关的自杀基因系统，Rimiducid 和诱导型 Caspase-9 组成的安全开关，该系统可以通过小分子诱导的细胞凋亡迅速终止 T 细胞的治疗活性。将修饰的人源 Caspase-9 与人源 FK506 结合蛋白（FKBPs）融合，并使用 Rimiducid/AP20187 作为二聚化的化学诱导剂。Rimiducid/AP20187 可以介导诱导型 Caspase-9 的条件二聚化，随后激活 Caspase-3、6 和 7，导致表达融合蛋白的细胞凋亡。Kentaro 等利用先前验证的非治疗性二聚体诱导型 Caspase-9（iC9）自杀基因系统作为调控体内输注细胞的方法，构建 CD33⁺AML 模型进行了临床前验证，并生成了共表达靶向 AML 相关抗原 CD33 的 CAR 和可选标志物（ΔCD19）的 iC9 CAR-T 细胞，通过将 Caspase-9 与 FK 结合蛋白融合，设计"自杀基因"安全开关。iC9-CD33 CAR-T 细胞在体外可有效控制白血病生长，并且当 CAR-T 细胞暴露于干预药物时，可诱导 Caspase-9 激活并导致 CAR-T 细胞快速死亡，增强了安全性与可控性。

5. 体外调控型 CAR-T

研究设计出可以从体外针对性活化的 CAR-T 细胞也是精准调控 CAR-T 细胞发挥抗肿瘤功能的重要方向。研究者将 CAR 的转录表达置于热休克蛋白（HSP）的调节控制之下，通过体外超声诱导产生局部瞬时的温度升高，使 CAR-T 细胞中 HSP 上调，从而促进 CAR 分子的转录和表达。另外，在 CAR-T 细胞中表达一段特殊波长光线调控的感光元件，通过蓝光照射使其暴露出内部的核定位结构，并入核触发 CAR 的表达。使用声控或光控开关实现了对 CAR 空间和时间上的诱导表达，可能会阻止全身性 CAR-T 细胞活化，从而降低发生治疗相关毒副作用的可能性。

第五节 不同底盘细胞的来源

一、自体来源 CAR-T 细胞免疫疗法的局限

细胞免疫治疗作为癌症治疗方面革命性的生物技术产品，展现出未来攻克癌症的卓越潜力。然而，目前商业化 CAR-T 产品都源自于患者自体 T 细胞，制备流程复杂且成本高昂。目前已上市的 10 款 CAR-T 产品价格昂贵，平均价格超过 40 万美元（美国上市产品）/110 万元人民币（中国上市产品），患者对 CAR-T 细胞疗法的可及性低。自体 CAR-T 的制备周期通常需要约 2 周甚至更长的时间，而复发难治疾病进展十分迅速，部分患者在接受 CAR-T 治疗前肿瘤负荷明显增加，甚至错失治疗机会。同时，目前使用 CAR-T 治疗的患者往往处于末线治疗阶段，既往的多次治疗可能会损伤自身 T 细胞，从而影响 CAR-T 产品的功能。因此，我们需要进一步开发出疗效更好、制备周期更短、价格更可及的免疫细胞治疗产品。

目前，以 CAR 技术为核心的新型免疫细胞疗法，CAR-NK、CAR-巨噬细胞、CAR-γδT 等异军突起，在免疫治疗中展现出广阔的前景。

二、基于 NK 的细胞免疫疗法

NK 细胞属于先天淋巴细胞，可独立于 TCR 识别方式，表达先天识别受体发挥免疫功能，包括抗肿瘤、抗病毒和抗移植物宿主病等活性。NK 细胞一方面通过抗体介导的细胞毒性（ADCC）杀伤靶细胞，另一方面通过多种受体，例如自然细胞毒性受体（NKp46、NKp44 和 NKp30）、NKG2D 和 DNAM-1（CD226），与肿瘤细胞表面对应配体结合起始细胞毒作用。NK 细胞作为过继性细胞治疗安全性较好，其仅分泌少量 IFN-γ 和 GM-CSF，不产生 IL-1 和 IL-6，通常不介导发生 GvHD 和 CRS。NK 细胞也具有较好的可及性，可以从外周血（PB）、脐带血（UCB）、造血干细胞（HSCs）、诱导多能干细胞（iPSCs），甚至 NK-92 细胞系中制备。

自体 NK 细胞已用于结肠癌、淋巴瘤、肺癌和乳腺癌患者的临床治疗，但实体瘤微环境中 NK 细胞处于免疫抑制状态，功能受损，抗肿瘤效应活性有限。相比之下，外周血单个核细胞体外来源的同种异体 NK 细胞具有较好的活性。因此，多项临床

试验研究同种异体 NK 细胞在实体瘤和血液系统恶性肿瘤中的作用。同时，脐带血来源的 NK 细胞近年来受重点关注，尤其是研究表明冻存不影响脐带血来源 NK 细胞的功能，因此这些细胞可以有效地用于通用型细胞治疗。此外，NK 细胞也可以从人多能干细胞中获得，其中包括 HSCs 和 iPSCs（详见本章第六节）。NK 细胞系（如 NK-92）由于其体外快速增殖的特性，也被尝试作为大批量产生的细胞来源。然而，NK-92 细胞表现出的临床疗效很弱，主要原因在于其在体内的稳定性较差且 CD16 表达较低。为了克服这一缺点，一种被称为高亲和力自然杀伤细胞（haNK）的 NK-92 细胞系被开发出来，这种变异细胞系可以产生抗体依赖性细胞毒性，并且在培养过程中不需要补充 IL-2 等细胞因子。

非基因编辑 NK 细胞的体外扩增已取得显著进展，特别是在霍奇金淋巴瘤的治疗中取得了一定疗效。Fernandez 等的研究证明，当与 K562-mbIL-21-41BBL 共同培养时，PBMC 实现了更高的 NK 细胞扩增和纯度。在培养 14 d 后，细胞扩增倍数达到 823 至 2800 倍，NK 细胞纯度为 73.6% ~ 99%；而在 21 d 内，细胞扩增倍数进一步提高到 903 至 84308 倍，细胞纯度超过 90%。近日，Affimed 公司在美国血液学会（ASH）年会上宣布了其同种异体 NK 细胞联用先天细胞衔接蛋白（ICE）acimtamig 的最新临床试验数据。数据显示，在接受 2 期临床试验推荐剂量（RP2D）的 32 例复发/难治性霍奇金淋巴瘤患者中，客观缓解率（ORR）达 97%，完全缓解率（CR）高达 78%。此外，治疗方案显示了良好的安全性和耐受性特征，无任何级别的细胞因子释放综合征、免疫效应细胞相关神经毒性或 GvHD。

CAR-NK 是通过基因工程手段修饰 NK 细胞使其表达 CAR，从而提供独立于 NK 细胞内源性激活受体的活化信号。用于 NK 细胞的 CAR 分子常用的胞内共刺激结构域包括 NKG2D 和 CD244（2B4）等，可有效增加其对靶细胞的特异性杀伤。由于 NK 细胞寿命短，因此靶向正常组织和非肿瘤细胞的风险相对较小；同时，活化的 CAR-NK 细胞产生细胞因子的水平较低，能够降低 CRS 发生的风险。最近，MD Anderson 癌症中心使用过表达 IL-15 的 CD19 CAR-NK 细胞针对 CD19 阳性淋巴肿瘤的临床安全性和有效性进行评估。该Ⅰ/Ⅱ期试验表明，在 11 名 CD19 阳性淋巴肿瘤患者中，有 7 名患者输注 CAR-NK 细胞可诱导完全缓解，并且所有患者都具有良好的耐受性，没有任何剂量限制性毒性。尽管患者仅接受单次 NK 细胞输注，但可以观察到 CAR-NK 细胞在体内的扩增和持续存在至少 12 个月。目前，除 CD19 靶点外，针对淋巴瘤和白血病其他重要靶点（如 CD7 和 CD33）的 CAR-NK 细胞临床研究也正在进行中（NCT02742727、NCT02944162）。

2019 年，我国研究学者公布了靶向 NKG2D 的 CAR-NK 细胞治疗结直肠癌患者研究结果，表明患者腹腔积液肿瘤细胞数量的明显减少和肿块的缩小，且 3 例患者在治疗过程中均未出现 3 级或以上的严重不良事件。目前，全球已有超过 10 个在研的 CAR-NK 细胞疗法进入临床 Ⅱ 期研究，而国内首个"现货型"CAR-NK 临床试验也在 2021 年 11 月 11 日获国家药监局药品审评中心通过，这是一款针对"晚期上皮性卵巢癌治疗的靶向间皮素（mesothelin，MSLN）的 CAR-NK 细胞注射液"。2022 年，美国 FDA 也批准 Fate Therapeutics 公司的产品 FT536 新药临床研究（IND）申请，其适应征包括晚期非小细胞肺癌、结直肠癌、头颈癌、胃癌、乳腺癌、卵巢癌和胰腺癌等多种实体肿瘤。FT536 是一款经过多重工程修饰、诱导多能干细胞（iPSC）来源、特异性靶向 Ⅰ 类 MHC 相关蛋白 A 和 B（MICA/MICB）α3 结构域的新型 CAR-NK 细胞。未来，基于 NK 细胞的过继免疫疗法有望成为血液及实体肿瘤治疗安全且有效的策略。

三、基于巨噬细胞的细胞免疫疗法

巨噬细胞（macrophage）是免疫抑制细胞和细胞因子网络的重要细胞组分，尤其在肿瘤免疫逃逸中起着至关重要的作用。肿瘤相关巨噬细胞（TAM）分为 2 个主要亚群，M1 型和 M2 型巨噬细胞。"经典激活"（M1 型）巨噬细胞具有促炎表型，通常由 1 型辅助性 T 细胞（Th1）的 IFN-γ 诱导，可分泌促炎细胞因子包括 TNF-α、IL-6、IL-12 和 IL-1β，同时表现为抗肿瘤活性。活化的巨噬细胞上调抗原呈递通路相关分子，例如 MHC-Ⅱ、CD80 和 CD86，通过交叉呈递吞噬的抗原来激活适应性免疫反应。相反，M2 型巨噬细胞在限制免疫反应、诱导血管生成和组织修复方面起着关键作用。

以巨噬细胞作为底盘细胞制备 CAR-巨噬细胞的研究也逐渐受到重视。巨噬细胞作为固有免疫细胞，具有更强大的抗肿瘤免疫应答能力，能够浸润肿瘤组织并释放细胞毒分子、促进炎症反应等方式来抑制肿瘤生长；此外，CAR-巨噬细胞具有更好的组织适应性，能够适应多种组织环境，包括实体肿瘤、血液肿瘤和转移瘤，并通过其抗原提呈能力，增强患者自身 T 细胞的肿瘤杀伤作用。

CAR-T 治疗实体瘤效果不佳的一个重要原因是 T 细胞难以进入肿瘤组织，尤其是实体瘤细胞外基质（ECM）形成的物理屏障阻止了 T 细胞进入肿瘤组织。而巨噬细胞具有分泌基质金属蛋白酶的功能，可分解 ECM 增强肿瘤浸润。宾夕法尼亚大学研究团队曾在 2 种实体瘤移植的异位小鼠模型中验证了含有 CD3-ζ 胞内结构域的靶向 HER2 的 CAR-巨噬细胞具有抗肿瘤能力，同时该团队在人源化小鼠模型中还发现，HER2-CAR-巨噬细胞能够将 M2 巨噬细胞转化为 M1 巨噬细胞，诱导炎症性肿瘤微环境，增强 T 细胞的抗肿瘤细胞毒性。目前，CARISMA Therapeutics 公司的候选药物 CT-0508（一种靶向 HER2 的 CAR-巨噬细胞）已应用于治疗复发/难治性

HER2 过度表达的肿瘤患者（NCT04660929）。此外，Maxyte 公司的 MCY-M11 利用 mRNA 转染 PBMC 表达靶向间皮素的 CAR，治疗复发/难治性卵巢癌和腹膜间皮瘤患者，已进行 I 期临床试验（NCT03608618）。近年来，iPSC 来源的巨噬细胞可实现多基因编辑，有望成为 CAR-巨噬细胞的新策略（详见本章第六节）。

尽管 CAR-巨噬细胞正成为一种具有潜力的细胞免疫治疗方法，但要达到有效的抗肿瘤功能还需要克服一系列问题。首先，巨噬细胞增殖能力较弱，患者接受巨噬细胞输注后体内扩增不足。其次，注射后外源性巨噬细胞经血液循环通过肺部，大部分会驻留在肝脏，不利于其他部位肿瘤的治疗。这些问题的解决有助于推动 CAR-巨噬细胞的进一步临床开发。

四、基于 γδ T 的细胞免疫疗法

γδ T 细胞是异质性的 T 细胞，根据其 TCRs 组成和细胞功能，由各种亚群组成，不同 TCRs 产生的组合多样性被认为是 γδ T 细胞在不同癌症中发挥作用的原因。外周血中 γδ T 细胞大多（50%~95%）使用 Vδ2 链与 Vγ9 链配对组成 Vγ9 Vδ2 T 细胞。γδ T 细胞独立于 MHC I 类介导的抗原呈递，对 MHC I 缺失的肿瘤有效，且不会引起强烈的 GvHD，因此适合用作同种异体细胞疗法。由于缺乏杀伤抑制受体（KIR），异体 γδ T 细胞可摆脱 NK 细胞介导的免疫监视，实现体内长期存续。γδ T 细胞能够结合常规 T 细胞和 NK 细胞的激活机制，增强抗肿瘤活性，且浸润和驻留在上皮组织的能力更强，能够在许多原位实体肿瘤中发挥杀伤作用。

Vγ9Vδ2 T 细胞是第一个被用于细胞免疫治疗临床研究的 γδ T 细胞亚群。γδ T 细胞的体外扩增是实现通用化的关键问题。早期的研究通过添加磷酸抗原和 IL-2，实现 Vγ9Vδ2 T 细胞体外扩增。尹芝南等研究揭示了通过添加 zoledronate、IL-2、IL-15 和维生素 C 培养，与仅使用 zoledronate 和 IL-2 刺激相比，显示出细胞增殖、分化和细胞毒性的全面增强。通过 TCR 刺激（使用 OKT3 抗体）和细胞因子混合物（最重要的是 IL-15）孵育扩增同种异体 Vδ1 T 细胞，称为 Delta One T（DOT）细胞，已进一步开发为产品 GDX012，并已应用于临床试验治疗 AML（NCT05001451）。2022 年，TC BioPharm 公司宣布其下 OmnImmune 获得美国 FDA 授予的孤儿药资格，用于治疗 AML。在 OmnImmune 前期的 1b/2a 期临床试验中，低剂量队列的 1 名患者达到 MLFS（形态学无白血病状态），1 名患者实现了疾病稳定，其特征为接近完全缓解，1 名患者达到了安全终点。在较高剂量的队列中，有 50% 的患者获得了完全缓解。

在有效的体外扩增平台之外，另一种增强 γδ T 细胞功能的方法是与 CAR 基因编辑相结合，制备通用型的 CAR-γδ T 细胞。CAR-γδ T 细胞的作用靶点可分为 2 类：一类是肿瘤高表达的抗原，如 GPC3、间皮素；另一类是受体，如 NKG2DL、PD-L1。

除了病毒介导的 CAR 编辑外，近年来 IN8bio 和 Immatics 等公司还普遍采用 CRISPR 等基因编辑技术来修饰 γδ T 细胞，以改善治疗效果。已公布的 CAR γδ T 细胞治疗临床试验大多基于 Vγ9Vδ2 T 细胞，目前已进入临床研究阶段的靶点包括 CD19、NKG2D、MUC1 等。其中，靶向 NKG2D 的 CAR-Vγ9Vδ2 T cells 基于 NKG2D 的外部部分构建的 CAR，该策略已在异种移植的小鼠模型中被验证抗肿瘤活性。此外，Vδ1 T 细胞也成为一类重要的底盘细胞，目前已构建多种靶向特定抗原的 CAR-Vδ1T 细胞，例如靶向 CD123 的 CAR DOT、靶向 CD20 的 CAR-Vδ1 T、靶向 Glypican-3 的表达 IL-15 的 CAR-Vδ1 T 细胞。

五、其他底盘细胞来源的细胞免疫疗法

（一）调节性 T 细胞

调节性 T 细胞（Treg）是 T 细胞的一个重要亚群，占 $CD4^+$T 细胞总数的 5%～10%，具有维持体内平衡和预防自身免疫的功能，其特征是 CD4、CD25、Foxp3 和低水平 CD127 的共同表达。CAR-Treg 细胞利用 CAR 分子靶向能力实现 Treg 介导的免疫抑制。因此，鉴定出免疫异常激活过程中的靶抗原，对 CAR-Treg 的设计至关重要。其最直接的应用场景包括 GvHD 和器官移植排斥反应，因其具有非常明确的靶点即 HLA 分子。2016 年首次报道了 HLA-A2 CAR Treg 细胞，研究证明，HLA-A2-CAR-Treg 细胞抑制 Teff 细胞增殖，并在免疫缺陷 NSG 小鼠模型中阻止了 HLA-A2 阳性 PBMC 介导的 GvHD。通过 CAR-Treg 的应用可以扩展到更多的自身免疫性疾病，如自身免疫性肝病（AILD）、Ⅰ型糖尿病、类风湿性关节炎、多发性硬化症、炎症性肠病等，以及血友病 A、白癜风、哮喘、心血管疾病和衰老相关疾病。

（二）NKT 细胞

NKT 共表达与 T 细胞及 NK 细胞相关的表面标记（NKp46，NK1.1，CD69 等），在肿瘤免疫监测和抗肿瘤免疫中起着重要作用。与传统 T 细胞识别 MHC Ⅰ 或 Ⅱ 呈递抗原肽段的机制不同，NKT 细胞识别通过 MHC Ⅰ 样分子 CD1d 呈递的内源性和外源性糖脂。NKT 细胞可直接产生细胞毒性，或进一步活化 αβT 细胞发挥抗肿瘤功能；同时，NKT 细胞具有较强的肿瘤浸润能力，并能够以 CD1d 依赖的方式破坏 TAMs 和髓源性抑制细胞（MDSCs）的抑制活性，例如，能够通过 NKRs 以独立于 CD1d 的方式对 TAMs 进行识别和细胞毒性杀伤。与 NK 细胞类似，NKT 细胞治疗也具有较低的 GvHD 风险。目前领域内已开发靶向 CSPG4、GD2 和 CD19 的 CAR-NKT 细胞，其中靶向 GD2 和 CD19 的 CAR-NKT 细胞已应用于临床研究。针对难治性神经母细胞瘤中的抗 GD2 CAR-NKT 临床试验（NCT03294954）初步结果表明，10 名入选患者细胞输注安全性良好；1 名患者达到完全缓解，1 名部分缓解。CD19 CAR-NKT 细

胞目前有一项注册临床研究进行中（NCT03774654），评估其在复发和难治性 B 细胞恶性肿瘤治疗中的安全性和有效性。

（三）黏膜相关不变 T 细胞

黏膜相关不变 T 细胞（MAIT）是一种独特的、进化上保守的、先天样 T 细胞亚群，在肝脏和黏膜组织中富集。MAIT 细胞表达半不变的 αβTCR，其识别由非多态性 MHC Ⅰ 类相关分子 MR1 呈递的非肽抗原。作为一种非经典的细胞毒性 T 细胞亚群，MAIT 细胞通过分泌穿孔素、颗粒酶 B、表达 TRAIL 和 FasL 或产生促炎细胞因子，如 IFN-γ、TNF、GM-CSF 和 IL-17，与中性粒细胞、巨噬细胞和其他效应 T 细胞相互作用，显示出强大的细胞毒性活性。同时，MAIT 细胞具有内在效应记忆表型（$CD45RA^-$ $CD45RO^+$ $CD62L^{low}$ $CD161^+$），具有在激活时迅速产生免疫反应的能力。且由于组织归巢标志物（CCR5、CCR6、CCR9 和 CXCR6）的高表达，它们对外周组织具有内在的迁移能力。鉴于 MAIT 细胞主要存在于肝脏和黏膜相关的外周组织中，如肺、胃肠道、结肠和宫颈，在这些组织中发生的癌症可能更适合基于 MAIT 细胞的治疗。此外，由于 MAIT 细胞介导 MHC 非限制型杀伤，其诱导产生 GvHD 的能力相对较弱，因此作为异基因免疫疗法开发的平台具有巨大潜力。临床前研究表明，靶向 CD19 和 HER2 的 CAR-MAIT 表现出与其 CAR-T 对应物相似的细胞毒性，在某些情况下具有显著更高的细胞毒性，同时具有更好的安全性。

（四）中性粒细胞

中性粒细胞以 $CD11b^+$ $CD16^+$ $CD66b^+$ 为主要表面标记，占循环淋巴细胞的 50%～70%，在先天免疫反应中发挥基础作用。中性粒细胞也构成肿瘤浸润细胞的重要组分。在 CAR 工程化后，中性粒细胞也可能表现出增强的抑瘤活性。Bao 等用 CRISPR/Cas9 介导的基因敲入对人类多能干细胞进行基因工程改造，构建了多种具有 T 特异性 CD3ζ 或中性粒细胞特异性 γ 信号转导结构域的抗胶质母细胞瘤（GBM）的 CAR 结构，制备出具有最佳抗肿瘤活性的 CAR-中性粒细胞。同时，该团队发现 CAR-中性粒细胞能够以特异、无创的方式递送和释放肿瘤微环境响应性纳米药物以靶向 GBM，而不会在肿瘤部位诱导其他炎症，并在荷瘤小鼠模型中验证了其优越的抗瘤活性，减少了药物脱靶药物递送。而目前，中性粒细胞对基因修饰具有抗性，寿命短，成为 CAR-中性粒细胞临床应用的主要障碍。

第六节　干细胞来源的细胞免疫治疗

由于自体来源免疫细胞疗法在临床可及性方面存在诸多局限，通用型细胞免疫治疗成为未来重要的发展方向。然而，基于健康供者原代免疫细胞的通用型细胞免疫治

第八章 细胞免疫治疗面临的关键科学问题

疗策略,目前仍无法真正实现体外无限扩增以及"货架式"供应。此外,NK 细胞、巨噬细胞和树突状细胞等成熟免疫细胞面临基因编辑效率低、基因编辑后细胞均一性差等问题。因此,临床上亟待一种新型免疫细胞制备方法以克服原代免疫细胞的瓶颈,提高产品均一性、安全性、可及性。

诱导多能干细胞(induced pluripotent stem cell,iPSC)是一种通过重新编程成熟体细胞获得的多能干细胞,主要通过转入 OCT3/4、SOX2、KLF4、MYC、NANOG 和 LIN28 等重编程因子而诱导所得。由于 iPSC 易于进行基因编辑,且具有无限增殖和定向分化为各种免疫细胞的能力,已经成为获取多基因编辑免疫细胞的新途径,有望克服原代免疫细胞在临床应用中所面临的挑战。iPSC 在经过多基因编辑后可分选出单克隆并扩大培养,通过克隆筛选获取目的基因稳定表达、特定基因成功编辑、干性良好的克隆,进一步分化至免疫细胞可进行功能验证。在此基础上对改造后的 iPSC 单克隆进行扩大培养以及建库保存,可真正实现通用型免疫细胞的体外无限扩增、基因编辑高效稳定以及良好的均一性。

随着对干细胞分化发育机制研究的逐步深入,iPSC 向多种免疫细胞分化的平台逐渐完善并且得以优化(图 8-6-1),越来越多新型基因编辑策略也开始出现(图 8-6-2),用以增强免疫细胞的抗肿瘤能力、提高持久性、降低其免疫原性。因此,iPSC 来源免疫细胞有望在未来得到推广与应用,成为开发功能增强通用型细胞免疫治疗产品的关键策略。

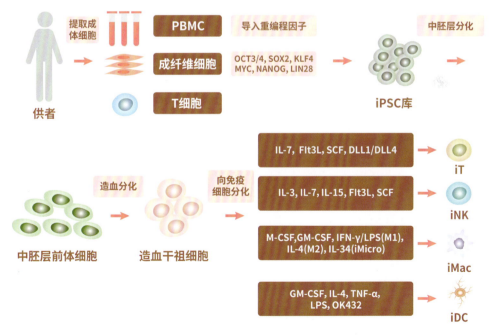

图 8-6-1　iPSC 来源免疫细胞制备的概览

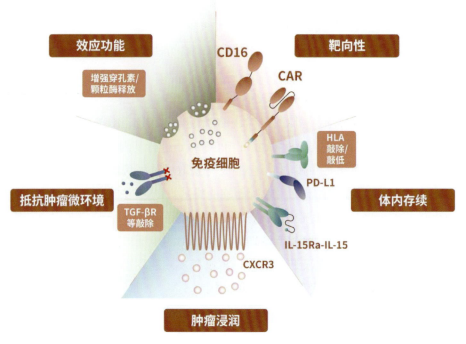

图 8-6-2　iPSC 来源免疫细胞的常见改造策略

一、iPSC 来源 T 细胞及其改造

（一）分化体系

2009 年，Timmermans 等首次报道了将人胚胎干细胞分化为 $CD3^+TCR^+$ T 细胞（iPSC derived T cell，iT 细胞）的方法。后续有多项研究采用类似的方法实现 iPSC 向 T 细胞的分化。其基本步骤包括，iPSC 向中胚层分化，生血内皮细胞向造血干祖细胞分化，造血干祖细胞向 T 细胞分化，进一步产生 $CD8\alpha\beta^+/CD4^+$ 双阳性细胞，最终形成 CD8 或者 CD4 单阳性 T 细胞。

（二）改造策略

通过将 CAR 转至 iPSC 中或直接转到 iT 细胞中，可获得抗原特异性 CAR-iT 细胞，以增强其抗肿瘤能力。Michel Sadelain 团队对比 CD19-CAR-iT 细胞与外周血来源 CD19-CAR γδT 细胞，发现其杀伤 Raji 淋巴瘤细胞的效率相近。然而，这些 CD19-CAR iT 细胞主要呈现 γδT 细胞表型，且缺乏 CD4 单阳性细胞群，导致其与原代 CAR-T 细胞相比杀伤能力较差，这表明 T 细胞的分化体系需要进一步优化。近年来，通过平衡 T 细胞分化过程中的 TCR 和 Notch 信号模拟胸腺环境，分化得到 αβT 细胞，具有更强的抗肿瘤活性和增殖能力，同时，引入新的基因编辑增强 CAR-iT 细胞功能。Shin Kaneko 团队含有膜结合 IL-15 改造的 CD19-CAR-iT 细胞除了对 CD19

阳性的 Nalm6 肿瘤细胞具有靶向杀伤作用，同时具有较好的体外存续能力；为了减少抗原逃逸，Norio Komatsu 团队设计了双靶向 iCAR-T 细胞，通过同时靶向 LMP1 和 LMP2 抗原，增强对 EBV 相关淋巴瘤的杀伤作用。

FT819 是首批进入临床研究的通用型 iCAR-T 细胞疗法之一，通过将 CD19-CAR 基因插入 TRAC 位点来实现 TCR 基因的敲除，以避免 T 细胞介导的移植物抗宿主病。该产品目前正在开展 1 期临床研究，用于 B 细胞恶性肿瘤、系统性红斑狼疮的治疗。其部分临床数据于 2022 年美国血液学年会上进行公布，在 15 例接受 FT819 治疗的 B 细胞淋巴瘤患者中，4 例有客观反应，且 3 例患者达到完全缓解，1 例达到部分缓解，未见治疗相关的死亡病例。此外，FT825 是一款含有多基因编辑的 iPSC 来源的靶向 HER2 的 CAR-T 细胞，其中，CAR-HER2 元件介导对多种 HER2 阳性实体瘤细胞的杀伤，hnCD16a 元件增强 ADCC 作用，CXCR2 元件促进趋化至肿瘤部位，改造后 TGF-β 受体元件可逆肿瘤微环境的抑制作用，CD38 敲除可延长 T 细胞的持久性并改善其功能，TRAC 基因的敲除可降低移植物抗宿主病的风险，IL7RF 元件可增强 T 细胞的干性及持久性。

二、iPSC 来源 NK 细胞及其改造

（一）分化体系

当前 NK 细胞分化常用流程主要包括干细胞的造血分化和 NK 细胞的定向分化。其中，造血分化过程为 9~11 d，需在干细胞中加入 SCF、VEGF、BMP4 等因子，然后更换为含有 IL-3、IL-15、IL-7、SCF 及 FLT3L 等因子的分化体系，以诱导 NK 细胞分化，持续 28~32 d。初步分化所得的 NK 细胞通过与含有膜结合 IL-21、4-1BB 配体的 K562 细胞进行共培养而得以大量扩增。

（二）改造策略

1. 增强 NK 的 ADCC 作用

NK 细胞的 ADCC 作用是 NK 细胞杀伤肿瘤的关键机制之一，由 NK 细胞 Fc 受体 CD16a 与单克隆抗体结合所介导。然而，CD16a 在免疫激活后容易被 ADAM17 水解酶切割而降低 NK 细胞激活程度。因此，Dan Kaufman 团队筛选出高亲和力、不可切割型 CD16（high-affinity, non-cleavable CD16, hnCD16），以抵抗 ADAM17 水解酶的切割。含有 hnCD16 改造的 iNK 细胞在与利妥昔单抗联用时可在 CD20 阳性的人 B 细胞淋巴瘤肿瘤模型中表现出更强的抗肿瘤活性。CD64 也属于 Fc 受体，但其亲和力比 CD16a 高 30 倍。因此，通过用不含 ADAM17 切割位点的 CD64 取代 CD16a 的细胞外结构域，可构建高亲和力重组 CD64/16a 受体。CD64/16a iNK 细胞联合曲妥珠单抗或西妥昔单抗后对 EGFR$^+$/HER2$^+$ SKOV3 细胞具有更强的杀伤作用。ADCC 功

能增强的 iNK 细胞可通过与抗体输注相结合，用于治疗不同类型的肿瘤。例如，含 hnCD16 改造的 FT516 细胞产品已在临床试验中用于 COVID-19、血液系统恶性肿瘤和实体瘤的治疗。

2. CAR-NK 细胞

最早 CAR-NK 细胞使用的 CAR 结构主要是为 T 细胞设计的，不含 NK 细胞固有的信号模块。Dan Kaufman 团队利用 NK92 细胞系以及 iNK 细胞分化平台测试了一系列 CAR 结构，这些 CAR 含有 T 细胞和 NK 细胞共享的共刺激分子胞内结构域（例如 CD3ζ 和 4-1BB）或 NK 细胞特异的共刺激结构域（例如 DAP10，DAP12 和 2B4），并发现 NKG2D-2B4 串联的结构域可介导更强的抗肿瘤作用。

3. 延长 NK 细胞的持久性

NK 细胞的体内持久性不佳是限制其疗效的关键因素之一。过继性 NK 细胞输注疗法通常使用 IL-2 和（或）IL-15 来增强 NK 细胞的持久性。由于 IL-2 可活化调节性 T 细胞从而抑制 NK 细胞功能，因此，激活 IL-15 信号通路成为提高 iNK 细胞持久性的主要策略。由于 IL-15 半衰期短需多次给药，改造 iNK 细胞使其可分泌 IL-15 或者表达 IL-15/IL-15 受体融合蛋白（interleukin-15/interleukin-15 receptor α fusion，IL-15RF）成为领域内重点关注的策略，已在多种模型中证实能够增强 iNK 细胞长效杀伤肿瘤的能力。此外，IL-15 信号可被负反馈机制所抑制。为了提高 NK 细胞对 IL-15 的敏感性，Dan S Kaufman 团队通过基因编辑技术在 iPSC 阶段敲除 IL-15 信号负调控基因 CISH，从而改善了 mTOR 介导的 iNK 细胞的代谢能力，使得 iNK 细胞具有更优的体内扩增能力、持久性和抗肿瘤作用。

三、iPSC 来源巨噬细胞及其改造

（一）分化体系

原代巨噬细胞体外扩增能力较为局限，因此 iPSC 来源的巨噬细胞（iPSC derived macrophage cell，iMac 细胞）具有显著的优势。2016 年，Haruta 等通过转入细胞生长或抑制衰老的基因（如 c-MYC，以及 BMI1、MDM2 或 EZH2），制备出 iPSC 来源的增殖性髓样细胞（iPSC-pML），这些细胞可增殖数月，具有原代巨噬细胞的功能与较低的成瘤风险，提示了多剂量输注 iPSC-pML 具有治疗快速进展的肿瘤的前景。然而，iPSC-pML 的制备过程涉及癌基因的转入，不符合临床安全性要求，因此亟待探索其他刺激巨噬细胞增殖和扩增的方法。巨噬细胞在肿瘤微环境（tumor microenvironment，TME）中可发挥特有的吞噬作用和免疫调节作用。浙江大学张进团队基于干细胞编辑与分化平台，构建表达 CAR 分子的 iPSC 并将其定向分化为 CAR-iMac 细胞。CAR-iMac 细胞在抗原刺激下可发生特异性激活，并吞噬肿瘤细胞。

该研究对比了包含巨噬细胞特异性胞内信号结构域 CD86 和 CD64 的 CAR 分子以及包含 T 细胞胞内信号结构域（4-1BB 和 CD3ζ）的 CAR 分子，发现两者均可介导 CAR-iMac 细胞的抗原特异性肿瘤吞噬作用。

（二）改造策略

巨噬细胞在肿瘤微环境中容易转变为抑炎亚群，从而丧失抗肿瘤功能。因此，让 iMac 细胞长期维持促炎状态成为目前亟待解决的问题。浙江大学张进团队发现 ACOD1（或 IRG1）的敲除可以增强巨噬细胞的促炎极化，增强其对肿瘤细胞的吞噬能力和杀伤能力；此外，该研究还发现，其抗肿瘤效果可以通过联用免疫检查点抑制剂得到进一步提升。同年，该团队进一步发现同时敲除 CAR-iMac 细胞表面与唾液酸结合的免疫检查点 Siglec-5 和 Siglec-10，也可显著增强 CAR-iMac 细胞的抗实体瘤功能。目前尚无 iMac 细胞临床研究数据报道。

四、iPSC 来源树突状细胞及其改造

树突状细胞（dendritic cell，DC）是重要的抗原呈递细胞，通过表达肿瘤特异性抗原可被制成疫苗，用于激活患者的免疫系统尤其是 T 细胞抗肿瘤活性。目前 iPSC 来源 DC（iPSC derived dendritic cell，iDC）的制备主要通过诱导 iPSC 向髓系分化，进而分化为 iDC 所得。

提高表面抗原表达与呈递的能力是 DC 改造的重要方向，而 iDC 体系则可稳定持续表达特定抗原并分化至 DC，相较原代 DC 更具优势。例如，MART-1 转导的人多能干细胞来源 DC 可有效富集 MART-1 特异性 CD8$^+$T 细胞，且富集效果明显优于原代成体 DC。iDC 也可通过基因修饰而实现广泛的抗原交叉呈递潜力，直接激活 CD8$^+$T 细胞。例如，CD141$^+$ XCR1$^+$ cDC1 具有更强的抗原交叉呈递功能，但在外周血中含量少，富集难度高；2022 年，Oba 等通过激活 Notch 信号，实现了 cDC1 样 iDC 的大量制备。此外，针对 TME 中的免疫抑制信号，DC 的免疫激活功能往往需要进一步加强。例如，通过过表达 Csf2 基因的干细胞水平，可制备出具有 GM-CSF 因子释放能力的 iDC 细胞，实现对 TME 中髓系抑制性细胞的功能遏制，同时可以调节 T 细胞介导的抗肿瘤反应。综上所述，iDC 的系列临床前研究提示了干细胞水平的基因编辑和 DC 定向分化，相较于原代 DC 细胞的改造具有针对性强与效率高的优势，为临床转化奠定了坚实的基础。

第九章　细胞免疫治疗技术的产业化发展现状与趋势

第一节　细胞治疗产品产业化相关政策

一、细胞治疗产品产业化政策

（一）国家政策

早在 2011 年，科技部印发《"十二五"生物技术发展规划》（国科发社〔2011〕588 号），生物医药被正式提到国家发展战略的高度。文件指出"开展一批靶向基因治疗、细胞治疗、免疫治疗等前瞻性的生物治疗关键技术研究"。

2016 年 3 月，《国民经济和社会发展第十三个五年规划纲要（2016—2020 年）》中，即"十三五"规划正式发布。文件提出通过推动前研究领域创新，加快突破生物医药等核心技术。

2016 年 11 月 29 日，国务院发布《国务院关于印发国家战略性新兴产业发展规划（2016—2020 年）的通知》，明确强调加速生物技术产业，包括细胞治疗的创新和发展。

2021 年 3 月，《中华人民共和国国民经济和社会发展第十四个五年规划和 2035 年远景目标纲要》，即"十四五"规划正式发布。文件提出，推动生物技术和信息技术融合创新，加快发展生物医药产业发展。

2022 年 5 月 10 日，国家发改委发布关于印发《"十四五"生物经济发展规划》的通知，通知中提出"发展基因诊疗、干细胞治疗、免疫细胞治疗等新技术"，"推动抗体药物、重组蛋白、多肽、细胞和基因治疗产品等生物药发展"。

（二）地方政策

与国家层面的产业政策相适应，地方层面也出台了很多促进细胞治疗产业化的政策，现举例如下。

1. 北京市

2021 年 8 月 18 日，北京市人民政府印发《北京市"十四五"时期高精尖产业发展规划》。规划中明确提出：加快间充质干细胞、CAR-T（嵌合抗原受体T细胞治疗）、溶瘤病毒产品、非病毒载体基因治疗产品研制。

2022年1月6日，北京市第十五届人民代表大会第五次会议上，市长陈吉宁代表市人民政府向大会报告政府工作。其中，报告提出"加强新型细胞治疗技术突破和转化应用，加速创新药、高端医疗器械产业化进程"。

2. 天津市

2022年12月5日，中国（天津）自由贸易试验区管理委员会印发了《中国（天津）自由贸易试验区联动创新示范基地（基因与细胞治疗）建设实施方案》（津自贸发〔2022〕15号），这也是我国首个基因与细胞治疗"风险分级、准入分类"的管理制度。

3. 湖南省

2022年7月15日，湖南省药品监督管理局、湖南省卫生健康委员会、湖南省科学技术厅发布《关于加强细胞治疗产品临床研究管理的通知》（湘药监发〔2022〕19号），进一步规范湖南省细胞治疗产品（以下简称细胞产品）临床研究管理，推动湖南省生物技术创新发展，管控细胞产品临床研究风险。

4. 上海市

2021年9月29日，国家发改委和上海市政府联合印发《上海市建设具有全球影响力的科技创新中心"十四五"规划》，提出"在创新药物和疫苗研发领域，突破细胞治疗、基因治疗、药物靶标发现与确证、新型抗体药物研发、糖类药物研发、靶向制剂、核酸干扰药物研发等关键技术"。

2022年10月31日，上海市科学技术委员会、上海市经济和信息化委员会和上海市卫生健康委员会共同发布《上海市促进细胞治疗科技创新与产业发展行动方案（2022—2024年）》，提出目标"到2024年，上海细胞治疗科技创新策源能力显著增强，临床研究和转化应用明显加速，创新资源要素高效配置，产业能级大幅提升，产业规模达到100亿元"。

5. 广东省

2019年1月23日，为进一步贯彻落实中央关于振兴实体经济的决策部署，广东省发改委正式在政府官网上发布了《广东省发展改革委关于进一步明确我省优先发展产业的通知》，明确将优先发展细胞治疗产业，加快干细胞治疗药物临床应用，促进干细胞产业发展。

2022年7月24日，深圳市发展和改革委员会发布《深圳市促进大健康产业集群高质量发展的若干措施》（深发改规〔2022〕10号），提出"支持企业、科研机构、医疗机构开展产学研合作，支持基因和免疫细胞治疗重大理论、原创技术、前沿交叉学科基础研究，争取在基因编辑、基因治疗、免疫细胞治疗等领域实现重大技术突破和原创性发现"。

2022年12月29日，深圳市第七届人民代表大会常务委员会第十四次会议通过《深圳经济特区细胞和基因产业促进条例》，这是全国首部细胞和基因产业专项立法。

二、细胞治疗产品监管发展之路

早在2003年3月，原国家食品药品监督管理局（CFDA）就发布了《人体细胞治疗研究和制剂质量控制技术指导原则》，要求在方案操作及最终制品方面进行严格控制，以确保体细胞治疗的安全、有效。但彼时的监管水平不足，法规并未严格执行。

2009年3月，原卫生部印发《医疗技术临床应用管理办法》（卫医政发〔2009〕18号），对医疗技术临床应用实行分类管理，明确将医疗技术分为3类，对第二类、第三类医疗技术实施准入管理。其中规定自体干细胞和免疫细胞治疗技术、基因治疗技术均属于第三类医疗技术。这类医疗技术首次应用于临床前，必须经过卫生部组织的安全性、有效性临床试验研究、论证及伦理审查。同年5月，卫生部发布《首批允许临床应用的第三类医疗技术目录》（卫办医政发〔2009〕84号），将"自体免疫细胞（T细胞、NK细胞）治疗技术"归为允许临床应用的第三类医疗技术，由卫生部负责审定技术临床应用。

2015年6月，根据国务院《关于取消非行政许可审批事项的决定》，原国家卫生计生委（以下简称卫计委）发布《关于取消第三类医疗技术临床应用准入审批有关工作的通知》（国卫医发〔2015〕71号）。该文件取消第三类医疗技术临床应用准入审批，同时规定了禁止安全性、有效性存在重大问题的医疗技术临床应用，针对《限制临床应用的医疗技术（2015版）》里列出的特定类型医疗技术进行限制临床应用。2009年5月发布的《首批允许临床应用的第三类医疗技术目录》废止。这意味着未在限制名单内的"自体免疫细胞（T细胞、NK细胞）治疗技术"等技术，需要按照临床研究的相关规定执行。

2015年8月，原卫计委和原CFDA共同发布《干细胞临床研究管理办法（试行）》，规定医疗机构开展干细胞临床研究前需向国家卫计委及CFDA备案，并可将已获得的临床研究结果作为技术性申报资料提交、用于药品评价。

2016年5月，著名的魏则西事件发生造成了巨大影响，对后续进一步确立国内免疫细胞治疗的行业标准、规范临床应用、推动整个行业的健康发展具有重大意义。事件发生后，原国家卫生计生委叫停了全国范围内所有正在开展的免疫细胞治疗。5月4日上午，卫计委召开了关于规范医疗机构科室管理和医疗技术管理工作的电视电话会议，由省、市、县三级卫生计生委、医政医管负责同志及二级以上医院院长参加。会议重申，自体免疫细胞治疗技术按照临床研究的相关规定执行。

第九章 细胞免疫治疗技术的产业化发展现状与趋势

2016年12月16日，原CFDA药审中心发布《细胞制品研究与评价技术指导原则》（征求意见稿）。2017年12月，药审中心发布了《细胞治疗产品研究与评价技术指导原则（试行）》，明确提出包括干细胞、体细胞在内的细胞治疗产品可以按照药品途径进行申报并转化应用。这为细胞治疗产品按药品注册监管指明了方向。随后，药审中心出台了一系列配套指导原则，具体见表9-1-1。

表9-1-1 2017年12月起出台细胞治疗产品配套指导原则汇总

发布时间	发布单位	细胞治疗产品配套指导原则名称
2017.12.18	CFDA	细胞治疗产品研究与评价技术指导原则
2019.11.28	CFDI	GMP附录–细胞治疗产品（征求意见稿）
2020.08.28	CDE	急性淋巴细胞白血病药物临床试验中检测微小残留病的技术指导原则
2021.02.10	CDE	免疫细胞治疗产品临床试验技术指导原则
2021.11.11	CDE	慢性髓细胞白血病药物临床试验中检测微小残留病的技术指导原则
2021.12.03	CDE	基因修饰细胞治疗产品非临床研究技术指导原则
2022.01.16	NMPA	药品生产质量管理规范–细胞治疗产品附录（征求意见稿）
2022.01.29	CDE	嵌合抗原受体T细胞（CAR-T）治疗产品申报上市临床风险管理计划技术指导原则
2022.05.31	CDE	免疫细胞治疗产品药学研究与评价技术指导原则
2022.05.31	CDE	体外基因修饰系统药学研究与评价技术指导原则
2022.10.31	CFDI	细胞治疗产品生产质量管理指南（试行）
2023.01.19	CDE	慢性淋巴细胞白血病新药临床研发技术指导原则
2023.02.13	CDE	急性髓细胞白血病新药临床研发技术指导原则
2023.04.27	CDE	人源干细胞产品药学研究与评价技术指导原则（试行）
2023.06.21	CDE	人源性干细胞及其衍生细胞治疗产品临床试验技术指导原则（试行）

注：CFDA-国家食品药品监督管理局；CFDI-国家药品监督管理局食品药品审核查验中心；CDE-（国家食品药品监督管理局）药品审评中心；NMPA-中国国家药品监督管理局

第二节 细胞治疗产业投融资及发展情况

细胞治疗是医学发展中最活跃的研究和投资领域之一。由于其在治疗肿瘤及自身免疫疾病方面的潜力，细胞治疗领域的投融资额正在经历显著增长。过去10年，全球细胞治疗公司的投资增长速度异常迅猛。根据CipherBio报道，生命科学领域投资的复合年均增长率在2010—2021年为18%。而在同一时期，基因治疗的平均增长率为59%，细胞治疗的增长率为63%。细胞和基因治疗投资额从2010年的36.2亿美元投资增长到2021年约占生命科学领域所有投资33.33%的近680亿美元投资总额（图 9-2-1）。

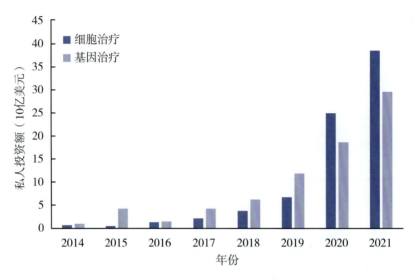

图 9-2-1　2014—2021 年细胞和基因治疗领域私人投资额（数据来源：CipherBio）

自 2017 年 CAR-T 产品 Kymriah 获批以来，中国 CAR-T 细胞治疗企业也迎来了蓬勃发展，融资金额持续走高。据医药魔方统计数据，2021 年至今，CAR-T 企业融资事件占比已超过 10%，多家企业单次融资金额超过亿元人民币（图 9-2-2、表 9-2-1）。

细胞和基因治疗销售增速预计将明显快于其他生物药。根据 Evaluate Pharma 的销售预测，传统药物销售将以 6% 的复合年均增长率增加，生物药销售（不包括细胞和基因治疗）将从 4150 亿美元增至 5410 亿美元，增长率为 5%。相比之下，细胞和基因治疗预计将以 63% 的复合年均增长率从每年 40 亿美元增至 450 亿美元以上，增速明显更快（图 9-2-3）。

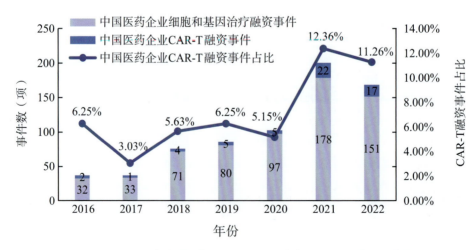

图 9-2-2　2016—2022 年中国医药企业 CAR-T 融资事件（数据来源：医药魔方）

第九章 细胞免疫治疗技术的产业化发展现状与趋势

表 9-2-1　中国 CAR-T 赛道大额融资事件汇总（数据来源：医药魔方）

企业名称	最新融资时间	最新融资轮次	融资金额
西比曼	2021/9/29	A 轮	1.2 亿美元
北恒生物	2021/3/24	B 轮	8000 万美元
驯鹿医疗	2023/1/18	C1 轮	近 5.0 亿元人民币
博雅辑因	2021/4/21	B+ 轮	4.0 亿元人民币
华道生物	2021/11/1	D 轮	数亿元人民币
恒润达生	2021/4/26	C 轮	数亿元人民币
博生吉	2022/1/7	B 轮	数亿元人民币

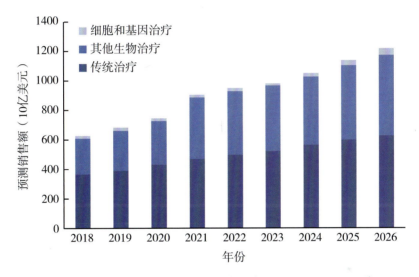

图 9-2-3　细胞和基因治疗销售预测（数据来源：Evaluate Pharma）

第三节　产业化细胞治疗产品的现状

CAR-T 细胞疗法作为近年来全球发展最为迅速的医药细分赛道之一，2022 年市场规模接近 30 亿美元，同比增长 56%，是业界和投资者关注的焦点。目前，CAR-T 细胞疗法针对血液系统肿瘤的治疗已取得了巨大的成功，全球已上市 10 款 CAR-T 产品（其中国内上市 4 款），适应症多集中于血液恶性肿瘤，包括急性 B 淋巴细胞白血病，B 细胞非霍奇金淋巴瘤和多发性骨髓瘤等（表 9-3-1）。

自 2017 年 CAR-T 产品首次获批上市以来，全球 CAR-T 治疗的市场规模一直在迅速扩大，Yescarta 成为首个年销售额突破 10 亿美元的重磅产品。Yescarta 和 Carvykti 销售额的快速增长已证实 CAR-T 在治疗各种血液恶性肿瘤方面的疗效和可行性，有望推动更多针对其他适应症的 CAR-T 疗法的开发，开辟新的市场机会（图 9-3-1）。

表 9-3-1　国内外已上市 CAR-T 产品汇总（数据来源：华创医药）

商品名	药物	靶点	公司	上市地区	首次获批时间
Kymriah	Tisagenlecleucel	CD19	诺华	美国、欧洲、日本	2017/8/30
Yescarta	Axicabtagene ciloleucel	CD19	Kite/Gilead	美国、欧洲、日本	2017/10/18
Tecartus	Brexucabtagene autoleucel	CD19	Kite/Gilead	美国、欧洲	2020/7/24
Breyanzi	Lisocabtagene maraleucel	CD19	BMS	美国、欧洲、日本	2021/2/5
Abecma	Idecabtagene vicleucel	BCMA	BMS/Bluebird	美国、欧洲、日本	2021/3/26
Carvykti	Ciltacabtagene autoleucel	BCMA	传奇生	美国、欧洲、日本	2022/2/28
奕凯达	Axicabtagene ciloleucel	CD19	复星凯特	中国	2021/6/22
倍诺达	Relmacabtagene autoleucel	CD19	药明巨诺	中国	2021/9/3
福可苏	Equecabtagene autoleucel	CD19	信达/驯鹿	中国	2023/6/30
源瑞达	Inaticabtagene autoleucel	CD19	合源生物	中国	2023/11/8

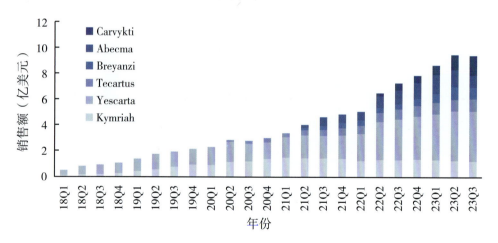

图 9-3-1　2018Q1-2023Q3 CAR-T 细胞治疗产品销售额（数据来源：华创医药）

第四节　IND 细胞治疗产品的现状

2015 年 8 月 18 日，国务院发布《关于改革药品医疗器械审评审批制度的意见》（国发〔2015〕44 号）。2017 年 10 月 9 日，中共中央办公厅、国务院办公厅发布《关于深化审评审批制度改革鼓励药品医疗器械创新的意见》（厅字〔2017〕42 号）。这两个文件是 2015 年始药品医疗器械监管政策改革的总纲领文件，通过审评审批制度改革，提高了药品医疗器械的研发效率和审评速度，促进了药品医疗器械的创新和发展。

第九章　细胞免疫治疗技术的产业化发展现状与趋势

2017年发布的《细胞治疗产品研究与评价技术指导原则》正是在这样一个大背景下出台的细胞治疗产品研发的总指导原则。该文件发布以来，细胞治疗产品的产业化在质量上得到极大的提高改善，数量上取得显著的增长。

据不完全统计，2017年以来，按药品注册申报路径分类，经CDE批准IND的细胞治疗产品主要包括CAR-T、干细胞、CAR-NK、TCR-T、TIL、CAR-DNT及其他免疫细胞等细胞产品，以受理号计（含补充申请）统计类型及数量（统计截止日期：2023.11.12），CAR-T细胞产品约占半数（图9-4-1）。

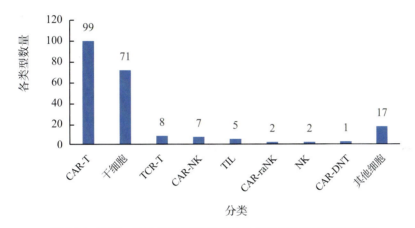

图9-4-1　2017—2023年CDE批准的IND细胞治疗产品类型及数量

所有细胞产品中，以受理号计（含补充申请）统计靶点分布（统计截止日期：2023.11.12）则以CD19为主要靶点（图9-4-2）。

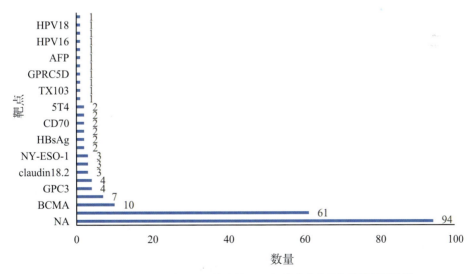

图9-4-2　2017—2023年CDE批准的IND细胞治疗产品靶点及数量统计

注：NA包括干细胞、TIL、NK和其他细胞等无法明确作用靶点的产品

第五节　细胞治疗产品未来发展趋势

一、通用型细胞治疗产品的崛起

目前，获得批准上市的细胞治疗产品大多数属于自体细胞治疗产品，即使用患者自身的细胞进行治疗。然而，细胞治疗领域的发展趋势逐渐向通用型细胞治疗产品转变。通用型细胞治疗产品采用广泛适用的同种异体细胞来源，为多个患者提供一致的治疗选择，这与自体细胞治疗产品需要从每位患者中提取和处理的个性化方法形成鲜明对比。这种趋势的崛起可提高细胞治疗的可及性，加速治疗生产过程，降低成本，并为更广泛的疾病提供创新治疗选择。通用型细胞治疗产品的发展被认为是未来细胞治疗领域的一个重要方向，可能推动该领域迈向更为标准化和普及化的治疗手段。

二、多靶点细胞治疗产品的发展

相较于仅针对单一分子标记的治疗方法，多靶点细胞治疗产品通过同时作用于多个病理靶点，提高了治疗的全面性和精准性。在恶性肿瘤等疾病中，肿瘤细胞等目标细胞可能表达多个不同的抗原，多靶点细胞治疗的策略有助于应对疾病异质性。通过设计能够感知和响应多个抗原的细胞治疗产品，可以更有效地对抗免疫逃逸，并减少因非特异性靶向而导致的潜在副作用。因此，多靶点细胞治疗产品的发展被视为提高治疗特异性和安全性的重要举措，有望为更广泛的疾病范围提供定制和更为有效的治疗方案。

三、细胞治疗产品适应证的拓宽

目前，获得批准上市的细胞治疗产品主要集中在血液肿瘤的治疗领域。然而，未来细胞治疗产品的发展趋势表明，逐渐拓宽适应症范围将成为重要方向。越来越多的关注将转向实体瘤、自身免疫疾病、感染性疾病等更广泛的疾病领域。这种趋势的崛起利用了细胞治疗产品的多样性、可塑性高的特点，以应对更广泛的医学需求。

四、细胞治疗产品生产方式的提升

目前细胞治疗产品面临着成本高，价格昂贵的问题。为了解决该问题，细胞治疗产品的生产方式正逐渐向国产化、封闭化和自动化演变。随着细胞治疗需求的增加，越来越多的国家在推动国产化制造方面取得进展，以减少对进口设备、仪器、耗材和物料的依赖，提高本土产能。封闭化和自动化生产方式的采用有助于维持生产环境的

● 第九章 细胞免疫治疗技术的产业化发展现状与趋势

无菌性,降低潜在的污染风险,提高制造过程的可控性和效率。这种趋势下,未来不仅可以减少人为误差,还能够加速生产速度,降低成本,提高细胞治疗产品的可及性。因此,细胞治疗产品生产方式的国产化、封闭化和自动化的发展趋势预示着该领域未来的技术升级和更为可持续的制造方法。

第十章　细胞免疫治疗的前沿技术重大突破

第一节　干细胞技术

干细胞是一类具有自我复制能力（self-renewing）及多向分化潜能的细胞。根据干细胞所处的发育阶段分为胚胎干细胞（embryonic stem cell，ESC）和成体干细胞（somatic stem cell）。根据干细胞的发育潜能分为3类：全能干细胞（totipotent stem cell，TSC）、多能干细胞（pluripotent stem cell）和单能干细胞（unipotent stem cell）。正因为干细胞具有自我复制能力及多向分化潜能的特性，被认为对医学应用研究的意义重大。

诱导性多能干细胞（induced pluripotent stem cells，iPS）是由日本科学家山中伸弥（Shinya Yamanaka）团队在2006年利用病毒载体将4个转录因子（Oct4，Sox2，Klf4和c-Myc）的组合转入小鼠胚胎或皮肤纤维母细胞中，使其重编程而得到的类似胚胎干细胞的一种细胞类型。iPSC具有类似于胚胎干细胞的多能性，又无道德伦理争议，而且来源广泛，避免了免疫排斥反应，为整个干细胞生物学领域和临床再生医学提供了新的研究方向。

目前，以治疗黄斑变性、脊髓损伤、1型糖尿病、帕金森病和恶性肿瘤等疾病为目的的人ESC或iPSC来源细胞已进入临床试验阶段。随着CAR-T细胞疗法在治疗B-ALL、慢性淋巴细胞白血病（CLL）和非霍奇金淋巴瘤（NHL）等难治和复发恶性血液疾病方面取得的巨大成功，开发由人ESC或iPSC定向分化的免疫细胞被认为具有重要价值。研发干细胞来源的免疫细胞治疗的另一大优势是，基于干细胞自我更新和无限扩增的特征，研究人员可以通过在iPSC或ESC细胞中进行高效基因编辑（例如：转入CAR分子），将基因修饰后的iPSC分选成为单克隆，扩增到一定数量后通过严格的基因编辑安全性鉴定后建库，随后将其分化为免疫细胞，真正实现细胞免疫治疗产品通用化，无限扩增，降低成本及消除批次差异。

一、人 ESC 或 iPSC 定向分化的 NK 细胞

自然杀伤细胞（Natural killer cell，NK）属于固有免疫细胞，可以通过识别肿瘤上表达的激活配体直接介导细胞杀伤作用，同时 NK 细胞具有极低免疫原性，细胞因子释放较少，毒性更为可控，被认为是治疗肿瘤的理想通用型免疫细胞。

2005 年，Dan S Kaufman 团队通过将 ESC 细胞系 H9 与小鼠骨髓基质细胞系 S17 共培养诱导 $CD34^+CD45^+$ 造血祖细胞，分选后使用辐照的小鼠胎肝细胞系 AFT024 与其共培养，结合白细胞介素-3（interleukin-3，IL-3）、干细胞因子（stem cell factor，SCF）、白细胞介素-15（interleukin-15，IL-15）、白细胞介素-7（interleukin-7，IL-7）和 Fms 样酪氨酸激酶 3 配体（fms-like tyrosine kinase 3 ligand，FLT3L）成功分化为 NK 细胞，并证明了该分化而来的 NK 细胞具 KIR、CD16、CD94、NCR、NKG2A 等 NK 细胞典型标志物，可以直接介导细胞毒性、ADCC、释放细胞因子主要杀伤作用功能，在免疫缺陷鼠 K562 肿瘤模型中取得了优于脐带血自然杀伤细胞（umbilical cord blood natural killer，UCBNK）的抗肿瘤作用。

相比 ESC，iPSC 可以通过体细胞重编程获得，减少了伦理安全等相关问题。Zhenya Ni 等证明了从 ESC 和 iPSC 均可有效分化出具有抗病毒功能的 NK 细胞，具有直接溶解感染细胞作用、ADCC、释放趋化因子和细胞因子的多种杀伤抗感染途径。为了消除异种小鼠基质细胞对分化过程的研究影响，2013 年 Dan S. Kaufman 团队基于白蛋白聚乙烯醇必需脂质（albumin polyvinylalcohol essential lipids，APEL）的分化方法，通过离心使 ESC 或 iPSC 聚集形成胚状体（embryo bodies，EB）后再定向分化为 NK 细胞。Cichocki 等证明了利用该方法获得的 iPSC-NK 细胞具有和原代 NK 细胞的转录相似性。

2022 年，我国学者王金勇团队开发了一种基于侧板中胚层为起始种子细胞的类器官聚集体组装体系，利用气液交界面进行培养诱导，获得了功能成熟的 NK 细胞。该方法不通过拟胚体，从而减少了劳动密集型分化工作，大大提高了分化效率。2018 年 Dan Kaufman 团队通过在 iPSC 细胞中插入抗间皮素的 CAR 分子，筛选验证 CAR-iPSC 单克隆后定向分化为 CAR-NK 细胞，在卵巢癌移植小鼠模型中证明了 iPSC 来源的 CAR-NK 细胞获得了与 CAR-T 细胞相似的药效，并释放更低的细胞因子。这种"基因编辑 + 筛选鉴定 + 定向分化"的策略有望突破成体细胞中复杂基因编辑效率低、制备窗口期长、安全风险难以控制等限制，具有广阔的应用空间（详见第三章第六节）。

二、人 ESC 或 iPSC 定向分化的 T 细胞

T 淋巴细胞（T lymphocyte，T）作为细胞免疫治疗中最重要的细胞，开发 iPSC

或 ESC 来源的 T 细胞具有重要价值。但是体内 T 细胞发育是一个复杂的过程，体外定向诱导 T 细胞发育存在一定技术限制。

2002 年，Juan Carlos Zúñiga-Pflücker 团队报道了过表达 Notch 配体的基质细胞如 OP9-DL1，可以为体外 T 细胞分化提供必要的信号刺激，但后期研究发现该方法获得的 T 细胞移植到体内产生与宿主免疫不兼容现象。2009 年，Timmermans 等人报道了将人 ESC 培养于小鼠骨髓基质细胞 OP，在加入 IL-7、Flt-3L、SCF 细胞因子后，细胞先后表达 $CD34^+CD7^+$、$CD7^+CD4^+CD8^-$ 单阳、$CD4^+CD8^+$ 双阳、最终得到 $CD3^+CD1^-CD27^+$ 成熟 T 细胞，表达 $TCR\alpha\beta$ 和 $TCR\gamma\delta$。2019 年，中国科学家王金勇教授团队及刘兵教授团队筛选出转录因子 Runx1 和 Hoxa9 协同表达可以高效诱导 iPSC 定向分化产生 T 细胞的种子细胞，并经过动物移植实现体内 T 免疫系统重建。通过转录组测序及 TCR 深度测序的结果表明，其与天然发育的 T 细胞极其相似并且具有丰富的 $TCR\alpha\beta$ 多样性。此外，Gay M Crooks 团队报道了通过一种 3D 类器官培养系统，成功地从造血干细胞和 ESC 获得了功能性成熟 T 细胞。2021 年，Shin Kaneko 教授团队报道了一种不依赖于小鼠基质细胞的临床级诱导 T 细胞分化体系，通过使用 DL4 蛋白及细胞因子、$SDF1\alpha$、p38 抑制剂进一步提高 T 细胞分化效率。

随着 CAR-T 技术的应用，2013 年 Michel Sadelain 团队首次报道了通过 iPSC 直接诱导靶向 CD19 CAR-T 的概念，研究表征了 iPSC 诱导分化的 CAR-T 具有与 $\gamma\delta$ T 细胞相似的表型，并且证明了其在异种移植模型中抑制肿瘤的功能。2021 年，王金勇教授和吴红玲教授团队进一步开发了靶向 CD19 的 CAR-iPSC，并在体外诱导分化为 CAR-T 细胞，同样显示出良好的细胞靶向杀伤作用 15。2022 年，Christine E. Brown 团队利用 3D 类器官培养系统获得了表达 $CD5^+CD7^+TCR\alpha\beta^+TCR\gamma\delta^-CD8\alpha\beta^+$ T 细胞，并表现出强大的细胞毒杀伤和 Th1 细胞因子分泌活性。

虽然目前领域内已通过不同体系成功实现了 T 细胞的定向分化，然而，各种分化体系得到的 T 细胞表型如 $CD8^+$、$CD4^+$ 比例，细胞功能差异均较大，有待于优化和统一。未来 iPSC 向 T 细胞定向分化平台有望通过多基因编辑，解决通用型 CAR-T 细胞中存在的 TCR 介导的 GvHD、宿主 T 细胞及体内 NK 细胞对 CAR-T 的排异等关键问题。

三、人 ESC 或 iPSC 定向分化髓系细胞

髓系细胞起源于骨髓中的多能造血干细胞，由粒细胞（中性粒细胞、嗜酸性粒细胞、嗜碱性粒细胞）和单核 / 巨噬细胞谱系细胞［树突状细胞（dendritic cell, DC）、巨噬细胞（macrophage, Mac）、破骨细胞］组成。这些细胞在先天免疫和适应性免疫、炎症反应和骨重塑中起着关键作用。2009 年，Igor I Slukvin 团队报道

了一种从人 ESC 高效生成中性粒细胞、嗜酸性粒细胞、Mac、破骨细胞、DC 细胞和朗格汉斯细胞的方法。通过将 ESC 与 OP9 饲养细胞共培养，得到髓系祖细胞高表达 lin⁻CD34⁺CD43⁺CD45⁻ 的细胞群体。在 GM-CSF 及特定细胞因子的培养诱导，获得特定类型的成熟细胞（图 10-1-1）。

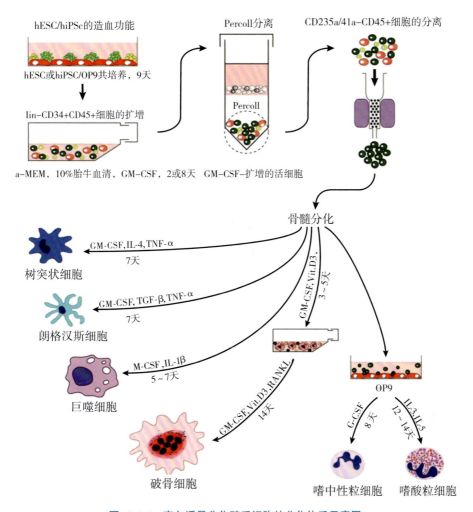

图 10-1-1　定向诱导分化髓系细胞的分化体系示意图

巨噬细胞可以介导癌细胞的吞噬和细胞毒性肿瘤杀伤，能够有效浸润到实体肿瘤组织内，并与先天性和适应性免疫系统的组成部分进行有效的双向相互作用。因此，巨噬细胞作为癌症治疗细胞逐渐受到关注。iPSC 分化成 CD34⁺ 的造血干细胞后，通过添加 M-CSF、GM-CSF、IFN-γ（M1 型）、IL4（M2 型）的培养体系，可以分化成 Mac。研究报道 iPSC 来源的及 CAR-Mac 细胞展现出抗原依赖性的吞噬和杀伤肿瘤细胞，以及分泌促炎、抑肿瘤细胞因子和向 M1 型巨噬细胞极化的多种功能，并在小鼠的血液肿瘤和实体肿瘤模型中展现了抑制肿瘤细胞生长的能力。

DC是重要的抗原呈递细胞。2011年，Y Nishimura团队基于ESC细胞向髓系分化的体系，报道了从iPSC定向分化获得DC，其具有典型DC的形态和T细胞刺激和抗原呈递功能。基于该体系，Fumito Ito团队通过iPSC定向诱导高效获得1型DC。

嗜酸性粒细胞（eosinophils，Eos）具有快速浸润肿瘤的独特优势，并且可释放多种趋化因子，被认为可作为一种新型肿瘤免疫治疗细胞。2009年，Igor I Slukvin团队可通过加入IL3、IL5、OP9的分化体系获得Eos。2021年，北京大学邓宏奎团队建立了一种不依赖于基质细胞的、通过化学小分子诱导分化Eos的方案，从人ESC和iPSC诱导获得大量Eos，其具有与原代Eos相似的形态及功能，且与CAR-T细胞体外共培养，提高了CAR-T细胞肿瘤杀伤效率，更有效地抑制肿瘤生长。

四、结语

尽管目前基于干细胞来源的治疗细胞仍面临着免疫排斥、诱导分化稳定性等问题，但开发基于干细胞的通用型免疫治疗细胞在临床应用方面潜力巨大。iPSC和基因编辑技术的结合，为制备iPSC来源的免疫细胞药物提供了无限可能。随着对干细胞分化发育机制研究的逐步深入，iPSC向多种免疫细胞分化的平台逐渐成熟和稳定。有多项iPSC来源的治疗细胞已进入临床试验中，随着数据的不断披露，iPSC来源细胞的功能及表型特性将被更深入的了解。

第二节　基因编辑技术

基因编辑技术旨在精确靶向基因组DNA，干预或改变基因的表达，为临床上通过修复基因组DNA治疗疾病提供了可能。基因编辑在细胞免疫治疗中的应用主要包括以下几个方面：制备通用型CAR-T细胞能提高肿瘤治疗的安全性，减少毒性反应；敲除免疫抑制分子增强T细胞的活性、减少CAR-T细胞的自相残杀。T细胞受体（TCR）识别抗原依赖于MHC提呈的抗原肽，敲除TCR能提高肿瘤治疗的安全性，减少毒性反应。β2M是HLA Ⅰ类分子的轻链，HLA分子结合并提呈抗原肽供TCR识别，将TCR或者β2M基因敲除后，能避免MHC的限制性，制备U-CAR-T细胞，以实现异基因T细胞免疫原性的消除，降低免疫排斥和GvHD。

一、基因编辑技术概述

目前常用的基因编辑技术主要有DNA转座子系统、锌指核酸酶（ZFN）、转录激活物样效应因子核酸酶（TALENs）和 CRISPR/Cas 系统。转座子是可以改变其在基因组内位置的 DNA 单位，包括一种与末端反向重复序列（TIRs）结合并动员这些 TIRs，可用于设计非病毒基因编辑体系。ZFN 是第一代基因编辑工具，由特异性识别 DNA 序列结构域的锌指蛋白（ZFP）和非特异性切割 DNA 双链结构域的 FokⅠ核酸酶组成。TALEN 的构造和作用原理与 ZFN 相似，包括可特异性识别并结合 DNA 序列的结构域——TALE 和非特异性切割结构域——FokI 核酸酶。与 ZFN 类似，TALEN 介导的基因编辑的特异性取决于 TALE 中串联重复序列的数量和顺序。然而，TALEN 比 ZFN 的功能组件更大且复杂程度更高。CRISPR/Cas 系统由具有核酸内切酶性质的 Cas 蛋白、具有特异靶向性的 CRISPR RNA（crRNA）和反式激活 CRISPR RNA（tracrRNA）3 种元件组成（图 10-2-1）。通过 CRISPR 基因编辑技术编辑 T 细胞的方法，主要涉及 2 个Ⅱ类 CRISPR 家族的内切酶，Cas9 和 Cas12a。CRISPR/Cas9 系统识别基因组上的 NGG 序列，需要 1 条约 20 nt 的 crRNA 识别靶基因和 1 条 tracr RNA 结合 Cas9 蛋白，在 NGG 前 3 个碱基位置切割基因组 DNA 产生平末端。CRISPR/Cas12a 系统识别基因组的 NTTT 序列，只需要 1 条 crRNA 切割基因组 DNA 产生黏性末端。上述不同核酸酶的功能均为对 DNA 双链分子进行切割，形成 DNA 双链断裂切口（DSB），通过高突变率的非同源末端连接修复（NHEJ）修复实现基因敲除，或根据模板通过 HDR 方式实现基因敲入。

二、DNA 转座子系统、ZFN、TALEN 技术在细胞免疫治疗中的应用

应用于细胞免疫治疗的 DNA 转座子系统主要包括 PiggyBac 和睡美人系统（SB），已实现非病毒系统的 CAR 分子表达，已应用于早期临床试验。其中，PiggyBac 的首例报道是用于治疗复发滤泡性淋巴瘤，当输注 PiggyBac 系统制备的 CD19-CAR-T 细胞后，患者在第 28 d 达到完全缓解，仅有 1 级 CRS，未发生神经毒性反应。基于 SB 系统制备的 CD19-CAR-T 细胞用于治疗晚期非霍奇金氏淋巴瘤和急性淋巴性白血病患者，用此方法制备的 CAR-T 细胞增体外扩增 2000 倍以上，CAR 表达可达 84%。临床研究显示 CAR-T 细胞在体内平均持续可长达 201 d，提示了较好的 T 细胞功能。然而，转座子系统与 ZFN、TALEN 和 CRISPR 等技术相比，其不足之处在于 CAR 基因是随机插入的，因此作为非病毒系统，同样存在可能的插入突变风险。

2012 年，美国 MD Anderson 癌症中心的 Torikai 研究组首次报道利用 ZFN 技术敲除 TRAC 或 TRBC 产生的 CAR-T 细胞避免了异基因识别及 GvHD，针对 B 细胞肿瘤治疗展现了良好的临床前有效性和安全性，成为通用型 CAR-T 的最初模型。此外，ZFN 系统也被用于在 T 细胞或造血干细胞中敲除 HIV 受体 CCR5 和 CXCR4 用于治疗 HIV 感染。基于 TALEN 技术开发的，靶向 CD19 靶点异基因 T 细胞也已进入临床

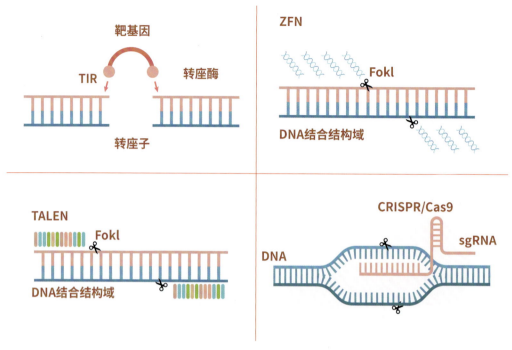

图 10-2-1 基因编辑技术

研究阶段。

三、CRISPR/Cas9 基因编辑技术在细胞免疫治疗中的应用

（一）CRISPR/Cas9 技术编辑免疫细胞的方向和原理

与前文所述基因编辑技术相比，CRISPR 系统具备更高的基因位点选择性和准确性。CRISPR/Cas9 技术应用于人原代 T 细胞，可实现基因的插入和敲除以增强 CAR-T 细胞的功能或安全性。目前 CRISPR/Cas9 系统主要通过以下 3 种形式进入人原代 T 细胞：病毒携带的 CRISPR/Cas9 载体、Cas9 mRNA 与合成的 guide RNA、Cas9 蛋白和合成的 guide RNA 结合形成 RNP 复合物。CRISPR 系统也可实现将目的基因定点敲入人原代 T 细胞，主要体系包括 AAV6 病毒或非病毒模板（线性双链 DNA 携带目的基因、线性单链 DNA 以及质粒 DNA 携带目的基因）。CRISPR 系统在 T 细胞中编辑效率取决于 guide RNA 的选择，研究表明，在 guide RNA 上添加 MS 或 MSP 修饰后，能够明显增强基因的敲除效率。目前报道的最大敲除效率可达 90%，以 AAV6 作为 CRISPR 系统 HDR 的模板造成 CAR 基因的敲入效率可达 60%，非病毒模板在 T 细胞中的编辑效率最高可达 30%。

（二）CRISPR/Cas9 在细胞免疫治疗中的发展

2016 年，四川大学卢铀教授团队开展了全球首个基于 CRISPR 技术的细胞免疫治疗临床试验。研究团队分离人外周血 T 细胞，通过电穿孔方式向离体 T 细胞共转染 Cas9 质粒和 sgRNA 质粒，从而敲除 T 细胞的 PD-1 基因，在晚期肺癌患者中回输基因编辑 T 细胞后能在患者外周血中检测到编辑后的 T 细胞，12 位受试者中位无进展生存期为 7.7 周，中位总生存期为 42.6 周。该研究证明了靶向 PD-1 的 CRISPR 基因编辑 T 细胞的安全性和可行性。2017 年，王皓毅研究员团队利用 CRISPR-Cas9 技术将 αβ TCR 从异体的 CAR-T 细胞中敲除，同时敲除 PD-1 基因。在此项研究中，利用 CRISPR-Cas9 系统对 CAR-T 细胞进行双基因（TRAC 和 B2M）或者三基因（TRAC，B2M 及 PD-1）敲除。结果表明，这些经过基因编辑的 CAR-T 细胞在体外及体内具有相当或更强的肿瘤细胞杀伤功能，为临床上制备异体 CAR-T 细胞提供了坚实的基础。相关技术应用于靶向间皮素的 CAR-T 临床研究。美国首个关于 CRISPR 免疫疗法临床试验于 2019 年在美国 ASH 会议上公布。Stadtmauer 教授团队在制备靶向 NY-ESO-1 的 TCR-T 细胞基础上，利用 CRISPR 技术对 T 细胞进行改造，敲除 TCRα、TCRβ 以及 PD-1 这 3 个基因。其中，敲除 TCRα 和 TCRβ 可确保 T 细胞通过外源转入的 TCR 实现与癌细胞的特异性结合，而敲除 PD-1 可增强 T 细胞功能。经过多重改造的 T 细胞被回输到患者体内，患者疗效良好。2020 年，Carl June 团队通过 CRISPR-Cas9 编辑技术敲除 TRAC、TRBC 和 PD-1，并表达 NY-ESO-1 抗原来提高抗肿瘤免疫。将改造后的 T 细胞重新回输到 3 例难治复发患者体内后，修饰后的 T 细胞持续存在最长可达 9 个月。这些研究都证明 CRISPR 基因编辑用于肿瘤免疫治疗的可行性。

（三）利用 CRIPSR/Cas9 技术制备通用型免疫细胞

CRISPR/Cas9 系统可用于靶向 TRAC、TRBC、β2M 作用于敲除 TCR 或者 HLA 分子制备通用性 CAR-T 或 TCR-T 细胞。例如：Mirjam H M Heemskerk 团队证实内源性 TCR 敲除可靶向 HA1 的 TCR-T 针对多发性骨髓瘤的抗肿瘤效果；Waseem Qasim 团队证实敲除 TCR 的通用型 CD19-CAR-T 细胞具有更强的体内抗肿瘤作用；三基因 TCR、β2M 和 PD-1 敲除后产生的 EGFRvⅢ CAR CAR-T 细胞能够延长神经胶质瘤荷瘤小鼠的生存期。此类多基因编辑的通用型免疫细胞已实现临床应用，例如：黄河团队开发的全球首例通用型靶向 CD7 CAR-T 细胞治疗难治/复发 CD7 阳性血液系统恶性肿瘤的Ⅰ期临床研究，该研究展示了 CAR-T 细胞疗法在治疗 T 系血液肿瘤方面的新突破。

（四）利用 CRISPR/Cas9 技术制备功能增强型免疫细胞

T 细胞表达的共抑制分子（PD-1、CTLA4、Fas 等）或肿瘤微环境中免疫抑制因子的受体（如 TGF-β 受体、腺苷受体等）会促进细胞耗竭或者细胞死亡；在 CAR-T 细胞上敲除该类分子可用于增强抗肿瘤功能。例如：敲除腺苷受体 A2AR 可增强

Her2-CAR-T 细胞在乳腺癌中的抗肿瘤作用；敲除 DGK 可以增强 TCR 信号，从而增加胶质瘤中 T 细胞的杀伤能力。GM-CSF 敲除在临床前研究中也被发现可增强 CD19 CAR-T 细胞的抗肿瘤功效，从而延长荷瘤小鼠的生存期；临床研究进一步证实 GM-CSF 敲除可以减少 IL-1 和 IL-6 的自分泌，从而降低患者的 CRS 风险。此外，目前已证实 PD-1 敲除后能够增加 CD19 CAR-T 细胞在血液瘤、GPC3 CAR-T 细胞在肝癌、mesothelin CAR-T 细胞在人乳腺癌导管腺癌中的抗肿瘤能力。另外，CD5、CD7、CD38 等 T 细胞肿瘤治疗的主要靶点同时也在 CAR-T 细胞上表达；利用 CRISPR 技术敲除这些靶点可避免 CAR-T 细胞自相残杀进而增强其扩增能力。

除上述基因敲除增强 CAR-T 细胞功能的策略外，CRISPR 系统也能实现 CAR 分子的顶点整合。2017 年，Michel Sadelain 研究组将 CD19 CAR 基因定点敲入 TRAC 位点，与逆转录病毒体系制备的 CAR-T 细胞相比细胞分化和耗竭较弱，在小鼠体内的抗肿瘤效果明显增强，其机制为 TRAC-CAR-T 细胞中 CAR 的表达量更均一，CAR-T 细胞的基底信号更低，有助于 CAR-T 细胞向 CAR-Tcm 分化。非病毒定点整合技术近年来得到快速发展，Alex Marson 研究组以线性 dsDNA 为 HDR 模板制备 TCR-T 细胞，对比慢病毒系统制备 TCR-T 细胞呈现显著的抗黑色素瘤功能增强。2022 年，黄河/刘明耀合作实现国际上首次非病毒 PD1 位点精确敲入的 CAR-T 细胞，并将其应用于临床 I 期研究，实现迄今为止全球 CAR-T 细胞治疗难治复发淋巴瘤中高缓解率和低毒副反应的最好临床结果，标志着中国学者在基因编辑 CAR-T 细胞研发及临床转化应用领域处于国际领先地位。

四、CRISPR 筛选技术在细胞免疫治疗中的应用

CRISPR 筛选系统是基于 CRISPR-Cas9 系统，通过构建 sgRNA 敲除文库，辅助以特定的筛选方案，通过 NGS 测序和生信分析的手段，筛选出调控关键生物学过程的特点基因，为优化免疫细胞功能提供了重要靶点。其中，体内筛选有助于明确治疗性免疫细胞与肿瘤微环境的互作过程。迟洪波研究组利用该系统在 $CD8^+T$ 细胞中进行体内筛选，揭示了调节 $CD8^+T$ 细胞命运决定的关键细胞代谢通路，先后鉴定出 SREBP2、REGNASE-1、cBAF 作为促进记忆性 $CD8^+T$ 细胞的形成并增强抗肿瘤免疫的关键分子。同时，人原代 T 细胞也可作为 CRISPR 筛选的重要细胞来源，如 Sidi Chen 团队利用 CRISPR 激活筛选系统发现增强 PRODH2 的表达能够通过重塑基因表达和代谢过程来增强 CAR-T 的疗效。Alexander Marson 在不同的免疫抑制条件下进行了多个全基因组 CRISPR 敲除筛选显示敲除 RASA2 增强 MAPK 信号和 CAR-T 细胞的增殖与杀伤能力；Crystal Mackall 团队通过 CRISPR 筛选发现，CAR-T 细胞中的 MED12 或 CCNC 失活可增加 T 细胞扩增和代谢，最终增强 T 细胞效应功能；

Jeremy Rich 与 Christine Brown 团队利用 CRISPR 技术在 CAR-T 细胞中筛选到 TLE4 和 IKZF2 基因的敲除，增强了 CAR-T 细胞疗效。王皓毅团队也通过 CRISPR 筛选技术找到敲除 BATF 能够通过增强 Tcm 的比例、降低耗竭增强 CAR-T 细胞的功能。

通过 CRISPR 技术在肿瘤细胞中筛选免疫治疗易感基因是增强细胞免疫治疗疗效的另一个重要途径。韩为东团队利用 CRISPR 筛选系统鉴定了 B 细胞恶性肿瘤中 NOXA 是抵抗 CAR-T 细胞治疗的关键调节因子，并提示 NOXA 可作为接受 CAR-T 细胞输注患者反应和存活的预测指标。Marco Ruella 团队通过对 ALL 细胞系进行 CRISPR 筛选发现 FADD 和 TNFRSF10B 死亡受体信号传导作为 CAR-T 细胞细胞毒性的关键介质。Dan Kaufman 团队对人胶质母细胞瘤干细胞中的 2 种细胞系进行 CRISPR 筛选肿瘤敏感性和对 NK 细胞介导的细胞毒性的抵抗力的关键调节因子，发现 CHMP2A 的缺失激活了肿瘤细胞中的 NF-κB，介导了趋化因子分泌的增加，从而促进 NK 细胞向肿瘤细胞的迁移。同时，CHMP2A 通过分泌表达 MICA/B 和 TRAIL 的细胞外囊泡介导肿瘤对 NK 细胞的耐药性。上述成果有望应用于对肿瘤进行预处理，增强其对免疫细胞杀伤的易感性。

五、其他基因编辑技术

单碱基编辑是由美国科学院院士刘如谦等于 2016 年开发并逐步扩展、完善的一种新兴基因编辑技术，能够在特定点以高精度和高效率对单个碱基对进行编辑，将基因中的特定密码子改为终止密码子，从而导致该基因终止表达，实现基因敲除的目的。该方法不依赖 DNA 双链断裂，被认为是比 CRISPR/Cas9 更为安全的方法，且已应用于临床开发通用型 CAR-T 细胞。2023 年，伦敦大学（UCL）和大奥蒙德街儿童医院（GOSH）的研究人员开发了一种基于碱基编辑的通用型 CAR-T 细胞。使用单碱基编辑敲除 T 细胞上的 3 个基因（CD52、CD7 以及 TCRαβ），并通过慢病毒装载 CD7 CAR，该方法产生的 CAR-T 细胞已用于治疗 3 名患有难治复发 T 细胞白血病的儿童。这也是全球首个基于碱基编辑的通用型细胞疗法的人体临床实验。这项 I 期临床试验的结果支持碱基编辑 T 细胞用于复发性白血病患者的治疗。

由于 CRISPR/Cas9 系统对 PAM 基序的依赖以及 Cas9 蛋白本身特性的一些限制条件（如蛋白过大导致转染效率低），Cas9 变体以及新的核酸内切酶的应用逐渐受到重视。其中，研究表明 Cas12a（Cpf1）与 crRNA 形成的 RNP 直接转移到细胞中的方法具有更安全、更快、脱靶效应更低、编辑效率更高等优点。Sidi Chen 团队分别将 crTRAC、crPDCD1、CD22-CAR 以及 crTRAC、crPDCD1 和 CD19-CAR 构建到 2 个 AAV6 载体上，编辑人原代 T 细胞（AAV-Cpf1 KIKO 系统）。2 个 CAR 基因同时敲入 T 细胞的效率可达 37%，高于 CRISPR/Cas9 系统，为双特异性 CAR-T 细胞在临床上的应用提供了技术基础。研究者为了进一步提高 Cas12a 的基因敲除效率，在细菌中定向筛选出 AsCas12a Ultra。AsCas12a Ultra 识别的 PAM 基序为 TTTT，将 Ultra RNPs 电转到人原代 T 细胞后，在 TRAC 和 β2M 位点将基因的敲除效率提高到接近 100%，AsCas12a Ultra 有可能成为 CAR-T 免疫治疗中研究多基因敲除或插入的重要核酸酶。

第三节　合成生物学技术

尽管细胞免疫治疗在治疗恶性血液病方面取得了极大的成功，但它还面临着不能精准识别肿瘤细胞、不能有效杀伤肿瘤细胞以及杀伤肿瘤细胞的过程不能得到智能控制等诸多挑战。合成生物学以工程学理论为基础，以解剖、重建和再利用天然和合成元件为手段，通过对功能元件和模块的理性设计和合成，利用基因网络实现对细胞功能的人工定向设计改造，近年在细胞免疫领域展现巨大潜力。为了解决细胞免疫治疗过程中的诸多问题，研究人员已经使用合成生物学方法来开发优化策略，包括工程化免疫细胞对靶抗原的精准识别、工程化免疫细胞的功能增强以及对工程化免疫细胞的智能控制等。以下着重讨论用合成生物学方法实现对工程化免疫细胞的优化以实现细胞免疫的精准治疗。

一、精准识别

理想的 CAR-T 细胞靶抗原在大部分患者的所有肿瘤细胞中高水平表达，而在重要的正常组织中不表达。然而，目前选择的大多数靶抗原并不是肿瘤特异性的，只是在肿瘤细胞上相对高表达，这使 CAR-T 细胞难以以安全的方式杀伤靶肿瘤细胞。此外，抗原逃逸（包括抗原丢失或下调）是 CAR-T 细胞免疫治疗后驱动疾病复发的重要机制。为了克服 CAR-T 细胞的肿瘤外毒性（on-target, off-tumor toxicity, OTOT）和肿瘤抗原逃逸，逻辑门和 CAR 分子亲和力调节等合成生物学方法被应用于实现 CAR-T 细胞对肿瘤的准确识别。

（一）逻辑门

多输入 CAR 逻辑电路的核心设计原则是创建针对不同靶抗原的独立的 CAR 分子，以根据不同的抗原靶标信号的整合执行特定的 CAR-T 细胞功能。尽管概念简单，但实现 CAR 逻辑电路的挑战在于确保每个受体的信号强度处于适当水平，例如，如果 CAR 信号太强，iCAR 可能无法抑制该信号。

"AND" 门控被应用于减少 CAR-T 细胞的肿瘤外毒性 [图 10-3-1（A）]。一种称为 Split-CAR 的设计策略是针对不同的肿瘤相关抗原（tumor-associated antigens，TAA）表达 2 种不同的 CAR，一种受体携带 TCR 的 CD3ζ 信号链，另一种携带共刺激基序，因此只有当 2 种 TAA 同时存在时，T 细胞才会被最佳激活。然而，Split-CAR 并不能严格实现 AND 门控杀伤，因为仅包含 CD3ζ 链的 CAR 分子已经具有信号转导能力，因此通常需要调节 CD3ζ 信号 CAR 的结合亲和力以实现 CAR-T 对双抗原靶细胞和单抗原靶细胞反应的明显区别。为了克服 Split-CAR 的"泄漏"现象，Lim 等开发了合成 Notch（synthetic Notch，synNotch）受体，一旦 synNotch 受体与 TAA1 结合，一种正交转录因子就被释放并进入细胞核，诱导靶向 TAA2 的 CAR 分子的表达。但 synNotch 电路不要求两种 TAA 出现在同一个细胞上，CAR 表达过程导致 synNotch 识别 TAA1 和 CAR 识别 TAA2 之间存在明显的延迟，从而导致 CAR-T 可能杀死表达 TAA2 的正常细胞。Lajoie 等设计的 Co-LOCKR 系统克服了这一障碍，Co-LOCKR 系统由 CAR 和两种衔接蛋白"Cage"和"Key"组成，"Cage"和"Key"蛋白都有一个 TAA 结合结构域，且"Cage"包含 CAR 分子激活结构域，"Cage"单独存在时该结构域被锁存结构域掩蔽，只有当"Cage"和"Key"结合在同一个目标单元上时，"Cage"的 CAR 分子激活结构域才能被暴露以激活 CAR。Co-LOCKR 系统已被设计为实现靶向多达 3 种不同的抗原，尽管 Co-LOCKR 的模块化程度很高，但其组分较为复杂，由于"Cage"和"Key"是蛋白质，它们可能存在难以进入组织、半衰期较短，以及存在潜在的免疫反应等问题。

"NOT"门是"AND"门的有效补充策略［图 10-3-1（B）］。第一个概念性验证抑制性 CAR 设计称为 iCAR，靶向正常细胞抗原的 iCAR 具有传递抑制信号的胞内结构域，并与靶向 TAA 的正常 CAR 共表达。在概念验证研究中，Federov 等开发了一种具有两种不同受体的 iCAR-T 细胞：与 CD28/CD3ζ 信号结构域连接的 CD19 CAR，以及与来源于程序性细胞死亡受体 -1（programmed cell death protein-1，PD1）或细胞毒性 T 淋巴细胞相关蛋白 4（cytotoxic T lymphocyte-associated antigen 4，CTLA4）抗原的抑制性细胞内结构域连接的 PSMA iCAR。在 PSMA 存在的情况下，iCAR 抑制了 CAR-T 细胞的活化。Double-Arm CAR 是另一种作为"NOT"逻辑门的抑制性 CAR。Double-Arm CAR 由两种不同的蛋白质组成，即靶向 TAA 的"信号 CAR"和靶向正常细胞抗原的"剪刀 CAR"。"剪刀 CAR"包含一个蛋白酶结构域，可以切割"信号 CAR"使其失活。因此，Double-Arm CAR-T 细胞仅杀死表达信号 CAR 靶抗原但不表达剪刀 CAR 靶抗原的细胞。其他有希望的方法包括 T 细胞模块 2（T-cellmodule 2，Tmod2）和肿瘤靶向等位基因感应 CAR（Neoplasm-targeting Allele-Sensing CAR，NASCAR），利用癌症中的杂合性缺失（Loss of heterozygosity，LOH）以准确识别肿瘤细胞。Tmod2 系统利用靶向 CD19 的常规 CAR 和靶向 HLA-A*02 的抑制性 CAR，实现通过靶向因 LOH 丢失的 HLA 等位基因来对正常细胞和肿瘤细胞进行区分。特别地，Tmod2 系统的抑制性 CAR 的胞内结构域是 LIR-1 受体的抑制结构域，比 PD-1 或 CTLA-4 更有效。类似地，NASCAR 系统利用对 HLA-A 基因的 2 个常见等位基因（HLA-A*02：01 或 HLA-A*03：01）的 CAR 和 iCAR 组合来区分正常细胞和癌细胞。

"OR"门控技术通过避免肿瘤细胞的抗原逃逸来提高抗肿瘤疗效［图 10-3-1（C）］。OR-gate CAR 可识别 2 种不同的 TAA，与任一抗原的结合即可诱导 T 细胞活化。一种 OR-gate 策略是使用 2 种 CAR-T 细胞群的混合（CARpool），每种 CAR-T 都表达一种单特异性 CAR。这一策略的一个变体是序贯给予 2 种不同的 CAR-T 细胞产品。另一种策略是在每个 T 细胞中共表达 2 种不同的 CAR（DualCAR）。另有一种方法称为串联双特异性 CARs（Tandem CAR-T，TanCAR），TanCAR 一条受体链上包含由连接子分隔的 2 个 scFv 结构域，该策略被证明在功能上优于 CARpool 和 DualCAR，特别是 CD19/CD20 和 CD19/CD22 TanCAR 已被用于治疗 B 细胞恶性肿瘤，并分别在淋巴瘤和急性淋巴细胞白血病的临床试验中取得了优秀的效果。此外，一种名为 DARPins 的 CAR 胞外结构域具有比 ScFv 尺寸更小、稳定性更高和聚集倾向更低的优点，已被用于串联三特异性 CAR 的设计。

通过一种设计策略实现多种逻辑门开发的可编程 CAR 逻辑门可能是未来 CAR-T 逻辑门设计的发展方向［图 10-3-1（D）］。例如除"AND"门外，synNotch 系统的活化导致凋亡基因的表达也可用于实现"NOT"逻辑。此外，Co-LOCKR 系统也被设计为实现"OR""NOT"，甚至"A AND B NOT C"这样的高级逻辑。Tang 等开发的多功能嵌合抗体 -DNA T 细胞衔接复合体技术平台（Chimeric Antibody-Nucleic acid T-cell Engager，CAN-TE）由一个基于 DNA 的可编程细胞识别臂和一个基于抗体的 T 细胞接合臂组成，通过多种 DNA 纳米结构的可编程式组装实现多种 CAR 逻辑门的切换。此外，VIPER CAR、SNIPRs 等模块化蛋白系统也被证明可被用于实现可编程的工程化免疫细胞布尔逻辑门设计。

值得一提的是，前文提到仅包含 CD3ζ 链的 CAR 分子已经具有信号转导效果，故 CAR 构建体中对 CD3ζ（或其他含有 ITAM 的分子）的依赖阻碍了将布尔逻辑门控应用于 CAR-T 细胞的能力。为解决这一问题，Majzner 等使用细胞内近端 T 细胞信号分子，如 ZAP-70、LAT 和 SLP-76 等取代了传统的 CD3ζ 结构域，并利用 LAT 和 SLP-76 的合作作用来设计了逻辑门控细胞内网络（logic-gated intracellular network，LINK）CAR，这是一种真正直接、快速、可逆的 AND 门控 CAR-T 细胞平台，且这项工作表明，细胞的内部信号机制可以重新应用于表面受体，这可能为工程化免疫细胞治疗开辟新的发展方向。

第十章 细胞免疫治疗的前沿技术重大突破

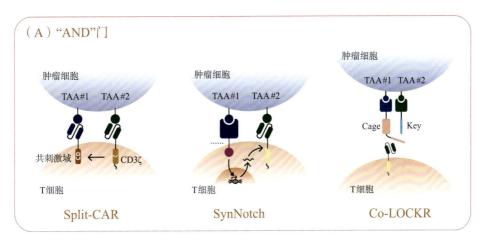

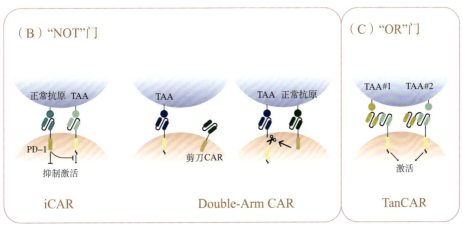

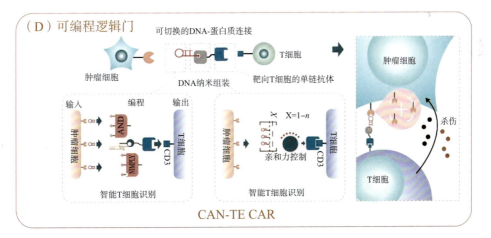

图 10-3-1 精准识别型 CAR-T 细胞设计

（二）CAR 分子亲和力调节

除逻辑门外，另一种提高识别特异性的方法是通过对 CAR 分子亲和力的调整增强 CAR-T 细胞对肿瘤细胞的鉴别能力。例如在许多恶性肿瘤中，常见的致癌蛋白如表面抗原 HER2 高表达，但在许多正常上皮组织中 HER2 同样拥有一定的表达水平，因此高亲和力的 CAR 有可能被表达较低水平 HER2 抗原的正常细胞触发。然而在小鼠模型中，通过亲和力调整使抗 HER2 的 CAR 亲和力降低了几个数量级后，显示 CAR-T 区分高 HER2 癌细胞和低 HER2 正常细胞的能力显著提高，提示筛选具有较低亲和力但仍然保持高表位特异性的抗体可能是未来 CAR 设计的发展方向之一。

二、功能增强

虽然细胞免疫治疗对血液系统恶性肿瘤显示出良好的治疗效果，但 CAR-T 细胞功能不足导致不能有效杀伤肿瘤仍是 CAR-T 细胞治疗失败的主要原因之一，尤其是在实体肿瘤治疗领域，CAR-T 细胞治疗面临着较大的挑战。CAR-T 细胞对实体肿瘤疗效较差主要是由肿瘤微环境（tumor micro-environment，TME）的免疫逃避和免疫抑制性质导致的，例如，TME 中的趋化因子和 T 细胞表达的趋化因子受体常不匹配，导致 T 细胞归巢不良；实体肿瘤中主要由致密的胞外间质和异常的肿瘤脉管系统构成的物理屏障导致 CAR-T 细胞难以穿透，细胞间黏附分子等的下调会加剧这一问题；TME 中免疫抑制因子和免疫抑制细胞的富集、缺氧、低 pH 和营养限制等因素均可抑制 CAR-T 细胞的功能，这些因素反过来又驱动了克服 TME 对 CAR-T 细胞影响的策略设计，以增强 CAR-T 细胞的功效。为了提高 CAR-T 对实体瘤的临床疗效，需增强 CAR-T 细胞功能，并克服外源抑制机制，这可以通过直接修饰 CAR-T 细胞行为，并通过重塑实体瘤 TME 以增强内源性免疫反应来实现。已有包括基因编辑、小分子药物应用、代谢调节等在内的多种改造手段被应用于改善 CAR-T 对实体瘤的疗效，以下着重讨论合成生物学相关方法。

（一）CAR 分子改造

基于模块化的思想，CAR 分子本身作为一种模块化元件常被改造以提高 CAR-T 细胞疗效。CAR 分子通常由胞外结构域、铰链结构域（H）和跨膜结构域（TM）以及胞内结构域组成［图 10-3-1（A）］。胞外结构域是识别靶抗原的关键区域，H/TM 结构域将抗原识别信号传递到发生信号传导的内部结构域，而胞内结构域负责共刺激信号。针对不同的结构域已开发了多种合成生物学优化策略。Chen 等评估了多种 CAR 分子 scFv 结构域的电荷密度，并通过点突变对其加以调整，减弱了由 ScFv 聚集导致的 tonic signaling 引起的 CAR-T 耗竭，增强 CAR-T 的持久性与抗肿瘤效力。Wu 等将将 CD3ε 插入 CAR 分子胞内段，有效提高了 CAR-T 细胞的生长持续性和抗肿瘤能力。Li 等突变了 CAR 分子胞内域中的泛素化相关氨基酸以防止泛素化导致的 CAR 分子内吞，优化了 CAR-T 细胞的功能。Feucht 等鉴定了 CAR 分子 CD3ζ 结构域 3 个基于酪氨酸的免疫受体活化基序（immunoreceptor tyrosine-based activation motif，ITAM）的作用，并发现在 ITAMs 2-3 中将酪氨酸突变为苯丙氨酸，可增强 CAR-T 的持久性。

（二）增强免疫细胞浸润能力

为增强工程化 T 细胞靶向实体瘤组织的迁移［图 10-3-1（B）］，其方法是在 CAR-T 细胞表面过表达 TME 相关的趋化因子受体，例如，GD2 和间皮素靶向的 CAR-T 细胞已被设计为共表达 CCR2b，分别使 T 细胞靶向表达 CCL2 的神经母细胞瘤和恶性胸膜间皮瘤的归巢作用增强。类似地，共表达 CXCR1 或 CXCR2 的 CAR-T 细胞对肿瘤衍生的 IL-8 表现出增强的归巢作用。此外，光照和小分子也被应用于诱导工程化 T 细胞向肿瘤部位的迁移，Kim 等设计的表达光遗传趋化因子受体 PA-CXCR4 的 T 细胞具有趋光性，并可通过光诱导 T 细胞向肿瘤迁移显着降低体内肿瘤负荷；Park 等利用基因工程改造的 G 蛋白偶联受体 RASSLs，实现了响应于正交小分子如氯氮平 -N- 氧化物（clozapine N-oxide，CNO）的工程化 T 细胞诱导迁移，在肿瘤中加入这种药物可以将 T 细胞导向肿瘤部位，增强其抗肿瘤效果。

CAR-T 细胞到达肿瘤部位后，向实体瘤内部的渗透会受到致密的胞外间质的阻碍，为增强 CAR-T 的渗透作用，Caruana 等在 CAR-T 细胞中工程化表达乙酰肝素酶以促进胞外基质降解，表达乙酰肝素酶的 CAR- 细胞表现出改善的肿瘤渗透性和抗肿瘤活性。

靶向 TME 中其他成分也是一种有前景的策略。如肿瘤相关成纤维细胞（cancer-associated fibroblast，CAF）不仅起到肿瘤物理屏障的作用，还具有免疫抑制功能，成纤维细胞活化蛋白（fibroblast activation protein，FAP）作为 CAF 的标志物之一也被选择为 CAR-T 细胞的靶点。靶向 FAP 的 CAR-T 可单独起到良好的抗肿瘤活性的同时，可同时靶向 CAF 和多发性骨髓瘤的 FAP/BCMA 双靶 CAR-T 也已被证明能很好地克服 CAF 诱导的 CAR-T 细胞抑制作用，增强 CAR-T 的抗肿瘤疗效。此外，实体瘤增生血管中的内皮细胞表达高水平的血管内皮生长因子（vascular endothelial growth factor，VEGF）和血管内皮生长因子受体（vascular endothelial growth factor receptor，VEGFR），有研究证明靶向 VEGFR2，且同时组成型或诱导型分泌 IL-12 的 CAR-T 细胞对肿瘤脉管系统的运输作用增强，且具有 IL-12 介导的实体瘤消退作用。

（三）克服 TME 的免疫抑制

TME 中含有许多免疫抑制因子，包括抑制性细胞因子（如 IL-4 和 TGF-β）、细胞表面标志物（如 PD-L1）以及一些生物反应性化学物质如活性氧（reactive oxygen species，ROS）等，可抑制工程化 T 细胞的抗肿瘤活性。因此，克服这些免疫抑制因素将是有效改善细胞免疫治疗效果的关键［图 10-3-2（C）］。

在合成生物学策略上，主要的方法是利用合成受体改造工程化 T 细胞对上述外源抑制信号的响应。一种方法是利用"信号转换受体"将外源抑制信号转化为内源刺激信号，信号转换受体是一种融合跨膜受体，胞外域可与免疫抑制因子结合，胞内域可驱动刺激通路。例如由 IL-4Ra 胞外结构域和 IL-7Rα 胞内结构域组成的响应于 IL4 的信号转换受体可在 IL4 存在的情况下促进 CAR-T 细胞增殖，抵消了 IL4 的免疫抑制作用；CTLA-4：CD28 和 PD-1：CD28 信号转换受体也显示出增强肿瘤特异性 T 细胞的活性的作用。另一种相似的策略是在工程化 T 细胞上共表达"显性失活受体"（dominant-negative receptors，DNRs），其与信号转换受体的区别是不含可诱导内源刺激信号的胞内结构域，PD-1 DNR、Fas DNR、TGF-β DNR 等已被证明可改善 CAR-T 细胞的持久性和肿瘤控制效果。

在抵抗 TME 中的 ROS 损伤方面，有研究在 HER2 和 CEA 靶向的 CAR-T 细胞中共表达过氧化氢酶来增加细胞内过氧化氢酶水平，使 CAR-T 细胞能够代谢抑制性 ROS，提高其抗肿瘤能力。

（四）重塑 TME

工程化 T 细胞也被设计为分泌一些因子来重塑 TME，以增强自身功能及内源性免疫反应［图 10-3-2（D）］。许多研究表明组成型分泌 IL10、IL12、IL15、IL18 等细胞因子的 CAR-T 细胞重塑了免疫抑制性 TME，具有更好的抗肿瘤作用。然而，天然细胞因子的作用多效且复杂，缺乏选择性，且高剂量细胞因子可能会造成严重的毒性。应对策略之一是控制细胞因子在 TME 中的特异性分泌，如 Lim 等利用 SynNotch 系统实现了肿瘤抗原识别后 CAR-T 细胞 IL2 的自分泌，避免了 CAR-T 细胞组成型分泌细胞因子可能导致的全身毒性。另一种策略是正交细胞因子受体的引入，正交细胞因子受体是正常受体的一种突变形式，可选择性地结合突变的细胞因子，而不与天然细胞因子结合，目前已经开发了针对 IL2 和 IL9 的正交细胞因子受体，这种基于生物正交的方案获得了 2022 年的诺贝尔化学奖。值得一提的是，合成细胞因子的设计与开发已成为当下合成生物学领域热点，如 Yen 等提出一了种通过使用模块化配体来发现细胞因子替代性激动剂的策略，实现了非天然细胞因子的构建，这可能是合成生物学在免疫治疗领域未来的一个发展方向。

另有一些研究将工程化 T 细胞设计为分泌 anti-PD1 scFvs、anti-CTLA4 scFvs 等抗体来实现解除 TME 免疫抑制，分泌 Fms 样酪氨酸激酶 3 配体（fms-liketyrosine kinase3 ligand，Flt3L）来招募树突状细胞，分泌 BiTE 来激活和招募旁观者 T 细胞等，以提高整体抗肿瘤效力。

第十章　细胞免疫治疗的前沿技术重大突破

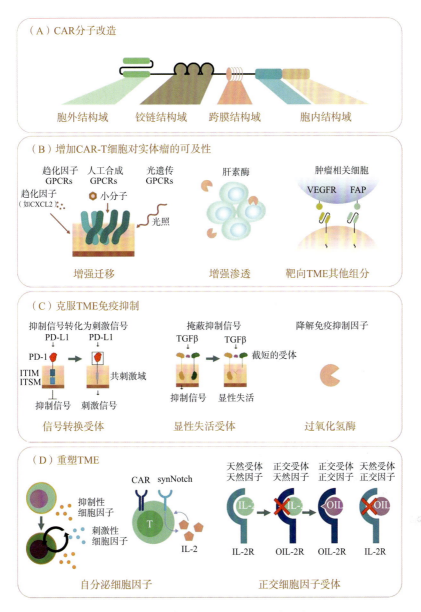

图 10-3-2　功能增强型 CAR-T 细胞设计

三、智能控制

细胞免疫疗法的安全性也是一个重要的话题，目前的细胞免疫疗法存在的主要问题之一是给予患者外源细胞后缺乏对其的控制手段，由于其强大的作用，免疫细胞可以迅速对身体造成严重损害。细胞免疫疗法研究进展的一个重要方向是纳入强有力的安全机制，实现对工程化免疫细胞的智能控制，以防止其不受限制的活动。许多合成生物学方法已被应用于提高工程化免疫细胞的安全性，按照效果可以大致分为 2 类：

细胞内源控制和细胞外源控制。细胞内源控制依赖于来自工程免疫细胞或机体内环境的信号，实现工程免疫细胞的自主调控；细胞外源控制依赖于来自外部的信号，如小分子、光或超声波等，使操作者能够通过各种类型的外部输入对工程细胞进行干预。"适配体 CAR"作为一种特殊类型将被单独叙述。

（一）工程化免疫细胞内源控制

工程化免疫细胞的内源控制方面，合成生物学改造的主要目标是使工程化免疫细胞通过感受自身胞内状态及肿瘤微环境来进行自主调控[图 10-3-3（A）]。

实体瘤肿瘤微环境的一个重要标志是缺氧，因此缺氧可以作为一个控制信号，以进一步增加 CAR-T 细胞治疗肿瘤靶向的特异性。实现缺氧诱导型 CAR-T 的一种策略是将氧依赖性降解（oxygen-dependent degradation，ODD）结构域与 CAR 分子融合，使 CAR 分子的稳定依赖于缺氧环境，但这种方法正常氧水平下也能观察到大量的基础杀伤。另一种称为 HyperxiCAR-T 的策略使用合成的缺氧诱导型启动子来控制 ODD-CAR 转录，从而通过双重渠道控制 CAR-T 细胞活性，更加严格地实现了 CAR 分子在低氧环境下的特异性表达。

肿瘤特异性蛋白酶也可以作为 CAR-T 细胞的内源性控制分子。Han 等通过在 CAR 分子 scFv 结构域之前添加具有蛋白水解位点的掩蔽肽，开发了一种可被肿瘤特异性蛋白酶激活的抗 EGFR CAR-T。掩蔽肽在肿瘤特异性蛋白酶缺乏的情况下阻断抗原结合位点，从而阻止 CAR 活化，而在存在肿瘤特异性蛋白酶的情况下掩蔽肽被切割，暴露 scFv 并允许 CAR-T 细胞的抗原结合和活化。

CAR-T 细胞也被设计为感受自身活化状态从而实现自我调控。如有研究利用 NFAT/IL-2 复合启动子这一 T 细胞活化标志性启动子来控制 CAR-T 细胞分泌 IL-12、IL-18 和 IL-21 等细胞因子。另有一些研究在一系列 TCR 反应性启动子下表达能减少 T 细胞活化的细菌毒力蛋白 OspF 和 YopH 以形成负反馈环，从而控制 T 细胞的过度活化。

（二）工程化免疫细胞外源控制

工程化免疫细胞的外源控制方面[图 10-3-3（B）]，最简单的策略是"自杀开关"的引入，在加入外源刺激后导致工程细胞死亡。最经典的方法之一是单纯性疱疹病毒胸苷激酶（HSV-tk）系统，工程化 T 细胞被修饰为表达 HSV-tk，其在加入更昔洛韦后驱动细胞凋亡，然而 HSV-tk 的病毒起源导致了它在人体内存在免疫原性反应。另外 2 种常用的自杀基因系统包括人类蛋白半胱天冬酶 -9（inducible Caspase 9，iCasp9）系统，它与 FK506 结合蛋白（FK506 binding protein，FKBP）中的同源或异源二聚化结构域融合后响应于雷帕霉素等小分子药物而组装，诱导细胞凋亡；以及表皮生长因子受体（truncated human EGFR，tEGFR）/西妥昔单系统，工程化 T 细胞异

第十章 细胞免疫治疗的前沿技术重大突破

位表达截短 tEGFR，通过 tEGFR 特异性抗体西妥昔单诱导的抗体依赖性的细胞介导的细胞毒作用（antibody-dependent cell-mediated cytotoxicity，ADCC）被免疫系统消除。其他方法包括 CD20/利妥昔单抗系统、Fas 相关死亡结构域蛋白（fas-associating protein with a novel death domain，FADD）系统等。"自杀开关"策略在 CAR-T 细胞疗法中的最严重限制是 CAR-T 在抗原存在下组成型开启，故"细胞自杀"的成功要求自杀开关具有 100% 的功效。事实上，在 iCasp9 的 I 期临床试验中，小分子处理仅导致约 95% 基因修饰细胞的凋亡。

ON/OFF 开关是一种更加灵活的策略，利用外源性基因控制电路，可通过多种途径调控 CAR-T 细胞功能的开启与关闭。目前，有 3 类外源性基因控制电路，按照诱导剂的类型分类可分为：小分子、光和超声波控制电路。这些控制系统均需诱导剂持续存在以维持 ON 或 OFF 的状态，因此诱导剂的毒性和释放方法至关重要。此外，ON 和 OFF 开关哪个更适用于临床目前还没有结论，一般认为 ON 开关更适用于持续作用时更可能出现毒性反应的 CAR-T 细胞，只需停用诱导剂即可关闭，而 OFF 开关更适用于相对安全的 CAR-T 细胞，只有在出现严重副作用的情况下才需要加用诱导剂关闭。

在小分子诱导的 ON/OFF 开关中，最简单的方法是直接控制 CAR 分子的活性。实现药物门控的常见机制包括药物诱导的 CAR 分子组装或 CAR 分子稳定。药物诱导的 CAR 分子组装策略通常涉及将 CAR 分子分裂成抗原识别域和信号传导域 2 个部分，使用小分子来协助（ON 开关）或破坏（OFF 开关）2 部分组件的组装，经典的药物诱导的 CAR 分子组装策略包括 On-CAR、Stop-CAR、GoCAR 等。药物诱导的 CAR 分子稳定策略主要是将一个小分子可控的降解结构域与 CAR 分子融合，利用小分子来抑制（ON 开关）或诱导（OFF 开关）CAR 分子降解。最近，基于丙型肝炎病毒 NS3 蛋白酶的 SNIPR CAR 系统和 VIPER CAR 系统已经被开发，其优势在于 NS3 系统可以被 FDA 批准的蛋白酶抑制剂调节，这些抑制剂具有良好的安全性。

小分子诱导 ON/OFF 开关的另一个设计策略是利用药物控制 CAR 或治疗相关基因的表达。这些系统中最经典的是 Tet-on 转录系统，在这个系统中，CAR 仅在多西环素存在的情况下被转录，但高水平的 TetR 蛋白质可能存在毒性。可编程的合成转录因子，如基于锌指或 CRISPR 的转录因子，可以提供一个更安全的选择，以减轻脱靶效应。最近发表的合成锌指转录调节因子（synZiFTR）系统被特别设计成与人类基因组正交，且已经使用临床批准的药物作为诱导剂开发了多种诱导型 synZiFTR 系统。除了临床批准的小分子药物外，天然产物，如在红葡萄酒、葡萄和浆果中发现的白藜芦醇，也被用于抑制或诱导 CAR 表达。

光诱导二聚化结构域已被应用于光控 CAR-T 细胞的构建，已有研究证实了蓝光诱导CAR分子表达的可行性。光诱导作为一种非侵入方式，具有最小的副作用，但蓝光的组织穿透深度＜1 μm，因此在临床应用中受到限制。为了解决这个问题，Nguyen等开发了一种能将在组织中更容易透射的近红外线（near Infrared，NIR）转化为蓝光的纳米板，将其和能被蓝光诱导的CAR-T细胞联用实现了CAR分子表达

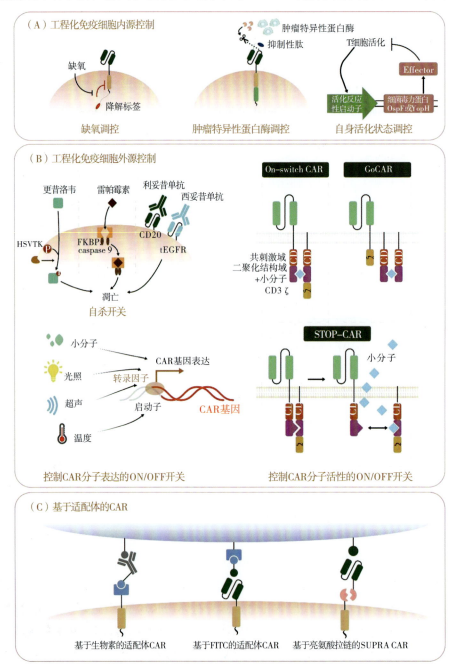

图 10-3-3　智能控制型 CAR-T 细胞设计

第十章　细胞免疫治疗的前沿技术重大突破

的可逆性控制。

超声波作为一种安全性且具有更大穿透深度的物理诱导剂也被认为是一个有吸引力的选择。Pan 等利用机械作用力敏感的 Piezo1 钙通道实现超声对 CAR 表达的调控。接触超声波产生的微泡激活 Piezo1 通道，使钙离子内流，导致下游 NFAT 转录因子去磷酸化，诱导 NFAT 应答启动子对 CAR 的转录。然而，对微泡的要求阻碍了这种方法在体内的应用，为了规避这一挑战，同一组研究人员开发了一种对超声波有反应的热诱导 CAR：聚焦的超声波增加局部温度，诱导编码 Cre 重组酶的热休克蛋白启动子启动和维持 CAR 表达。

值得一提的是，合成生物学元件的开发对实现智能细胞调控至关重要。已有多项研究利用蛋白质从头设计技术和筛选技术等，实现了真正工程化、正交化的智能细胞调控元件的理性设计，这将是未来合成生物学改造工程化免疫细胞的发展方向。

（三）适配体 CAR

T 细胞可以被设计表达一种受体，这种受体必须由另外的蛋白质组分补充，然后产生的复合物才能够将抗原识别信号转化为 T 细胞活化信号，这种模块化的双组分可切换抗原受体通常被称为"适配体 CAR"或"通用免疫受体"［图 10-3-3（C）］。第一组分通常是组成型表达的通用细胞表面受体，缺乏抗原结合结构域，但具有介导强蛋白质 – 蛋白质或蛋白质 – 配体相互作用的细胞外模块；第二个组分是适配体，可以是双特异性抗体或其他具有抗原识别结构域的可溶性接头。因此，只有当第二组分被施用于表达通用受体的工程化 T 细胞时，才能形成完全的功能性抗原受体。经典的适配体 CAR 有基于生物素的适配体 CAR、基于 FITC 的适配体 CAR 和基于亮氨酸拉链的 SUPRA CAR 等。这种模块化的通用 CAR 平台具有两大优点，一是可通过施用或保留第二组分来控制 T 细胞的 ON/OFF 状态，二是在抗原逃逸的情况下通过提供不同的抗原识别模块即可实现 T 细胞的重新定向。

四、总结

CAR-T 细胞免疫疗法在恶性肿瘤的治疗中已显示出巨大的前景。然而，细胞免疫治疗还面临着不能精准识别肿瘤细胞、不能有效杀伤肿瘤细胞以及杀伤肿瘤细胞的过程不能得到智能控制等诸多挑战，需要进一步地进行工程化改造和技术调整。合成生物学策略的开发在增强肿瘤靶向特异性，在增强 T 细胞抗肿瘤功能，防止肿瘤免疫逃逸和复发以及修饰 TME 以增强免疫治疗结果方面取得了巨大进展。尽管迄今为止报道的大多数工程策略都集中在为免疫细胞提供单个的理想特征，但是合成生物学电路的设计提供了同时解决多个需求的可能性。

日益扩展的合成生物学工具箱为工程化免疫细胞的继续发展提供了可能，真正工程化、正交化元件的设计与应用将是未来合成生物学改造工程化免疫细胞理想发展方向。此外，基因载体递送也面临着诸多挑战，故为实现最佳效率和安全性，构建更加紧凑而强大的基因线路和改进递送手段也将是未来研究的侧重点。

合成生物学在细胞免疫治疗中的应用仍处于初级阶段，在合成生物学改造对临床产生广泛影响之前，还需要进行更多的基础研究与临床转化工作的努力。

第四节　体内递送技术

细胞免疫治疗目前主要应用的技术是对来自于人体的免疫细胞在体外进行进行基因编辑，在体外进行扩增后再回输至人体内。这一过程需要的制备周期较长，一方面延长了患者的等待时间，导致错过最佳治疗时间窗；另一方面，体外制备过程中繁琐的操作步骤和设备需要是目前商业化 CAR-T 细胞治疗成本较高的重要原因。体内递送可降低生产成本，从而提高治疗的可接受性。因此，体内递送技术在细胞免疫治疗领域极具前景，可能成为未来细胞免疫治疗的主要选择之一。

一、体内递送技术简介

体内基因编辑递送系统必须有以下特征：①在进入细胞之前装载的目的基因必须完整不被破坏；②能结合特定的细胞；③能穿越靶细胞膜进入细胞质中；④将其装载的基因在细胞内释放，实现基因编辑。目前，体内递送体系的载体包括病毒和病毒样颗粒等生物载体，脂质体、金纳米颗粒等化学载体，以及利用电穿孔或超声穿孔等的物理递送法等。

（一）生物递送法

病毒体内递送是较为有效的方式，包括慢病毒（Lentiviruses，LV）、腺病毒（Adenovirus）和腺相关病毒（Adeno-associated virus，AAV）。慢病毒进入细胞后逆转录形成的 DNA 会整合至宿主基因组中，因此常用于体外基因编辑，但外源基因组的随机整合会带来一定风险如癌基因的激活或抑癌基因的抑制；此外，持续的外源性基因的表达可能会导致 CAR-T 细胞治疗发生较严重的毒副作用。相比于慢病毒，腺病毒和腺相关病毒的转基因表达都是瞬时的，避免了外源基因的持续表达所带来的风险，同时降低了脱靶风险。其中，腺相关病毒是目前体内基因治疗中最为广泛使用的载体，其介导的 CRISPR-Cas9 递送系统已被成功用于动物模型治疗多种疾病，如苯丙酮尿症、鸟氨酸转甲酰胺酶缺乏症等。

基于 LV 开发的自组装病毒样粒子（virus-like particle，VLP），外观类似于本体病毒，但缺乏病毒基因组，因此可被认为是完全复制缺陷型的。VLP 可以瞬时递送

CRISPR/Cas9 mRNA，实现安全和高效的体内基因编辑，由于其在疫苗开发方面的潜力以及其可用于基因组编辑治疗的前景，受到了广泛关注。

（二）化学递送法

目前常用的化学递送载体包括脂质体和其他纳米颗粒。其中，基于脂质的递送系统目前被认为是进行体内基因编辑最有前途的非病毒载体。因作为COVID-19mRNA疫苗递送平台的巨大成功而备受关注脂质体（lipid nanoparticle，LNP）是最复杂的递送技术之一，通常由四种脂质组成：阳离子型(或电离型)脂类、聚乙二醇脂类（polyethylene glycol-lipid，PEG）、辅助磷脂和胆固醇。LNP的关键技术是一种pH依赖的阳离子化脂质，它在递送阶段(中性pH环境)呈现中性，但在酸性pH时变成阳离子，通过内体进入、电荷的变化诱导粒子的解离和核内体膜的破坏，从而增强使其从核内体逃逸。阳离子型脂质的这种pH依赖性较好地克服了其全身毒性。此外，PEG脂质的添加提高了颗粒稳定性，屏蔽了免疫识别，增强了血液稳定性。此外，辅助磷脂和胆固醇有助于稳定LNP的结构，并介导与细胞膜的融合。由于没有蛋白质或多肽成分暴露在外部，LNP被认为具有更低的免疫原性。然而，由于LNP纳米颗粒常会聚集在肝脏和脾脏中，因此，肝外递送的能力和表现对于能否实现更多适应症的应用非常关键。有些适应症部位还存在天然的递送屏障，比如肺部纤维化、脑部血脑屏障等，这也增加了递送难度。最后，当装载RNA药物的LNP载体历经循环到达目标部位的靶细胞后，需要完成被靶细胞摄取、进入胞内、实现内涵体逃逸等过程。因此对于基因疗法，载体最后能否成功进入细胞核仍是需要克服的问题。

除LNP外，聚合物纳米颗粒、无机纳米颗粒（包括金纳米颗粒、二氧化硅纳米颗粒和氧化铁纳米颗粒等）也已被研究用于核酸传递。

（三）物理递送法

单独的物理递送方法可能无法有效地进行体内递送，但这些方法可以与其他生物或化学递送技术相结合。目前较为常见的方法包括电穿孔、超声穿孔、显微注射等。电穿孔是一种基于电场脉冲的物理递送方法，用于促进小分子和大分子进入细胞。电穿孔已被证明可以有效地将Cas9 RNP递送到难以转染的细胞中，包括诱导多能干细胞。超声穿孔将微泡和目标分子一起注射，然后在目标部位应用超声波。通过这种方式，微泡破裂并在血壁和细胞膜上产生短暂的孔隙，使目标分子进入细胞。显微注射是一种在显微镜下将基因组编辑成分直接注射到细胞或细胞核内的方法。由于吞吐量有限，受精卵阶段是这种交付方法的主要目标，以创建用于生物医学研究的转基因动物模型。

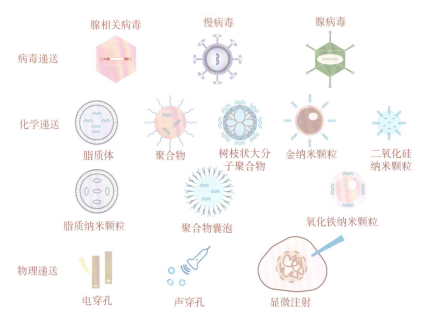

图 10-4-1　不同体内递送技术

二、体内递送技术在 CAR-T 细胞治疗领域的应用

（一）体内递送技术在 CAR-T 治疗领域的发展现状

早在 2017 年，就有科学家利用生物可降解的纳米颗粒，负载 CAR 基因在体内编程 T 细胞，使其可以识别和攻击癌细胞。该方法有望开发个性化的癌症疗法，可以针对特定类型的癌细胞进行定制。然而，需要进一步的研究来优化临床使用的 DNA 纳米载体递送和功效。研究者将 T 细胞靶向的抗 CD3e f(ab')2 片段偶联到可生物降解的纳米颗粒表面，这些纳米颗粒选择性地使 T 淋巴细胞能够通过受体介导的内吞作用来实现，然后采用用含有运输相关序列（MTAS）和核定位信号（NLS）的肽段对聚合物进行功能化，使 CAR 基因快速进入细胞核中。

2021 年 6 月，Samuel K Lai 教授团队通过一种表达 Sindbis 包膜突变的慢病毒，再加上一种双特异性抗体结合剂，将病毒重定向到人 CD3+T 细胞，让 T 淋巴细胞可直接在体内被编辑．这种重定向慢病毒系统提供了良好的特异性和转导效率，研究中将单剂量的病毒注入移植有人类外周血单个核细胞的免疫缺陷小鼠体内，可产生靶向 CD19 特异性 CAR-T 细胞，显著控制小鼠体内侵袭性异种移植 B 细胞肿瘤的生长。

在 2022 年 1 月 6 日，美国宾夕法尼亚大学佩雷尔曼医学院的研究人员开发了一种治疗方法，通过在靶向 T 淋巴细胞的脂质纳米颗粒（LNP）中递送修饰的 mRNA，在体内产生瞬态抗纤维化 CAR-T 细胞。研究中通过将具有 CD5 靶向性的脂质纳米颗粒注射到心力衰竭小鼠模型中，评估了这些体内重编程 CAR-T 细胞的疗效。研究显示观察到编码 CAR 的修饰 mRNA 能有效地传递到 T 淋巴细胞，从而在体内产生瞬时有效的 CAR-T 细胞，进而在损伤后减少纤维化并恢复心脏功能。

2022 年 10 月，华东师范大学团队构建了表面 CD3 抗体修饰的脂质纳米颗粒，其负载含有 IL-6 短发夹 RNA（IL-6 shRNA）、CD19-CAR 及 Cys-MTAS-NLS 核定位肽、iPB7 转座酶组合基因的质粒，该系通过 CD3 抗体介导靶向 T 细胞，稳定转染 T 细胞转化为 IL-6 敲除的 CAR-T 细胞，从而杀死 CD19 高表达的白血病肿瘤细胞，减少 IL-6 引起的 CRS，提高 CAR-T 治疗的安全性 [14]。

（二）体内递送技术应用于细胞免疫治疗的优势

体内递送技术疗法汇聚了自体和异体细胞疗法的优点，即既利用了自体细胞疗法的低免疫原性优势，又降低了现有产品的成本和复杂性。具体优势包括：

（1）改变传统细胞疗法产品为活体药物的形式，体内递送技术可以采用成分单一、性状一致的药物产品。

（2）简化治疗性免疫细胞的制备流程，无须经过患者血液采集、体外分选激活、培养扩增以及冷藏保存等流程，同时其物流过程也相对简单。

（3）具有通用型的特征，大规模生产可满足众多患者使用，极大地降低成本，减轻患者的治疗费用，使产品更加普及化。

（4）瞬时 mRNA 的递送可以降低由于清淋后 CAR-T 细胞急剧扩增导致的 CRS 风险。

（三）体内递送技术在细胞免疫治疗领域面临的挑战

尽管体内递送技术在细胞免疫治疗领域具有显著优势，但仍处于早期开发阶段，其自身面临着一系列的挑战。

（1）递送效率及脱靶效应：目前尚未实现高效的、免疫细胞特异性递送。对于特异靶向 CD3 的载体，研究显示其脱靶活性占到靶标基因转导效率的 20% 至 30% 之间；另外研究人员发现靶向 CD4 的慢病毒载体在体内产生的 CAR-T 细胞扩增相比于 CD8 的更快，引发更强的抗肿瘤效应。

（2）肿瘤微环境：为实现高效体内递送亟待突破屏障。巨噬细胞的吞噬作用可能导致载体在发挥作用前被清除。研究表明在表达 CD47 后，这种吞噬作用可以被部分抵消，进一步提高 T 细胞的转导效率。

（3）递送载体选择：外源基因的转入主要分为整合性与非整合性，前者主要有慢病毒载体和转座子酶激活的纳米载体，其带来的主要问题是潜在的基因毒性（基因插入导致的致癌性）；后者主要有 AAV 载体、不同类型的非病毒载体等，其主要问题为持续性较差，在临床前研究中，mRNA 转入后 2 天 CAR 表达达到高峰但 7 天后表达降为 0，这导致体内递送 CAR mRNA 更适用于心脏纤维化这一类非恶性疾病而非恶性肿瘤。

（4）安全性：高效的体内免疫细胞转导常需要体内多次递送，易诱发强烈的宿主全身免疫反应，由此引发的后果仍需进一步研究。

（5）预处理方案：相比于已成熟的清淋预处理方案，体内递送 CAR 之前的预处理方案目前仍无经验，合适的预处理方案可实现 CRS 等副作用的最小化以及因免疫反应导致的药物剂量损失的降低，同时可保持足够的淋巴细胞数量及活力。

三、总结和展望

随着基因编辑技术与 mRNA 疫苗技术等新兴技术的飞速进展，体内递送生成治疗性免疫细胞有望为更多患者带来曙光。目前制约细胞免疫治疗在临床广泛应用的一大重要阻碍为其昂贵的离体制备过程，而体内递送技术无疑是缩短这一过程并大大降低其成本的重要解决途径。主要的策略包括针对免疫细胞特异性递送 mRNA，使其瞬时表达 CAR，或利用病毒载体实现 CAR 的体内递送并实现其在体内细胞中稳定长期的表达。

体内递送技术需要谨慎地选择适应症及相应的递送方案。对于癌症治疗，需要 CAR 的持续表达，因此选择病毒载体进行递送具有优势，但该方法存在的脱靶风险会导致 CAR 进入到其他细胞基因组中，若进入生殖细胞则可能造成种系传播的严重后果。而对于非恶性疾病，则可充分发挥 mRNA 瞬时递送的优势，例如，在心肌纤维化疾病中使 T 细胞攻击纤维细胞，在自身免疫性疾病中清除异常激活的自身免疫反应等，可以使疾病得到恢复的同时减少对自身的损伤。未来随着技术的进步和工艺的优化，体内递送与细胞免疫治疗的结合有望为患者提供更加安全、有效的治疗手段。

第三部分

影像技术在精准诊断中的应用

第十一章 医学影像设备发展报告

第一节 医学影像设备发展背景

我国于 2015 年开始已进入人口老龄化时代，65 岁以上人口比例逐年升高。随着人们生活水平的提高以及社会对医疗健康的重视，无论从诊疗方法学，还是从消费水平来看，中国医疗器械市场将继续保持暴发增长。并且，随着制造强国战略的实施，产业基础高级化产业链现代化水平快速提高，产业基础能力日益增强，加速推进了医疗装备产业高质量发展。

全球人口老龄化、慢性病增加和医疗支出增长带来了全球医疗器械市场规模的扩大，COVID-19 疫情加速了市场的扩张。全球医疗器械市场规模在 2020 年已经突破 4 400 亿美元，中国以 23% 的市场份额成为全球第二大市场。预计到 2030 年，全球医疗器械市场规模将超过 8000 亿美元，2020 年到 2030 年年均复合增长率为 6.3%。

与全球医疗器械市场相比，中国医疗器械市场发展相对更加迅速。受制于生产力发展水平，中国医疗器械行业整体起步较晚，但随着国家整体实力的增强、国民生活水平的提高、人口老龄化、政府对医疗领域大力扶持等因素的驱动，中国医疗器械市场增长迅速。未来随着市场需求的提升、国家对医疗产业的扶持以及医疗器械行业技术发展带来的产业升级，医疗器械行业将有望继续保持高速增长的良好态势，并实现从中低端产品向高端产品进口替代的过程，预计 2030 年中国医疗器械市场规模将超过 22000 亿元，2020—2030 年年复合增长率预计将达到 11.2%。

医学影像设备是医疗器械行业中技术壁垒最高的细分市场。随着我国经济高速发展、人口老龄化问题加重，民众健康意识的提高，医疗保健服务的需求持续增加，国内市场对高品质医学影像的需求相应快速增长。同时，自 2012 年医改以来，国家相关部门连续出台了一系列的医疗行业相关政策，旨在优化医疗服务水平、鼓励分级诊疗实施、推动医疗资源下沉，这为影像设备销售开辟了新的市场空间。在市场需求及政策红利的双轮驱动下，中国医学影像设备市场将持续增长，2020 年市场规模已达到 537 亿元，预计 2030 年市场规模将接近 1100 亿元，年均复合增长率预计将达到

7.3%。

与全球相比,我国医学影像设备行业一直呈现行业集中度低、企业规模偏小、中高端市场国产产品占有率低的局面。近年来,伴随国产医疗设备整体研发水平的进步,产品核心技术被逐步攻克、产品品质与口碑崛起,以东软、迈瑞和联影为代表的国产企业已通过技术创新实现弯道超车,进口垄断的格局正在发生变化,国产医学影像设备行业正逐步实现与国际品牌比肩并跑的目标。

第二节 医学影像设备价值作用

目前,影像诊断室与临床各科室的沟通与交流日益密切,临床诊疗已离不开影像检查资料,影像诊断资料可为临床诊断提供有力参考依据。在此过程中,医学影像设备主要发挥了以下价值作用。

1. 提高诊断准确性

医学影像设备可以通过对人体内部器官的成像,帮助医生更准确地发现病变和异常,从而提高诊断的准确性。例如,CT、MRI等设备可以对肿瘤、骨折等疾病进行准确的定位和评估。

2. 提高治疗效果

在医学影像设备的辅助下,医生可以更加精准地制定治疗方案,并且在治疗过程中及时调整方案,从而提高治疗效果。例如,放疗、手术等治疗方式都需要借助医学影像设备进行定位和评估。

3. 提高医疗效率

医学影像设备可以在短时间内完成对多个患者的检查和评估,从而提高了医疗效率。例如,在急诊科等需要快速处理患者的情况下,医学影像设备可以为医生提供快速准确的诊断结果。

4. 满足患者的诊疗需求

随着国民经济水平的不断发展,普通百姓在医疗服务方面的消费能力在不断提高,而目前国内绝大部分的县市级医院是难以满足人民群众日益增长的医疗服务需求。介入诊疗技术所涉及的相关临床疾病多以急性发病,需要急诊手术为特点,同时许多疾病的治疗是以保功能为目的,这就要求患者能够"就近治疗、就地治疗"。所以发展介入诊疗技术是满足人民群众医疗服务需求的客观现实。

5. 满足医院的发展需求

医院发展必须具备的基础诊疗服务能力,介入诊疗技术是医院向综合性医院发展必备的诊疗技术,也是县市级医院发展应该具备的基础诊疗服务能力,能够为当地群众提供包括外周血管介入诊疗、心血管造影诊断、脑血管造影诊断、部分心脑血管介入治疗等基础性介入诊疗服务。

第三节 医学影像设备市场分析

医学影像设备是医疗器械行业最大的市场板块之一，同时也是具有很高技术壁垒的细分领域。与发达国家相比，我国人均影像设备保有量仍然较低，具有巨大的成长空间。医学影像属于典型的多学科交叉、知识密集、资金密集型的高技术产业，具有产业链条长，技术领域覆盖广，技术创新投入大，研发制造要求高等特点。

一、全球 CT 设备现状与发展

从全球市场的维度，欧美发达国家 CT 市场已经进入了相对成熟期，全球 CT 市场的主要增长动力来自亚太地区。2020 年全球 CT 市场规模达到约 135.3 亿美元，预计 2030 年将达到约 215.4 亿美元，年复合增长率为 4.8%；其中，亚太地区的市场规模预计将在 2030 年达到约 98.7 亿美元，2020—2030 年亚太地区市场规模的年复合增长率预计将达到 6.5%。

二、全球 MRI 设备现状与发展

从全球市场构成的维度看，超导 MR 逐渐成为主流产品，其中 1.5T MR 系统目前保有量最多，但目前 3.0TMR 逐步取代 1.5TMR。从 20 世纪 80 年代初第一台 MR 系统问世到 2020 年年底，全球已有超过 50000 台 MR 系统装机并运用到不同领域，全球 MR 市场规模 2020 年达到 93.0 亿美元，预计 2030 年将达到 145.1 亿美元，年复合增长率为 4.5%。

三、全球 DSA 设备现状与发展

2022 年全球 DSA 设备全球规模约为 58.8 亿美元，预计未来 5 年全球 DSA 市场规模增速约为 4%。目前 DSA 市场主要为飞利浦、西门子、GE、佳能等国际企业所掌控，但随着以东软、万东为代表的国内企业快速崛起，逐步实现了国产替代，并不断开拓国际市场。

四、全球 GXR 设备现状与发展

从全球市场的维度看，2020 年全球 XR 设备市场规模约 120.8 亿美元，亚太地区由于人口众多，将会持续保持全球最大 XR 市场的地位。未来得益于设备的移动化趋

势、全球老龄化进程的加速、骨科疾病和恶性肿瘤的发病率变化等因素，2030 年 XR 预计市场规模将达到 202.7 亿美元。

五、全球超声设备现状与发展

2022 年超声设备全球市场规模估计为 84.1 亿美元，预计到 2028 年将达到 117.0 亿美元，年复合增长率为 5.66%。预计亚太地区在未来五年将以最高的年复合增长率增长。海外发达国家市场超声设备布局起步早，市场呈现饱和趋势，增长动力主要来自于存量更新，增速已逐步放缓。包括中国在内的新兴市场仍在快速增长的市场阶段。

六、全球 PET-CT 设备现状与发展

PET/CT 国际市场规模预计将从 2022 年的 22.4 亿美元增长到 2028 年的 33.8 亿美元，年复合增长率 7.11%。PET/CT 国际市场前期的发展主要集中在发达国家，如美国、欧洲、日本等。后续的发展将向发展中国家转换。发达市场由于发展较早，故其市场的量将源自少量新增及批量的产品更新换代。

七、中国 CT 设备

目前，中国的 CT 设备人均保有量仅为每百万人拥有 18 台。相比之下，美国每百万人拥有 CT 设备 44 台，是中国的 2.5 倍；日本每百万人拥有 CT 设备高达 111 台，是中国的 6 倍。我国的 CT 人均保有量与发达国家存在较大差距，在产品销售上拥有较大发展空间。预计到 2024 年，我国 CT 设备人均保有量将增长至 30 台 / 每百万人。2022 年中国 CT 市场规模达到 169 亿元，2017—2022 年的复合年增长率为 12.7%。中国 CT 市场正处于快速发展时期，市场需求呈现快速增长。目前能够生产 CT 设备并具备自主知识产权的公司有东软、联影、明峰、安科、赛诺威盛等。预计到 2026 年，中国 CT 设备市场规模有望增长至 227 亿元（图 11-3-1）。

八、中国 MRI 设备

中国 MRI 的人均保有量为 8 台 / 每百万人，而日本为 55 台 / 每百万人，美国为 39 台 / 每百万人，中国 MRI 的人均保有量与发达国家存在较大差距，未满足的临床诊断需求为 MRI 设备市场带来巨大的增长潜力。预计到 2024 年，我国 MRI 设备人均保有量将增长至 15 台 / 每百万人。中国 MRI 市场销售额 2022 年达 119 亿元，2017—2022 年的年复合增长率为 5.7%。目前能够生产 MR 设备并具备自主知识产权的公司有东软医疗、联影医疗、鑫高益、朗润等。预计到 2026 年，中国 MRI 设备市场规模将增长至 168 亿元（图 11-3-2）。

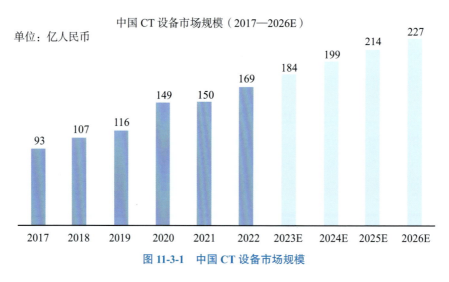

图 11-3-1　中国 CT 设备市场规模

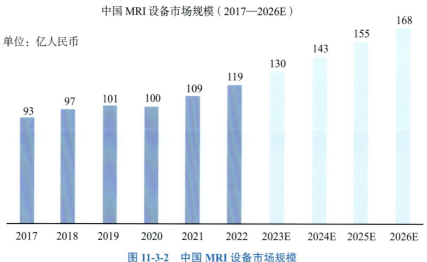

图 11-3-2　中国 MRI 设备市场规模

九、中国 DSA 设备

目前中国百万人口 DSA 拥有量仅 7.3 台，与美国的百万人口拥有量 33 台相比，还有很大差距，市场空间较大。2017—2022 年，中国 DSA 设备的市场规模从 25 亿元增加到 42 亿元，复合年增长率为 10.9%。DSA 设备通常与血管介入治疗结合使用，随着介入治疗的兴起，市场规模将不断扩大，目前能够生产高端 DSA 设备并具备自主知识产权的公司有东软、联影、唯迈、万东等。预计到 2026 年市场规模将增长至 65 亿元（图 11-3-3）。

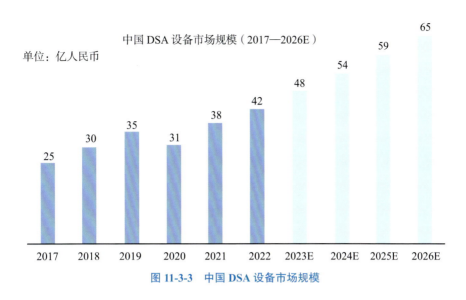

图 11-3-3 中国 DSA 设备市场规模

十、中国 GXR 设备

2017—2022 年，中国 GXR 设备的销售收入从 66 亿元增加到了 92 亿元，复合年增长率为 6.9%。目前能够生产高端 GXR 设备并具备自主知识产权的公司有东软医疗、安健、迈瑞、联影、万东等。在国内市场，XR 产品是进口替代快速发展，国内企业在部分产品领域的销量已经占据绝对优势。未来中国 GXR 设备市场规模将逐步扩大，预计到 2026 年将增长到 120 亿元（图 11-3-4）。

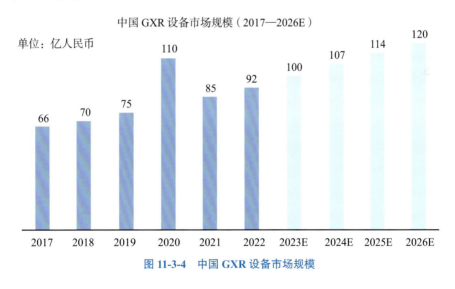

图 11-3-4 中国 GXR 设备市场规模

十一、中国超声设备

2017—2022 年，中国超声设备的销售收入从 93 亿元增加到了 115 亿元，复合年增长率为 4.3%。目前能够生产高端超声设备并具备自主知识产权的公司有迈瑞、汕超、东软、开立等。预计到 2026 年将增长到 166 亿元。国产超声已经实现了产业化，以性价比高的优势加快实现进口替代（图 11-3-5）。

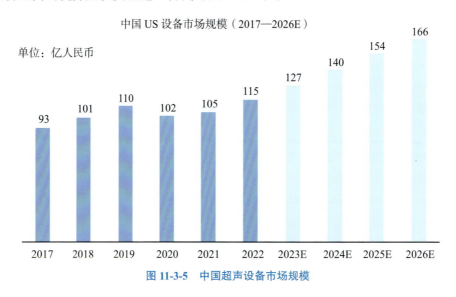

图 11-3-5　中国超声设备市场规模

十二、中国 PET-CT 设备

2022 年中国 PET-CT 市场规模约为 19 亿元，2026 年中国 PET-CT 整体市场规模预计约为 33 亿元。目前能够生产 PET-CT 设备并具备自主知识产权有联影、东软、明峰、赛诺联合、锐视康等（图 11-3-6）。

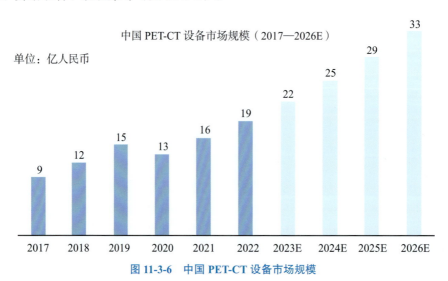

图 11-3-6　中国 PET-CT 设备市场规模

第四节 医学影像设备未来发展趋势

未来的影像设备将朝着更加精准化、更加智能化、更加临床化和更加网络化的发展趋势（图 11-4-1）。

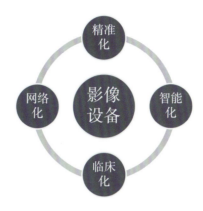

图 11-4-1 影像设备发展趋势

1. 精准化

未来的影像设备将更加绿色、安全；造成更低的剂量和损伤；通过更快速便捷的成像，产生更高更清晰的分辨率，以及更丰富的功能成像和代谢成像。

2. 智能化

未来更多样化的产品，将具备更深的垂直功能；从原来简单的单病种向多病种、多任务模型发展，通过软硬一体化结合或基于互联网+AI，使得医学影像设备更加的智能。

3. 临床化

利用影像引导临床治疗；将多模态医学影像进行融合从而使诊断更精准；影像设备专科化，例如心血管专用CT。

4. 融合化

未来的医学影像设备将更加注重集成化发展，实现多模态影像融合、多科室联动、多学科协同等功能，提高医疗服务的效率和质量。

5. 网络化

影像数据云端化，互联互通，可实现远程诊断等功能；建设以患者为中心的全域影像数据服务体系，方便患者，提升就医体验。

一、CT 创新发展趋势（图 11-4-2）

垂直领域：移动 CT、术中 CT、静态 CT、光子计数 CT、双能 CT、动物 CT、心脏专用 CT。

球管技术：更大功率、更快冷却速度、更大热容量、更小椎角。

图像重建：超高分辨率、双能、深度学习降噪 & 去伪影。

运动补偿：更宽的探测器阵列、更高的机架旋转速度。

探测器技术：光子计数探测器、更小探测器元器件。

低剂量技术：硬件 + 软件。

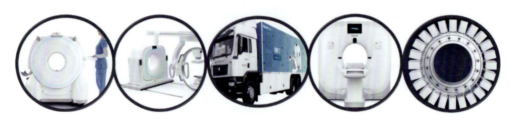

图 11-4-2　CT 创新发展趋势

二、MR 创新发展趋势（图 11-4-3）

垂直领域：术中 MR、便携式 MR、婴儿专用 MR、乳腺专用 MR、动物 MR。

磁场技术：超高场强磁场。

线圈技术：高密度轻量线圈、全身可穿戴线圈。

加速技术：压缩感知、并行成像、半傅里叶等技术。

冷却技术：无液氦 MR。

AI 技术：流程智能化、智能分析和辅助诊断、提升扫描速度、图像信噪比和分辨率。

舒适度：大孔径、静音技术。

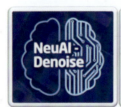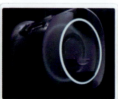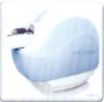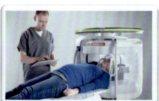

图 11-4-3　MR 创新发展趋势

三、DSA 创新发展趋势（图 11-4-4）

机架类型：悬吊类型，此种血管机运动范围和投照角度更大，操作灵活，不占用地面空间，在清洁消毒等方面也优于落地式血管机。大三甲医院的先进导管室基本都配置悬吊式的血管机，更加符合我院长远发展的需要。

影像链（平板）：最新一代的 16 bit 平板，具有更好的图像质量和细节还原。平板血管机由于是直接地进行数字化采集，因此图像的动态范围较传统 14 bit 平板的要广，能更好地区分密度比较接近的解剖部位。由于我院是第一台设备，建议使用兼容型尺寸平板，过大的平板尺寸对于手术量较大的冠脉介入手术尤为不便。

影像链（球管）：球管热容量 3 MHU 以上，能保障长时间手术稳定进行，容量太小容易导致术中热保护宕机，导致手术风险。球管焦点建议采用 3 焦点为优，小焦点在神经介入以及外周介入手术中的三、四级血管超选中有很大帮助。

高级临床功能：为提高临床工作效率，设备需提供冠脉全景采集功能、支架精细显示功能、血管狭窄分析、心室分析、下肢步进功能等。

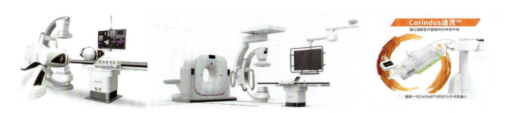

图 11-4-4　DSA 创新发展趋势

四、PET/CT 创新发展趋势（图 11-4-5）

加快采集速度：基于镥元素的混合晶体等新兴探测器闪烁晶体。

提升采集灵敏度：电子准直器使得数据采集方式从 2D 升级为 3D，灵敏度提升 10 倍以上。

提高图像质量：有序子集最大期望值法替代滤波反投影法、TOF 技术。

降低辐射剂量：TOF 技术、无源质控。

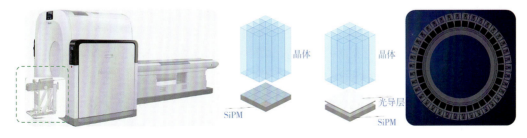

图 11-4-5　PET/CT 创新发展趋势

五、影像 AI 创新发展趋势

提高准确度：高检出率、低假阳性率。

提高应用广度：改善设备扫描流程、提高图像质量、降低扫描剂量、覆盖更多病灶和疾病种类。

提高临床深度：向良恶性诊断、放疗规划、手术规划、AI 机器人等临床领域延伸。

六、医疗影像云创新发展趋势

应用层：远程会诊、远程手术、精准医学、远程管理。

网络层：利用 5G 网络再结合边缘计算技术，包括切片技术。

终端层：医疗终端设备会催生大量智能可穿戴设备多终端的出现，各应用间需要保障信息安全和监管。

第五节　国产医疗影像设备发展

一、国产医疗影像设备发展现状

过去一段时间，GE、西门子和飞利浦等跨国公司凭借在专利和技术上的积累长期占据行业优势地位。但近年来随着以东软医疗、联影医疗为代表国内厂商的快速崛起，国内厂商产品的市场份额逐年升高，国产产品从技术水平到产品质量上都实现了快速提升，并在某些产品领域构建了差异化的竞争，实现了从三甲医院从基层医疗机构的普及优势。国内厂商的强势崛起标志着国产产品加速取代跨国公司的市场地位（图 11-5-1）。

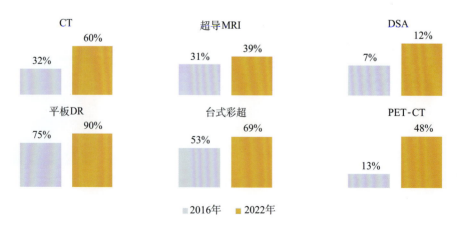

图 11-5-1　2016—2022 年国产品牌产品销售台量市场占比变化

二、国产医疗影像设备发展瓶颈

然而，国产厂商的发展也面临了诸多瓶颈，主要来自以下3个方面。

1.关键核心技术欠缺

由于企业与医院、科研院所的合作不够深入，"产学研医"链条断裂，再加上企业研发投入不足，研发周期长，部分关键技术仍有待攻克，缺乏核心技术和自主知识产权。

2.产业链供应链稳定性差

先进基础材料落后于国际先进水平，例如：CT球管用真空高温轴承；CT/PETCT探测器用闪烁体。核心元器件和关键零部件主要依赖进口，例如：医用X射线探测器模拟芯片、医用AI芯片、大功率CT球管、磁共振高场强磁体、低温线圈、多核谱仪等。

3.创新产品推广不充分

排在全球医疗器械行业前50强的中国企业数较少，与跨国公司整体实力仍有很大差距。产品认可度、品牌美誉度、国际影响力仍有差距，国产设备在大型三甲医院的普及率不高，国际市场开拓力量薄弱。

三、对国产医疗影像设备未来发展的建议

（一）政府推动国产品牌产品的普及应用

1.政策支持

政府可以制定相关政策，鼓励和支持国产品牌的发展。例如，政府可以出台更加严格的的技术标准，提高国产品牌产品的质量水平；政府可以提供财政补贴，降低国产品牌产品的价格，促进消费者的购买；政府可以制订采购计划，优先采购国产品牌产品等。例如：以国家卫健委直属医院、地方高校附属医院为重点，推进更大比例使用国产装备。构建市、县级医疗机构大型医疗装备的集中采购机制，并在内部制度体系上明确要求国产品牌在未来采购占比不断提升。

2.宣传推广

政府可以通过各种媒体和渠道，宣传国产品牌产品的优势和特点，提高公众对国产品牌产品的认知度和认可度。例如，政府可以在公共场所设立广告牌，宣传国产品牌产品的质量和性能；可以在国内外展览会上展示国产品牌产品的特色和魅力，吸引更多的消费者关注和购买。

3.产业支持

政府可以支持国产品牌企业进行技术创新和研发，提高国产品牌产品的技术水平

和竞争力。例如，政府可以提供研发资金和设备支持，帮助企业进行技术研发和创新；可以提供人才培训和支持，提高企业的人才素质和管理水平。

4. 国际合作

政府可以加强与国际品牌的合作，学习国际品牌的先进技术和经验，提高国产品牌产品的质量和竞争力。例如，政府可以组织企业参加国际展览会和交流活动，扩大国产品牌产品的国际影响力；可以与国际品牌企业进行技术合作和研发合作，提高国产品牌产品的技术水平。总之，政府推动国产品牌产品普及应用，需要从政策、宣传、产业和国际合作等多个方面入手，共同促进国产品牌的发展和壮大。

（二）"政产学研用"协同合作

1. 政府引导

政府可以通过出台政策、提供资金支持、建立公共平台等方式，引导产业界、学术界、科研机构、用户参与到医疗设备领域的合作中，促进各方资源的整合和共享。

2. 产业需求驱动

产业界可以根据自身的发展需求，向学术界、科研机构、用户等寻求技术支持和创新思路，共同推进医疗设备产业升级和发展。

3. 学术研究支撑

学术界可以通过开展研究工作，为产业界提供技术支撑和创新思路，推动医疗设备技术的升级和发展。

4. 科研机构参与

科研机构可以通过参与合作项目，提供技术咨询和服务，为医疗设备产业的发展提供支持。

5. 用户需求引导

用户可以根据自身需求，参与到合作项目中，为医疗设备的研发和推广提供引导和支持。

（三）国家加强对核心部件、基础材料科研投入的支持力度

1. 增加财政投入

政府可以增加对核心部件、基础材料科研的财政投入，通过设立专项资金、提高科研经费等方式，支持科研机构和企业在这些领域。

2. 税收优惠

政府可以给予核心部件、基础材料科研企业一定的税收优惠，例如减免所得税、优惠增值税等，以鼓励企业进行科研创新。

3. 金融支持

政府可以通过建立科技银行、提供科技贷款、发行科技债券等方式，为核心部件、

基础材料科研企业提供金融支持。

4. 促进产学研合作

政府可以搭建产学研合作平台，促进企业、高校、研究机构之间的合作，共享资源，共同进行核心部件、基础材料的研发。

5. 引进人才

政府可以出台优惠政策，吸引国内外优秀人才加入核心部件、基础材料科研领域，提高研发水平和创新能力。

（四）推动国产品牌医疗装备在"一带一路"沿线国家的推广应用

1. 研读国家相关产业政策，对接相关政府部门和智库机构获得信息支持，做好开拓"一带一路"医疗市场的前期调研与战略规划。

2. 注重产品技术创新，加强企业国际化宣传，提升品牌认知度，塑造"中国制造精品"形象。

3. 通过参加国际医疗器械展览会、组织技术交流会等方式，加强与沿线国家的沟通与合作。

第十二章 核药行业趋势

第一节 前言

一、全球核药需求及其市场空间

国际癌症研究机构统计显示，2020年全球新增癌症病例约1930万、死亡人数约1000万。今年，国际癌症研究机构在其管理的"全球癌症观察"网站上新增了2040年癌症负担预测数据，该预测显示，2040年，全球新增癌症病例将达到2840万例，与今年相比上升47%，且发展程度较低或中等的国家病例增幅最大。癌症成为威胁全世界人民生命的严重问题。而放射性药物一直是癌症治疗的一个重要支柱（图12-1-1）。

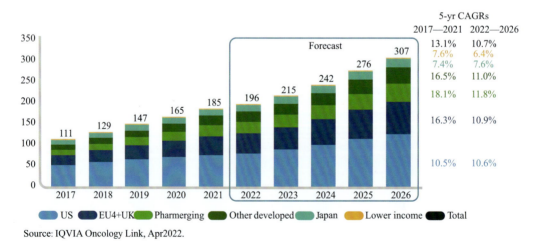

图12-1-1 全球肿瘤诊疗市场需求

目前，放射性药品已经发展了约100年。在早期的的发展中，放射性药物一直主要作为重要的癌症诊断药物被开发使用。近年来，随着放射性化学、核医学、分子生物学技术的发展和多学科交叉融合，放射性药品已经成为全球药品研发的热门领域。

第十二章　核药行业趋势

根据 BBC Research 数据，2020 年全球核药市场规模约 $9.3 Bn，其中诊断药物占据主要市场，规模达到 $7.72 Bn，占比 83.4%，未来随着治疗用核素药物的接连上市，预计全球核药市场在 2022—2026 年复合增速为 11.6%，2026 年的市场规模将达到 $17.5 Bn（图 12-1-2）。

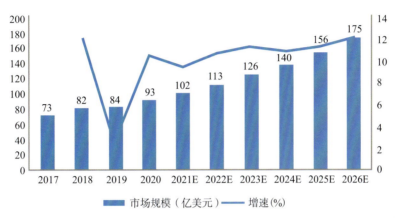

图 12-1-2　2017—2026 年全球核素药物行业市场规模及增速

二、中国核药市场现状

对于国内核医药市场来说，随着临床需求的快速增长，我国放射性药品的产值逐年增加。2019 年我国核药市场规模达到 61.5 亿元，2020 年和 2021 年在疫情之下核药市场规模有所下滑分别为 44.56 亿元和 50 亿元。总体而言，中国核药市场发展迅速，尽管核药市场占有率和渗透率都远低于成熟市场，但在近年来我国核医学一直保持稳健发展态势。

中国核医学的发展起步于 1956 年，早期的同位素研究主要依赖于从苏联进口。历经 60 余年的发展，虽然相比国际先进国家依然落后较多，但是中国自己的核医药工业体系也已经初步建立（图 12-1-3）。

三、与国际市场的比较

从核药市场发展格局角度来看，中国在创新核药审批上与欧美有差距。目前，全球诞生了诺华、GE、RadioMedix、Cardinal health 等多个核药领先企业，FDA 也批准了 50 多款核药，其中在放射性核素偶联药物（RDC）赛道上 FDA 走得更快。

2013 年，拜耳研发的 Xofigo［氯化镭（223Ra）注射液］获 FDA 批准上市，用于治疗晚期骨转移型去势抵抗性前列腺癌。在Ⅲ期 ALSYMPCA 研究中，Xofigo 联合最佳支持治疗（BSoC）相比安慰剂联合 BSoC 组可使总生存期（OS）延长 3.6 个月

（14.9 vs. 11.3 个月），并使死亡风险降低 30%。2017 年 Xofigo 的全球销售额达到 4.08 亿欧元（图 12-1-4）。

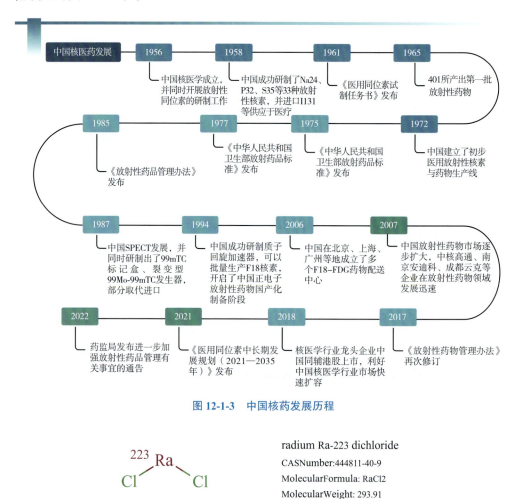

图 12-1-3　中国核药发展历程

图 12-1-4　氯化镭［223Ra］注射液

继 Xofigo 之后，FDA 在 2018 年 1 月批准 Advanced Accelerator Applications 公司的 Lutathera（177Lu-oxodotreotide）用于治疗生长抑素受体阳性的胃肠胰腺神经内分泌肿瘤。2018 年 10 月，Advanced Accelerator Applications 被诺华以 39 亿美元收购。Lutathera 上市当年，其营收达到 1.67 亿美元；2022 年营收为 4.71 亿美元，被诺华视为下一个 20 亿美元重磅药物。

诺华以此进入放射治疗药物领域。2022 年 3 月，诺华的 Pluvicto 获 FDA 批准，用于治疗去势抵抗性转移前列腺癌。Pluvicto 目前正在向转移性激素敏感性前列腺癌拓展。诺华曾宣布在印度新建一个生产车间，用于生产 Pluvicto，预计到 2024 年产能达到 25 万支/年，意味着年产值可达到 60 亿美元以上。

Lutathera、Pluvicto 的上市，推动了核药市场从诊断性核药加速走向治疗性核药。

根据 BCC Research 数据，2020 年全球核药市场规模达到 93 亿美元，预计 2021—2026 年市场年均复合增速为 11.0%，2026 年市场整体规模达到 175 亿美元。

国内核药市场方面，据统计，2020 年中国核药行业规模达 13.4 亿美元，2017—2020 年复合增速 9.9%，于 2026 年规模有望超过 24 亿美元。但由于多年来中国核药创新药研发能力薄弱，国内核药市场面临着诸多局限。

相较于其他药物，核药赛道的显著特征就在于高壁垒。一方面，由于核药存在放射性且有半衰期的限制，会涉及到放射性同位素获取、放射性药品业务资质、环保要求等诸多问题，具有复杂的技术壁垒。另一方面，由于放射性药物的特殊性质，生产企业需具备《放射性药品生产许可证》等，极具政策壁垒。

据统计，在全国 7000 多家药品生产企业中，仅有约 20 家生产放射性药物的企业。不过由于核药赛道的高成长性和企业利润率较高，加之不受集采影响，核药赛道由此成为药企的必争之地。

第二节　中国核药的政策趋势
——谨慎中加快推进医用核素应用

核药产业已经受到了政策层面的高度关注，近几年发布了多个引起行业热议的重磅政策，医用同位素供应、核药研发及临床应用障碍等问题正在得到解决，放宽核药生产资质审批，做到在监管中，协助核药企业发展。核药在国外发展迅速，中国企业后来居上，除了市场，加快核药的开发，可以有效提高本土患病居民生存质量，降低居民医保负担。

一、国家经济发展将侧重于生物医药科技的发展

（一）生物制药产业国际政策导向

近年来，全球各国为了持续加强生物创新技术研究，培育医药健康产业发展新动力，相继发布了加快医疗生物技术创新突破和加强本国医疗健康领域供应链保障等政策举措。同时，在医药健康产业全球化融合发展的趋势下，各国持续加强监管合作，以保障药品供应，促进产业创新发展。我国是世界大国，格局和长远应是走在世界前列。

美国为了强化国家战略科技力量并突破医学研究创新的运行机制瓶颈，成立了国家级研究平台。2021 年 4 月，美国政府提议，拟成立"高级健康研究计划局"（ARPA-H）。该部门依托美国国立卫生研究院（NIH）运作，申请预算为 65 亿美元（约合 419 亿元人民币），以美国国防部高级研究计划局（DARPA）为模型，通过资助高风险的

创新项目来加快医疗技术的发展，尤其关注癌症、糖尿病和阿尔茨海默病的防治，同时寻求其他能够重塑健康研究的"变革性创新"。此外，美国科技智库信息技术与创新基金会于2021年6月发布《确保美国生物制药持续竞争力》报告，建议应制定强有力的国家生物制药竞争力战略，更多投资于注重生物医学创新的产业－大学伙伴关系。

日本于2019年6月出台《集成创新战略2019》，并在附件中正式推出《生物战略2019》，这是日本继发布《生物技术战略大纲》（2002年）、《促进生物技术创新根本性强化措施》（2008年）战略之后，再次出台政策确认生物技术的战略地位。作为生物科技大国，2017年度日本政府在该领域投入的研发预算接近18.6亿美元（约合128亿元人民币），规模仅次于美国。尽管如此，日本科技专家仍普遍认为，由于政府投入少、人才匮乏等原因，近年来日本生物科技基础研究相对实力正逐渐下降，产业化方面落后于欧美和中国。《集成创新战略2019》再次确认生物技术的战略地位，强调"力争通过发挥日本的工业制造优势并融合IT技术，为开拓和扩大市场、解决社会问题及实现可持续发展目标等做贡献"。在具体发展路径上，新生物战略将"医疗与非医疗领域"整合，进行了通盘考虑，指出要重点发展高性能生物材料、生物塑料、生物药物、生物制造系统等9个领域，并将在2030年前进行重点资助。同时，在生物资源库、生物数据科技设施、生物科技人才等方面也提出了重要举措。

俄罗斯2019年发布了《2019—2027年俄罗斯联邦基因技术发展规划》，该规划的主要目标是加速发展基因编辑等基因技术，为医学、农业和工业创造科技储备，并监测和预防生物性紧急情况的发生。同年，俄当局表示将在6年内从联邦预算拨款112亿卢布（约合12亿元人民币），扶持该计划的实施。俄罗斯计划在2027年前在37个领域展开基因技术研发，新建65个世界一流实验室。

韩国2019年发布了《生物健康产业创新战略》，以推进创新药、医疗器械和医疗技术发展，推动生物健康产业出口增长。"生物健康产业"包括医药品、医疗器械等制造业和医疗、健康管理服务业。韩国政府计划的战略目标包括：①将全球市场扩大3倍，出口额达到500亿美元（约合3448亿元人民币），创造30万个工作岗位；②构建5个大数据平台，研发经费投入增加到年均4万亿韩元（约合232亿元人民币），推进完善审批制度等；③开发创新型新药、医疗器械和医疗技术，攻克疑难杂病，保障国民生命健康。此次创新战略旨在通过发展生物健康产业，实现"以人为中心的创新增长"。

英国2019年发布了《生物科技领域实施计划2019》，旨在发展前沿生物科技、应对战略挑战并夯实技术发展基础。该执行计划主要围绕推进生物科学前沿发展、应对战略挑战和夯实基础3个主题展开，并提出相应的发展目标：必须通过加强对生命规律的探索和推动技术变革来促进生物科学的前沿发展；积极推动农业和食品、可再生资源、健康三大领域的产业转型，以推动生物经济发展；维持英国生物科学领先地位，夯实基础，兼顾人才、设施和合作。该报告明确了8个研究与创新优先事项，并制定了详细的长期目标和近期行动。

法国2021年发布了《法国医药卫生创新2030战略》，重点宣布创建大型科研"集群"，拟动用逾40亿欧元（约合305亿元人民币）的公共资金用于科研，旨在重新将法国塑造成一个医药卫生领域的创新国家。

近年来，全球各国更加重视生物制药领域的创新推动，将生物制药产业作为国家战略布局行业，并相继加大人力和财力的投入。从近年来颁布的生物制药产业相关政策来看，各大医药强国针对生物制药的行业发展重心聚焦于两类创新，一类创新政策旨在鼓励药物创新研究与开发，通过技术变革推动生物科学前沿发展，带动生物制药产业的创新升级；另一类创新政策则适配性鼓励制造及数字化融合等产业创新举措，促进生物制药产业与IT技术的创新融合，成为生物制药产业高速发展的新助力。

（二）中国生物制药产业本土政策解读

生物制药是关系到民生的重要产业，也是中国重点发展的产业。与全球政策趋势一致，中国也发布了多项政策以加强药物监管力度，完善药物监管体系。但与发达国家相比，中国医药产业仍有一些差距，因此中国政策更加侧重于药物的创新和研发。

2021—2022年，我国政府进一步推动医药行业发展，陆续出台了鼓励药企加大创新的相关政策，各省也均结合本省的省情，对生物医药产业给予了大力的政策性支持和资金扶持，不断推动产业创新升级，积极解决技术发展滞后的问题。在鼓励创新的同时，有关机构还加大了监管力度，并且使产业政策朝着监管日趋严格的方向发展。由于药品属于特殊商品，在生产、经营和销售的过程中出现任何质量问题都将危害公众生命安全。近几年政府出台了一系列的政策，对全产业链进行规则重构，不仅改变了研发和生产环境，还影响了药品获批上市和流通的标准，推动行业环境向合理、公正、规范的新常态不断发展。

为应对新的变革与挑战，促进国家医药产业高速发展，我国"十四五"战略规划明确将生物医药及高性能医疗器械作为战略性新兴产业和新基建投资的重要发展方向。国务院、发展和改革委员会、国家药品监督管理局（NMPA）、国家市场监督管理总局等多部门都陆续颁布了支持生物医药行业的发展鼓励政策。

二、医药健康产业持续走稳，核药提高病患的生存质量，本土化研发生产助力百姓用得起药

中国创新药产业，在经历野蛮生长、内卷扩张的泡沫式繁荣后，正抵达一个重要

关口。面对海外大厂的退货和专利战，股价如惊弓之鸟，说明国产创新药在个体层面上还不够强大，但在整体层面上却量变引起质变，大规模的生物技术基础设施及管线资产已建立起来。以前不可想象的两个划时代转变正在发生：

中国成为医药创新发源地的第一年：2023H1 药物授权许可的预付款，流入中国资金是流出中国资金的 34.9 倍。在热门靶点的工程抗体（ADC、双抗）研发中，国产创新药频繁进入全球前三，在中国高发瘤种相关靶点领域，甚至研发顺位前七都是国产药物。

这是创新药最好的时代。当海归科学家和资本发起的创新动能面临衰减时，国家医保局适时对支付环境进行边际改善，自上而下给予创新制度保证，CDE 以临床价值为导向抬高准入门槛，在供给端减少同质化。

"十四五"开局，国家对医疗大健康事业发展倍加关注和投入，人民健康是社会文明的基础，医疗技术和服务能力的提升是人民健康水平提升的重要一步。而核医学的发展，是这个重要一步的关键转折点：更早期发现疾病、精准诊断疾病、全程评估疾病治疗情况、真正进入精准医疗。

就癌症而言，很多癌肿本身很难早期发现，一旦有了临床表现，其分期往往已经错过了最佳的早期治疗。

中国是癌症发病大国，每年约 430 万癌症新发病例，像肺癌、乳腺癌，如果能够早期发现、早期通过微创治疗，无论是经济负担，还是 5 年、10 年预后的生活状态，相较于晚期治疗而言，差别都是非常巨大的。早一点、再早一点发现病灶，尤其是精准定位原发病灶，是核医学相关产品所有能够做到的。同时，核医学相关技术可以对肿瘤进行非常有效的 TNM 分期，更好地指导治疗并进行疗效评估，提高肿瘤患者生存率及生存质量，这是非常有意义的。

临床医学的研究和实践表明，精准医疗的精髓就是"个性化"+"靶向"，要实现这个目标，就必须应用到核医学分子影像技术。而核医学分子影像技术的核心，则是各种基因、蛋白、代谢分子构成的"靶向"分子探针（即"核药"），与疾病的起源、发展、归化和个性化差异息息相关。如果把核药比喻成一颗由"弹体"与"弹头"组成的"巡航导弹"，以 18F-FDG 为例，FDG 就犹如"弹体"，利用了葡萄糖代谢的特点，大量聚集在肿瘤细胞内，"弹体"可以在人体内自动导航，去到特定的细胞，不同的核药进入不同类型的细胞；18F-FDG 中的 18F 就犹如一颗发光"弹头"，当在特定细胞聚集后，发出 180 度的 γ 光子，被 PET（成像设备）所接收。

除了肿瘤疾病，核医学在神经系统和心血管系统也有着无法替代的意义。以神经退行性病变——阿尔茨海默病或帕金森病为例，出现临床症状后，仍存在不小的鉴别诊断困难，而且患者接受治疗相对偏晚。而核医学的成像方式可以在类似疾病出现临

第十二章 核药行业趋势

床症状前几年，甚至十几年进行确诊，从而可以更早的临床干预。在心血管系统，核医学在血流灌注、代谢成像、斑块分析等方面也非常有意义，可以将疾病的准确诊断提前再提前，更好地指导治疗。

三、政策支持，国内核药研发按下加速键

由于核药的特殊性，其监管异常严格。在国内，一家企业若想开发核药，需要通过国家核安全局、公安部、卫健委、海关总署、国家国防科工局等多个监管部门的资质认证。除此之外，还要面对物流配送难题。因此在很长一段时间里，中国的核药市场未能充分实现市场化，资源主要集中在中国同福和东诚药业2家公司。中国同福依托于中核集团母体，拥有放射性药品、核医学装备、放射源、核素制造、医学诊断、辐照应用、进出口贸易七大业务。它还是中国唯一一家具备辐照用钴［^{60}Co］、医用钴［^{60}Co］等生产能力的生产商。

东诚药业于2012年在深交所上市，已上市产品有锝［^{99}Tc］亚甲基二膦酸盐注射液（公司独家产品）、锝［^{99m}Tc］Tc标记显像剂、氟［^{18}F］脱氧葡糖注射液、碘［^{131}I］口服溶液、碘［^{125}I］密封籽源、碳［^{14}C］尿素胶囊。

中国的核药房（即集生产、管理、配送和服务的核药中心）资源基本集中在以上2家公司，形成了中国核药赛道的双寡头局面。不过近年来随着海外核药市场的不断刺激以及国内政策的逐步完善，国内陆续有药企加入布局创新型核药。

政策上，2021年5月，国家原子能机构联合科技部等八部位联合发布了《医用同位素中长期发展规划（2021—2035年）》，这是中国首个针对核技术在医疗卫生应用领域发布的纲领性文件，中国核药市场逐渐引起市场关注并走上正轨；2022年6月，CDE发布《放射性体内治疗药物临床评价技术指导原则（征求意见稿）》，主要针对剂量探索、辐射剂量学、辐射防护等一般药物研发的指导原则并无涉及的部分给出指导，征求行业意见。2023年3月，卫健委对大型医用设备配置许可证目录进行调整，其中松绑PET类设备配置限制，进一步体现了监管层面对核药产业的支持。

在政策的持续推动下，我国核药研发按下了加速键，专注于创新核药研发的企业开始涌现。

结合国外发展趋势，中国的创新、市场空间比较大，政策的支持是开放趋势，实现"创新强国"。

第三节 中国核药临床中心已经出现苗头，在未来可成趋势

中国的核医学已经发展了数十年，但分子探针（"核药"）的发展与国际先进水

平存在巨大差距，能用于临床的种类在过去近 20 年里进展不大。由于放射性核药探针的特殊性，目前国内还缺乏足够强有力的技术转化和临床化平台。

随着大量创新治疗性核药进入临床以及商业化，标准化更是核药临床应用的一大瓶颈。以往核药临床应用以老品种为主，中国大量临床人员对创新治疗性核药的使用缺乏经验，对核药标准化应用提出了挑战。

我国的放射性药物的开发相对于美国要晚，目前的核医学科研究病房和临床试验开展的中心相对偏少，这对于发展放射性药物的临床研究是非常不利的。

目前中国监管放射性药物是按照常规药物的管理来进行，但是一个药物的临床研发从开始的 I 期临床，就需要有训练有素、对早期临床研究有经验的临床研究者，能够在早期阶段识别放射药物的安全性，潜在的有效性。对于核医学科（中心）而言，过往开展的早期临床研究相对匮乏，美国 RDRC 的设置则给我们起到了一个很好的提示，同时，FDA 开展的 IOTF 工作，对研究者在早期阶段就进行监管相关法规的培训，将研究者在药物开发过程中策略与监管要求相结合，提供药物研发的监管审核的成功率。我们可以参考美国 FDA 的方式，中国 CDE、研究机构、制药行业、学术界和行业协会共同进行核药行业共识的制定，并开展核药开发的临床研究和法规的相关培训，培养核药开发的专业临床研究人员，以提高我国核药的整体临床研究能力。

核药研发离不开专业认证的核药研究临床中心，目前国内的核药研究试验机构专业认证中心数量也低于美国目前的 active RDRC 中心数量（55 家）。鼓励和开展核药临床研究中心的临床研究试验机构专业认证，配置专业的核药临床研究人员（研究医师，研究护士），开展与国外研究中心的交流和合作，以快速提供我核药研发的临床研究中心水平。

第四节　核药监管趋势

一、欧美核药相关政策

每个国家都有自己的放射性药品法规。美国的放射性药物申请临床试验或研究法规路径有 3 条：一般临床试验（IND）、探索性临床试验（eIND）、放射性药物委员会（RDRC）。美国虽无放射性药物的专属法律法规，但主要的药物法规中，均考虑了放射性药物注册申报的特殊文件要求。同时建立了多项技术指导原则，对诊断用药和治疗用药的考量重点、PET 药物申请和 cGMP 要求等，提供了详细的参考指引。FDA 还设立了专门的放射性药物审批部门负责放射性药物的注册审批。FDA 已经要求所有的 PET 药物生产中心都要满足 cGMP 规范。

FDA的关键路径计划（the critical path initiative，CPI）：2004年3月16日，FDA发布了一份报告《创新/停滞：新医疗产品关键道路上的挑战和机遇》[Critical Path Opportunities Reports>Challenges and Opportunities Report-March 2004（archive-it.org）]，针对最近提交给FDA批准的创新医学疗法放缓的问题。这个报告描述了实现医疗产品开发流程现代化的迫切需要，即关键路径，以使产品开发更具可预测性和成本更低。

NCI（National Cancer Institute）与FDA成立IOTF（Interagency Oncology Task Force Initiative），在IOTF下，NCI和FDA这2个机构将分享知识和资源，以促进新抗癌药物的开发，并加快向患者交付这些药物的速度。IOTF培训NCI科学家熟悉研究和研究相关的监管审查、政策和法规，在医疗产品开发过程的早期阶段建立对监管要求的认识，并根据监管的要求制定研究的策略和规划。

关于开发医学影像药物和生物制品，FDA也发表了一系列指南（均在2004年发布）。分别为：

第一部分：执行安全评估

第二部分：临床适应症

第三部分：设计、分析和解读临床研究

放射性药物研究委员会（Radioactive Drug Research Committee，RDRC）设置始于FDA在1975年7月25日发布联邦公报通知，将所有放射性药物分为2类，用于研究用途的放射性药物归类为需要提交新药申请（IND）（21 CFR 312）；公认为在RDRC法规（21 CFR 361.1）规定的条件下给药是安全有效。根据21 CFR 361.1的规定，在以下条件下，RDRC允许在没有IND的情况下在人类中使用放射性药物进行基础研究：该研究被视为基础科学研究，旨在推进科学认知。包括旨在获取有关放射性药物代谢（包括动力学、分布、剂量测定和定位）或人体生理学、病理生理学或生物化学的基本信息，不用于即时治疗、诊断或类似目的，不用于确定放射性药物在人体中的安全性和有效性。

该研究由FDA批准的RDRC批准，基于以下要求：合格的研究者，拥有和处理放射性物质许可证的医疗机构，研究对象的合理选择和完善的知情同意过程，放射性药物使用的质量保证，合理的研究方案设计，研究者需向RDRC报告不良事件，研究获得伦理委员（IRB）批准，研究采用的放射性药物的药理剂量已知不会对人体产生任何临床上可检测到的药理作用，研究设计的辐射剂量取决于该研究的质量，希望获得信息的重要性，以及是否在RDRC的规定范围内。

欧洲的放射性药物临床试验申请具有2种完全不同的路径，一是欧洲放射药物大部分由独立研究机构或大学医院以学术研究为由发展应用，而非以商品化方式于临床上使用。根据欧盟法规（指令 2001/83），新的放射药物通常准许病患个人处方，于医院端随时准备即可施用，不须经查验登记核准，因此在各个国家间能很快速的应用于临床。二是申请 IMP（Investigational Medicinal Product），未批准的放射性药物可作为伴随/筛选药用于其他临床实施治疗药的参照，经 EMA 核准后可共同实施临床。与美国相似，欧洲也是于一般药物法规中纳入放射性药物的特殊要求。欧美对放射性药物的指导原则尽管某些细节不同，但普遍要求和原则基本一致。与美国不同的是，欧盟视放射性药物为一般性药物管理，并未设置专门的审批机构。

国内核药监管政策有待更科学，核药申报还存在诸多模糊点。核药监管复杂，为核药进行临床研究带来了一定阻碍，比如开展临床试验时为核医学科增项、增量的获批时间漫长，再如政策要求在年末时需做好明年度医用同位素的使用计划，如年中变更使用计划需经过漫长的办理过程。另外，与欧美相比，国内核药监管存在一些不确定的地方。例如，放射免疫诊断试剂在我国属于核药，在一些欧美国家则不属于；碘［^{125}I］密封籽源、微球等介入治疗药物，在我国是按药品管理，而美国将其按医疗器械管理；镓等核素原料 IND 申报的要求标准与 FDA 不统一。核药的特殊性也使得其无法完全参照传统药物法规进行监管。这些差异造成不少企业在法规上存在困惑。

二、核药创新速度加快，临床中心作为重要环节，中国需要建成标准化、国家化的临床中心

2020 年 10 月和 2023 年 2 月，《放射性体诊断药物临床评价技术指导原则》和《放射性体内治疗药物临床评价技术指导原则》相继颁布，为核素药物在我国开展临床研究提供了明确的技术指导，但是，核素药物的研究和使用，除核医学科的专业人员外，同时需配合影像，相关疾病的临床专业科室（内科学/肿瘤学、放射治疗学、肿瘤外科学、病理学、放射学）的多学科团队才能够开展。鉴于目前国内已批准的药物临床试验机构名单中有核医学专业认定的中心也非常有限，极大程度限制了我国核素药物的临床开发。

由国家药品审评机构和相关专业、行业协会共同开展核素药物临床开发的专业培训，兼顾药品研发的临床设计、考量，同时包括核素/放射性药物的特殊性。

鼓励临床研究中心核医学科的药物临床试验机构专业认证，参与更多的核素药物临床研究。考虑到核素药物的效期短，研究中心需具备核医学科病房或开展核素研究的专业病房。

第五节　α疗法将受青睐，前景可能会改变治疗模式

一、α射线的优势

α射线杀伤力大于β射线，辐射剂量可以低于β射线，并且可以在β射线无法生效的辐射剂量下显示出效果。同时，它不依赖于反应堆或增值性核原料，它是一种更清洁的同位素。

另外，它是粒子发射能力的重要变量。导致DNA损伤的原因是其线性能量转移（LET），这是每单位长度原子电离或激发的量度。粒子的组织范围取决于其LET和总动能。高LET粒子通常在较短距离内沉积能量。对于放射性核素，LET通常以keV/pm表示（千电子伏/微米）。动能通常表示为MeV（兆电子伏，=1000 keV）。β-粒子是从原子核发射的电子，具有范围为0.5～10 mm（或～50～1000个电池直径），能量为0.1～2.2 MeV，LET～0.2 keV/pm。α粒子是发出的氦核（2个质子，2个中子），来自细胞核，范围为40～100 pm（或<10个细胞直径），能量为5～8 MeV，LET～80 keV/pm。β-粒子通常会导致较少的复杂的DNA损伤（即可修复的单链断裂）在较长的范围内，而α粒子在较短的范围内更常引起更复杂的DNA损伤（即不可修复的双链断裂）。

β-颗粒的风险是由于其远距离而对健康细胞造成"交叉火力"损害。放射性药物中使用的α发射体包括镭223和锕225，鉴于短程和高LET/能量，α粒子有望实现高度靶向，高度强大的杀伤。

二、α射线医学应用价值

放射性核素主要发射的3种粒子，分别是α粒子、β粒子和γ粒子，3种核素的特点各不相同，α射线和β射线电离辐射的生物效应较强，而γ射线则穿透力更强。因此在治疗领域，常用的核素主要为α射线和β射线，但相比之下，α射线具有更强的电离辐射，对肿瘤的杀伤作用也更为显著。

事实上，核素治疗在临床上早已有着成熟的应用场景，β核素已经在广泛的临床实践中被证实对肿瘤具有良好的治疗效果。碘-131治疗甲状腺癌转移灶即是最为经典核素治疗，此外，锶-89、钐-153用于肿瘤骨转移患者可以有效降低骨相关事件。但β射线穿透力强，因此治疗时的副作用不可避免。

α核素以镭-223为例，在体内的摄取机制类似于钙的吸收，可以在骨骼中形成高浓度的聚集，骨转移病灶由于骨代谢活跃会聚集更多的镭-223。同时，能够释放α射

线的镭-223具有很强的杀伤力，高浓度聚集于骨转移灶，从而有效地抑制肿瘤生长。在安全性方面，正常骨组织代谢远不及骨转移灶，因此镭-223几乎不会对正常骨骼形成损伤。此外，镭-223穿透力弱，其射程仅不到100 μm，正常组织即可有效阻挡α射线，其杀伤作用局限于镭-223的沉积部位，对相邻的健康组织和骨髓的毒性作用较小。

α粒子穿透力较β核素弱，因而副作用更小，但α粒子具有很高的能量，精准靶向作用于骨转移病灶。镭-223治疗前列腺癌骨转移患者具有一箭双雕的效果，既能缓解疼痛，也能有效抑制肿瘤的发展。

发射阿尔法射线的α核素具有独特优势：能量高、射程短、耐乏氧、易防护，可使肿瘤细胞核中的DNA双链不可修复地断裂，极少量穿过细胞核的α射线足以杀死肿瘤细胞，因此靶向α核素治疗（TAT）在临床癌症治疗中已显示出巨大潜力。在众多α核素中，211At因其衰变时发射一个α粒子，具有较强稳定性，有助于减少脱靶效应。因此，α核素211At是放射性核素内照射治疗的新兴放射性药物，也是临床上用于杀伤肿瘤的未来更强有力武器。

第六节　靶向多肽药有可能成为核药的重要方向

一、小分子靶向核药、抗体靶向核药及多肽类核药的比较优势及其未来发展趋势

2018年，诺华子公司开发的放射性药物Lutathera（177Lu-DOTA-octreotate）获得FDA批准用于治疗胰腺神经内分泌肿瘤。Lutathera是一种结合放射性同位素镥-177（^{177}Lu）和肽配体octreoate的靶向治疗药物，是一类多肽类核药。多肽类核药物是一类利用多肽分子作为靶向分子，与放射性核素或其他核素结合，用于核医学成像、放射治疗或放射性治疗的药物。这些药物利用多肽分子的特异性结合能力，将放射性核素引导到特定的细胞、组织或靶标，实现精确的分子成像或靶向治疗。

与小分子靶向核药相比，多肽类核药通常具有合适的血浆半衰期。多肽分子较大，更难被酶解和清除，从而延长了药物在体内的停留时间，提高了药物的生物利用度和治疗效果。在生物安全性上，多肽作为天然产物或模拟天然产物，其分子结构更接近生物体内的天然分子，因此对人体组织的毒性和免疫原性相对较弱；同时，多肽分子的氨基酸序列可以根据需要进行设计和修改，以调整药物的亲和性、稳定性、药物代谢和释放速率等性质，还可以基于特定受体或分子相互作用，被设计的多肽类核药可以更准确地靶向肿瘤细胞或病变组织，减少对正常组织的影响。另外，与抗体靶向核

药相比，多肽核药具有较小的分子，这使它们更容易穿透组织和细胞，进入病灶部位。抗体靶向核药由于其分子量较大，体内代谢时间比较长，且组织穿透能力相对较弱，在临床应用中会受到种种限制（尤其是在国内核素病房处于短缺的现实情况下）。多肽分子的较小尺寸有利于药物的扩散和渗透，同时也降低了药物在体内的代谢和排泄。较高的渗透性和渗入性，可以更容易地穿越血脑屏障、肿瘤组织等生物屏障，以实现更好的药物分布和作用。在药物动力学上，多肽核药具有更快的药物动力学和反应速度。多肽分子的较小体积和较短的半衰期使其能够更快地与目标结合，并展现治疗效果。而且，相比抗体核药，多肽核药的合成生产较为简单高效，分子定点修饰更容易实现，具有较低的生产成本，质量控制标准更易于制订，并且可以适用于更广泛的治疗适应症。

以当前获得信息进行预期，多肽类核药在未来的发展中有几个主要趋势：多肽类核药将越来越多地被设计和优化为高度特异性的靶向药物，实现靶向治疗的精准化；稳定性上，新的修饰策略和技术将被广泛采用，包括非天然氨基酸的选择，定向环化，多肽骨架改构等手段的改进，还可利用脂质体、微球以及新型纳米载体调节多肽核药的药代行为，为多肽核药递送提供更好手段；最后，多肽类核药可以与其他药物或治疗方法进行组合治疗，通过选择合适的多肽组合方案，可以实现协同作用、抗药性降低和治疗效果的提高。

二、在药代方面，体内处理放射性核素也将成为一项核药的关键技术

在多肽靶向核素药物的研发和应用中，体内药代动力学的处理是至关重要的。处理放射性核素的药代动力学涉及核素的吸收、分布、代谢和排泄过程。多肽的 PK 特性与小分子药物有很大的不同。肽类药物的一个重要局限性是其口服生物利用度低，大多只能通过非肠道途径给药，经循环系统转运，然后通过毛细血管壁到达靶细胞。一些研究表明多肽类靶向核药可以直接穿过脂质双分子层，而也有研究表明其可以通过内吞或受体介导的不依赖能量的非内吞转运途径。但最主要的是，靶向肽与膜受体结合并介导多肽类靶向核药的内吞和内化等跨膜效应从细胞外转移到细胞内（靶向肽也可能引起下游细胞通路的改变）。多肽类靶向核药不进行肝脏代谢，主要通过肾脏清除，减少累积毒性，但肽的快速清除也限制其治疗应用。因此在设计基于多肽的 RDC 药物时，选择连接体（Linker）作为多肽和核素的"桥梁"是关键技术之一，以确保药物能够在达到目标细胞之前保持足够的稳定性，允许足够的循环时间。目前常见的连接体根据官能团大致可分为 4 类：酶可裂解（酯、酰胺和氨基甲酸酯）、酸可裂解（肼和碳酸盐酯）、可还原二硫醚和不可裂解（硫醚、肟和三唑）。选择适当的连接体，可以控制药物的释放速率和稳定性，从而优化多肽靶向核药的药代动力学性

质,并提高其疗效。

第七节　核药靶点开发将呈现多元化

一、目前市场核药靶点较少

核药行业扩容倚赖创新。目前还没有成功的创新案例,需要探索新的靶点、分子、适应症以及核素。

目前中国新兴核素企业,大多处于资本导向的创业模式,即追随模式,符合中国资本市场保本逐利的特性,只有极少数个别企业,在创新模式上做基础建设。这是管线比较少的主要原因。核药企业,在未来的发展中,必须会挤出部分泡沫。

核药行业的扩容倚赖新靶点、新分子、新适应症、新核素的突破。核药产业爆发的同时,不可避免地出现了一定的管线同质化现象,比如在靶点和适应症方面,国内不少 RDC 研发管线对标诺华已获批的 2 款产品开发仿制或改良型新药,PSMA、SSTR 是核药研发热门靶点,前列腺癌、神经内分泌肿瘤管线众多,同质化现象已经初步显现(图 12-7-1)。

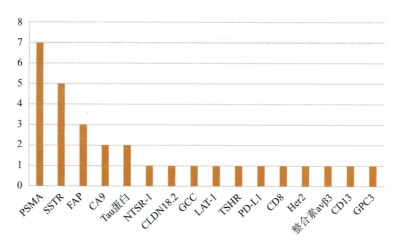

图 12-7-1　中国企业在研核药管线涉及靶点情况

核药领域成功得到验证的靶点不多,除了 PSMA 和 SSTR 外,诺华正在布局的成纤维细胞激活蛋白(FAP)在泛肿瘤诊疗中有着独特的作用,亦受到了业内的关注。FAP 为 II 型跨膜丝氨酸蛋白酶,高表达于许多上皮肿瘤相关成纤维细胞中,如胃癌、食管癌、肺癌等,而在正常组织、良性肿瘤间质中无表达或表达较低,具有较为广谱的诊疗前景。此前,诺华与 SOFIE Biosciences 子公司 iTheranostics 达成了一份转让协议，获得了开发和商业化 FAP 靶向剂库（包括 FAPI-46 和 FAPI-74）治疗应用的全球独家权利，业界由此提高了对 FAP 的期待。现在，蓝纳成的 177Lu-LNC1004 注射液已经进入 I 期临床，治疗 FAP 表达阳性的晚期实体瘤成年患者；POINT Biopharma 的核药管线［Ga-68］-PNT6555、［Lu-177］-PNT6555 也是聚焦 FAP。

业内源头创新核药当前成功案例不多，这为后来者提供了空间。接下来，更多靶点验证、更多创新靶向分子、更多适应症的发掘是决定核药市场能否做大的关键。在靶点上，还有很多已经被临床验证的靶点，比如 EGFR、HER2、PD-L1、ALK、KRAS、BRAF、ROS1、NTRK 等成熟靶点，没有成功应用于核药中，现在是布局这些靶点的窗口期。在 SSTR 和 PSMA 之外，已经有企业着眼于更多新颖靶点的布局，进军更多适应症。如诺华与 Bicycle Therapeutics 合作，开发基于双环肽的放射性偶联药物；诺宇医药完成了胰腺癌、肾癌、胃癌、前列腺癌、帕金森病等重大疾病领域中数十个靶点的筛选及临床开发策略验证工作；拜耳在研的 RDC 管线靶点涉及 Her2、CD20、CD22、MSLN；智核生物布局 PD-L1、Her2 等靶点聚焦乳腺癌、胃癌、甲状腺癌；Ipsen 布局 NTSR-1 靶点，管线正处于 I 期临床。

目前的治疗性核药在实体肿瘤中成功案例相对有限（PSMA 与 SSTR），在靶点开发中，行业需要在靶点类型、体内分布、疾病特异性上深入研究，解决核药研发中的一些挑战，例如靶向效率不足，组织穿透能力有限，体内半衰期过长（或过短），肾/肝等代谢器官毒性较大的问题，在靶点设计中，找到核药成功的规律性。

二、资本市场将倒逼核药创造管线新价值

随着核药的大规模商业化，国内近百条管线在研，而海外近 7000 条管线进入临床，这意味着创新核药研发进入高产期。随着 Lutathera 和 Pluvicto 在多个国家上市，以及其适应症的扩大，也带来了更大的商业空间。以 Pluvicto 为例，预计到 2024 年产能可达到 25 万支，意味着超过 60 亿美元的年产值。而相比较而言，Bayer 的 Xofigo 虽然获批较早，但在销售上表现较为平淡，由于去势抵抗性前列腺癌的治疗药物较多，其面临较大的竞争压力。因此，在核药开发上，企业需要更加了解市场需求，并选择临床价值明确或是现有治疗手段存在缺陷的适应症，从而充分发挥核药优势。

以国内形势为例，中国同辐与东诚药业作为传统的核药龙头，在核药市场上占据了较大的市场份额。而在资本的加持下，不少实力企业也走上了历史舞台。例如老牌药企远大医药借助资本市场的力量，以收购、投资参股等方式储备了多款核药创新产品，涵盖了多种核素以及多种适应证，实现了在核药上下游多个环节的全方位布局和产业链完善。这样的竞争格局，会促使各大核药企业在管线设计、适应证筛选和临床应用上，更加注重自身的特色和赛道，且会淘汰一批由于创新性不足或是管线疗效不

佳，无法真正实现临床价值的核药企业，从而造成核药格局的最终良性、"非内卷"、各有特色的分布。

第八节 中国会出现拥有差异化创新能力的核药企业，有能力整合上下游关键问题的企业将成为未来主角

一、市场需求催促中国核药企业，必须拥有丰富 BD 经验和较强研发能力，在产业化道路上，走出中国特色

当前治疗型核药企业，特别是在商业上下游有着差异化创新能力的核药企业越来越受到青睐。生物医药企业以前那种泡沫式盛况不复存在，但优秀企业持续 bd 交易的情况会越来越常见。微观层面上，部分 Biotech 的 license-in 模式还在持续引起争议，但整个行业已悄然完成角色转换。

据投行 Stifel 报告，在充满挑战的地缘环境下，中国对自己的生物技术基础设施进行大规模投资，Biotech 正成为重要的医药产品权益出口商。在药物许可交易上，今年是中国成为医药创新净出口国的第一年，上半年对海外 license-out 项目的预付款（流入）是 license-in 项目的预付款（流出）34.9 倍，而 2022 年这个比值为 2.8 倍，可谓跃迁式大进步。

据资深 BD 专家分析，中国现在是创新发源地了，生物科技以 out 交易为主，流入中国的资金远超过流出海外的资金，行情属于牛夫人变小甜甜。当然一级市场仍然困难，但几百家 Biotech 卷出几家 Pharma 一点问题都没有，还有小而美的 Biotech 能活下去而且活得很滋润。以前那种泡沫式盛况不复存在，但优秀企业持续 bd 交易的情况会越来越常见，为国内生物科技发展注入长久动力。

参考美股 Biotech，一个 BD 重大进展，引发某家港股 18A 脉冲式暴发将是常态。2023H1 中国生物科技 license-out TOP10 交易总额达 117.833 亿美元，其中 6 起 license-out 交易金额突破 10 亿美元，单项最高交易金额达 20 亿美元，为百力司康与卫材关于 BB-1701 的合作协议。治疗领域多样化，60% 交易项目集中在肿瘤领域，较往年占比呈下降趋势。

最重要的变化是，license-out 项目由上市后阶段向临床及临床前期逐渐推进，折射着国产创新药对靶点的跟随时间点不断前置，同时 Biotech 寻求将自己的早期研发能力与合作伙伴的海外临床能力相结合。

在 out 交易成为主流同时，in 交易的重要性并未下降。license-in 是小型药企获取商业化早期现金流的捷径，也是平台型药企补齐管线短板的途径。

license-in 毕竟是一种消耗性模式，不宜再成为中国创新药企的发展模式，出路在与创新药企业的 BD 能力——与海外原研厂家成立合资公司或有强大的本土商业渠道资源可供对接。

二、有能力的核药公司的底层逻辑构成画像

核药的成药比较难。核药领域对传统医药来说，是全新的领域。属于交叉学科，人才少，组团队难。诊疗一体化必须要有，这不仅是未来核药实力创新企业的画像，也是生物医药实力创新企业的画像。

核药长期以来都是冷门赛道，最近两年走热，一是生物医药市场经过泡沫，需要一条新的赛道证明生物医药板块的价值；二是核药提供了更多肿瘤药效界定和疗效的方法。换种更直白的说法，核药在肿瘤靶向的赛道上，细分上来说，不是投资人眼中的顶级赛道，至少需要时间的验证。

举个例子。一级市场投资人偏爱牛人＋顶级赛道，但是这个基础目前不适合核药。原因有 3 点。第一，顶级的赛道大多都是事后去验证的，而且路径的演进并不唯一，这在诞生之初大家几乎不得而知。第二，抛开了时点的限制，只去谈赛道也会变的毫无意义。比如在 2003 年的时候谈论 Tesla。第三，核药属于交叉学科，在中国这个交叉学科的设置基础即核医学长期属于冷板凳，成药的门槛又很高，属于生化、物理多科交叉学科，其中的成药机理还需要进一步探索，更不用说形成专业学科设置，成为一个做好上桌的"佛跳墙"，顶多我们都是在炮制这道大菜的过程中。

所以，保守论道，还不应该上来就定义核药为"顶级赛道"，避免泡沫。"牛人"的定义则更是仁者见仁。现在核药企业，能找到在核药基础研究至 15 年以上的专注科学的科学家（排除一直做各种 PR 的所谓牛人）加入，已经属于豪华的的配置创业团队组合了。

结合当下一些人民币投资人清晰理性的投资逻辑分析，核药领域"能人"的组合定义，可能更能走出扎实的明星企业。牛人往往自身带有一个光环，要么在大平台得到了验证，要么是连续成功的创业者。核药领域太新，除非诺华的核药项目组核心人物出来创业，可称为"牛人"，但这可能性微乎其微。反观这时候，核药赛道热起来，更需要"能人组合"。能人一般表面不具备耀眼的大光环，但是过往的经历和当下做的事情是高度匹配的，个人的技术和管理能力在过往的经历中也得到了验证，有时骨子里还有种不服输的意志。这个能人，可以是创始人，可以是 CSO\CTO，也可以是 CMO，具备超强的跨界交叉的学习能力。举个例子。牛人和能人一开始的禀赋是不同的，这就好比打一场德州扑克，每个人手中起始的牌是不同的。牛人可能一上来就拿着 AA 的牌，这就决定了他必须要采取高举高打的策略，否则拖到最后，可能会被

各种牌型完爆。所以牛人创业者出来创业，上来就要喊出高估值，从而获得巨额融资，这在很多常人来看是无法想象的。因为他们要利用自己的起始优势速战速决，否则时间一旦被拉长，打成了持久战，牛人和能人的差距会越来越小，牛人的优势就会消失殆尽。

前几年百花盛开的生物医药板块，用的都是这样的打法，一个带着光环的科学家，加上有大厂经验的经营者，打着高智商高知识水准的光环，共同制造了泡沫盛宴。好比玩家上手就拿了一对高牌，比如 AA 或 KK，当牛人玩家一加注，其余玩家却纷纷离场，拿了一手好牌玩了个寂寞。这就好比非常牛的创业者，带着高配的团队，杀向了一个天花板很有限的赛道，无论再怎么努力，收入始终停留在一个稳定水平难以突破，最后变成了一桩小而美的生意。

核药的赛道出现，已经是潮水退出，沙滩留下一片瘦鸥鹭的阶段，另叠加上面说的 3 个原因，"能人组合"更加适合核药行业，也就是说，核药企业的第一个画布特征是"能人组合"——跨界融合能力。这种组合相当于一上来拿了同花色的两张高牌，比如拿了同花色的 AJ 或者 Q10，他们的打法要结合发出的 3 张翻牌做调整，尤其是当翻牌 3 张发出来，有 2 张跟他们手中的两张起始牌都是同一花色，这就是我们说的能人抓住了一个热门赛道，此时他还是有很大的概率成就一个同花的牌面：创始团队有一定基本面，但是又有一些新概念能给未来一些想象的空间，最好是上一份工作的事业延长线，这在核药行业，又是稀缺资源。

同样做出一个项目，牛人可能会比能人花费更多的成本，有时项目成功，只需要少数几个"科学家"+CMO+ 能人的商务能力，靠大资金和人海战术反而是玩不转的。

顺便说一句，在很多时候，团队抛开研发路径，单纯地讨论研发成本其实是毫无意义的。同样一个项目，不同的路径去打造，成本可能截然不同，你不能说你花了 1 亿元打造了一个项目，别人也得需要至少 1 亿元才能做出来；找到合适的人合适的团队，也许只用你成本的一小半就做出来了。

生物医药企业底层研发逻辑，在过去 Biotech 已经有多种可以借鉴的成功案例。但生物医药企业发展的去泡沫年代，医药企业成药上市之前的商业逻辑会被越来越重视，生物医药企业的资金模式，不能只依赖于投资人，自我造血更加考验企业团队。所以商业画布第二特征：BD 能力。

好的商业模式是企业成功的一半。一个好的商业模式需要从 3 个维度看，分别是：底层逻辑、收益模型、切入角度。对于一开始就要烧很多钱的生物医药企业来说，太难了。但这不应该成为只依靠投资人的理由，企业从来创新为王。

底层逻辑靠科研无容置疑，这点我们不赘述。收益模型除了药品上市，是否可以把营收点前置，这就是现代药企需要考虑如何切入以及什么时候切入的时候了。

这里可以有多种解决方式，关乎创新企业的壁垒，不再多述。但趋势如萌芽出土，未来数年后，也不会再是壁垒，可能成为一种常规。

除此以外，企业建立生态的能力，应该是核心竞争力必备。不多赘述。成为好的企业的画布特征之一。

第九节　未来核药行业并购将成为常态

一、核药市场可期

RDC 药物在国外研发进度较快，Novartis 是该领域的领跑者，拥有多款 RDC 药物。POINT Biopharma、Telix、ITM、拜耳等也在积极布局 RDC 赛道，多款肿瘤治疗产品处于临床阶段。

2016 年以来，FDA 一共批准了 9 款 RDC 药物，涉及 6 个新分子实体。RDC 虽然不似 ADC 药物那样火热，但已经有越来越多的新药进入市场。从靶点上看，RDC 药物以靶向前列腺特异性膜抗原（PSMA）的项目居多，同时也涉及在 ADC 药物中较受欢迎的 Her2 靶标，在适应症上，RDC 药物主要集中在肿瘤领域。目前，全球已上市的 RDC 治疗药物表现突出的主要为 Lutathera 和 Pluvicto 2 款（图 12-9-1）。

其中，LUTATHERA 是 FDA 批准的第一个治疗胃肠胰神经内分泌肿瘤的放射性药物，2021 年销售额 4.75 亿美元。该产品已于 2020 年 7 月在国内提交临床申请。目前 LUTATHERA 已在美国、欧盟、法国、加拿大和中国台湾获批，中国Ⅱ期临床在进行中。虽然由于疫情，市场空间有限等原因销量基本停滞不前。但 Lutathera 在 RDC 治疗药物商业化的道路上吸引了全世界药企的关注，推动了后续产品的临床应用。

Pluvicto 是 Novartis 的另一款 RDC 药物，同样也是通过收购的方式从 Endocyte 获得。Pluvicto 于 2022 年 3 月获得 FDA 批准，用于治疗去势抵抗性转移前列腺癌患者（mCRPC）。已披露的临床研究结果显示，Pluvicto 在 mCRPC 的治疗中，相比目前临床表现最好的 PARP 抑制剂奥拉帕利，在 mPFS 上比奥拉帕利略胜一筹，OS 不相上下；安全性数据基本没差别，甚至不良反应发生率略低。在市场需求上，前列腺癌是男性第二大癌种，但奥拉帕利只能覆盖 HRR 突变的 mCRPC 患者，占总体患者的 15%~30%。而 Pluvicto 覆盖的 PSMA 阳性患者占到 mCRPC 患者的约 80%，可以极大的补全 PARP 抑制剂治疗获益较差的患者，市场空间巨大。

药名	主要成分	靶点	螯合剂	分子式	生产厂家	适应症	配体分子类型	上市时间
PLUVICTO（2022Q3 $80Mn）	Lutetium Lu-177 Vipivotide Tetraxetan	PSMA	DOTA	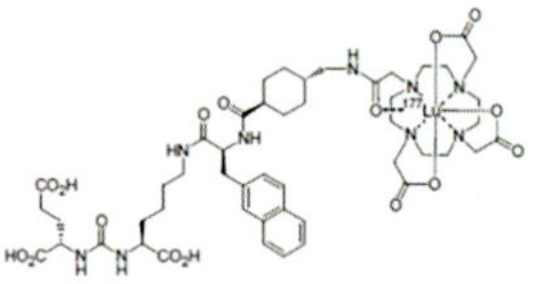	Novartis	治疗去势低抵抗性前列腺癌	肽	2022/03/24
LOCAMETZ	Gallium Ga-68 Gozetotide	PMSA	HBED-CC	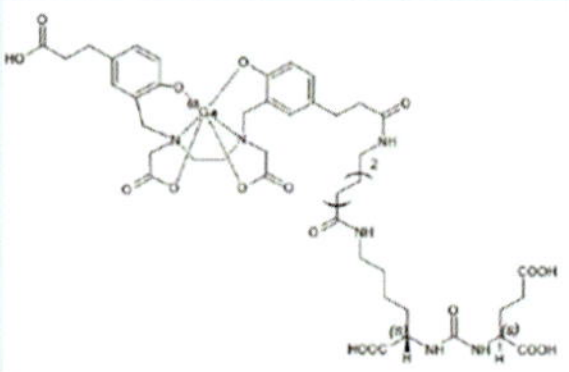	Novartis	治疗去势低抵抗性前列腺癌	肽	2022/03/24
Illuccix（2022H1 $22.5Mn）	Gallium Ga-68 Gozetotide	PMSA	HBED-CC	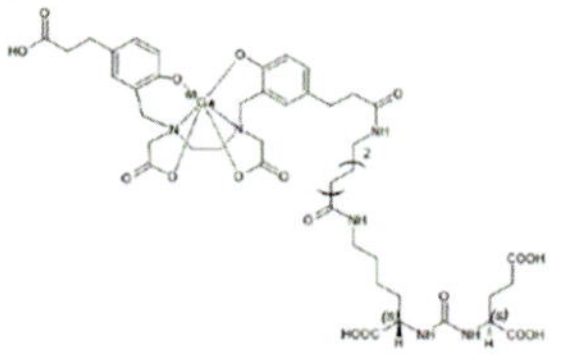	Telix	治疗去势低抵抗性前列腺癌	肽	2021/12/21
Gallium dotatoc Ga68	Gallium Ga-68 Dotatoc	SSTR	DOTA	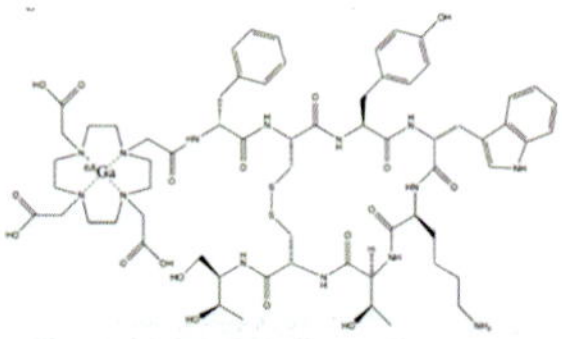	UIHC PET Imaging	诊断神经内分泌肿瘤	肽	2019/08/21
Lutathera（2021 $475Mn）	Lutetium Lu 177 Dotatate	SSTR	DOTA	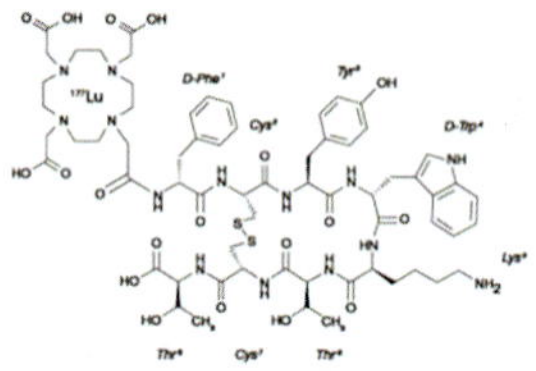	Novartis	治疗胃胰腺神经内分泌肿瘤	肽	2018/01/26
Netspot	Gallium Dotatate Ga-68	SSTR	DOTA	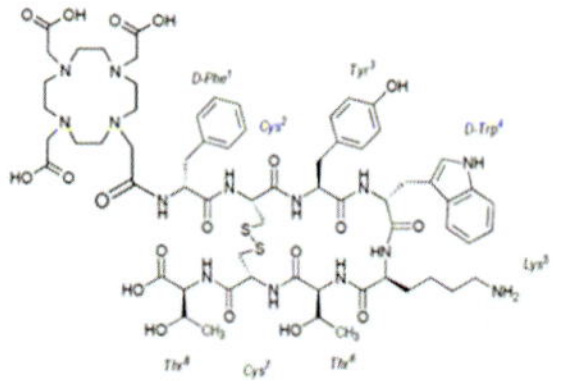	AAA	诊断神经内分泌肿瘤	肽	2016/06/01
Pylarify（2021 $43.4Mn）	Piflufolastat F-18	PMSA		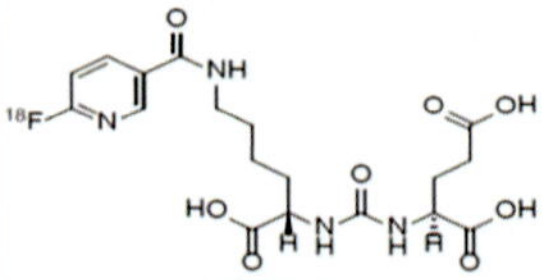	Lantheus Holdings	诊断前列腺癌	肽	2021/05/27

图 12-9-1　2016 年以来 FDA 审批通过的 9 款 RDC 药物

第十二章　核药行业趋势

Gallium Ga68 gozetotide	Gallium Ga-68 Gozetotide	PMSA	HBED-CC	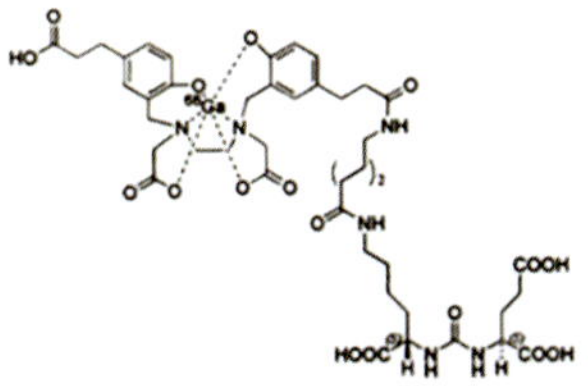	加利福尼亚大学	诊断前列腺癌	肽	2020/12/01
Detectnet	Copper Cu-64 Dotatate	SSTR	DOTA	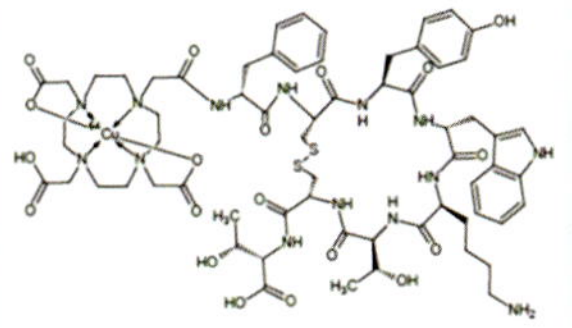	Radio Medix/Curium	诊断肠胃胰腺神经内分泌肿瘤	肽	2020/09/03

图 12-9-1　（续）

整体来说，我国放射性药物研制进展缓慢，自主原创性放射性药物缺乏，临床使用的放射性药物大部分为国外仿制药物。国际上用于治疗神经内分泌肿瘤的 -177 标记的奥曲肽（Lu-DOTATATE）、治疗前列腺癌的特异膜抗原抑制剂（Lu-PSMA-617）、治疗嗜铬细胞瘤的无载体间碘苄胍（I-MIBG）等特效放射性药物尚未引进。2020 年 5 月，我国建立了第一个放射性药物临床前安全评价实验室（GLP），但从事放射性药物研制的企业整体面临技术能力不强、产业规模不大的局面。

二、催生并购的原因

自 2017 年至今，国内外核药并购事件频频发生，其中诺华制药重仓核药赛道，分别以 39 亿美元和 21 亿美元，收购了法国 AAA 公司及美国 Endocyte 公司，最近又以里程碑付款 4.25 亿美元引进了德国 3B Pharmaceuticals 公司的 FAP-2286 项目，成为引领全球核药发展的旗舰公司。

在国内，远大医药已成为中国核药市场的收购与引进"一哥"，自 2018 年以近 100 亿元人民币的价格收购了澳洲 Sirtex 公司的 Y90 微球治疗肝癌的项目之后，2021 年分别以 2.5 亿美元引进了澳洲 Telix 公司的 3 对诊疗一体化的核药产品，以及 5.2 亿欧元引进德国 ITM 公司 3 款核药产品，基本覆盖了市面上所有主流的 RDC 核药产品。尽管诺华制药与远大医药在全球市场频频出手，但中国市场还是一片未开发的"处女地"，新型精准靶向 RDC 药物还没有一家获得批准上市，这也是自 2021 年以来中国创新 RDC 核药研发迅速崛起的原因所在（图 12-9-2）。

目前市面上 RDC 精准靶向诊疗一体化的核药产品，如：Lutathera，Lu177-PSMA-617 的治疗效果确实能让癌症患者受益，尤其是中晚期全身扩散的无药可治的患者。

时间	出资方/被许可方	被出资方/许可方	金额（亿美元）	核心产品
2013	Bayer（德国）	Algeta（挪威）	26.1	Xofigo（^{223}Radium dichloride）
2017	Novartis（瑞士）	AAAP（法国）	39.0	Lutathera（^{177}Lu - dotatate）
2018	Novartis（瑞士）	Endocyte（美国）	21.0	^{177}Lu - PSMA - 617
2018	远大+鼎晖（中国）	Sirtex（澳大利亚）	14.1	SIR - Spheres® 钇[^{90}Y] 树脂微球
2019	Bracco（意大利）	Blue Earth（英国）	4.5	^{18}F - Fluciclovine ，^{18}F - rhPSMA - 7
2020	远大（中国）	Telix（澳大利亚）	0.25+2.0	TLX591 - CDx，TLX250 - CDx
2021	Novartis（瑞士）	Artios（美国）	0.2+13	DNA damage response inhibitor
2021	Bayer（德国）	Noria+PSMA（美国）	NA	Actinium - 225，靶向 PSMA

图 12-9-2　核药领域的代表性并购/交易

从销售业绩上看，自 2018—2022 年，Lutathera 在美国的销售额呈稳步上升的趋势，2022 年达到近 5 亿美元的年销售额，Pluvicto 也不甘示弱，自 2022 年第 3 季度 FDA 批准上市以来，已累计销售超过 5 亿美元，预计 2023 年的销售额将超过 10 亿美元，未来将达到 50 亿～80 亿美元/年的销售业绩。这些都是催生大量并购的原因，同时也让我们看到未来人类诊治重大恶性肿瘤的希望和可能，也开创了精准靶向药物诊断与治疗的新时代，使真正意义的精准医疗和个性化医疗步入新的台阶。

第十节　核药与其他肿瘤药物的联合治疗将成为趋势

一、核药一直是一个积极研究的概念，更大的"复杂"治疗模式创新能力，与其他肿瘤药物的联合治疗模式，也在创新的领域之内

与传统抗肿瘤药物相比，核药在本质上属于一类"组合型"创新，即利用放射性同位素的特性，结合疾病靶向分子的特性，通过二者的"偶联"进行诊断和治疗，实现诊疗一体化。在核药的设计过程中，通过偶联不同的功能分子可以实现不同的治疗模式，实现更精准、可视化的靶向治疗。然而，正是由于这种"组合式"的创新模式，造成核药在研发、生产、使用多方面的复杂性。如何找到针对特定适应症真正有利的靶向分子，如何通过合适的连接技术将核素引入靶向分子结构且不影响其疾病特性，如何通过连接子调节整个核素药物的药代动力学行为，如何选择对特定适应症最合适的靶向分子/连接子/核素搭配，是在任何一种核药设计使用过程中都必须去反复探讨的问题。

由于核药的特性，将其与其他抗肿瘤药物联合使用可以产生协同效应提高疗效。例如，核药与传统化疗药物联用，可以实现双重打击，一方面通过辐射直接杀伤肿瘤细胞，另一方面通过化疗药物抑制肿瘤的生长和扩散，增强治疗效果。177Lu-

PSMA-617（Pluvicto）三期临床试验结果显示，与标准治疗方案相比，添加 Pluvicto 将患者的死亡风险降低 38%，Pluvicto 同时显著降低患者出现放射学疾病进展或死亡的风险。而且，在基线携带可评估疾病的患者中，Pluvicto 组的总缓解率为 30%，标准治疗对照组这一数值为 2%，该积极结果证明了核药与传统化药联合治疗协同作用。核药与免疫疗法联用，如联合免疫检查点抑制剂，可以增强免疫应答，提高对肿瘤细胞的免疫识别和杀伤。核药还可以与靶向药物联用，或直接偶联抗体，更加精确地在肿瘤部位富集并进行辐射杀伤，从而减轻对健康组织的损伤。此外，核药还可以与其他的新型治疗手段起到协同的作用，以 CART 细胞治疗为例，核药与 CART 治疗可以实现转移灶精准杀伤、免疫激活、CTC 清除等多重功效。

二、核药的竞争对手是传统肿瘤药

传统肿瘤药物如小分子化药、单抗注射液等目前仍是肿瘤的主流治疗策略，但随着临床使用增多，其治疗局限性也逐渐显露出来。早期的小分子化学药物缺少靶向性，其进入体内分散至全身后，无差别杀伤肿瘤细胞和自身组织，引起严重的毒副作用，虽然能抑制肿瘤的生长和扩散，对原发灶、转移灶均有一定作用，但对机体本身的伤害也是患者难以忍受的。即便随着药物研究的发展，小分子靶向药物成为治疗的主要手段，小分子化药的肿瘤抑制作用仍然较为有限，耐药性的产生仍无可避免，在治疗后期必须联合其他治疗方案才能有效抑制肿瘤的生长和转移。相比较而言，核素偶联药物能有效克服小分子化药的治疗缺陷，针对肿瘤特异性抗原和标志物筛选分子靶点，设计抗体、蛋白、多肽、小分子等，在这些配体上标记放射性核素得到的核素偶联药物具有肿瘤靶向性，使得核药选择性富集在病灶区域，通过核素衰变释放的短射程粒子杀伤肿瘤细胞和病变组织，而对健康组织毒副作用较弱。由于通常使用小分子化药治疗后期的患者身体状态已十分虚弱，并且对药物不再敏感，这时使用核药联合治疗的策略能有效提高抗肿瘤疗效，改善患者生活质量，因此核药和传统药物的联合治疗对于延长疾病晚期患者的生存时间至关重要。

单抗注射液是另一传统肿瘤药，其局限性在于肿瘤异质性较高，不同患者体内的肿瘤抗原表达水平参差不齐，只有特定抗原表达阳性的患者才对相应的单抗药物产生响应性，因此是一种对患者筛查后采用的个性化治疗手段。此外，虽然抗原表达阳性的患者在治疗初期对单抗药物具有较高的敏感性，但治疗后期的肿瘤抑制效果十分有限，需要其他治疗手段进行联合治疗。同时，核药的治疗会造成肿瘤细胞的凋亡，起着激活免疫系统的作用，与传统肿瘤免疫治疗手段（例如免疫检查点治疗）可以相互增效，强强联合。综上，核药的疗效价值在于，它解决了传统肿瘤药物在治疗后期的疗效局限，通过放射性核素释放的电离辐射直接损伤肿瘤细胞 DNA，有效抑制肿瘤的生长和扩散。它与传统肿瘤药物既是"竞争对手",也是协同增效的互补手段。

三、如何突出药效学,核药从末期往上走的策略是更好吗?

对于核药的临床应用,一般的策略是采取"末期往上走策略",首先应用于末期疾病患者,再逐步扩大范围。由于末期疾病患者通常对于多数肿瘤治疗反应不佳,可以更快地观察到核药的治疗效果,除了肿瘤的进展外,还包括患者的疼痛缓解程度和生活质量的改善等,从而更好地评估初步疗效。此外,由于核医学在患者群体中普及程度并不高,很多患者"谈核色变",在末期患者中取得的良好治疗效果,也有助于建立核药在其他疾病或不同疾病阶段中的治疗潜力和价值,为进一步的临床应用提供有力的支持,并有望逐步扩大范围,包括早期疾病的诊断、预防等。当然,随着核药在特定适应症中被观察到的优秀治疗效果,后期核药可能会在特定适应症里作为二线甚至一线的治疗手段,但"末期往上走"的策略仍然对于多数核药而言属于主流选择。

对于核药的药效评估,可以参照传统抗肿瘤药的标准,从肿瘤缩小程度、疾病进展期的延缓、患者生存期的延长和生活质量的改善等方面进行评估,一些特定的生物标志物水平在治疗前后的变化也可作为核药的药效评估标准之一。Lutathera 三期临床试验评估了药物与对照组的无进展生存率、治疗反应率、总体存活率等数据,结果显示,治疗 20 个月时,无进展生存率:177Lu-Dotatate 组为 65.2%(95% CI: 50.0% ~ 76.8%),对照组为 10.8%(95% CI: 3.5% ~ 23.0%);治疗反应率:177Lu-Dotatate 组为 18%,对照组为 3%;总体存活率:177Lu-Dotatate 组死亡 14 名患者,对照组死亡 26 名患者。除此之外,由于放射性核素的独特性,可以利用影像学手段对核药进行体内实时追踪,评估药物在体内的分布和代谢情况,如正电子发射断层扫描(PET)和单光子发射计算机断层扫描(SPECT)等。

此外,核药需要并且必须与传统抗肿瘤药或者现有的疗法进行头对头比较。将核药应用于末期疾病患者的末期往上走策略要求核药必须展现出巨大的治疗优势,而且对于这种难治性末期肿瘤设置安慰剂对照并不现实。由于核药在生产与使用上的一些特殊性,且储存时间较短,这些后勤上的额外需求使得核药的疗效不能仅仅满足于与安慰剂相比"有效",而要作为一种"精准制导"的杀伤性利器,在肿瘤治疗领域占据一席之地。

第十二章 核药行业趋势

第十一节 核药市场的投融资热度将会走高

一、大型药企对核药领域的兴趣浓厚，核药市场的能量将持续增量释放

核素肿瘤药物的巨大发展潜力得到各大医药公司的重视，除了Curium、CardinalHealth等核药主力企业外，Novartis、Bayer、Johnson& Johnson等跨国公司也出手频繁，加速了在核药行业的布局与整合。近几年核药企业的并购交易金额超百亿美元。治疗性核药的发展受到了医药领域内的高度重视，从2018年开始，并购大事件频发，药企巨头以及投资者纷纷入局，并且治疗性核药的收购或者融资基本都是投入很大。同时，随着国内核医学的进步、国家和公众对于放射性药物认识的不断提高，国内核素药物产业也迅速发展，但仍处于起步阶段（图12-11-1）。

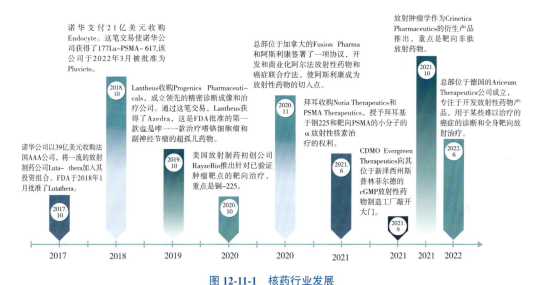

图12-11-1 核药行业发展

国际上除了知名的诺华、拜尔等医药巨头，中国的"医药第一股"恒瑞医药计划在天津投资60亿元，全力自建核药研发、生产、配送及销售的全产业链发展模式。云南白药、天士力、济民可信、扬子江药业等知名老牌药企也在纷纷布局核药发展领域（表12-11-1）。

从2021年至今，创新性核药发展在一级市场中的表现非常活跃，从下面创新核药公司近期融资情况中可以探知一二（表12-11-2）。

表 12-11-1 核药行业的布局与整合

企业	被并购方	金额	获得产品	时间
Novartis	ENDOCYTE	21 亿美元	177Lu-PSMA-617	2018 年 10 月
Novartis	AAA	39 亿美元	177Lu-DOTATATE	2017 年 10 月
Bayer	ALGETA	26 亿美元	223Ra (Xofigo)	2014 年 2 月
Bayer	Noria	—	225Ac-PSMA 小分子	2021 年 6 月
Boston Medical Center	BTG	42 亿美元	钇 90 微球	2019 年 8 月
远大医药	Sirtex	14 亿美元	SIR-Spheres 钇 90®	2019 年 3 月
远大医药	ITM	5.21 欧元合作	三款 RDC 产品在大中华区的独家商业化权益	2022 年 2 月
远大医药	Telix	收购 7.6% 股权	引进了 6 款核药产品	2020 年 11 月
东诚药业	安迪科	16 亿元	放射性药品生产配送中心	2017 年 7 月
东诚药业	益泰医药	6513 万收购 83.5% 股权	188Re 依替磷酸盐注射液	2016 年 5 月
东诚药业	云克药业	7.5 亿元收购 52% 股权	锝 [^{99}Tc] 亚甲基二膦酸盐注射液	2015 年 4 月
东诚药业	上海欣科	6750 万美元收购 GMS（中国），获得 51% 股权	放射性显影剂、尿素 [^{14}C] 呼气试验胶囊	2016 年 3 月
中国同辐	宇波君安	8000 万元	碘 [1251] 密封籽源、氯化锶 [^{89}Sr]	2019 年 2 月

表 12-11-2 创新核药公司融资情况

企业	年份	融资金额	轮次	投资机构
先通医药	2023.6	11 亿元	Pre-IPO 轮	国投创业、金石投资、中信证券投资、锡创投、国投创益、粤科金融、济民可信投资、广发乾和、国调基金、通用技术创投、无锡新尚资本、疆亘资本、磐石资本、成铭资本、知中投资、中山创投、恩然创投、武汉利德、国寿股权及荷塘创投等
兰纳成生物	2023.6	2 亿元	战略融资	增资扩股：东诚药业、景林景盈、新动能基金、动能嘉元、业达投资、伯信投资、蓝色药谷、源禾春熙、牟新投资
无锡诺宇	2023.5	1 亿元	种子+天使+A 轮	老股东兴华鼎立独家投资
核欣医药	2023.3	超 1.5 亿元	天使+A 论	同创伟业、山蓝资本联合领投，亦尚汇成跟投
通瑞生物	2022.12	数亿元	A 轮	通和毓承、九瑞天诚

续表

企业	年份	融资金额	轮次	投资机构
博锐创合	2022.6	3亿元	天使+A轮	药明康德孵化企业
辐联医药	2022.5	3亿元	天使轮+A轮	红杉中国领投，楹联健康基金、佳辰资本、辰德资本和昆仑资本跟投，天使轮成为资本+革锭创投
晶核生物	2022.8	8000万元	Pre-A轮	高榕资本领投，VI Ventures、骊宸资本及老股东凯泰资本跟投
智核生物	2022.1	2亿元	A、B、C轮	元禾控股、天士力渤溢基金、农银国际、兴业资管、复容投资、久友资本、隆门资本、康宁杰瑞、翼朴资本、薄荷天使基金等
法伯新天	2022.1	近亿元	天使+Pre-A	泰煜投资，元生创投，新航城基金，顺为资本；优健利投资
新旭医药	2021.12	4000万美元	C轮	东诚药业、KTB投资集团、IMM、FOX、DCL、园丰资本
四体康宸	2021.12	2000万元	种子轮	朗盛投资、太仓资本
艾博兹医药	2021.11	7500万美元	A轮	Vivo Capital、尚城投资、鼎丰生科、venBio Partners、Samsara BioCapital、Venrock、南丰生科
先通医药	2021.10	6.4亿元	D、D+轮	中金资本、国科嘉和、朗玛峰创投、核建产业基金、国药资本、荷塘创投、本草资本等
先通医药	2020.7	5.6亿元	A、B、C轮	同辐基金、国药资本、物明投资、国科嘉和及荷塘创投、启明创投领投；深圳物明基金领投

其中先通医药表现最为抢眼，自2014年先通医药进入核药领域以来，总共完成6轮融资，共计获得23亿元的股权投资；其次有大资本加持的辐联医药、通瑞生物以及艾博兹医药等获得3亿元以上融资；还有如兰纳成生物、博锐创合等企业获得1.5亿~3亿元融资紧随其后。除先通的融资能力之外，其他十几家创新型核药研发公司共计也获得了约25亿元的融资。

二、二级市场定价价值未凸显，核药是未来肿瘤创新药市场价值的主推加速器

生物医药二级市场需要更多的上市企业，在存量中获得青睐，为二级市场获得增量，为生物医药市场争取信心，并把信心传导给一级市场投资人。

核药作为生物医药行业新兴产业，其未来的价值可以预见到其商业价值不光体现在本身药品上市后的市场表现，还体现在生物医药联合用药、辅助其他类型肿瘤药药

效评价等方面，核药是为未来肿瘤创新药做增量价值的助推加速器。

目前，还未有中国核药企业上市，经过 2019 年之前的生物医药企业的发展，最近几年通过二级市场的泡沫挤压，倒逼一级市场投资开始回归理性逻辑，这也意味着生物医药企业机械堆砌管线融资的商业模式已经过去。核药可以成为新型生物医药企业的试金石，药物理念跨界融合＋经营理念跨界融合，从底层逻辑上，追赶欧美优秀企业。这是一个创新，也为未来中国二级市场生物医药板块获得新的亮点、新的价值。

纵观 2022 年，受 COVID-19 疫情、医药政策、集采常态化和中美对抗等多种因素影响，资本市场对生物医药行业的投融资更加谨慎，投融资有所降温，市场也更加趋于理性，行业进入深度调整阶段。2022 年中国生物医药行业总计 57 家中国生物医药公司在中国大陆和香港完成 IPO。其中 A 股上市 49 家、H 股 8 家，分别募资 749 亿人民币、36.38 亿港元。美股无企业成功上市。2022 年 IPO 总金额和企业数量较 2021 年度出现较明显下滑。然而，作为 IPO 主力的科创板，仍表现出了"逆境而上"的趋势：科创板平均单次 IPO 融资额 20 亿元，较 2021 年单次融资额（17 亿元）有显著提升，涨幅约 18%；再融资共 40 起，累计融资总额约 598 亿元，与 2021 年（47 起，589 亿元）相比金额稍有提升，在一定程度上说明二级市场对于 IPO 企业的"信任度"持续稳态并略有提升。

在生物医药持续走稳的态势下，核药新型生物医药创新企业的纵深结合能力，希望能为二级市场带来新的价值认定。

第十二节　医用同位素的供应问题能解决

随着核药大规模商业化，将倒逼上游解决核素供应问题。无论是从产能还是从加速器技术壁垒角度看，首先，中国常用核素的供应能力并不差，现任中国核学会同位素分会理事长、中国原子能科学研究院研究员罗志福曾谈到，医用同位素供应问题早晚能解决。以钼-99 为例，按年均 5% 的增长率预测，到 2030 年全国每年消耗量才不到 3 万居里，而利用现有一个反应堆满负荷运行生产的话，钼-99 年生产量可以达到 10 万居里。其次，海内外已有多个专业公司在加大镥［^{177}Lu］、锕［^{225}Ac］等核素布局，并且随着更多创新核药商业化，势必会倒逼上游企业积极供应相应核素。加速器是医用同位素制备的发展趋势。核反应堆未来完全可以满足国内需求（表 12-12-1）。

如表 12-12-1 所示，绵阳核九院目前能少量满足中国的临床需求。秦山核电站计划于 2024 年下半年稳定供给 2 万居里的 ^{177}Lu，相当于 10 万人次治疗型核药的临床应用。其他几座核反应堆未来也将陆续提供国民所需的新型治疗性核素，如：^{177}Lu、^{90}Y、^{131}I 等。

表 12-12-1 中国核反应站分布

序号	反应堆	所在地	可生产核素
1	中国绵阳研究堆	四川绵阳	^{131}I, ^{99}Mo, ^{90}Y, ^{177}Lu, ^{14}C
2	秦山核电站	浙江海盐	^{131}I, ^{89}Sr, ^{90}Y, ^{177}Lu, ^{14}C
3	中国先进研究堆	北京	^{131}I, ^{125}I, ^{99}Mo, ^{89}Sr, ^{177}Lu, ^{14}C
4	游泳池反应堆	北京	^{131}I, ^{125}I
5	高通量工程试验堆	四川夹江	^{131}I, ^{125}I, ^{99}Mo, ^{89}Sr, ^{14}C
6	岷江试验堆	四川夹江	^{131}I, ^{125}I, ^{99}Mo, ^{177}Lu

都纽瑞特公司计划 2024 年以加速器生产锗镓发生器，以用于 Ga68-PET/CT 示踪剂的应用；同时，他们也计划 2025 年提供加速器生产的 α 核素：^{225}Ac，以用于 α 核素治疗的核药开发。浙江阿尔法纽克莱公司计划 2024 年年底用加速器生产提供另外一种 α 核素：^{211}At 用于新型 α 核素治疗药物的开发。

第十三节　核药 +A+B+CRO/CDMO 将兴起

核药成像技术为药物的分布、结合和其他生物效应提供了强有力的洞察力。作为其关键路径计划的一部分，FDA 已与美国国家癌症研究所（NCI），制药行业和学术界一起开展了一系列活动，这些活动的目的是促进新成像技术的开发以及在产品开发过程中更好地使用医学成像技术。新型成像剂和技术在疾病的发生、发展和进展期间可以提供重要的生物标志物和 / 或替代终点，有助于开发治疗疾病的新疗法。

在此基础上，核药联合用药前景可观。核药可与多种药物联用，如与肿瘤合成致死疗法联用，与肿瘤免疫疗法联用等，实现更好的疗效。目前已经开展了数项核药联合用药的研究，Australia 尝试将 PAPR 抑制剂他拉唑帕尼（Talazoparib）与 ^{177}Lu-DOTA-Octreotate PRRT 联合用药治疗神经内分泌肿瘤，研究正处于临床 I 期。OncoC4 将 ONC-392 与 Lutetium Lu ^{177} Vipivotide Tetraxetan 联合用药用于转移性去势抵抗性前列腺癌，正处于临床 II 期。靶点、分子、适应证、核素创新，做一流。

核药企业与 ADC、PDC 等医药细分赛道合作也是重要趋势。核药是一个交叉领域，联合开发能够更进一步发挥核药的优势。已经有 ADC 和 PDC 公司进入核药领域，与核药企业共同开发。2022 年 11 月，纽瑞特医疗和南京安吉生物共同签署了《多肽偶联核素创新药物（PRC）开发战略合作协议》，达成亿元以上的合作项目开展。

中国创新核药企业数量在约 30 家，对应庞大的核药 CRO/CDMO 市场。国内核药 CRO/CDMO 板块正在酝酿中。未来 3 年内，随着更多企业入局，以及大量管线进入临床，核药 CRO/CDMO 会迎来发展高峰。

目前，核药 CRO/CDMO 已经开始走热。米度生物是一家分子影像医药研发外包（MI-CRO）企业，同时公司针对核药提供包括早期开发、CMC、临床前、临床及注册申报的一站式服务。2021 年昭衍新药与先通医药共同增资江苏先通，涉足核药 CDMO 业务，还能够依托其设施、设备、核素、专业储备来开展核药 CRO 服务。益诺思海门公司开展放射性同位素实验研究、呼吸毒理、药物依赖性、灵长类生殖发育毒性等试验研究；药明康德 DMPK 放射性研发中心拥有 300$^+$ 放射性受试物的申报经验。提供从早期筛选、临床前开发、到临床阶段的综合型药代动力学服务。

第十三章 影像对比剂的发展

第一节 医用影像造影剂的应用及全球市场分析

一、造影剂的临床应用及意义

2015年1月20日，美国总统奥巴马在国情咨文中提出"精准医学计划"，希望精准医学可以引领一个新时代。精准医疗是以个体化医疗为基础，结合基因测序、生物信息等现代技术，为患者量身制订出最佳治疗方案的新型医学概念和医疗模式。"精准诊断是精准治疗的第一步"——这句医生常挂在嘴边的话，在COVID-19疫情中被更多的民众所理解。

我国近些年在医学影像领域进行了大力支持，并出台了相关指导方针。2020年3月9日，国家自然科学基金委发布了"优先发展领域及主要研究方向"，在"跨科学部优先发展领域"核心科学问题中提到"MRI、CT及PET成像的新方法，多模态光学成像，工业及公共安全、医学图像判读的基础算法；支持精准诊断和治疗的成像、图像处理与重建、建模与优化的新技术新方法，包括图像分析与处理的大数据技术等"，这些信号透露出临床对于精准诊断的急迫需求。

医学影像是疾病诊断的一个重要组成部分，是为了医疗或医学研究，对人体某部分，以非侵入方式取得内部组织影像的技术与处理过程。常见的医学影像模式包括X射线计算机断层扫描（CT）、磁共振（MRI）、超声（US）和荧光成像等类型。为了提高疾病诊断准确度，在临床应用中会选择性使用影像对比剂。影像对比剂又称为造影剂、显影剂（contrast media），是为增强影像成像效果而注入（注射或口服等）到人体组织或器官的化学药品，以便能更清晰地观察到不同的器官、细胞组织类型或躯体腔隙，为疾病的精确诊断、治疗规划和预后评价提供极其重要的参考依据。

根据不同的影像模式，对比剂可分为CT、MRI、US等类型，常用CT对比剂有碘类和钡类，MRI对比剂主要为钆类，超声对比剂为微泡类。对比剂在临床疾病诊疗上发挥着重要的作用，一方面，对比剂能显著增加正常与异常组织间的影像学差异，协助医生辨别异常形态结构和功能损害，使医生能及早发现并鉴别早期微小病变（如肝脏肿瘤病变等），大大降低传统影像带来的漏诊或误诊。另一方面，对比剂还能帮助医生鉴别疾病的良恶性，开展治疗方案设计和规划。

二、全球造影剂市场规模

随着全球居民生活水平的不断提高，以及经济社会的快速发展，以增强扫描为代表的精准诊断的需求越来越高，全球造影剂的需求仍将呈现增长趋势。根据数据（数据来源：观研天下数据中心），2016—2021年全球造影剂行业市场规模由49.99亿美元增长至66.72亿美元，近6年的复合增长率为4.9%，其中在2020年，因COVID-19疫情的影响，全球造影剂销售额较2019年下降了10.9%，仅为54.37亿美元（图13-1-1）。

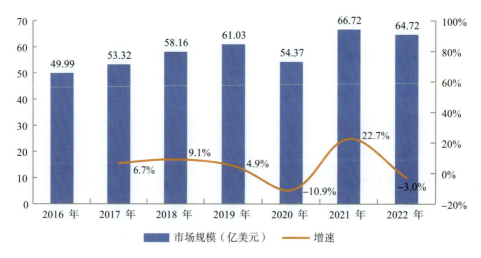

图13-1-1　2016—2022年全球造影剂行业市场规模及增速

三、全球CT/MRI/US造影剂市场规模，近5年销售趋势

从细分市场看，根据用途，造影剂主要可分为：X射线造影剂，磁共振（MRI）造影剂以及超声造影剂。

①X射线造影剂（碘类、钡类），主要用于神经系统、心血管系统等部位的造影，包括医用硫酸钡及碘造影剂2大类，其中碘造影剂包括无机碘化物，脂质碘制剂以及有机碘化物。

②磁共振造影剂（钆类），主要用于全身软组织、心脏大血管的造影，主要包括顺磁性物质、超顺磁性物质以及铁磁性物质。

③UC造影剂（微泡类），常用于妇产科、心血管系统的造影，包括白蛋白造影剂、脂质造影剂、多糖造影剂以及聚合物造影剂。

第十三章　影像对比剂的发展

其中，X射线造影剂是全球造影剂市场的主体，根据数据（数据来源：观研天下数据中心），2021年占比达72.76%，金额达48.55亿美元。磁共振造影剂占比20.28%，金额达13.53亿美元，超声造影剂占市场总额的6.96%，4.64亿美元（图13-1-2）。

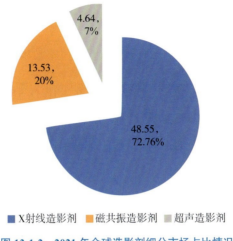

图13-1-2　2021年全球造影剂细分市场占比情况

四、全球CT/MRI/US造影剂销售排名前5品种

X射线造影剂是全球造影剂市场的主体，占比达72.76%。造影剂销售前5的品种中，X射线造影剂占据4个名额，前5品种分别为：碘海醇注射液，碘克沙醇注射液，碘帕醇注射液，钆特酸注射液和碘佛醇注射液（图13-1-3）。

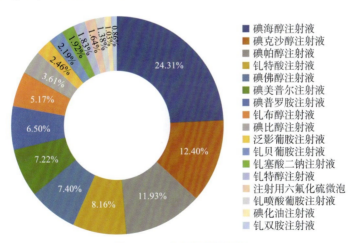

图13-1-3　全球造影剂份额

数据来源：IQVIA

五、中国市场 CT/MRI/US 造影剂市场规模

依据米内网数据，2021 年我国造影剂行业市场规模为 171.18 亿元，2022 年我国造影剂行业市场规模为 133.46 亿元，较上年同比负增长 22.04%。负增长主要是受碘剂第 5 批和第 7 批集采影响（图 13-1-4）。

由于 X-CT 的普及，我国 X 射线造影剂占据更大的市场，总占比 76.2%，金额达 101.31 亿元，其中碘克沙醇、碘海醇、碘佛醇、碘普罗胺、碘帕醇 5 种碘造影剂占比 75% 以上，造影剂产品高度集中。磁共振造影剂占比 18.51%，金额达 24.58 亿元，超声造影剂占市场总额的 5.2%，金额达到 6.91 亿元（图 13-1-5）。

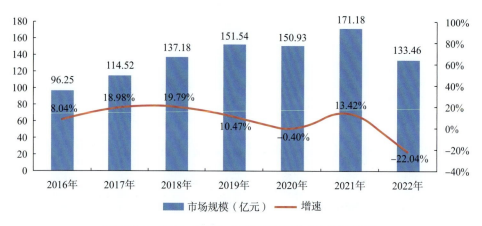

图 13-1-4　2016—2022 年中国造影剂行业市场规模及增速

数据来源：米内网

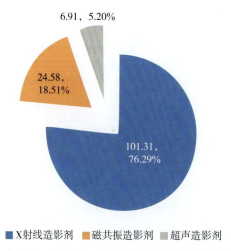

图 13-1-5　2022 年中国造影剂细分市场占比情况

第十三章 影像对比剂的发展

六、全球 CT/MRI/US 设备普及率

造影剂的使用与成像设备呈正相关，近年来随着国家医疗保障体系的逐渐完善，国家与个人医疗健康投入不断增长，医疗需求逐渐加大，医院影像诊断装备技术也随之不断加强。随着我国居民消费能力的提升以及"重诊断"观念深入人心，越来越多的人开始接受 CT 和 MRI 影像检查，造影剂使用量将不断增加。

（一）CT

从全球市场的维度，欧美发达国家 CT 市场已经进入了相对成熟期，全球 CT 市场的主要增长动力来自亚太地区。2020 年全球 CT 系统市场规模达到约 135.3 亿美元，预计 2030 年将达到约 215.4 亿美元，年复合增长率为 4.8%（图 13-1-6）。

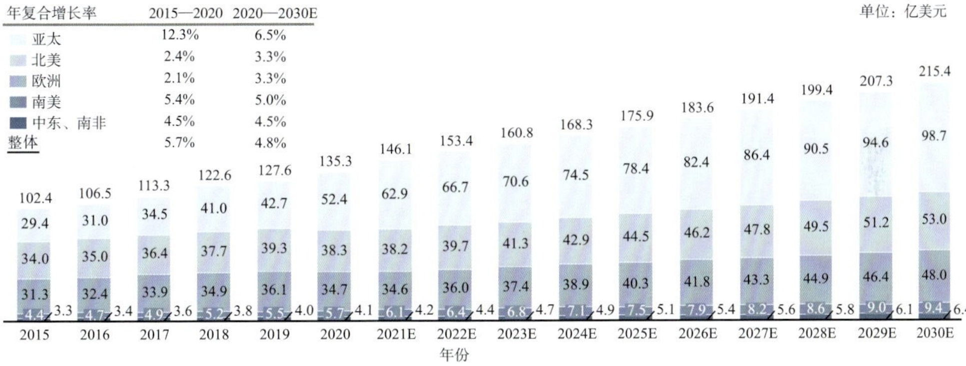

图 13-1-6　2015—2030 年全球 CT 设备市场规模

数据来源：灼识咨询，上海联影医疗科技股份有限公司招股说明书

从人均 CT 保有量的维度统计，2019 年，中国每百万人 CT 保有量约为 18.2 台，仅为美国每百万人 CT 保有量的约 1/3，具有较大的成长空间。2019 年中国 CT 市场规模达到约 117.6 亿元，2020 年在 COVID-19 疫情带来的强烈需求驱动下，中国 CT 市场规模达到约 172.7 亿元，预计 2030 年将达到 290.5 亿元，年复合增长率为 5.3%（图 13-1-7）。

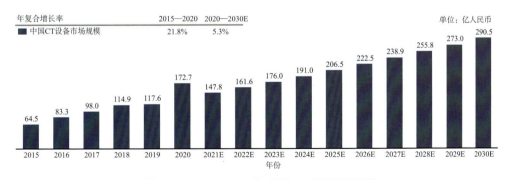

图 13-1-7　2015—2030 年中国 CT 设备市场规模

数据来源：灼识咨询，上海联影医疗科技股份有限公司招股说明书

（二）MR

目前，中国已成为全球 MR 增长速度最快的市场。2020 年，中国 MR 市场规模达 89.2 亿元，预计 2030 年将增长至 244.2 亿元，年复合增长率为 10.6%（图 13-1-8）。

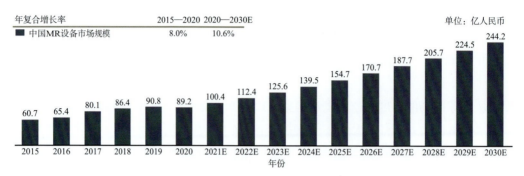

图 13-1-8　2015—2030 年中国 MR 设备市场规模

数据来源：灼识咨询，上海联影医疗科技股份有限公司招股说明书

1.5 T MR 目前仍是三级医院的"标配"，基本能满足医院临床需求。跟据中国医疗装备协会数据，截至 2020 年，中国超导 MRI 保有量约为 10713 台，其中 1.5 T MR 保有量约是 3.0 T 的 3 倍。

3.0 T MR 将成为我国 MR 市场的主要增长点。根据器械之家数据，2017—2019 年，我国 3.0 T MR 的出货量增速明显快于 1.5 T 增速。根据灼识咨询数据，按照新增设备数量计算，3.0 T MR 销量占比将由 2020 年的 25% 提升至 2030 年的 36%（图 13-1-9、图 13-1-10）。

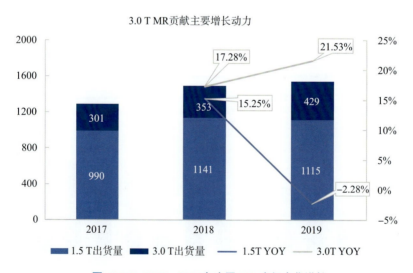

图 13-1-9　2017—2019 年中国 MR 市场出货增长

数据来源：器械之家，中国医疗装备协会，国海证券研究所

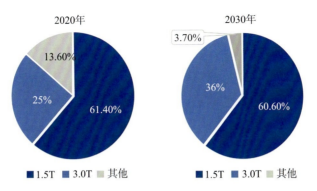

图 13-1-10　2020 年 MRI 占有率及 2030 年 MRI 占有率预测

数据来源：灼识咨询，器械之家，国海证券研究所

（三）US

US 诊断设备是利用超声波的物理特性和人体器官组织声学性质的差异，以波形、曲线或图像等形式显示疾病生理状况，帮助疾病诊断的医疗设备。海外发达国家市场超声设备布局起步早，市场呈现饱和趋势，增长动力主要来自存量更新，增速已逐步放缓。包括中国在内的新兴市场仍在增量市场阶段：一方面，人口老龄化、健康意识提升带来需求增长；另一方面，超声技术与其他医学影像融合、应用场景技术革新等创新因素开辟出新的市场空间。

在价格方面，未来也会大大降低诊断的费用，光在医院采购上看，超声诊断设备也相对 CT、核磁共振便宜，对使用环境、安装防护等要求低，目前普及率也高，所以，未来微泡造影如果能真正提高诊断准确率，也能大大降低患者检查的费用。

2020 年中国超声设备市场规模为 99.2 亿元，2030 年预计将增长至 216.2 亿元，复合增长率 8.1%（图 13-1-11）。

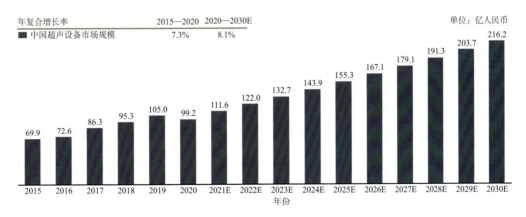

图 13-1-11　2015—2030 年中国超声设备市场规模

数据来源：灼识咨询，上海联影医疗科技股份有限公司招股说明书

第二节　X 射线造影剂的发展报告

一、CT 的成像原理和应用

CT 是一种广泛使用的医学成像技术，基于体内不同密度的组织对于 X 射线衰减水平差异形成信号。根据它们的密度和组成，组织会强烈吸收（如骨）或弱吸收（如空气）X 射线导致成像图像信号对比度差异化。它被认为是一种革命性的成像技术，在疾病检测方面具有深入组织的能力和良好的空间分辨率等优势。根据探测器排数的不同，将 CT 分为低端（8～48 排）、中高端（48～64 排）、超高端（256 排以上）。CT 提供空间高分辨率的三维图像（临床前～0.1 mm，临床～0.5 mm），在组织中几乎具有无限的深度穿透，并且由于其无创、无痛的模式和优越的穿透深度，在疾病诊断中起着至关重要的作用。CT 自 20 世纪 70 年代出现以来，由于能够对结构和形态特征进行三维成像，因此被广泛应用于采矿、农业、食品以及疾病诊断等众多领域。2019 年 COVID-19 的暴发对全球人民的健康造成严重威胁，CT 因其即时性和有效性在临床诊断中发挥了重要作用。

在 CT 中，不同灰色阴影对应的组织密度以 Hounsfield Units（HU）表示。CT 可以很容易地区分电子致密的骨和周围的可渗透性组织，因此在骨损伤的成像中具有较高的准确性。然而，在评估软组织（如脂肪、肌肉和肿瘤）时，它的价值有限，需要协同使用 CT 造影剂，由于不同软组织对造影剂的吸收是有明显差异的，因此它有助于增强对比以区分不同的软组织（图 13-2-1）。

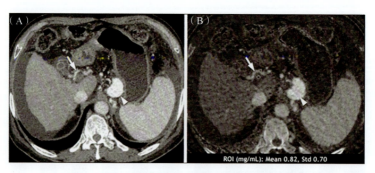

图 13-2-1　58 岁男性，乙型肝炎相关肝硬化患者

注：70 keV 下的横切面单色 CT 成像（A）和低碘密度下碘基物质分解图像（B）显示的温和门静脉血栓

二、X 射线造影剂国内市场规模及销售分析

依据米内网数据分析，从 2016—2022 年，近 7 年时间，X 射线造影剂销售额整

体呈增长趋势。2022年碘盐类X射线造影剂销售额达到101.3亿元，增长率为−27.97%，主要是由于X射线造影剂两大品种（碘克沙醇和碘海醇）进入集采，导致了销售额的大幅度跳水（图13-2-2）。

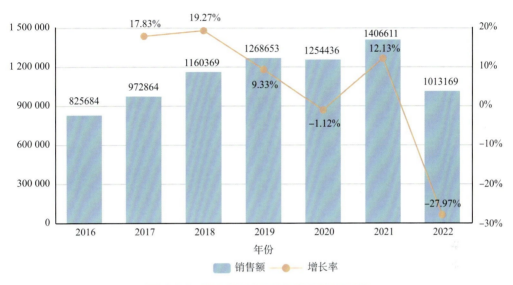

图13-2-2　碘盐类X射线造影剂年度销售趋势

数据来源：米内网

从X射线造影剂的细分品种来看，排名前5的分布为：碘佛醇（21.45%）、碘克沙醇（14.6%）、碘海醇（11.26%）、碘普罗胺（10.82%）与碘帕醇（8.73%）位列前五，与全球X射线造影剂销售前五名品种略有差异（图13-2-3）。

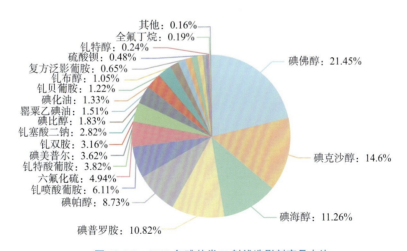

图13-2-3　2022年碘盐类X射线造影剂产品占比

数据来源：米内网

目前已有3个X射线造影剂产品被纳入集采,分别是碘克沙醇(第5批)、碘海醇(第5批)、碘帕醇(第7批)。由于集采引起的价格下跌,碘克沙醇注射液和碘海醇注射液销售额在2022年均出现大幅度下降。

今年以来,共有3个国产碘盐类造影剂获批上市,包括司太立的碘美普尔、倍特药业的碘普罗胺和碘克沙醇、普利制药的碘帕醇。其中,倍特药业的碘普罗胺为国内首仿(表13-2-1)。

表 13-2-1　2022年中国造影剂销售TOP20(数据来源:米内网)

药品名称	销售额(亿元)	同比(%)	是否集采
碘佛醇	28.63	24.46	否
碘克沙醇	19.49	−58.80	第5批
碘海醇	15.03	−56.05	第5批
碘普罗胺	14.43	4.33	否
碘帕醇	11.65	16.91	第7批
钆喷酸葡胺	8.15	−4.22	否
六氟化硫	6.59	1.54	否
钆特酸葡胺	5.09	7.79	否
碘美普尔	4.83	21.85	否
钆双胺	4.21	0.32	否
钆塞酸二钠	3.75	20.80	否
碘比醇	2.44	−31.28	否
罂粟乙碘油	2.01	19.26	否
碘化油	1.76	−10.78	否
钆贝葡胺	1.62	1.38	否
钆布醇	1.40	69.33	否
复方泛影葡胺	0.87	−10.03	否
硫酸钡	0.64	−6.78	否
钆特醇	0.32	82.10	否
全氟丁烷	0.24	131.02	否

三、碘造影剂产品分析

X射线造影剂分为医用硫酸钡(又称"钡餐")和碘造影剂2类。医用硫酸钡主要用于消化道造影,而碘造影剂可用于多种器官和组织的造影。碘造影剂主要分为3大类:无机碘化合物、脂类碘制剂和有机碘化合物,其中有机碘造影剂临床应用最为广泛（图 13-2-4）。

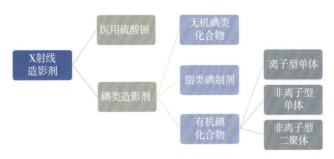

图 13-2-4　碘造影剂的分类

造影剂依照不同性质可以分为单体和二聚体造影剂，离子型和非离子型造影剂，高渗、次高渗和等渗造影剂。离子型造影剂的代表药物有泛影葡胺，其在溶液中能被电离成正负电荷的粒子，具有导电性。此类造影剂的渗透压比较高，容易引起患者癫痫、心功能降低、血压降低、红细胞损害、肾脏毒性等不良反应，目前已基本不用。非离子型的次高渗造影剂有碘普罗胺、碘海醇、碘帕醇、碘佛醇等，等渗造影剂有碘克沙醇和碘曲仑。

临床选择上，非离子型、等渗或次高渗碘造影剂具备优势。目前临床应用的含碘造影剂的基本结构是 3-乙酰-2，4，6-三苯甲酸，为含 3 个碘的苯环（图 13-2-5）。

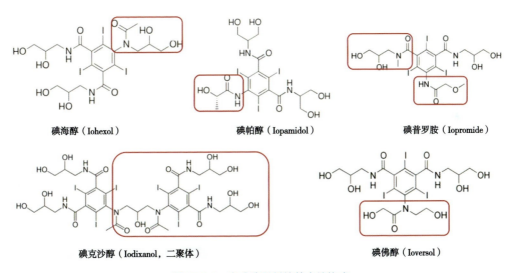

图 13-2-5　含碘造影剂的基本结构式

数据来源：公开资料，中泰证券研究所

（一）碘佛醇（Ioversol）

2021 年，全球碘佛醇注射液规模 4.8 亿美元，在 2021 年 top18 造影剂销售占比 7.4%，排名第 5。

碘佛醇原研是美国万灵科（后并入 Tyco Healthcare），1988 年获 FDA 批准于美国上市，商品名 Optiray®（安射力），是美国市场主要造影剂之一。该产品 1999 年进入国内市场，并于 2000 年进入医保乙类，2009 年进入医保甲类。国内仿制厂家有江苏恒瑞、上海司太立制药和成都倍特药业。

2022 年国内碘佛醇市场规模为 28.6 亿元，增速 24.46%，该年是碘佛醇注射液首次拿下造影剂市场品种第一名。碘佛醇作为恒瑞医药的优势品种，市场份额中恒瑞医药占比超 9 成。恒瑞医药也凭借着这一品种，连续 8 年获得造影剂市场药企第 1 名（图 13-2-6、图 13-2-7）。

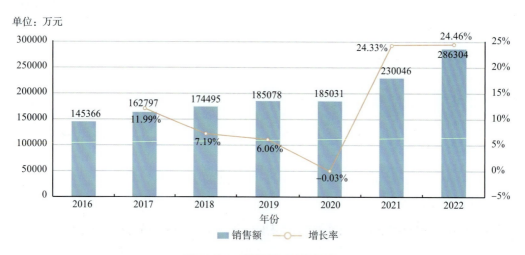

图 13-2-6　碘佛醇年度销售趋势

数据来源：米内网

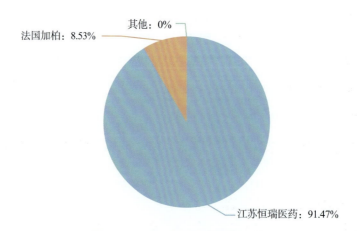

图 13-2-7　2022 年国内碘佛醇品牌格局

数据来源：米内网

第十三章 影像对比剂的发展

（二）碘克沙醇（Iodixanol）

碘克沙醇属于第3代X射线造影剂，水溶性好，与血浆等渗，临床适用于心血管造影、脑血管造影、腹部血管造影、尿路造影、静脉造影和CT增强。

2021年，全球碘克沙醇注射液规模8.7亿美元，在2021年top18造影剂销售占比12.9%，排名第二。

当前，碘克沙醇已经在中国、美国、日本、法国等多个国家上市，在国内市场中主要有5家碘克沙醇销售企业，分别为恒瑞医药、GE、正大天晴、扬子江以及上海司太立。其中通用电气在国内市场销售占比约为30.96%，是国内市场最大的碘克沙醇销售企业，扬子江药业集团占比约29.9%，排在第三的为南京正大天晴制药，市场占比为15.37%左右，江苏恒瑞医药降到了第四，碘克沙醇曾是恒瑞医药仿制药中的主要产品，但是在2021年进行的国家第5批集采中，恒瑞医药却丢标，导致市场占比仅为13.8%，新起之秀上海司太立制药市场占比9.19%，其余企业市场规模较小，北京北陆药业占比只有0.64%。数据显示，受集采影响，2022年国内碘克沙醇市场规模仅为19.4亿元，销售额出现断崖式跳水，同比下降58.80%（图13-2-8、图13-2-9）。

（三）碘海醇（Iohexol）

2021年，全球碘海醇注射液市场规模达15亿美元，在2021年top18造影剂销售占比22.6%，排名第一。

碘海醇凭借安全性好、对比度高、渗透压低和人体毒性小等优点，是国际市场上最畅销的造影剂，并成为医学界评估各种X射线造影剂所依据的标准。

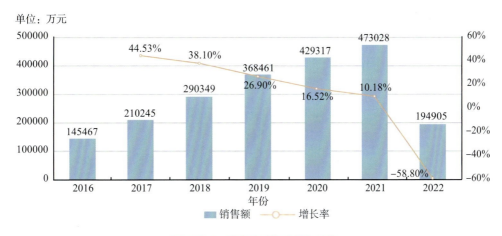

图13-2-8 碘克沙醇年度销售趋势

数据来源：米内网

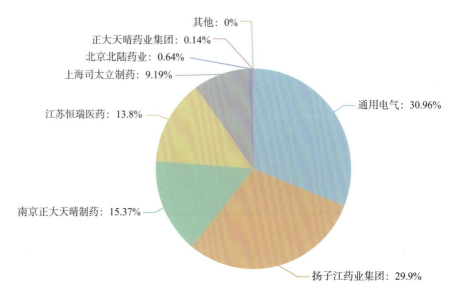

图 13-2-9　2022 年碘克沙醇品牌布局

数据来源：米内网

在中国，碘海醇市场份额比较小，销售成规模的仅有 GE、扬子江药业集团、上海司太立制药和北京北陆药业。2021 年，碘海醇被纳入第 5 批国家集采，市场大幅缩水，2022 年国内碘海醇市场规模 15.03 亿元，同比下降 56%，在 X 射线造影剂中排名第三。其中，GE 仍然占据最大市场份额，市占率 49.45%；扬子江药业紧随其后，占 24.92%，司太立和北陆药业分别占据 14.52% 和 10.29% 市场（图 13-2-10、图 13-2-11）。

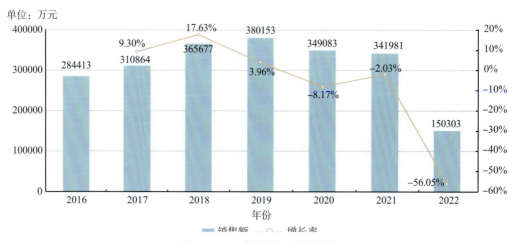

图 13-2-10　碘海醇年度销售趋势

数据来源：米内网

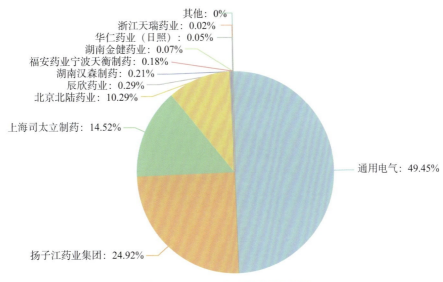

图 13-2-11　2022 年碘海醇品牌格局

数据来源：米内网

（四）碘普罗胺（Iopromide）

碘普罗胺是第 2 代非离子型低渗性造影剂，具有稳定性好、黏滞性适宜、渗透压低及耐受性好的特点，被广泛应用于血管造影、关节造影、尿路造影、子宫输卵管造影及 CT 增强等影像检查。

2021 年，全球碘普罗胺注射液市场规模达 3.7 亿美元，在 2021 年 top 18 造影剂销售占比 5.6%，排名第七。根据米内网数据显示，2022 年国内碘普罗胺市场规模为 14.4 亿元，增速 4.33%，排名第四。

全球碘普罗胺市场被拜耳垄断了 30 余年，直至 2022 年 9 月，倍特药业拿下全球首仿。由于碘普罗胺工艺要求极高、步骤复杂、纯化难度大以及研发和生产耗费大，很难被仿制。2023 年以前，国内市场仅有原研 Bayer 上市销售。经药融云中国药品审评数据库查询显示，今年 2 月，成都倍特率先获批生产碘普罗胺注射液，视同通过一致性评价，同时斩获"国内首仿药+首家过评"。除此之外，还有广州康臣药业、重庆煜洋药业、重庆圣华曦药业、正大天晴药业等药企也递交了仿制上市申请。预测将来国内碘普罗胺的市场布局将会发生重大的改变（图 13-2-12）。

（五）碘帕醇（Iopamidol）

碘帕醇与碘海醇同属于第 2 代碘造影剂，含碘量高，显影效果好，毒性低。2021 年，全球碘帕醇注射液规模约 6.8 亿美元，在 2021 年排名前 18 造影剂销售占比 10.0%，全球排名第三。根据米内网数据显示，2022 年国内碘帕醇市场规模位 11.6 亿，增速 16.91%，国内排名第五。2022 年，碘帕醇注射液已被纳入第 7 批集采，作为该次集采唯一一款造影剂。中标企业有 4 家，分别为北陆药业、上海博莱科信谊、司太立、正大天晴。目前该品种市场主要由博莱科占领，占比 54.37%，其次为南京正大天晴（28.94%）和北陆药业（14.55%）等。第 7 批集采已于 2022 年 11 月起陆续在各省市落地（图 13-2-13、图 13-2-14）。

（六）其他碘盐类 X 射线造影剂

碘美普尔由意大利博莱科研发，是一种非离子型单体 X 射线造影剂，用于静脉尿路、躯干、常规血管造影等。根据米内网数据，2022 年，碘美普尔总销售额 4.83 亿元，同比增长 21.85%。今年 2 月司太立的碘美普尔作为首仿获批。

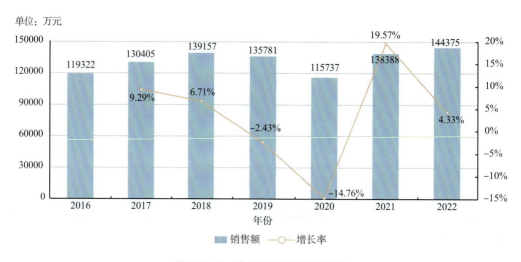

图 13-2-12　碘普罗胺年度销售趋势

数据来源：米内网

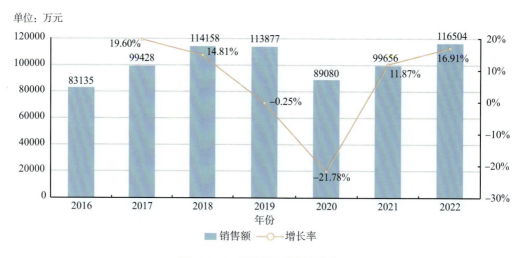

图 13-2-13　碘帕醇年度销售趋势

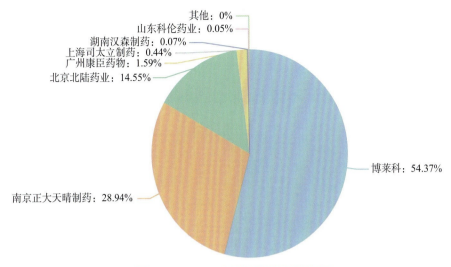

图 13-2-14　2022 年碘帕醇销售品牌格局

数据来源：米内网

（七）碘盐类 X 射线造影剂品牌分析

目前江苏恒瑞医药的碘佛醇注射液占比 25.85%，拜耳的碘普罗胺注射液占比 14.25%，通用电气的碘海醇注射液占比 7.34%，博莱科的碘帕醇注射液占比 6.25%，以及通用电气的碘克沙醇注射液占比 5.96%。恒瑞医药的碘佛醇去年首次登顶夺得"销冠"（图 13-2-15）。

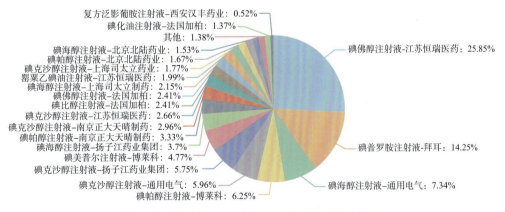

图 13-2-15　2022 年碘盐类 X 射线造影剂销售品牌格局

数据来源：米内网

四、X 射线对比剂的研究进展

目前，每年 CT 检查次数约为 3 亿次，其中 40% 是对比增强 CT。自 1923 年碘化钠首次用于描绘膀胱以来,随着 CT 成像技术的不断发展,碘基造影剂也应运而生。临床使用的造影剂,如碘普罗胺、碘海醇和碘克沙醇,在市场上占绝大多数。

虽然碘化药物通常是安全的,但由于其高渗透压和高粘度,有时会导致严重的不良反应。此外,碘化药物的快速肾脏清除会导致成像时间很短,这可能导致靶标特异性成像的困难。因此,只能在高剂量的碘化药物获得一个可区分的 CT 对比度图像,但是这会导致潜在的严重的肾毒性,并且,软组织和小病变的分辨率仍然有限。为了克服这些缺点,用于 CT 成像的纳米颗粒(NPs)已经被开发出来,为这种诊断方式提供了新的机会。NPs 的优点是其对 X 射线的高灵敏度,更好的活体成像性能,甚至治疗效果。特别是基于不同的设计,由不同材料组成的 NP 造影剂集成了多种成像方式,弥补了单一成像类型的不足,从而为诊断提供了更准确的信息。越来越多的人关注富含碘的 NPs,例如树枝状大分子、嵌段共聚物胶束和乳剂,以克服上述缺点。纳米颗粒的循环时间延长,长时间停留在血液中,可作为 CT 成像的造影剂。

过去研究者一直致力于开发纳米颗粒作为 CT 造影剂,这些纳米颗粒可用于在血管中产生长期有效的 CT 造影剂,并进行靶向成像。目前,将碘化有机化合物掺入纳米颗粒中已成功地应用于体内。许多这些纳米材料的设计原则是提高局部碘浓度,与传统的水溶性化合物相比,可以产生更高的局部对比度。尽管与碘化分子相比,碘偶联纳米颗粒在体内的循环时间较长,但碘偶联纳米颗粒仍然受到通过表面共价偶联得到的碘负载的限制。

传统造影剂元素碘的 K 壳吸收边缘较低(33 KeV),偏离了临床 CT 系统光子能谱的中心范围,因此它不是 CT 应用的高 X 射线管电压(100~140 kV)的最佳造影剂元素。因此,K 边在 60~80 keV 范围内的高 Z 元素会引起更多的兴趣。由于碘化化合物的这些缺点,具有高原子序数(高 Z)金属元素的纳米颗粒作为潜在的 CT 造影剂最近已被使用。其中,人们对基于金纳米颗粒(AuNPs)的造影剂在体内 CT 成像中产生了极大的兴趣。金($Z=79$)的原子序数高于碘($Z=53$),因此,可以与较低的 X 射线剂量形成更好的对比。此外,金在化学性质上是惰性的,而且它在体内被认为是无毒的。最近,硅改性金纳米棒和硅改性金纳米颗粒已被用作 CT 成像的造影剂,用于放射治疗(RT)-光热治疗(PTT)和体内 CT 成像,以及进行 CT 和光学成像的双成像。

基于 Bi($Z=83$)或 Yb($Z=70$)的 NPs 也被报道作为体内 CT 造影剂。以 Bi 为基础的 NPs CT 造影剂由 Rabin 等于 2006 年提出,然而,与 Au NPs 相比,含 BiNPs 的可控合成仍有待研究,这阻碍了其作为造影剂的发展。基于 Yb 的 NPs 在 CT 成像中有很大的前景,原因如下:①合适的 k 边缘(吸收边 $k_{Yb}=61$ keV)在较高原子序数($Z_{Yb}=70$)的 X 射线光谱高强度区域恰好正确,保证了在较低的辐射照射下具有较强的对比度；②与 Au 和 Bi 相比，地壳中含量丰富，为工业生产提供了可能；③良好的安全性和稳定性已在一些研究中得到证实，其低毒性和低代谢能力促进了其在体内的发展。此外，为了提高裸无机纳米粒子的生物相容性和进一步功能化纳米粒子的多模态应用，无机纳米粒子涂覆上二氧化硅外壳。最近，二氧化硅包覆镧系纳米颗粒作为体内 CT 造影剂被报道。此外，二氧化硅包覆镧系掺杂上转换纳米颗粒（UCNPs）被用于上转换发光（UCL）和 CT 的双模式成像。这些上转换纳米颗粒显示出比碘化 CT 造影剂更大的 CT 造影剂效果。硅包覆的镧系元素纳米颗粒也被用作三峰（CT/MRI/UCL）成像探针。体内 CT 图像显示，肿瘤皮下注射探针后，肿瘤部位的 HU 值从 40.86 HU 增加到 102.34 HU，而软组织部位的 HU 值几乎保持不变（65.33 ~ 61.00）。这些 NPs 将可能是一种很有前途的 CT 成像造影剂。

五、CT 未来的发展趋势

有机碘化分子一直是用于增强 CT 扫描的主要造影剂，然而它们经常受到以下挑战：①分子量小，循环时间短，使其被肾脏快速代谢；②生物相容性差，导致恶心、发烧、呕吐等副作用；③通过静脉注射的无靶向碘化分子，使剂量和效率难以精确确定。虽然这些碘化分子经过优化后使得毒性降低，成本效益增高，但是静脉注射会导致低富集和快速肾排泄，这会引起急性肾损伤。纳米颗粒（NPs）的发展为解开传统 CT 造影剂的难题提供了重要的新见解，研究显示了其在体内的应用潜力，原因如下：①因大小适宜而延长循环时间和代谢能力，并伴有优良的生物相容性；②增强的渗透性和保留性（EPR）效应，赋予了被动靶向的能力；③可修改的表面能够将多种功能整合到单个粒子中。此外，光电子效应主导了对 X 射线衰减的贡献，这与原子序数和 K 壳电子结合能有关，原子序数较高、K 边在 X 射线光谱（57 ~ 69 keV）范围内的化学元素将在 CT 成像中表现出优异的性能，这也指导了 NPs 造影剂材料的新选择。

近年来，随着 NP 研究的蓬勃发展，人们充分利用了各种化学元素，其中生物相容性、稳定性和优异的对比强度是需要考虑的关键因素。例如，钽（Z=73），银（Z=47），铂（Z=78）被应用于 CT 造影剂。除了 NPs，含有高 Z 元素的纳米 MOF 在临床作为 CT 造影剂也有很大的潜力。此外，钙钛矿作为一种新兴材料，由于其对 X 射线的高灵敏度，其在 CT 成像方面的潜力已被引入。钙钛矿材料具有原子序数高、载流子迁移率大、寿命长和易于溶液处理等特点，是一种用于 X 射线直接成像的理想材料。虽然 Pb 的存在对人体有潜在的毒性，但对 X 射线的高灵敏度和可见光的诱导发射，为扩大 CT 成像的应用以及与荧光成像的结合打开了新的大门。这些材料普遍具有实现不同功能的独特能力，克服了传统造影剂的缺点，充分发挥了 CT 成像的优势。

每一种成像方式都有自己的适用范围，没有一种成像方式能够满足所有的诊断要求。因此，双模态和多模态成像指导治疗被广泛应用，它可以弥补 CT 和其他成像之间的差距，从而协同提高诊断的精度和准确性。MRI 成像具有其独特的软组织成像能力，正电子发射断层扫描具有对不同疾病的敏感和定量检测，以及荧光成像作为早期临床无创诊断技术，具有灵敏度高、成本低、操作方便等优点，但光源穿透深度较低、空间分辨率较差，限制了其临床应用。CT 虽然灵敏度不高，但可以弥补荧光成像空间分辨率低的缺陷。光声成像结合了光声优势，具有比传统荧光成像技术更深的穿透深度（临床前研究或临床应用可达 5～6 cm）和更高的空间分辨率。在临床诊断过程中，理想的生物成像模式是所需的，以提供更全面的解剖、生理和分子信息。然而，每种成像方式都有其固有的优点和缺点，因此，多模态成像正成为越来越有吸引力的研究领域。

第三节　MRI 对比剂的发展报告

一、MRI

MRI 是利用人体组织中氢质子核的核磁共振现象，将所得射频信号经过电子计算机处理，重建出人体某一层面图像的诊断技术。根据磁场强度的大小，可以把磁共振设备分为低场、中场、高场及超高场。低场机：0.5 T 以下；中场机：0.5～1.0 T；高场机：1.0～2.0 T；超高场机：大于 2.0 T。临床目前使用最多的超导磁共振以 1.5 T 和 3.0 T 为主（图 13-3-1）。

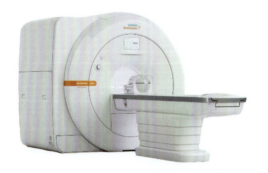
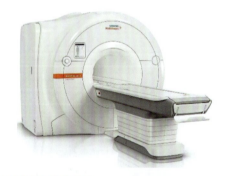

图 13-3-1　德国西门子 1.5 T 和 3.0 T 磁共振成像系统

1946 年美国学者 Bloch 和 Percell 发现磁共振现象不久后，Bloch 就开始对顺磁性物质硝酸铁进行研究，结果发现硝酸铁可缩短 T1 和 T2 时间。随着 MRI 机器的问世和广泛应用，MRI 造影剂也得到了迅速发展。20 世纪 70 年代末期德国科学家 Weinman 博士发明了钆喷酸葡胺（Gd-DTPA），经过严格的动物实验研究后，开始应用于临床，在众多的 MRI 造影剂中，Gd-DTPA 最受医学界欢迎，是第一个投入市场的磁共振造影剂，也是目前应用最多的一个品种。

二、磁共振造影剂造影原理和应用领域

磁共振造影剂造影原理为磁共振造影剂可改变体内局部组织中水质子的弛豫速率，提高正常与患病部位的成像对比度，从而显示体内器官的功能状态的造影介质。应用领域包括全身病变软组织、颅脑、脊髓、心脏、大血管、关节、骨骼以及盆腔等。

根据诊断需要及给药方式得不同，磁共振造影剂在临床主要有以下 4 种应用。

1. 静脉注射

常规给药方式，适用于全身各个部位所有脏器病变组织成像的诊断，并可获得多方面的诊断信息。

2. 口服

对于某些患者，为了改善实性脏器与胃肠空腔脏器的对比，显示腹部脏器与空腔脏器的相邻关系，使用口服造影剂往往可得到较好的诊断效果。

3. 关节腔内注射 – 关节造影

将 Gd-DTPA 直接注入关节腔内，用 SE 序列 T1 加权扫描，这样可使关节间隙结构的对比度得到明显的提高，显示出平扫 1 加权所无法显示的改变。与碘剂 CT 关节造影相比，其三维空间成像方面的性能更加优异，成像更全面、更直观。

4. 三维增强磁共振心血管成像（MRA）

由于 MRI 技术的不断发展常规 MRA 的图像质量也得到了不断的改善，但呼吸、心跳等仍是其应用受限的主要因素。3D 增强 MRA 技术的出现，使 MRA 的临床应用价值得到显著提高。

三、磁共振造影剂上市产品

根据对比剂磁化性质不同，可以把磁共振造影剂分为顺磁性对比剂、铁磁性对比剂、超顺磁性对比剂。根据造影剂生物分布行为，又可以将磁共振对比剂分为血管内造影剂、细胞外液造影剂、组织特异性造影剂。根据 MRI 造影剂显像特点又可以分为阳性造影剂（T1 对比剂）和阴性造影剂（T2 对比剂），如图 13-3-2、图 13-3-3 所示。

阳性造影剂（T1 对比剂）基于顺磁性物质，T1 对比剂是通过水分子中的氢核和顺磁性金属离子直接作用来缩短 T1，从而增强信号，是的 MRI 图像较亮。钆离子和锰离子是被研究最多的 T1 对比剂金属元素。其中钆对比剂是临床上最常用的，钆对比剂是一类以静脉注射为主的药品，临床上被广泛用于增强各种内脏器官、血管和组织的图像质量。目前国内临床最常用的一种是钆喷酸葡胺（Gd-DTPA），这种药是 1982 年由德国先灵公司开始研制，商品名为马根维显（Magnevist），化学名称是：

二乙烯三胺五乙酸钆络合物（图13-3-4）。

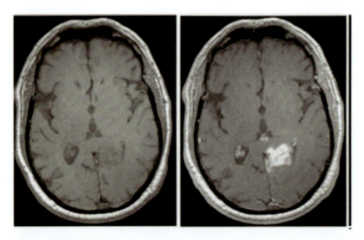

图13-3-2　使用T1对比剂后MRI成像对比图（右边：使用T1对比剂）

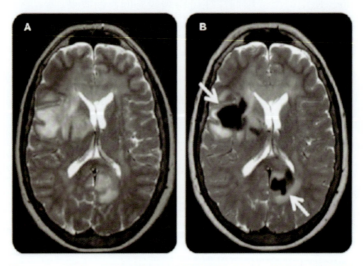

图13-3-3　使用T2对比剂后MRI成像对比图（右边：使用T2对比剂）

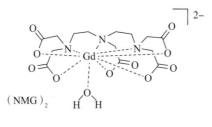

Gd-DTPA

图13-3-4　钆喷酸葡胺的化学结构式

第十三章 影像对比剂的发展

迄今为止，全球范围内已经有 10 种钆对比剂上市并用于临床（表 13-3-1）。其中 Elucirem（gadopiclenol，钆哌啶醇）注射液是美国 FDA 于 2022 年 9 月新批准的一款新型大环钆基造影剂用于 2 岁及以上的儿童和成人患者，以检测和显示中枢神经系统（大脑、脊柱和相关组织）和身体（头部和颈部、胸部、腹部、骨盆和肌肉骨骼系统）中血管异常的病变。

表 13-3-1 全球上市的钆对比剂

商品通用名称	英文商品名	中文商品名	首次上市时间及国家	首次进口批准时间	英文缩写
钆喷酸葡胺	Magnevist	马根维显	1988 年美国	2003 年	Gd-DTPA
钆特酸葡胺	Dotarem	多它灵	1989 年法国	2002 年	Gd-DOTA
钆双胺	Omniscan	欧乃影	1993 年美国	2005 年	Gd-DTPA-BMA
钆特醇	ProHance	普海司	1992 年美国	2014 年	Gd-HP-DO3A
钆布醇	Gadovist	加乐显	1999 瑞士	2009 年	Gd-DO3A-butrol
钆贝葡胺	Multihance	莫迪司	1997 年意大利	2003 年	Gd-BOPTA
钆塞酸二钠	Eovist	普美显	2004 年瑞典	2010 年	Gd-EOB-DTPA
钆磷维塞三钠	Vasovist	无	2005 年欧盟（已撤市）	未进口	—
钆弗塞胺	Optimark	安磁力	1999 年美国	2013 年 2019 年撤市	Gd-DTPA-BMEA
钆哌啶醇	Elucirem	无	2022 年美国	未进口	—

我国批准上市的钆对比剂有 7 种：非特异性对比剂钆喷酸葡胺、钆双胺、钆特酸葡胺、钆特醇、钆布醇及特异性对比剂钆贝葡胺、钆塞酸二钠。

阴性造影剂（T2 对比剂）是基于超顺磁性物质，T2 对比剂是通过加速氢质子快速横向弛豫来缩短 T2，从而呈弱信号，使得标记区域图像变暗。代表性的商用 T2 造影剂包括有：氧化铁注射液（Feraheme）、聚合果糖铁注射液（GastroMARK）。2009 年 6 月 FDA 批准由 AMAG 制药公司开发的超顺磁氧化铁纳米粒静脉注射剂 Feraheme 上市，用于治疗所有阶段慢性肾病成人患者的缺铁性贫血。Feraheme 也用作 MRI 造影剂，特别是血管成像方面（肺栓塞、主动脉、冠状动脉和外周血管成像），相对于钆类造影剂有一定优势：它适用于肾功能衰竭患者，在血管中的驻留时间长达 12 h，可重复成像/采集信号、静脉成像等（表 13-3-2、图 13-3-5）。

表 13-3-2　全球上市的 T2 对比剂

商品通用名称	英文商品名	首次上市时间及国家	国内是否上市
枸橼酸焦磷酸铁静脉注射剂	Feraheme	2009 年美国	否
聚合果糖铁注射液	GastroMARK	1993 年欧洲	否
超顺磁氧化铁注射液	Feridex	1996 年美国，2008 年停产	否
铁羧葡胺	Resovist	2000 年美国，2008 年停产	否
葡聚糖氧化铁	Combidex	2005 年美国，现已停产	否

数据来源：药智网、药物在线网

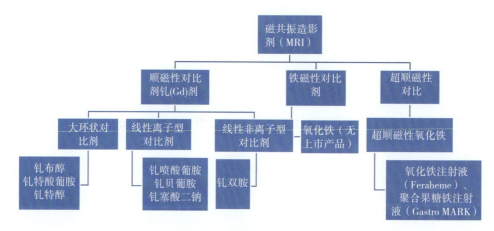

图 13-3-5　磁共振造影剂的分类

四、磁共振造影剂市场分析

根据米内网数据显示 2022 年中国核磁共振造影剂市场总额达 24.58 亿元，其中市场排名前三位的制剂分别为钆喷酸葡胺注射液、钆特酸葡胺注射液、钆双胺注射液。此外钆布醇注射液和钆特醇注射液销售额呈现高增长率特点（增长率超 60%）。表 13-3-3 是中国磁共振造影剂产品 2020 年以来的销售情况。

表 13-3-3　中国磁共振造影剂产品销售情况

排名	产品名称	销售额（万元）			增长率（%）			市场份额（%）		
		2020 年	2021 年	2022 年	2020 年	2021 年	2022 年	2020 年	2021 年	2022 年
1	钆喷酸葡胺注射液	83894	85146	81554	−7.99	1.49	−4.22	42.14	36.74	33.17
2	钆特酸葡胺注射液	36732	47305	50990	18.89	28.78	7.79	18.45	20.41	20.74
3	钆双胺注射液	37881	42054	42189	−1.79	11.02	0.32	19.03	18.15	17.16
4	钆塞酸二钠注射液	21760	31100	37568	36.83	42.92	20.80	10.93	13.42	15.28

续表

排名	产品名称	销售额（万元）			增长率（%）			市场份额（%）		
		2020年	2021年	2022年	2020年	2021年	2022年	2020年	2021年	2022年
5	钆贝葡胺注射液	13458	16046	16267	0.73	19.23	1.38	6.76	6.92	6.62
6	钆布醇注射液	5003	8294	14044	12.24	65.78	69.33	2.51	3.58	5.71
7	钆特醇注射液	317	1777	3236	—	460.57	82.10	0.16	0.77	1.32

根据 IQVIA 数据库显示 2021 年全球核磁共振造影剂市场总额达 14 亿美元，其中市场排名前三位的制剂分别为钆特酸葡胺注射液、钆布醇注射液以及钆塞酸二钠注射液。与国内市场相比，钆布醇注射液和钆塞酸二钠注射液销量明显占比较大。说明在国内市场钆布醇注射液和钆塞酸二钠注射液具有很大的增长空间（表 13-3-4、图 13-3-6）。

表 13-3-4　全球磁共振造影剂产品销售情况

排名	产品名称	销售额（美元）	
		2020 年	2021 年
1	钆特酸葡胺注射液	380288285	506950074
2	钆布醇注射液	307818040	349313471
3	钆塞酸二钠注射液	98127748	129485485
4	钆贝葡胺注射液	101357526	122534172
5	钆特醇注射液	91461552	112694042
6	钆喷酸葡胺注射液	65284123	84689943
7	钆双胺注射液	37463435	49371308

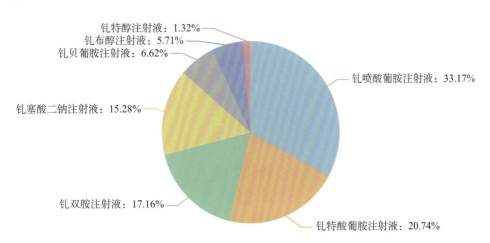

图 13-3-6　MRI 对比剂 TOP20 格局

中国磁共振造影剂产品在研及获批上市情况（表 13-3-5）。

表 13-3-5　截至 2023 年 7 月中国磁共振造影剂造影剂产品获批情况

序号	药品名称	适应证	上市许可持有人	类型
1	钆喷酸葡胺注射液	颅脑、脊髓、全身（包括全身血管造影）	北京北陆药业股份有限公司 上海旭东海普药业有限公司 上海新华联制药有限公司 广州康臣药业有限公司	国产
			Bayer Inc.	进口
2	钆特酸葡胺注射液	颅脑、脊髓、脊柱及其他全身病理检查（血管造影）	江苏恒瑞医药股份有限公司	国产
			GUERBET GE HEALTHCARE AS	进口
3	钆双胺注射液	可用于全身、中枢神经系统	GE HEALTHCARE AS	进口
4	钆塞酸二钠注射液	肝脏特异性对比剂	湖南科伦制药有限公司 正大天晴药业集团股份有限公司	国产
			Bayer Vital GmbH	进口
5	钆贝葡胺注射液	脑、脊柱、全身（包括全身血管造影）	上海博莱科信谊药业有限责任公司 江苏恒瑞医药股份有限公司（2023 获批）	国产
			Bracco Imaging S.P.A.	进口
6	钆布醇注射液	颅脑、脊髓、全身（包括血管造影）	北京北陆药业股份有限公司 江苏恒瑞医药股份有限公司 湖南科伦制药有限公司（2023 获批）	国产
			Bayer Vital GmbH	进口
7	钆特醇注射液	脑、脊柱、全身和周围组织病变	湖南科伦制药有限公司	国产
			Bracco Imaging Italia s.r.l.	进口

数据来源：CDE

（一）钆喷酸葡胺注射液

钆喷酸葡胺是目前国内临床最常用的一种是顺磁性造影剂。该产品最先由德国先灵公司研制，该公司于 2006 年被拜耳股份有限公司收购。目前，国内有北陆药业、广州康臣药业、上海旭东海普药业等企业生产销售。

根据米内网数据，2022 年，钆喷酸葡胺总销售额为 8.16 亿元，同比下降 4.2%。其中北陆药业销售额 3.16 亿元，占 38.82% 市场份额；康臣药业销售 2.61 亿元，占比 32.01%；原研药企拜耳先灵销售额 2.1 亿元，占比 25.76%。上海旭东海普药业销售额

0.28 亿元，占比 3.41%（图 13-3-7）。

截至 2023 年 7 月药品审评中心（CDE）查询到的钆喷酸葡胺注射液仿制药申报情况如下表，目前申请上市的企业仅有四川国瑞药业有限责任公司和山东新时代药业有限公司（表 13-3-6）。

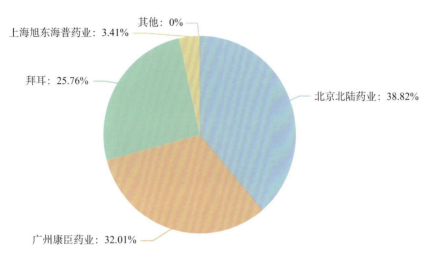

图 13-3-7　2022 年钆喷酸葡胺在中国城市公立、社区及县级公立地区的销售额分布

表 13-3-6

受理号	药品名称	申请类型	承办日期	企业名称	任务类型
CYHS2301898	钆喷酸葡胺注射液	仿制	2023-07-14	四川国瑞药业有限责任公司	ANDA
CYHS2201330	钆喷酸葡胺注射液	仿制	2022-08-18	山东新时代药业有限公司	ANDA

（二）钆特酸葡胺注射液

钆特酸葡胺最早由 Guerbet（加柏公司）公司开发，于 1989 年在法国获批上市。截至目前，除原研外，国内仅有恒瑞医药一家的钆特酸葡胺注射液获批生产并通过仿制药一致性评价（图 13-3-8）。

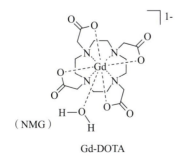

图 13-3-8　钆特酸葡胺的化学结构式

根据米内网数据，2022 年，钆特酸葡胺注射液总销售额为 5.10 亿元，同比上升 7.79%。其中恒瑞医药销售 4.69 亿元，市场占有率达 92.04%。法国加柏药业销售 0.41 亿元，市场占有率为 7.96%（图 13-3-9）。

截至 2023 年 7 月药品审评中心查询到的钆特酸葡胺注射液仿制药申报情况如下表，作为一种大环状钆对比剂，其研究颇受企业青睐，目前正在申请上市的企业有：山东新时代药业有限公司、华润双鹤药业股份有限公司、北京北陆药业股份有限公司、海南普利制药股份有限公司、山东威智百科药业有限公司以及海南倍特药业有限公司（表 13-3-7）。

（三）钆双胺注射液

钆双胺是非离子型磁共振造影剂，其比离子型磁共振造影剂具有更高的安全性。钆双胺注射液相对较低的黏稠度是的临床使用更加便利，使其更容易推注进人体内。此外，钆双胺首创了用酰胺基取代部分羧基，既保证了产品非离子型溶液的特性，又降低了羧基的毒性，具有安全系数高，副作用低的优点（图 13-3-10）。

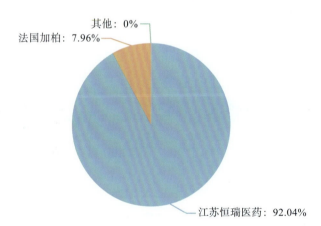

图 13-3-9 2022 年钆特酸葡胺在中国城市公立、社区及县级公立地区的销售额分布

数据来源：米内网

表 13-3-7 钆特酸葡胺注射液仿制药申报情况

受理号	药品名称	申请类型	承办日期	企业名称	任务类型
CYHS2301817	钆特酸葡胺注射液	仿制	2023-07-06	山东新时代药业有限公司	ANDA
CYHS2301695	钆特酸葡胺注射液	仿制	2023-06-27	华润双鹤药业股份有限公司	ANDA
CYHS2300651	钆特酸葡胺注射液	仿制	2023-02-27	北京北陆药业股份有限公司	ANDA
CYHS2300485	钆特酸葡胺注射液	仿制	2023-02-13	海南普利制药股份有限公司	ANDA
CYHS2202160	钆特酸葡胺注射液	仿制	2022-12-30	山东威智百科药业有限公司	ANDA
CYHS2200389	钆特酸葡胺注射液	仿制	2022-03-01	海南倍特药业有限公司	ANDA

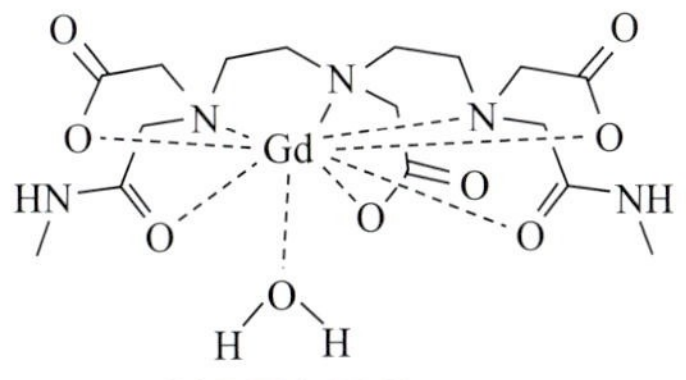

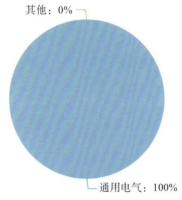

Gd-DTPA-BMA

图 13-3-10　钆双胺的的化学结构式

根据米内网数据，2022 年，钆双胺注射液的全部销售数据均来自原研公司 GE，总销售额 4.22 亿元，同比增长 0.32%（图 13-3-11）。

其他：0%
通用电气：100%

图 13-3-11　2022 年钆双胺在中国城市公立、社区及县级公立地区的销售额分布

数据来源：米内网

截至 2023 年 7 月药品审评中心（CDE）暂时没有查询到钆双胺注射液相关的仿制上市申报。

（四）钆塞酸二钠注射液

钆塞酸二钠注射液原研公司为拜耳先灵，2008 年进入美国市场，2010 年在我国获批上市。与其他钆造影剂相比，钆塞酸二钠具有弛豫率高、可提高微小肝脏肿瘤的检出率等特点，为肝脏特异性对比剂（图 13-3-12）。

2-Na+
Gd-EOB-DTPA

图 13-3-12　钆塞酸二钠的化学结构式

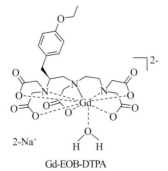

目前在国内上市的钆塞酸二钠注射液有 3 家，包括拜耳、正大天晴和科伦药业，其中拜耳占据市场主要份额。根据米内网数据，2022 年，钆塞酸二钠注射液总销售额 3.76 亿元，同比增长 20.79%。其中，拜耳先灵销售 2.60 亿元，市场占有率 69.20%；正大天晴 2019 年开始销售，2022 年销售 1.15 亿元，市场占有率 30.55%；科伦药业 2022 年开始销售，销售 94 万元，市场占有率 0.25%（图 13-3-13）。

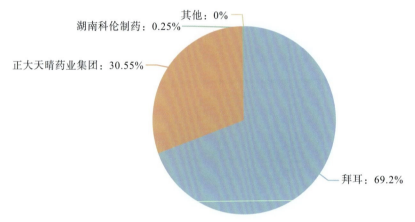

图 13-3-13　2022 年钆塞酸二钠在中国城市公立、社区及县级公立地区的销售额分布

数据来源：米内网

截至 2023 年 7 月药品审评中心（CDE）查询到的钆塞酸二钠注射液仿制药申报情况（表 13-3-8）。

表 13-3-8　钆塞酸二钠注射液仿制药申报情况

受理号	药品名称	申请类型	承办日期	企业名称	任务类型
CYHS2201434	钆塞酸二钠注射液	仿制	2022-09-02	海南倍特药业有限公司	ANDA

（五）钆贝葡胺注射液

钆贝葡胺，其化学结构中拥有苄氧基甲基链，注入人体后可与血清蛋白短暂瞬时结合形成大分子结构，与钆喷酸葡胺相比具备双倍驰豫率。与国内广泛使用的钆喷酸葡胺和钆双胺相比，具备更好的增强效果、肝特异性成像优势和更突出的安全性（图 13-3-14）。

根据米内网数据，2022 年，钆贝葡胺注射液的全部销售数据均来自 Bracco（博莱科），总销售额 1.63 亿元，同比增长 1.38%（图 13-3-15）。

截至 2023 年 7 月药品审评中心（CDE）查询的钆贝葡胺注射液仿制药申报情况（表 13-3-9）。

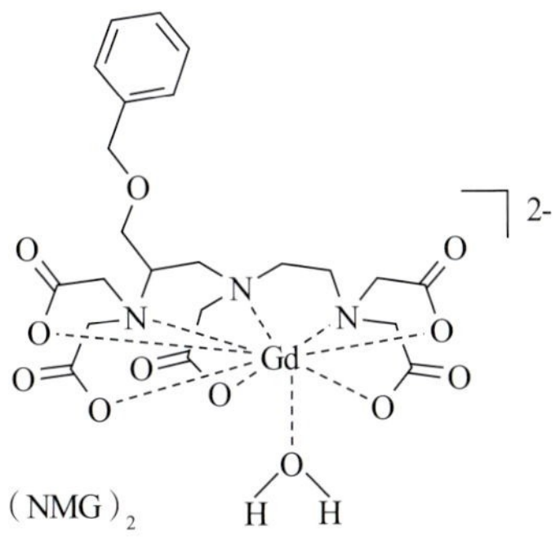

第十三章 影像对比剂的发展

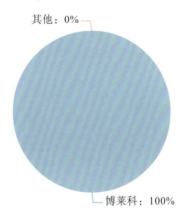

图 13-3-14　钆贝葡胺的化学结构式

图 13-3-15　2022 年钆贝葡胺在中国城市公立、社区及县级公立地区的销售额分布

数据来源：米内网

表 13-3-9　钆贝葡胺注射液仿制药申报情况

受理号	药品名称	申请类型	承办日期	企业名称	任务类型
CYHS2200367	钆贝葡胺注射液	仿制	2022-03-02	上海司太立制药有限公司	ANDA
CYHS2200032	钆贝葡胺注射液	仿制	2022-01-11	海南倍特药业有限公司	ANDA

（六）钆布醇注射液

钆布醇是一种大环状非离子型钆对比剂，具备较高的稳定性、安全性，适用于全身全年龄段（包括足月新生儿）检查，包括肾功能不全患者。钆布醇注射液原研产品于 1999 年上市，根据 IQVIA 数据库，2021 年钆布醇注射液全球销售额约为 3.49 亿美元。恒瑞医药钆布醇注射液于 2020 年首仿上市、随后北陆药业和科伦药业也成功仿制上市（图 13-3-16）。

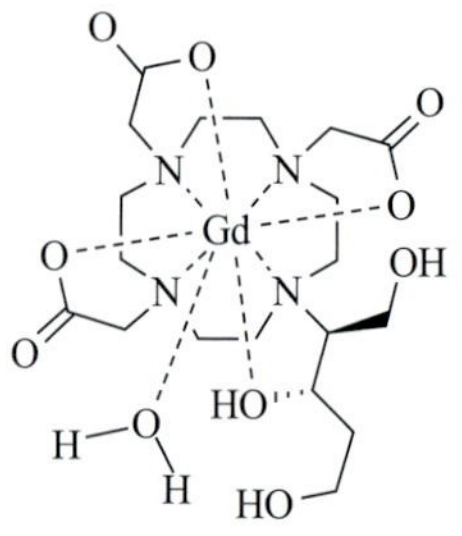

Gd-DO3A-butrol

图 13-3-16　钆布醇的化学结构式

根据米内网数据，2022 年钆布醇注射液总销售额 1.40 亿元，同比增长 69.34%。其中，拜耳先灵销售 1.398 亿元，市场占有率 99.52%；江苏恒瑞医药和北京北陆药业 2022 年才开始销售，销售额分别为 59 万元和 8 万元（图 13-3-17）。

截至 2023 年 7 月药品审评中心（CDE）查询到的钆布醇注射液仿制药申报情况（表 13-3-10）。

（七）钆特醇注射液

钆特醇注射液是由意大利博莱科研发的磁共振造影剂，目前已在美国、日本、欧洲等多国获批上市，国内于 2014 年批准进口。钆特醇是大环状非离子型钆对比剂，在临床治疗中具有稳定性高、不良反应少、安全性高等特点。用于脑、脊柱和周围组织病变的磁共振增强扫描检查和全身磁共振检查。目前国内仅科伦药业一家于 2022 年首仿成功上市，且该公司 2022 年暂无销售数据（图 13-3-18）。

根据米内网数据，2022 年钆特醇注射液的全部销售数据均来自 Bracco（博莱科），总销售额 0.32 亿元，同比增长 82%（图 13-3-19）。

截至 2023 年 7 月药品审评中心（CDE）查询的钆特醇注射液仿制药申报情况（表 13-3-11）。

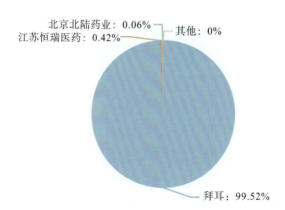

图 13-3-17　2022 年钆布醇在中国城市公立、社区及县级公立地区的销售额分布

表 13-3-10 钆布醇注射液仿制药申报情况

受理号	药品名称	申请类型	承办日期	企业名称	任务类型
CYHS2301788	钆布醇注射液	仿制	2023-07-04	常州四药制药有限公司	ANDA
CYHS2301538	钆布醇注射液	仿制	2023-06-07	扬子江药业集团广州海瑞药业有限公司	ANDA
CYHS2301071	钆布醇注射液	仿制	2023-04-18	上海司太立制药有限公司	ANDA
CYHS2300400	钆布醇注射液	仿制	2023-02-08	海南倍特药业有限公司	ANDA
CYHS2202168	钆布醇注射液	仿制	2022-12-30	山东新时代药业有限公司	ANDA
CYHS2201215	钆布醇注射液	仿制	2022-08-04	海南普利制药股份有限公司	ANDA

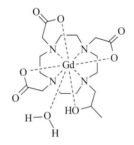

Gd-HP-DO3A

图 13-3-18 钆特醇的化学结构式

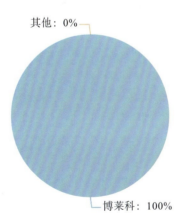

图 13-3-19 2022 年钆特醇在中国城市公立、社区及县级公立地区的销售额分布

数据来源：米内网

表 13-3-11 钆特醇注射液仿制药申报情况

受理号	药品名称	申请类型	承办日期	企业名称	任务类型
CYHS2300418	钆特醇注射液	仿制	2023-02-09	海南倍特药业有限公司	ANDA
CYHS2200913	钆特醇注射液	仿制	2022-06-20	正大天晴药业集团股份有限公司	ANDA

五、新型核磁共振造影剂研究进展

（一）替代钆基的新型磁共振造影剂

金属有机框架（MOFs）是由金属离子（或团簇）和桥接有机配体构建而成。因此，如果使用具有适当磁性的金属离子，就可以制备出具有磁共振成像活性的MOF，如金纳米颗粒、锰离子、铁离子等。氧化铁纳米颗粒（IONP）是一种可行的替代方案，因为它们无毒和可生物降解。由于Fe（Ⅲ）-MOF外壳的存在，该纳米粒子可以通过核磁共振成像进行检测。MOF基质中的氧化铁纳米颗粒，由于其可在合成过程中或合成后嵌入MOF基质中，所需氧化铁量少，因此可以在孔隙中装载抗癌药物。由于MOFs具有多种设计的可能性，因此可以制备出具有所需的、精确定义特性的材料。这不仅为制备核磁共振成像对比剂提供了机会，也为制备多功能响应对比剂的研究提供了机会。

还有许多科学家在研究通过另一种顺磁性金属锰来取代钆，其毒性非常低，是生物体内一种必须的元素。二价的锰有5个未成对电子，也具有较强的弛豫增强效果；另外锰对比剂的存在形式比较多样化，比如锰盐、小分子有机螯合物、大分子螯合物、氧化物纳米粒子等，并且锰对比剂毒性相对较低，因此在使用时可以较大剂量的使用。然目前在这方面的研究工作已经很多，但是目前还没有被批准上市使用的锰对比剂，因此锰造影剂的研发还有很大的发展空间。

（二）靶向磁共振造影剂

纤维蛋白靶向剂EP-2104R是唯一一种直接检测人类病理生物标志物的生物化学靶向MRI造影剂。EP-2104R由4个Gd-DOTA螯合剂组成，附加在6个氨基酸的二硫键桥接环肽上。该肽含有一些非天然氨基酸，可以提高纤维蛋白的亲和力。这也是第一种进入临床试验的分子靶向MRI造影剂（图13-3-20）。

除了纤维蛋白靶向剂EP-2104R外，还有其他用于靶向纤维蛋白的造影剂，如Mn-FBP。有研究用于靶向血清白蛋白的造影剂，如钆磷维塞三钠注射液（MS-325）是美国FDA批准的白蛋白靶向剂。有研究通过将高特异性结合Ⅰ型胶原蛋白的多肽与Gd-DTPA或Gd-DOTA组成螯合剂，从而制成Ⅰ型胶原靶向造影剂，例如：EP-3533 EP-3600和CM-101。有研究用于靶向纤维化的造影剂，如Gd-Hyd、Gd-OA和Gd-DiMe。有研究用于靶向纤连蛋白的造影剂，如将纤维蛋白-纤维连接蛋白靶向肽CGLIIQKNEC（CLT1）和CREKA，通过与Gd-DTPA螯合制成靶向纤连蛋白的造影剂。此外，还有研究用于靶向弹性蛋白、髓磷脂、淀粉样-β肽、有机阴离子转运肽、增殖细胞、炎症因子以及细胞凋亡和坏死的造影剂。

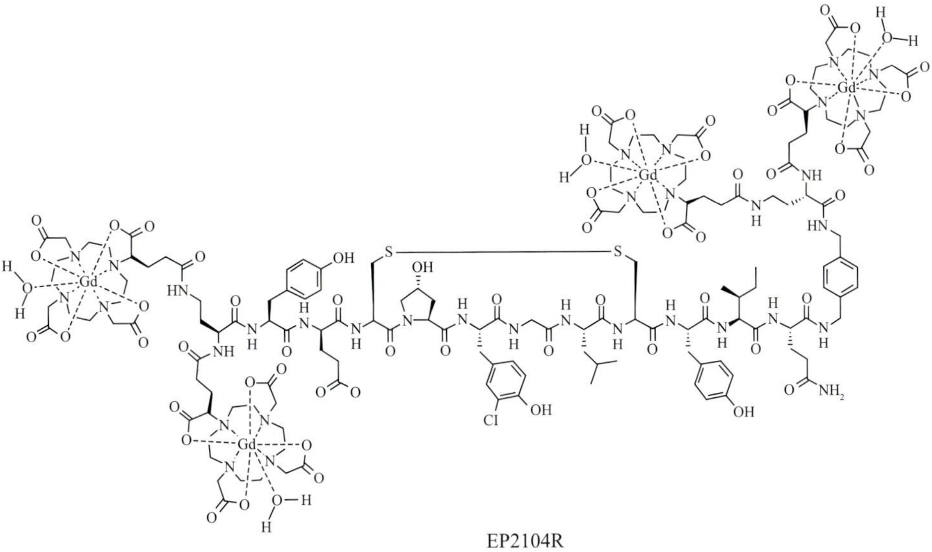

图 13-3-20　纤维蛋白靶向剂 EP-2104R 的化学结构式

（三）可激活的磁共振造影剂

可激活靶向造影剂是利用不同组织间微环境的差异，当靶向造影剂进入细胞与高表达的酶或氢离子等发生反应，被激活而发出增强的信号，达到特异性成像的效果，从而更好地监测各种生理活动过程。目前可激活的磁共振造影剂研究方向主要包括基于 pH 值响应、酶响应、氧化还原电位响应、金属离子响应、神经递质响应、温度和光响应以及 DNA 响应等。

pH 值响应型磁共振造影剂利用正常组织与肿瘤微环境之间 pH 值的差异，在正常组织中呈关闭状态，不产生磁共振增强效应或增强效果较低（关闭状态），而到达 pH 值较低的肿瘤组织中，造影剂的结构发生改变表现出显著增强效果（开放状态），与传统磁共振造影剂相比，此类 pH 响应型磁共振纳米造影剂对肿瘤具有更高的特异性。

肿瘤细胞代谢异常导致肿瘤组织存在较强的还原性，肿瘤细胞内产生过量谷胱甘肽（GSH），是正常细胞内浓度的 4 倍。利用肿瘤细胞还原性的差异设计的还原响应型磁共振纳米造影剂。

肿瘤细胞的发生、发展会导致某些基因过度表达，从而引起肿瘤微环境中相应酶的表达和活性改变。金属蛋白酶（MMP）在众多酶响应型纳米材料中研究报道最多，其在多种肿瘤基质中过度表达，并促进肿瘤的发展和转移。研究人员根据这一特性设计了酶响应型磁共振纳米造影剂，用来实现肿瘤微环境响应型成像。

六、MRI 造影剂前景展望

钆造影剂在过去很长一段时间内被认为是安全、稳定的，在静脉给药后可以以原型的形式通过肾脏完全快速地排出体外。但是今年来不断有证据表明，多次使用钆造影剂可能会导致肾源性系统性纤维化、脑部钆沉积、过敏反应、肾功能衰竭等不良反应。自从磁共振造影剂的安全性问题呈现在全球面前后，现在对于磁共振造影剂的研究呈一个逐年攀升的发展状态，特别是线性钆造影剂由于其本身的结构，其稳定性已经被证实存在一定风险使钆脱离螯合物，成为游离的钆 3+ 存在于体内可能造成或引起肾源性系统性纤维化（NSF）。所以未来的趋势是环状的造影剂，虽然环状钆造影剂的自身成本相比线性要高，但是作为安全性来考虑，势必未来将取代线性造影剂。

第四节　超声造影剂的发展报告

一、US 造影剂的发展历程

超声是目前临床常用的诊断方法之一。超声成像具有无创性、成本低、诊断适用范围广及操作简便等优点，可用于不同学科，通常作为疾病初步筛选、治疗评估、随访和引导治疗的工具。近年来发展的高强度聚焦超声可作为一种击碎泌尿系统结石及消融肿瘤的微/无创治疗工具。

然而，超声成像的诊断和治疗潜力尚未完全充分开发并转化至临床。超声造影剂的出现，显著提高了超声诊断的分辨力、敏感性和特异性。超声造影剂的应用始于 20 世纪 60 年代末，由 Gramiak and Shah 首次提出，目前常规超声造影剂由外壳（白蛋白、半乳糖、磷脂、聚合物、表面活性剂等）及气体内核（空气、氟碳气体、氟化合物等）组成，粒径大小在 10 μm 以下，为防止微血管阻塞，最好应控制在红细胞直径范围内。

包膜超声造影剂发展可分为 3 个阶段，第一代造影剂是内核为空气的微气泡，外壳由蛋白质、聚合物或表面活性剂组成，主要代表有 Albunex、Levovist、东冠注射液等。其中 Albunex 是首个被美国 FDA 批准用于临床的左心声学造影剂，外壳为白蛋白；Levovist 是德国 Schering 生产的商用造影剂，外壳由半乳糖和棕榈酸盐组成；东冠注射液是由广州南方医院研制成功的首个国产左心声学造影剂。但由于微泡内的空气在血液中溶解度高，泡壁容易坍塌而迅速失去声反应性，且半衰期较短，其使用范围受到限制，随着第二代造影剂的出现，已逐渐退出历史舞台。

第二代造影剂主要是含氟碳气体或六氟化硫等惰性气体的微泡，其外壳构成与第一代相似。国际通用的超声造影剂主要有 GE 生产的 Optison 及 Sonazoid，Bracco 生产的 SonoVue，Lantheus Medical 生产的 Definity。其中 Optison 为白蛋白外壳包裹全氟丙烷气体；SonoVue 为脂质外壳包裹六氟化硫气体；Sonazoid 及 Definity 外壳均为磷脂，Sonazoid 内核为全氟丁烷，Definity 内核为全氟丙烷气体。国内生产上市的超声造影剂有厦门力卓药业有限公司生产的注射用全氟丙烷人血白蛋白微球全氟显及湖南康润药业股份有限公司生产的全氟丙烷人血白蛋白微球注射液雪瑞欣。相较于第一代超声造影剂，第二代造影剂半衰期延长，造影效果更优，更易于实现经静脉心肌显像。

相较于蛋白质及脂质造影剂，高分子造影剂目前基本处于实验研究阶段，研究较为成熟的是德国 Schering 研制的 SHU563A 和 Acusphere 的 AI700。由于高分子造影剂需要较高的声学输出才可引起非线性共振，容易引起组织损伤，故其临床转化还需进一步深入研究。

第三代造影剂主要是用于靶向诊断与治疗的微泡造影剂。目前均处于研究阶段，并未有上市产品。BR55 是首个应用于临床评价的靶向超声造影剂，基于 VEGFR-2 靶向用于参与血管生成的内皮细胞的成像，研究表明 BR55 在前列腺癌、乳腺癌及卵巢癌中具有很强的聚集性，明显增强病变部位的超声造影。

二、超声造影剂市场分析

（一）全球超声造影剂市场

2021 年全球造影剂市场规模达到 66.72 亿美元，其中 X 射线造影剂占据最大份额，占比达 72.76%，金额达 48.55 亿美元，而超声造影剂仅占整体市场的 6.96%，金额 4.64 美元。但是，超声市场在未来 5 年预计将以最高的复合年增长率增长，主要是超声造影剂在各国的批准数量不断增加及其相对于其他造影剂具备的多项优势（图 13-4-1）。

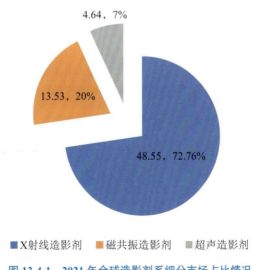

图 13-4-1　2021 年全球造影剂系细分市场占比情况

数据来源：观研天下数据中心

（二）中国超声造影剂市场

2016—2022年中国超声造影剂行业呈稳步上升趋势，2022年市场规模达到6.9亿元，从2014—2022年，复合增长率21.9%。随着超声技术的进步、高分辨率超声对各类疾病检出率的提高，预计中国超声造影剂市场规模将快速增长，预计到2025年将增长至13.2亿元，到2030年增至76.3亿元（图13-4-2）。

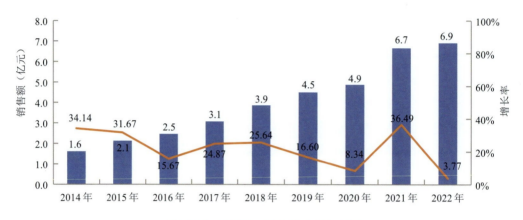

图13-4-2　中国超声造影剂年度销售趋势

数据来源：米内网

1. 中国在研超声造影剂

目前，中国在研且未上市超声造影剂有北京飞锐达医疗科技有限公司的注射用全氟丙烷微泡，仿制药有湖南科伦制药有限公司的八氟丙烷脂质微球注射液及广州康臣药业有限公司的八氟丙烷脂质微球注射液，厦门力卓药业有限公司就已上市的注射用全氟丙烷人血白蛋白微球于2023年7月7日按治疗用生物制品2.2进行上市申请，其他已上市产品也在积极布局其他适应症，主要如表13-4-1所示。

表13-4-1　中国在研超声造影剂信息

药品名称	公司	类型	适应证	临床阶段	首次公示时间
注射用全氟丙烷微泡	北京飞锐达医疗科技有限公司	改良型新药	肝脏局灶性病变（FLL）	3期进行中（招募中）	2022.10.13
注射用全氟丙烷人血白蛋白微球	厦门力卓药业有限公司	改良型新药	子宫输卵管超声造影	3期（已完成）	2022.03.11
八氟丙烷脂质微球注射液	湖南科伦制药有限公司	仿制	—	—	—
八氟丙烷脂质微球注射液	广州康臣药业有限公司	仿制	—	—	—

续表

药品名称	公司	类型	适应证	临床阶段	首次公示时间
八氟丙烷脂质微球注射液	华润双鹤药业股份有限公司 兰索斯医学影像加拿大有限公司	原研	肾脏局灶性病变	3期（已完成）	2017.09.11
			肝脏局灶性病变	3期（已完成）	2017.09.04
			静息超声心动图	3期（已完成）	2017.08.11
注射用六氟化硫微泡	博莱科医药科技（上海有限公司）	原研	子宫输卵管超声造影（HYCOSY）	3期进行中（招募中）	2022.04.22

2. 中国获批上市超声造影剂

超声造影剂由于市场规模相对较小，技术壁垒极高，中国市场主要被外资企业占领。2018年之前，国内超声造影剂供给相对单一，博莱科的注射用六氟化硫微泡占据市场绝大部分份额，湖南康润的全氟丙烷人血白蛋白份额较小，主要是人血白蛋白取材难且可能携带病毒，成本高，给产品推广带来较大困难。自2018年起，随着力卓药业的注射用全氟丙烷人血白蛋白微球、通用的注射用全氟丁烷微球在国内获批上市，产品供给增加。国产产品在心脏超声造影领域重合，进口产品在肝脏造影领域相重合，市场竞争更剧烈。在新产品的夹击下，注射用六氟化硫微泡的市场份额从2016年的98.80%降至2022年的95.39%，全氟丙烷人血白蛋白微球注射液从2016年的1.20%降至2022年的0.02%。2022年11月25日，美国兰索斯医学影像公司的DEFINITY在中国获批上市，这将对现有产品形成强有力的冲击，市场格局将重塑（表13-4-2）。

表13-4-2 2016—2022年中国超声造影剂市场份额（%）

产品名称	2016年	2017年	2018年	2019年	2020年	2021年	2022年
注射用六氟化硫微泡	98.80	98.19	97.77	98.28	97.19	97.48	95.39
注射用全氟丁烷微球	0.00	0.00	0.00	0.09	0.99	1.62	3.61
注射用全氟丙烷人血白蛋白微球	0.00	0.00	0.00	0.00	0.02	0.08	0.98
全氟丙烷人血白蛋白微球注射液	1.20	1.81	2.23	1.63	1.80	0.82	0.02

市场价格方面，随着医保的覆盖，国产产品的价格与进口产品基本持平。注射用全氟丙烷人血白蛋白微球的中标价从2020年1160元降至2022年558元，下降51.89%；注射用全氟丁烷微球的中标价从2019年998元降至2023年511元，下降48.79%；注射用六氟化硫微泡的中标价从2008年630元降至2023年512.53元，下降18.64%；全氟丙烷人血白蛋白微球注射液的中标价从2009年684元降至2023年499元，下降27.05%。

未来随着注射用六氟化硫微泡等原研产品的专利到期，国内超声造影剂产品供给将增加,且在医保的持续覆盖下,国产产品的性价比将逐渐显现,外资垄断的格局将进一步被打破。

3. 中国超声造影剂上游供应分析

作为造影剂的上游,原辅料的供应直接影响着造影剂的发展。目前,市场上超声造影剂主流产品为第三代造影剂,外壳为磷脂、蛋白等生物材料包被着惰性气体的微泡,处方组成中,惰性气体是诊断微泡的原料药,磷脂、蛋白为微泡的辅料。

(1)气体原料药

目前,微泡中气体核心多为氟类气体,比如 SonoVue 的六氟化硫、Sonazoid 的全氟丁烷以及 Definity、全氟显、雪瑞欣的全氟丙烷。全球市场中上述气体原料药供应相对较少,进行 DMF 注册及 CDE 原辅包登记的厂商更是寥寥无几。国内暂无厂家对上述气体作为原料药在 CDE 备案登记,来源全靠进口供应,国产气体仅有全氟丙烷作为辅料进行登记备案,其中,六氟化硫及全氟丁烷无备案信息(表 13-4-3)。

表 13-4-3 超声造影剂氟类气体 CDE 登记 /DMF 注册信息

品种名称	企业名称	登记类别	登记号/注册号	状态
全氟丙烷（八氟丙烷）	FluoroMed, L.P.；北京法伯新天医药科技有限公司	CDE 备案	Y20190001090	I
	Airgas Therapeutics, LLC；北京医睿达医药咨询有限公司	CDE 备案	Y20220001244	I
	核工业理化工程研究院	CDE 备案	F20190001031	A
	中船重工（邯郸）派瑞特种气体有限公司；中船重工（邯郸）派瑞特种气体有限公司	CDE 备案	F20190000454	A
全氟丁烷	F2 Chemicals Ltd	DMF	3231-2-ND	A
六氟化硫	Airgas USA, LLC.	DMF	267-1-ND	A

(2)辅料

磷脂是超声造影剂微泡的核心辅料之一,其作为药用辅料始于 20 世纪 60 年代用于脂肪乳乳化剂,其发展主要经历了 3 代,分别为一代天然磷脂,二代合成磷脂和三代衍生化磷脂。用于微泡造影剂的多为合成磷脂及衍生化磷脂。目前,药用级磷脂大多为进口,主要是美德日企业,分别为德国 Lipoid GmbH,美国 AVANTI,瑞士 Cordenpharma(收购美国 Genzyme),日本 NOF(日本油脂株式会社),日本 NFC(日本精化株式会社)。近年来,随着脂质体制剂的发展,国产磷脂的市场占有率有一定提升,南京绿叶制药有限公司、石药集团欧意药业有限公司、江苏东南纳米材料有限公司、江苏汉斯通药业有限公司在 CDE 相关备案号也越来越丰富,但进一步替代进口磷脂的市场仍存在一定困难。目前在 CDE 备案登记的进口厂家主要以德国 Lipoid GmbH 及日本精化株式会社为主。

人血白蛋白是超声造影剂微泡的另一主要辅料。目前我国使用的人血白蛋白绝大部分来源于人源血浆，但是由于目前市场需求量大，单靠人血液提取人血白蛋白难以满足市场的需求，同时由于人血来源极其复杂，不能得到完全的控制，无法避免致病微生物特别是病毒的潜在威胁。虽然在血浆蛋白分离过程中增加病毒灭活、去除工艺等不同手段，进行病毒安全性控制，但由于目前的检测及去除水平的限制，很难彻底检测到并去除人或动物血浆来源材料中的一些未知、不确定的病毒性外源因子。因此，世界各国药品监督管理机构主张使用无人与动物来源组分原料进行替代，重组人血白蛋白是很好的替代品。目前在 CDE 备案的重组人血白蛋白仅有浙江海正药业股份有限公司及英国 ALBUMEDIX LIMITED。

4. 超声设备市场供应

医学影像设备的不断增加和广泛应用是驱动造影剂市场保持较快发展的动力。根据信号的不同医学影像设备可分为磁共振成像设备、X 射线计算机断层扫描成像设备、X 射线成像设备、分子影像设备、超声设备等。2020 年中国医学影像设备市场中，CT 市场规模居首位，占比达 32%，XR、MR、超声设备旗鼓相当，占比接近 20%。2020 年中国超声超声设备市场规模达 99.2 亿元，预计 2030 年将增长至 216.2 亿元，复合增长率为 8.1%（图 13-4-3、图 13-4-4）。

目前，中国超声设备市场的高端产品仍由 GE、飞利浦、西门子、东芝和日立等外企所主导，国产设备以高性价比优势占领了中低端市场。近年来，国产优秀民族品牌如迈瑞、开立向高端彩超市场发起进攻，新生品牌如飞依诺、华声、理邦等审时度势，立足自身优势，在超声子领域发挥所长。

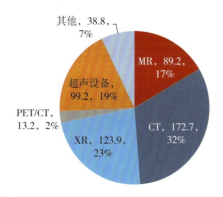

图 13-4-3　2020 年中国医学影像设备市场占比（单位：亿元）

数据来源：灼识咨询、联影医疗招股说明书、开源证券研究所

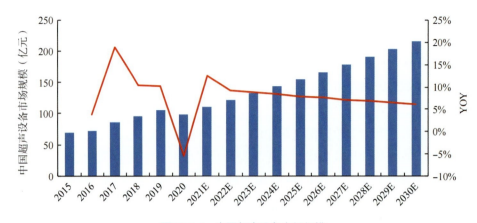

图 13-4-4　中国超声设备市场规模

数据来源：灼识咨询、联影医疗招股说明书、开源证券研究所

目前国内公立医院超声设备基本配备齐全，增量市场主要依赖下游私立医院和基层医疗的扩建以及公立医院新科室的扩建。基层医院对于超声设备的需求以中低端超声设备为主，当基层医院数量大幅提升时，中低端超声设备将会迎来较大增长。相对于 CT 和 MRI 设备，超声设备价格相对便宜，且使用环境、安装防护等方面均无 CT、MRI 设备的特殊要求，普及性更高，未来三四线城市将是其市场的缺口（图 13-4-5）。

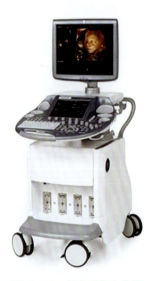

图 13-4-5　超声设备实物图

三、超声造影剂的应用

目前，超声造影剂主要以微泡为主。微泡不仅能够增强超声对比度，达到诊断目的，还可作为药物及基因的载体，引导的药物传递，并在超声刺激下按需释放，及增

强角质层、血管内皮、血脑屏障（BBB）等生理屏障的通透性，达到治疗效果。微泡在超声场中表现出各种声学现象，如后向散射、微流、碎裂、溶解、辐射力和惯性空化，如图13-4-6所示。这些物理或生物学特性是微泡能够成为"诊疗一体化"工具的基础。

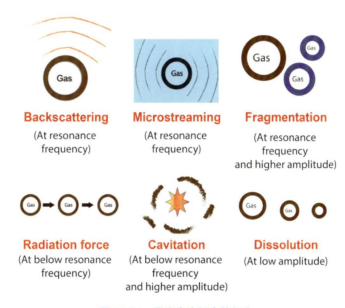

图13-4-6　微泡在声场中的行为

（一）超声成像

1. 成像原理

后向散射是微泡增强超声信号的基础。在较低的频率下，微泡经历压缩和膨胀的振荡循环，持续振荡直至超过其谐振频率，这些振荡产生的二次或三次入射波的谐波提供了强烈的回波信号，达到与周围其他组织区分的目的（图13-4-7）。

目前，中国已上市超声造影剂获批主要适应症为心脏造影及肝脏造影，有些产品在原有适应证基础上，开展其他适应证临床试验以增加临床选择，提高自身市场竞争力。未来中国超声造影剂市场领域主要细分为心脏造影、肝脏造影以及子宫输卵管造影。

2. 超声分子成像

将特异性配体结合或连接在超声造影剂表面，通过血液循环特异性地聚集在靶部位，从而使靶部位在超声影像中特异性增强，以此来反应该部位在分子水平上的变化。靶向超声造影剂是超声分子成像的基础，其与靶点结合主要通过2种方式：利用造影剂外壳的化学特性或电荷性，滞留并结合于病变部位；在造影剂表面结合特异性配体，结合到病变部位细胞表达的特异性受体上。目前利用该技术可针对肿瘤血管、炎症、动脉粥样硬化斑块、血栓进行早期诊断，并取得较好效果。

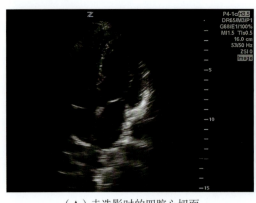 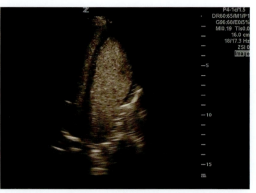

|（A）未造影时的四腔心切面　　　　　　（B）超声造影后的四腔心切面|

图 13-4-7　心脏超声检查

3. 超声辐射力成像

靶向微泡在血管中随着血流流动，中有距离血管壁毫米甚至微米级别的距离才可结合至靶点上，在血管中央的靶向微泡则无法结合。在较低的压力和谐振频率下，超声波对稳定振荡的微泡施加辐射力，使它们在传播的声波方向上移动。利用超声的辐射力可增强微泡靶向的效率。

（二）治疗

微流和空化可改变细胞膜完整性和提高跨越生理屏障的渗透性，是微泡用于治疗肿瘤、血栓、感染及打开血脑屏障的先决条件。

1. 肿瘤治疗

微泡在较高强度的超声辐照下不断振动、膨胀、收缩，最后破裂，由此产生的微射流在肿瘤细胞膜上形成可逆的小孔，借此使药物或基因通过小孔进入细胞，到达治疗效果。其中，药物或基因可通过与微泡简单物理混合和将药物或基因装载进微泡 2 种模式达到治疗效果，目前临床研究均是采用第一种方式进行肿瘤治疗研究。在微泡上偶联肿瘤特异性抗体可实现药物或基因的定点释放，达到靶向肿瘤治疗目的。微泡空化产生的声孔效应损伤了血管内皮细胞，激活凝血功能，诱发血管内血栓形成，阻断肿瘤血供；损伤表达于血管内皮细胞上的生长因子受体和黏附分子受体，减少肿瘤血管再生，延缓肿瘤生长。另外，微泡可协同高强度聚焦超声治疗，增加能量聚集，增加靶区温度升高速度，缩短治疗时间，增加治疗效果。

2. 血栓溶解

超声具有溶栓和协助药物溶栓的效果，但超声联合微泡溶栓效果更优于单独超声溶栓效果，且可提高溶栓药物的作用。微泡的加入，可是超声空化的阈值降低，微泡爆破产生高能的瞬态空化效应，形成的强大剪切力和微流射松动纤维蛋白网，增加血栓与溶栓药物的接触面积发挥助溶作用。借助靶向机制，还可以实现对血栓的定向爆破,增加血栓的再通率。该项技术在治疗脑卒中、心血管疾病具有广阔的应用前景。

3. 血脑屏障开放

血脑屏障是大脑中特化的脑微血管内皮细胞的紧密接合,维持了脑内环境的平衡,但也限制了治疗药物的使用。微泡与超声的协同作用可使内皮细胞的紧密连接松动或打开,增加血流的通透,使得药物可递送进入脑内,为治疗中枢神经系统疾病提供了新的途径。超声联合微泡打开血脑屏障具有非侵入性、局部性、暂时性及可逆性,但也存在血管渗透导致脑出血的风险。联合聚焦超声及 MRI,可减低所需的声能并精准打开血脑屏障,提高应用的安全性。

4. 其他疾病

超声联合微泡及药物可解决由于细菌膜形成而引起的抗生素耐药性,微泡空化相关的冲击波可以破坏生物膜,增加细菌细胞壁的通透性,以增强对抗生素的敏感性。超声爆破微泡可促进基因转染的技术在眼部疾病也具有广阔的前景(图 13-4-8)。

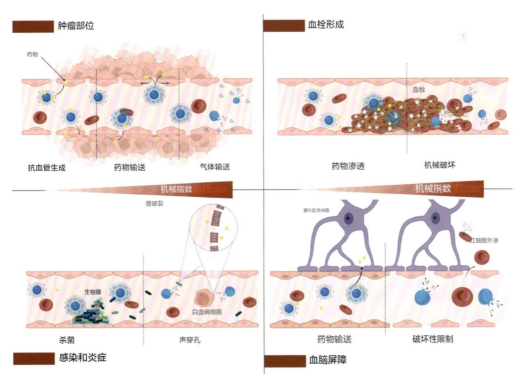

图 13-4-8 微泡在生物学上的应用

四、超声造影剂的未来发展趋势

(一)纳米级超声造影剂

尽管微泡具有较好的血池内造影及血管内靶向能力,但由于其粒径相对较大,不能透过肿瘤血管内皮间隙到达靶组织实现血管外特异性成像,而纳米级超声造影剂的出现正好克服了微泡的不足。

纳泡与微泡组成成分相似,均属于氟烷类造影剂,其粒径在 100～500 nm。由于其粒径优势,可以利用 EPR 效应实现肿瘤组织的被动靶向,同时,经过表面的修饰,纳泡还可主动靶向动脉粥样斑块、肿瘤细胞及细胞表达的特异性蛋白分子等多种物质。

纳米液滴或相变造影剂的内核成分是可相变的液态氟碳,在一定条件的刺激下可发生相变形成具有声学活性的纳/微泡。目前应用于超声领域较多的是全氟戊烷和全氟己烷,主要促进液态氟碳相变方式有超声、激光、加热及细针注射。汽化后形成的微小气泡不仅可增强超声的背散射信号,还可提供后续进行空化效应的气核,作为施予超声机械力的媒介。较大的相变液滴汽化膨胀后形成的大气泡,可降低或阻断血流,抑制多血管性的肿瘤的养分供给,达到气栓治疗效果。

纳米载体通过 EPR 效应积累在肿瘤部位,给予一定外界的刺激,触发其在肿瘤组织中原位生成纳/微米气泡,达到成像效果。原位生成具有以下优点如下:①肿瘤部位原位产生的气泡不需要通过血液运输,因此,可以避免人体中的各种生物障碍,也可以绕过 EPR 对气泡大小的要求;②气泡的产生增强了肿瘤部位的超声成像效果,有利于诊断。

气体囊泡是在某些蓝藻细胞内表达的纳米级气体填充蛋白结构,被报道为基因编码报告基因,可作为超声造影剂。不同于传统的超声造影剂以不稳定的结构捕获预装气体,气体囊泡具有 2 nm 厚的疏水蛋白质壳可以自由渗透周围介质中的气体,维持物理的稳定。已被证明能够在皮摩尔浓度下的不同频率范围内产生强大的超声对比,表现出谐波散射,从而增强体外检测。利用聚乙二醇和透明质酸修饰气体囊泡,可增加其循环时间并逃避免疫清除(图 13-4-9)。

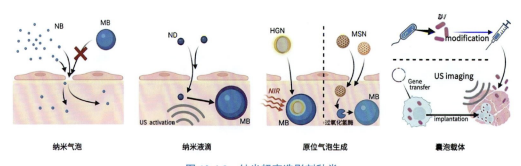

图 13-4-9　纳米超声造影剂种类

(二)多模态超声造影剂

超声造影剂虽然弥补了常规超声诊断的不足,提高了超声检查的敏感性,但因超声空间分辨率相对较低,在临床应用中有一定局限性。多模态超声造影剂是超声成像与其他成像模式相互融合，实现取长补短，不仅能够显著提高疾病的检出率和诊断准确性，还可减少药物的毒副作用。一方面，多模态超声造影剂以超声为主，综合其他1种或2种以上影像技术，在实现超声成像同时，还可增强其他影像成像，如CT成像、MRI成像、荧光成像、核素成像等，为临床提供更完整的生物信息。另一方面，多模态超声造影剂可同时结合多种细胞标志物的多靶点分子，以提高靶向结合能力，更好地显示靶向部位。目前双模态超声造影剂研究较多，三模态超声造影剂仍处于起步阶段，主要是三模态复合粒子合成时不同组分之间可能会相互作用和干扰，粒子的物理化学状态发生相应变化，可能会丧失或减弱原有的成像增强效果。

第四部分

基于生物标志物的疾病精准防诊治方案研究

第十四章 生物标志物的定义、发展历程及分类

第一节 生物标志物的定义

生物标志物（biomarker，biological marker）是医学标志（medical Sign）的细分类别。所谓医学标志，是能够从患者体外观察到的客观迹象，这些客观迹象可以反映患者所处的生理状态和医学状态，并能够准确且可重复地测量。医学标志不同于医学症状（medical symptom），后者仅限于患者自身所能感知的健康或疾病迹象。关于生物标志物，不同的权威机构给出的定义略有差别。

1998年，美国国立卫生研究院（NIH）定义工作组将生物标志物定义为"能够客观测量和评估，可表示正常生物过程、致病过程或治疗干预时的药理反应的特征指标"。由世界卫生组织（WHO）领导，并与联合国、国际劳工组织合作的化学品安全领域合资机构——国际化学品安全计划（International Programme on Chemical Safety）则将生物标志物定义为"可在人体及其代谢产物中测量，并影响和预测疾病发生或结果的任何物质、结构或过程"。这是一个非常宽泛的定义，也是目前学术界普遍认可的定义。

关于生物标志物，国际化学品安全计划还有另一个定义，不仅考虑疾病发生和结果，还考虑到治疗、干预甚至意外环境暴露（例如化学品、营养素等）的影响。在一份名为《生物标志物与风险评估》的报告中，该组织表示，生物标志物的确切定义为"几乎所有反映生物系统与潜在风险（可能是化学、物理或生物风险）间相互作用的测量。测量到的反应可能是功能性或生理性反应，也可能是细胞水平的生化反应，抑或是分子间的相互作用"。

第二节 生物标志物的发展历程

生物标志物这一术语最早可追溯到20世纪50年代，但直至80年代才开始广泛使用。在医学领域，生物标志物应用的主要目的在于诊断、预后或预测疾病，还可用

于评估药物、毒素、污染物、食物或其他摄入物质的暴露情况。在过去的 50 多年里，人们对生物标志物的关注度明显增加。以 PubMed 论文数为例，1969 年有关生物标志物的论文尚且不足 100 篇，而 2019 年已有超过 67000 篇论文。如今，总计超过 1000000 篇提及"Biomarker"或"Biological marker"的论文在 PubMed 收录。生物标志物研究的迅速发展，反映了行业对生物标志物的极大兴趣。目前，全球生物标志物的市场价值超过 400 亿美元 / 年，预计以 12.6% 的年复合增长率增长。而生物标志物备受关注的最主要原因，正是其在分子医学和精准医学领域的重要价值。

随着生物芯片、新一代测序等高通量技术的快速发展，以及"组学"概念的提出，科学家对部分疾病的发病机制有了更加深刻的理解，大量生物标志物有关数据随即产生，为获取高特异性、高敏感性的生物标志物奠定了基础。得益于高通量、大规模测序技术，如基因芯片、蛋白质芯片等的发展，许多新型生物标志物相继被发现，包括肿瘤新型循环标志物、循环肿瘤微囊泡、循环肿瘤细胞、循环肿瘤核酸等，均具有极高的临床应用价值。

优秀的生物标志物终将走向应用，其研究一般经历基础研究、转化研究及临床研究过程。对不同来源的生物标志物进行筛选、发现、鉴定和临床应用，推动了生物标志物从实验室走向临床转化，对精准医学、个体化医疗发展具有重要的指导意义。新型生物标志物从发现到临床，往往需要数年，乃至十余年的转化，需要基础、临床、检测技术的密切合作。生物标志物的探寻、临床检验及检测新技术已成为医学研究的重要课题，其临床价值将涵盖各种各样的疾病，其中重大疾病和罕见病的需求尤其迫切。因此，学术界、产业界、医疗界三方有望整合起来，推进生物标志物从生物医药研究到临床应用转化的进程。

第三节　生物标志物的分类

生物标志物的分类标准主要包含 2 项：一为性质，二为功能。根据生物标志物性质的不同，可将其分为 4 类：化学生物标志物、基因生物标志物、蛋白质生物标志物、核型生物标志物。而根据生物标志物功能的不同，同样可将其分为诊断生物标志物、预后生物标志物、预测生物标志物、暴露生物标志物 4 类。在应用于疾病领域的功能中，可将生物标志物分为 4 类：监测和诊断生物标志物，用于疾病的早期检测；分期生物标志物，用于确定疾病进展情况；预测相关生物标志物，用于预测药物的疗效和毒性；预后相关生物标志物，用于评估治疗和预后情况。

Marker DB 是由 Wishart 研究小组开发的生物标志物数据库，最大限度地整合了当前已知的生物标志物相关数据。截至 2021 年 1 月 8 日，Marker DB 收录有超过

27 759 个生物标志物，涵盖 26493 个临床批准的生物标志物和 1226 个临床前或研究中的生物标志物。绝大多数（26628 个，95.6%）生物标志物是单一标记，即一项条件对应一个生物标志物；另有少数（1219 个，4.4%）生物标志物为复合标记，即一项条件对应多个生物标志物。

目前，Marker DB 整合记录的生物标志物按性质分类，可分为 1089 个化学生物标志物、26374 个基因生物标志物、142 个蛋白质生物标志物、154 个核型生物标志物。上述标志物按功能分类，又可分为 25560 个诊断生物标志物、102 个预后生物标志物、6746 个预测生物标志物、265 个暴露生物标志物。这些生物标志物可用于检测、监测或预测 27 个疾病大类下的 670 种特定人类疾病。

一、化学生物标志物

化学生物标志物以小分子化合物居多，通常为可检测的，是与一种/多种疾病或病症的诊断和预后有关的化学物质，以及个体通过进食/其他方式接触到的化学物质。目前，化学生物标志物是除基因生物标志物外，已发现数量最多的生物标志物，在生理活动、影像学检测、环境监测等方面均发挥重要作用。

二、基因生物标志物

基因是合成特定功能的蛋白质或 RNA 分子所需的 DNA 序列，包括实际编码序列与相邻核苷酸序列，共同保障基因的正确表达。不同的基因表达类型，意味着不同的生物学作用。基因生物标志物多为基因变体，包括 SNP（单核苷酸多态性）或突变，可用于检测一种或多种疾病或病症的诊断或预测并与之相关。随着生物技术的发展，各种高灵敏性、特异性的基因生物标志物相继被发现，包括癌基因、抑癌基因、抗血管生成基因、肿瘤易感基因等。

三、蛋白质生物标志物

蛋白质是生命的物质基础，是机体的重要成分，参与各类生命活动。蛋白质生物标志物是可检测的蛋白质，它们与一种/多种疾病或病症的诊断、预后或预测相关。随着蛋白质分离技术、质谱技术、生物信息学等蛋白质组学研究技术的迅速发展，科学界对蛋白质的表达、存在方式与结构、功能联系、疾病机制等有了更加深刻的理解，对蛋白质生物标志物的研究也不断深入。

四、核型生物标志物

核型是指个体染色体的数目与外观。染色体异常，包括染色体上遗传物质的重复、

第十四章 生物标志物的定义、发展历程及分类

倒位或缺失，以及 2 条染色体间遗传物质的异位插入，甚至整条染色体的重复或缺失。这些染色体异常多与遗传疾病有关。核型生物标志物，通常以核型图或个性图呈现，核型图即染色体异常的图像，能够准确显示所涉及的染色体的哪一部分出现异常，而个性图是以更易于阅读的格式显示此信息的图表。

生物标志物按分析方法形成性质可分为组织学、分子学、影像学和生理学特征 4 大类，其中以分子学为基础的生物标志物是研究的热点和重点。因此，基于分子生物学分析方法——生物标志物分析验证（biomarker assay validation，BAV）在学术界讨论得最为热烈，包括分析验证过程中的描述、性能评价以及精确度等问题，而这些讨论的要素尚未被完全编入正式的指南，这将会影响生物标志物认证结果的科学性和工作的高效性。为了创造统一的验证方法和监管环境，2013 年美国 FDA 发布的《分析方法验证指南》中涵盖了生物标志物的内容，但因为这一指南中药代动力学和生物标志物验证之间有较多重复，故在 Crystal City Ⅵ Workshop 会议上提出需制定独立的生物标志物的分析方法验证指南，并为此成立了专门的 FNIH 生物标志物证据标准联盟工作室。2017 年 FDA 在书面明确规范了生物标志物认证的关键检测标准和最佳范例，从而开始形成独立的生物标志物分析验证体系。

第四节 生物标志物的研究技术

生物标志物可能存在于人体的任何部位，但医学实践中，存在于组织、体液中的生物标志物最为重要。病变组织的标本可由活检或手术获取，能够最准确地反映疾病的本质。而体液（如血液、尿液、脑脊液等）大多可通过无创或微创手法获得，更便于临床应用，因而也是生物标志物检测与临床应用研究的重点。组织、体液中的生物标志物检测技术包括：蛋白质检测的免疫组织化学技术、核酸序列检测的组织原位杂交技术、体液中蛋白质的酶联免疫吸附（ELISA）检测技术、循环肿瘤细胞检测（膜过滤法、特异性标志物法）、循环系统中 DNA 片段检测（高通量测序、数字 PCR 技术）、外泌体检测、液体活检等。

一、基因组学技术

基因组学是应用 DNA 重组技术、DNA 测序技术、生物信息学等方法，阐明生物基因组结构、相互关系及表达调控的科学。基因组学研究主要包括 2 方面内容：以全基因组测序为目标的结构基因组学（鸟枪法、高通量测序等）、以基因功能分析为目标的功能基因组学（微阵列技术、SAGE、基因敲除与转基因技术等）。具体而言，包括基因作图、测序和基因组功能分析，以及基因组内的杂种优势、上位效应、多效应、

基因座和等位基因的相互作用等研究，有助发现新的生物标志物，并用于分子诊断。

二、表观基因组学技术

表观基因组学是在基因组水平上对表观遗传学改变的研究。目前，表观遗传学修饰在 DNA 及其包装蛋白、组织蛋白和调节基因功能方面得以体现，包括 DNA 甲基化、翻译后组蛋白修饰等。这些分子标签能够影响染色体结构、完整性及包装。当前，表观遗传学修饰的检测方法包括：依赖 F 甲基化敏感的限制性内切酶技术（MSRF、RLGS、AIMS、MCA-RDA 技术等）、依赖于 DNA 序列分析的检测技术（甲基化焦磷酸测序、RRBS）、依赖于甲基化芯片和质谱的检测技术（DHM、MSO、ChIP-chip、MALDI-TOF-MS）。表观基因组学研究对于基因生物标志物、核型生物标志物等的研究具有重要意义。

三、蛋白质组学技术

蛋白质组指基因组表达的所有蛋白质，或细胞/组织/机体全部蛋白质的存在及其活动方式。蛋白质组学即从蛋白质水平探讨生命活动规律，以及重要生理、病理现象的本质。蛋白质组学可分为表达蛋白质组学、结构蛋白质组学、功能蛋白质组学 3 类，主要相关技术有双向凝胶电泳、差异凝胶电泳、质谱分析等。近年来，蛋白质芯片技术、酵母双杂交系统、生物信息学分析也应用于蛋白质组学研究。由于大多数疾病从蛋白质角度看，都可视为蛋白质缺陷病，因此蛋白质组学能够用于小分子药物靶点、蛋白质生物标志物等的探索与发现，从而助力各类疾病的早期诊断与治疗，在精准医学领域拥有广阔的前景。

四、糖组学技术

糖组学是研究结构性/功能性糖链的一门新型学科，研究对象主要是在胞内/胞外发挥关键调节作用的糖链。目前，糖组学研究主要聚焦结构糖组学、功能糖组学、糖生物信息学 3 大方面。相关研究技术包括：糖链的提取、分离及生物信息分析。高通量糖组学技术、糖生物标志物分析、糖生物信息学的发展，以及日益精细的糖阵列，结合对糖基化分子细节的理解，促进了科研人员关于异常糖基化与人类疾病间联系的认知，并为糖生物标志物的探索与发现（作为疾病及其发展的潜在因素，可用于癌症等疾病的早期诊断）提供了条件。

五、代谢组学技术

代谢组学是 20 世纪 90 年代发展起来的一门新兴学科，其通过观察生命个体对病

第十四章　生物标志物的定义、发展历程及分类

生理刺激/遗传修饰引起的内源性代谢产物变化，来研究整体的生物学状况。该学科是研究机体代谢产物谱变化的一种新系统方法，借助高通量、高灵敏度与高精确度的现代分析技术（NMR、MS、模式识别技术、红外光谱、紫外吸收等），分析细胞、组织和其他生物样本（如血液、尿液、唾液、体液）中内源性代谢物整体组成，并通过其复杂、动态变化，从整体上反映代谢情况，以探索内源性小分子物质与疾病发生发展间的关系。

六、脂质组学技术

脂质组学是代谢组学的分支，指对脂类分子及其相互作用分子的全面分析，以了解脂代谢和基因调控等脂代谢参与的生理过程。一个细胞，一个器官，或是一个生物系统中所有不同化学结构的脂质称为一个脂质组。脂质组学通过分析化学等系统生物学方法，大规模、全方位研究脂质分子的结构、质量、作用和相互作用，了解脂质分子在细胞脂质信号通路、代谢、运输和维持内环境稳定等过程中的变化，进一步阐明脂质相关疾病的生物化学机制。

七、纳米生物技术

纳米生物技术通过控制纳米尺度（原子、分子、超分子结构水平）的材料，来创造和利用新型材料、设备和系统。纳米技术为药物输送提供新的载体，纳米材料为医学影像带来新的造影法，纳米感应器可提高检测生物标志物的敏感性，纳米生物工程则通过合成生物分子或组织再生技术，助力多元化的疾病研究。

八、分子成像技术

分子影像学是医学影像技术和分子生物学、化学、物理学、放射医学、核医学及计算机科学相结合的一门新兴学科。目前，PET-CT、分子荧光成像、MRI（MRS）是最重要的分子影像成像技术，具有高特异性、高灵敏度和高图像分辨率等特点，能够真正实现无创伤，从分子水平进行临床诊断，提供以解剖结构为基础、以分子水平为基准的疾病发生发展信息，作为定位、定性、定量及对疾病分期诊断的准确依据。

九、生物信息学技术

生物信息学是现代生命科学与信息科学、计算机科学、数学、统计学、物理学、化学等学科相互渗透形成的交叉学科，是应用计算机技术和信息论方法，对蛋白质、核酸序列等各种生物信息进行采集、存储、检索、分析和解读，以帮助了解生物学和遗传学信息的科学。生物信息学通过验证基因组 DNA 序列中代表蛋白质和 RNA 基

因的编码区，阐明基因组中大量存在的非编码区的信息实质，破译隐藏在 DNA 序列中的遗传语言规律，在此基础上，可归纳、整理与基因组遗传信息释放及其调控相关的转录谱、蛋白质谱数据，揭示代谢、发育、分化、进化的规律，进而破解人类疾病，助力药物靶点开发，以及生物标志物的发现、检测与应用研究。

第五节 主要国家在早筛早诊的生物标志物的应用和政策环境

2001 年美国国立卫生研究所（National Institutes of Health，NIH）将生物标志物定义为："生物标志物是一种能客观测量并评价正常生物过程、病理过程或对药物干预反应的指示物，包括生理、生化、免疫、细胞和遗传方面的改变，可用于特异性标识正常生物学过程、发病过程或药理学反应等"。2013 年日本厚生劳动省将其定义为"在正常生物过程、致病过程和 / 或治疗干预反应中具有可测量特征的指标"。

美国 FDA 于 21 世纪初发起的关键路径计划，倡议建立统一的生物标志物认证流程。接着美国药物评价与研究中心（Center for Drug Evaluation and Research，CDER）于 2018 年正式颁布了认证的指导原则并设立了生物标志物认证程序（biomarker qualification program，BQP）。

欧洲药品管理局 EMA 和日本 MHLW 也陆续成立了相关联盟并制定了相关的指南与法规。迄今为止，已有大量的制药公司使用了 FDA、MHLW 和 EMA 颁布的方法验证指南中的标准方法，其国际合作也越来越频繁，例如国际人用药品注册技术协调会（ICH）于 2007 年明确了基因组学生物标志物中的定义与术语，并于 2019 年基于 FDA 的生物分析方法验证指南发表了《生物方法验证指南》。2006 年 3 月，由 FDA 倡导成立了生物标志物验证认证的主导组织——药物安全性预测联盟（Predictive Safety Testing Consortium，PSTC），囊括了包括 19 家大型国际制药公司以及 FDA、EMA、日本药品与医疗器械管理局 PMDA 等政府监管机构。

在标准化文档建设方面，生物标志物白皮书及其指导原则也在不断修改和补充完善，其中主要包括 2 方面：①认证流程的简化及规范化；②验证方法的补充、细化和统一，并提出了新的认证形式。当前 FDA 审批流程与其他机构认证程序基本保持一致：申请人必须首先提交一份意向书，并说明该生物标志物的使用背景 / 条件和对新药研发的必要性及优越性；FDA 认可该意向书后，申请人将提交认证计划。如果认证计划获得认可，申请人需提交包含所有数据收集和分析的完整认证文件包。

第十四章 生物标志物的定义、发展历程及分类

第六节 生物标志物应用于临床的验证和质量控制

尽管目前已经发现的生物标志物已经超过数十万种，但在临床实践中普遍使用的却只有数百种，出现这一现象一定程度上源于生物标志物检测技术的临床转化需要满足临床应用的要求，而部分生物标志物检测在这一过程中会发现存在一定问题而最终无法应用于临床。

因此一个新的生物标志物在最终进入临床使用前必须要经过严格的验证，这一过程至少要包括分析验证和临床验证。在分析验证阶段，需要建立相应生物标志物的可靠检测方法以便能够正确地检测相应生物标志物的种类和/或浓度，这一过程中需要确立相应方法的准确性、精密性、检测限、定量限、干扰因素等技术性能参数。完成检测的分析验证能够说明这一生物标志物能够被可靠的检测，为了证明其能够达成相应的临床预期用途还需要进行临床验证，这一过程需要明确检测的临床准确性（在适用人群中以参比方法作为标准的灵敏度和特异性）、检测的失败率、是否存在灰区以及灰区的范围等。

尽管分析验证和临床验证是2个相对独立的过程，但这2个过程却相互影响，如特定的临床预期用途对生物标志物检测的技术性能参数有特定的要求，满足技术验证的生物标志物检测才可能进行下一步的临床验证。此外，由于临床试验验证过程是在高度可控的条件下完成，而生物标志物检测的临床使用可能面临多种复杂问题，样本、检测仪器、试剂等因素都可能对检测结果带来影响，因此在临床使用过程中仍需要进行严格的质量控制，以确保生物标志物检测结果的持久可靠。

第十五章　生物标志物在疾病精准防诊治中的应用

推动全球诊断生物标志物研究与产业发展的一个主要因素是全球慢性病负担的增加，特别是肿瘤、糖尿病、心血管疾病、罕见病、神经系统疾病和免疫介导疾病等。本课题研究主要聚焦了肿瘤、儿童罕见病和阿尔茨海默病3个领域。

第一节　生物标志物在肿瘤精准防诊治中的应用

肿瘤生物标志物是癌细胞或其他细胞对癌症/某些良性（非癌症）病症的反应中存在或产生的任何物质，能够表征癌症信息，例如癌症的侵袭性如何，可能适用于何种治疗方式，或治疗效果如何。传统意义上，肿瘤生物标志物指某些蛋白质或其他物质，它们在癌细胞中的产量高于正常细胞。这些生物标志物可以在部分癌症患者的血液、尿液、粪便、肿瘤或其他组织/体液中找到。然而，一些肿瘤本身或其脱落到体液中的基因组标志物（如肿瘤基因突变、肿瘤基因表达模式和肿瘤DNA的非遗传变化）现在越来越多地被使用。许多不同种类的肿瘤生物标志物已被验证并应用于临床。有些生物标志物只与一种类型的癌症有关，而有些则与多种不同类型的癌症有关。肿瘤生物标志物主要分为2种类型：循环肿瘤标志物和肿瘤组织（或细胞）生物标志物。

一、循环肿瘤标志物

循环肿瘤标志物可在一些癌症患者的血液、尿液、粪便或其他体液中找到。循环肿瘤标志物通常用于：①预测预后；②确认癌症阶段；③检测治疗后残留的癌细胞或复发的癌症；④评估治疗后效果；⑤监测治疗过程的有效性。

当循环肿瘤标志物水平升高，表明可能存在癌症，有助于癌症诊断，但仅凭这一点还不足以确诊。例如，非癌性疾病有时会使某些肿瘤标志物水平升高。此外，每个患有特定类型癌症的患者，体内与该癌症相关的肿瘤标志物水平并非都会升高。因此，循环肿瘤标志物的测量结果，通常与其他测试（如活检或成像）的结果相结合，以诊断癌症。

在癌症治疗期间，还可以定期测量肿瘤生物标志物，这种"连续测量"能够显示标志物水平如何随时间变化，通常比单次测量更有意义。例如，循环肿瘤标志物水平的降低可能表明治疗有效，而水平不变或增加则表明治疗无效。治疗结束后，也可以定量测量循环肿瘤标志物，以检验是否复发。常用的循环肿瘤标志物包括降钙素（在血液中测量，可用于评估治疗反应、筛查复发、甲状腺髓样癌预后）、CA-125（在血液中测量，用于监测癌症治疗效果，以及卵巢癌复发情况）、β-2-微球蛋白（在血液、尿液或脊髓液中测量，可预测预后，追踪多发性骨髓瘤、慢性淋巴细胞白血病和某些淋巴瘤的治疗效果）等。

二、肿瘤组织（或细胞）生物标志物

肿瘤组织（或细胞）生物标志物存在于肿瘤本身，通常在活检取出的肿瘤样本中寻找。肿瘤组织生物标志物常用于：①诊断、分期或癌症分类；②癌症预后；③选择合适的治疗方式（如靶向治疗）。

评估是否适合特定靶向治疗的肿瘤标志物，有时称为癌症治疗生物标志物。这些生物标志物常通过基因检测进行测试，以寻找影响肿瘤生长的基因突变。可作为癌症治疗生物标志物的肿瘤组织标志物包括雌激素受体和孕激素受体（检测后可确定乳腺癌患者是否适合激素治疗）、FGFR3基因突变（分析可帮助确定膀胱癌患者的治疗方案）、PD-L1（确定患有多种类型癌症的患者是否适合免疫检查点抑制剂治疗）。

由于某些肿瘤会将细胞、遗传物质释放到血液中，有时可直接检测血液样本中的生物标志物。虽然这种"液体活检"方法尚未常规运用，但却有几点潜在优势。例如，液体活检无须手术，因此可比标准活检更频繁地应用；当标准活检难以进行时（肿瘤位置难以触及，或患者无法耐受手术），液体活检仍可实施。液体活检通常可检测多种癌症相关的生物标志物。如Foundation One Liquid CDx 测试被批准用于检测任何实体瘤中的324个基因突变和2个基因组特征。该测试还可检验肺非小细胞癌、黑色素瘤、乳腺癌、结直肠癌和卵巢癌患者是否适合FDA批准的15种不同的靶向治疗方案。表15-1-1列举了部分常用的肿瘤生物标志物。

三、生物标志物在肺癌精准防诊治中的应用

肺癌是全球癌症相关死亡的主要原因之一，主要包括小细胞癌、非小细胞癌（包括肺腺癌、肺鳞状细胞癌、肺大细胞癌）2种类型。生物标志物有助于肺癌的早期诊断和及时处理，可最大限度降低肺癌死亡率。目前，肺癌相关的生物标志物主要有8种。具体而言，NSE（神经元特异性烯醇化酶）适用于小细胞肺癌的诊断和疗效评估，细胞角蛋白片段21-1可帮助监测肺癌复发情况，ALK基因重排和过度表达、BRAF V600突变、EGFR基因突变、KRAS基因突变、PD-L1（程序性死亡配体1）、

ROS1 基因重排均适用于非小细胞肺癌治疗方案的确定，其中 ALK 基因重排和过度表达和 EGFR 基因突变还可用于非小细胞肺癌的预后（表 15-1-1）。

表 15-1-1　部分常用的肿瘤生物标志物

生物标志物	癌症类别	检验源	应用
ALK 基因重排和过度表达	非小细胞肺癌、间变性大细胞淋巴瘤、细胞组织增生症	肿瘤	确定治疗方案、预后
AFP（甲胎蛋白）	肝癌、生殖细胞肿瘤	血液	诊断肝癌并追踪疗效；评估分期、预后和生殖细胞瘤疗效
B 细胞免疫球蛋白基因重排	B 细胞淋巴瘤	血液、骨髓、肿瘤组织	帮助诊断、评估治疗效果、检查复发
BCL2 基因重排	淋巴瘤、白血病	血液、骨髓、肿瘤组织	诊断、计划治疗
B2M（β-2-微球蛋白）	多发性骨髓瘤、慢性淋巴细胞白血病、部分淋巴瘤	血液、尿液、脑脊液	预后、跟踪疗效
β-hCG（β-人绒毛膜促性腺激素）	绒毛膜癌、生殖细胞肿瘤	尿液、血液	评估分期、治疗、疗效
BTA（膀胱肿瘤抗原）	膀胱癌、肾癌、输尿管癌	尿液	膀胱癌患者细胞学和膀胱镜检查监测
CA15-3	乳腺癌	血液	评估疗效、复发情况
CA19-9	胰腺癌、胆囊癌、胆管癌、胃癌	血液	评估疗效
CA125	卵巢癌	血液	帮助诊断、评估疗效、复发情况
CA27.29	乳腺癌	血液	检测转移或复发
降钙素	甲状腺髓样癌	血液	帮助诊断、检查疗效、复发情况
CEA（癌胚抗原）	结直肠癌、其他一些癌症	血液	追踪疗效、检查复发
CD19	B 细胞淋巴瘤、白血病	血液、骨髓	帮助诊断、确定治疗方案
CD20	非霍奇金淋巴瘤	血液	帮助确定治疗方案
CD22	B 细胞淋巴瘤、白血病	血液、骨髓	帮助诊断、确定治疗方案
雌激素受体	乳腺癌	肿瘤	帮助确定治疗方案
Her2/neu	乳腺癌、卵巢癌、膀胱癌、胰腺癌、胃癌	肿瘤	帮助确定治疗方案
单克隆免疫球蛋白	多发性骨髓瘤、Waldenström 巨球蛋白血症	血液、尿液	帮助诊断、评估疗效、检查复发

续表

生物标志物	癌症类别	检验源	应用
NSE（神经元特异性烯醇酶）	小细胞肺癌、神经母细胞瘤	血液	帮助诊断、评估疗效
NTRK 基因融合	任何实体瘤	肿瘤	帮助确定治疗方案
PCA3 mRNA	前列腺癌	尿液（直肠指检后收集）	确定活体阴性后是否需要重复活检
T 细胞受体基因重排	T 细胞淋巴瘤	骨髓、组织、体液、血液	帮助诊断、检测和评估残留病灶
末端转移酶（TdT）	白血病、淋巴瘤	肿瘤、血液	帮助诊断
甲状腺球蛋白	甲状腺癌	血液	评估疗效、复发情况
尿儿茶酚胺（VMA/VHA）	神经母细胞瘤	尿液	帮助诊断

由上可知，对于小细胞肺癌而言，生物标志物较少，且缺少帮助确定治疗方案的生物标志物；而对于非小细胞肺癌而言，生物标志物相对较多，但不同标志物的功能有较多重复，且缺少帮助诊断、评估疗效的生物标志物。以下是一些新型生物标志物。

（一）肺癌代谢分子标志物

能量代谢的重编程是癌症的标志之一。在重编程过程中，癌细胞代谢和其他细胞活动被整合并相互调节。最近的研究表明，代谢酶，如酮己糖激酶（KHK）-A 和乙酰辅酶 A 合成酶 2（ACSS2），在癌细胞中在空间和时间上都受到调节，因此这些酶不仅在代谢活动上发生变化，而且获得非规范函数。

KHK 通过化磷酸基团从三磷酸腺苷（ATP）转移到果糖以产生 AMP 和果糖 1- 磷酸（F1P）来启动果糖分解代谢。然后 F1P 被代谢为磷酸二羟基丙酮和 3- 磷酸甘油醛，绕过糖酵解中重要的糖酵解调节步骤，进入糖酵解的后期阶段。KHK-A 和 KHK-C 是 KHK 的剪接异构体，具有一个外显子差异。KHK-C 主要在肝脏、肠道和肾脏中表达，而 KHK-A 则普遍以低水平表达。虽然果糖可以被 KHK-C 和 KHK-A 代谢，但由于其 Km，参与果糖代谢的主要酶被认为是 KHK-C 而不是 KHK-A。

组蛋白赖氨酸乙酰化对于调节染色质结构和促进转录至关重要。在哺乳动物细胞中，乙酰辅酶 A 是赖氨酸乙酰化的必要乙酰供体，可由 3 种酶产生：ATP- 柠檬酸裂解酶（ACL）、丙酮酸脱氢酶复合物（PDC）和乙酰辅酶 A 合成酶（ACSS）。在营养丰富的环境中，乙酰辅酶 A 主要由 ACL 产生，生长信号促进 PDC 依赖性乙酰辅酶 A 的产生。在肿瘤中，代谢应激经常发生。之前的研究表明 AMP 活化蛋白激酶（AMPK）可以在 S659（ACSS2 pS659）介导 ACSS2 磷酸化以诱导其在葡萄糖缺乏环境中的核易位，并且 ACSS2 与溶酶体和自噬基因的启动子区域的结合可以促进乙酰辅酶

A产生以支持组蛋白乙酰化和基因表达以促进肿瘤发展。总的来说，这些结果表明ACSS2 pS659通过其核功能在肿瘤代谢重编程中发挥重要作用。最近报道了KHK-A和ACSS2pS659表达水平与非小细胞肺癌患者的临床特征相关，在NSCLC标本的KHK-A和ACSS2 pS659表达水平增加，高KHK-A和ACSS2 pS659表达水平预测较差的5年OS率（高与低：23.5与52.5%，$P < 0.001$；高与低：24.2与62.1%，$P < 0.001$）。

MEOX1是一种关键的同源盒转录因子，可影响体节形成。在TCGA和Weiss Lung数据集中，肺癌组织中的MEOX1基因拷贝数高于正常组织。此外，在TCGA数据集中，与无远处转移（M0期）的鳞状细胞肺癌相比，在有远处转移（M1期）的鳞状细胞肺癌中也发现了MEOX1的上调。这些数据表明MEOX1在肺癌组织中高表达，尤其是在NSCLC中，这可能在肺癌进展中起重要作用。

通过免疫组织化学评估了MEOX1在人NSCLC组织阵列中的表达。结果表明，MEOX1在111/165原发肿瘤（67.3%）中呈阳性，但邻近正常组织无染色或染色较弱。此外，MEOX1主要定位于细胞核。统计分析显示细胞质或核MEOX1染色与淋巴结转移和分期显着相关。此外，MEOX1表达在腺癌中比鳞状细胞癌中更常见。

Kaplan-Meier分析表明，高水平MEOX1的肺癌患者的总生存时间明显短于MEOX1阴性表达的肺癌患者。进一步分析表明，MEOX1细胞核染色的存活率低于鳞状细胞肺癌患者中总体表达的患者，Cox多元回归模型结果显示，MEOX1核染色水平（$HR=3.304$；$95\% CI$：$2.115 \sim 5.161$；$P=0.000$）和分期（$HR=1.750$；$95\% CI$：$1.030 \sim 2.972$；$P=0.038$）是统计学独立的预测因素。沉默MEOX1能减弱了肺癌细胞H460的增殖，抑制率约为51.2%。总之，这些结果表明MEOX1可能在肺癌进展中发挥重要作用，并支持MEOX1作为非小细胞肺癌的潜在标志物。

此外，IDH1、PKM2、PGK1作为新兴肿瘤生物标志物正在被关注。代谢重编程是癌症生物学的一个新兴标志。在肿瘤细胞中，PGK1除了执行其公认的糖酵解功能外，还具有蛋白激酶活性。响应于受体酪氨酸激酶激活，K-Ras G12V和B-Raf V600E的表达、缺氧、线粒体中的丙酮酸代谢受到抑制。这主要由PGK1的线粒体易位调节，PGK1在S203被细胞外信号调节激酶1/2（ERK1/2）磷酸化，并被肽基-脯氨酰顺反异构酶NIMA相互作用1（PIN1）顺反异构化，导致与线粒体外膜（TOM）复合物的转位酶结合的PGK1前序列暴露。在线粒体中，PGK1作为蛋白激酶在T338处磷酸化丙酮酸脱氢酶激酶1（PDHK1，也称为PDK1），激活PDHK1以磷酸化并抑制丙酮酸脱氢酶（PDH）复合物。抑制PDH活性会降低线粒体丙酮酸的利用和活性氧的产生，并增加乳酸的产生，从而促进肿瘤发生。PKM2低活性能减缓了从磷酸烯醇式丙酮酸到丙酮酸的糖酵解通量，一种PKM2抑制剂对来自非小细胞肺癌异种移植物具有体内抗肿瘤作用。IDH1 在肺癌组织中高表达。

（二）肺癌 DNA 甲基化生物标志物

基因甲基化在肺癌的早期诊断和早期筛查中起着非常重要的作用。在 Leng 等 2017 年研究中，使用了 8 个基因构建了基于唾液的早期肺癌分类器，结果显示，使用该 8 个基因的甲基化 panel 预测准确度为 82%～86%，甲基化结合患者的临床信息，分类器的准确度可以提高到 87%～90%。Hulbert 等同时使用了患者血液和唾液作为原材料，使用 3 个基因构建了区分良恶性结节分类器，使用唾液分类器灵敏度达到 98%，特异性达到了 71%，使用血浆的分类器的灵敏度和特异度分别为 93% 和 62%。2018 年沈等人的研究开发了基于免疫沉淀法测定 cfDNA 基因组甲基化的方法并用于检测早期肺癌，使用 32 例早期肺癌患者作为测试集，整体的 AUC 达到了 0.975。2021 年，kang 等研究使用了 6 基因（FHIT、p16、MGMT、RASSF1A、APC、DAPK）的甲基化水平，结合临床信息、蛋白数据（CEA、CYFRA21-1）构建了基于 SVM 的肺癌诊断分类器，该分类器 AUC 达到了 0.963，灵敏度，特异度及准确率分别为 0.900、0.971 和 0.936，表明甲基化是一个可以信赖的早期肺癌诊断指标。

甲基化在肿瘤患者预后复发监测中也起着重要的作用。免疫治疗预后和反应生物标志物的研究，特别是基于免疫检查点抑制剂治疗的方法，尽管仍处于早期阶段，但是仍有研究表明甲基化与免疫反应之间的关系。肿瘤 PD-L1 启动子的甲基化状态与非小细胞肺癌患者的 RGFR 酪氨酸集美抑制剂耐药性相关，同时 CYTH1、CYTIP1 与 TNGSF8 的低甲基化也被认为是抗 PD-1 免疫治疗的生物标志物。启动子区域的高甲基化会使基因表达收到抑制，NY-ESO-1 基因的高甲基化被报道与未接受化疗治疗的患者预后不良有关，被认为是 3 期非小细胞肺癌的重要的预后标志物。

（三）循环肿瘤细胞（CTC）与肺癌

一项研究提出了一种区分良恶性肺结节的解决方案，并将该方法与病理诊断作为金标准进行比较。FlowSight 和 FISH 用于确认 TBCD 检测到的 CTC。本研究结果表明，基于 TBCD 的 CTC 可以作为独立的生物标志物来区分良恶性结节，并且明显优于血清肿瘤标志物。当检测阈值为 1 时，CTC 诊断的检测灵敏度和特异性分别为 0.854 和 0.839。对于 ≤1 cm 和 1～2 cm 肺结节的良恶性鉴别，CTCs 的敏感性和特异性均 >77%。此外，研究结果表明，CT 联合 CTCs 可显著提高 <2 cm 肺结节的良恶性区分能力，敏感度和特异度分别达到 89.9% 和 83.9%。TBCD 可有效区分肺结节的良恶性，可作为肺结节 CT 诊断的有效辅助诊断方案。

（四）肺癌自身抗体

中国医学科学院肿瘤医院赫捷院士团队对健康对照者和肺癌患者的血清癌胚抗原（CEA）、癌抗原 125（CA125）和 7 种自身抗体的血清水平进行测量和统计分析。

建立了包含 4 种生物标志物（CEA、CA125、Annexin A1-Ab 和 Alpha enolase-Ab）的最佳组合，该标志物组合经过验证，验证组的 AUC 为 0.856，灵敏度为 87.5%。此外，在所有队列中，该新组合在肺癌筛查方面的表现明显优于 CEA 和 CA125（$P<0.005$）。研究表明：CEA 和 CA125 的诊断性能通过与 2 种自身抗体（膜联蛋白 A1-Ab 和 α 烯醇化酶 -Ab）的组合得到显著增强。该团队在原有的 16 种自身抗体标志物结合肺癌患者中表达频度比较高的、能够更好的反映肺癌患者自身抗体谱免疫组学特征的 14 种自身抗体标志物，组成肺癌自身抗体免疫组学谱。这 30 种肺癌自身抗体标志物检测肺癌样本的阳性率从 1% ~ 12% 不等，同时检测正常样本的阳性率从 0 ~ 5% 不等。进一步从这 30 种肺癌自身抗体标志物中挑选出 18 种肺癌自身抗体标志物组成肺癌诊断标志物谱，可有效地用于肺癌的辅助诊断。以被检测者血清中至少 1 种肺癌自身抗体阳性作为肺癌的诊断标准，结果表明该肺癌自身抗体标志物谱诊断肺癌的敏感度为 79.5%、特异度 88%，并且诊断肺癌的敏感性在各临床分期之间无显著差异，可有效用于肺癌早诊。

近期，有学者发现了一个新基因 SPTBN2，该基因在肺腺癌（一种非小细胞癌）组织中的表达量较正常组织明显上调，其高表达与预后不良呈正相关，并可促进肺腺癌细胞的增值、迁移和侵袭。SPTBN2 有望成为新的非小细胞癌生物标志物，并用于肺腺癌的诊断和预后，甚至治疗（敲除基因以抑制癌细胞增值、迁移和侵袭）。另一项研究显示，富马酸水合酶（FH）mRNA 在多种癌症中明显上调，其高标语与包括肺腺癌在内的许多癌症类别不良预后相关。此外，FH 表达与免疫浸润有关，并表现出与肺腺癌免疫检查点标志物具有很强的关联性。上述结果显示，FH 是肺腺癌的免疫治疗靶点，以及潜在的预后生物标志物，并有望得到进一步研究。

四、生物标志物在肝细胞癌精准防诊治中的应用

肝细胞癌（HCC）是全球癌症相关死亡的第 3 大原因。若能尽早诊断，则可及时为患者进行手术切除、局部区域治疗、肝移植等治愈性治疗方案，从而增加患者生存几率，改善患者的生活质量。然而，大多数患者确诊时已是肝癌晚期，此时仅能采取姑息疗法。因此，能凭借高敏感性和特异性，尽早发现 HCC 的生物标志物，可在疾病诊断和管理中发挥关键作用。

与肺癌相比，肝癌生物标志物数量较少。目前，常用的肝癌生物标志物主要有传统型血清生物标志物和液体活检标志物。

（一）传统血清标志物

1. AFP

是诊断肝癌最经典的血清标志物之一，由卵黄囊和肝脏产生。肝细胞发生癌变

后，低甲基化的作用会使 AFP 基因激活并表达，表现为 AFP 阳性肝癌。AFP 阳性是指 AFP ≥ 400 ng/mL，且排除慢性或活动性肝炎、肝硬化、睾丸或卵巢胚胎源性肿瘤以及妊娠等，高度怀疑肝癌，但仍有 30%～40% 的肝癌患者血清 AFP 始终为阴性，且在一些慢性肝炎、肝硬化等肝癌的高危人群中 AFP 也会升高。在肿瘤直径 < 2 cm、>2～< 5 cm 和 >5 cm 的肝癌中，AFP 阴性（< 20 ng/mL）的比例为 50%～70%、30%～50% 和 20%～30%。总体上看，AFP 诊断肝癌的灵敏度为 25%～65%，特异度为 80%～94%。AFP 在微小病变以及早期肝癌的检测中，假阴性较高，作为肝癌的早期筛查指标的效果不佳。通过 AFP 阴性与阳性肝癌组织 mRNA 表达谱差异性的对比分析，AFP 阴性肝癌高表达基因主要参与细胞凋亡和程序性死亡，而 AFP 阳性的高表达基因则主要参与有丝分裂和细胞周期等过程。这表明不同 AFP 水平的肝癌在发生和发展中存在不同的分子机制，因此在分子领域的深入研究有助于发现 AFP 阴性肝癌早期诊断的分子标志物和肝癌治疗的新靶点。AFP 主要组成成分共有 3 种：AFP-L1、AFP-L2 和 AFP-L3。AFP-L1 是 AFP 的首要组成成分，在良性肝病中可以清楚检测出；AFP-L2 一般是在孕妇体内检测出；AFP-L3 是肝癌的细胞特异因子，从其组成结构来看，糖链的不均一性十分明显，与植物凝集素的亲和性相比，AFP-L3 可以通过电泳法将小扁豆凝集素与 AFP 相结合，从而应用于肝癌的早期诊断中，以条带/总 AFP 条带的百分比表示其数值结果，若数值 >15% 则高度提示肝癌的诊断。因此针对此类患者，应加强随访观察，优化患者的病情监控，嘱托患者按时复诊，这可以有效提高早期诊断率。HSIA 等认为 AFP-L3 的数值水平与肝癌癌变的分化程度具有密切的联系，但是与血清的 AFP 整体水平并不相关，而以 AFP-L3 数值结果的 15% 作为诊断肝癌的重要标准，AFP-L3 与 AFP 相比，AFP-L3 阳性结果更能体现出肝癌患者的病情恶化程度，在临床的随诊观察、治疗方面都具有重要的参考价值。

2. 异常凝血酶原（DCP/PIVKA-Ⅱ）

DCP 又称维生素 K 缺乏或拮抗剂Ⅱ诱导的蛋白质（PIVKA-Ⅱ），也被称为脱-Γ-羧基凝血酶原，其 T-羧基谷氨酸结构中 1 个或多个谷氨酸残基不完全羧化为 Γ-羧基谷氨酸，导致其失去正常凝血功能。在正常人体内，凝血酶原前体形成具有正常凝血功能的凝血酶原被认为是其谷氨酸残基（GLU）羧化成为 Γ-羧化谷氨酸（GLA）的过程，少于 10 个 GLU 未转化为 GLA 的凝血酶原前体即成为 DCP 从而失去正常凝血功能。研究发现 DCP 通过激活 DCP-MET-JAK1-STAT3 信号传导途径刺激肝癌生长；通过激活基质金属蛋白酶和 ERK1/2MAPK 通路增加肝癌的侵袭和转移；并具有促进血管生成的作用，可是一种新的血管生成因子。研究发现，在早期原发性肝癌组中 AFP 和 DCP 不存在相关性，所以在早期肝癌的诊断上，2 个指标能够互相补充，提高早期原发性肝癌的诊断效率,而晚期原发性肝癌组 AFP 和 DCP2 二者存在一定关联,这可能是由于晚期原发性肝癌患者病情较重,两指标均明显升高。近年来,国内外多项研究均表明,联合 DCP 和 AFP 检测可提高肝癌诊断的敏感性。有研究显示在肝癌患者中 DCP 水平显著升高,有利于区分慢性肝病、肝硬化等良性疾病。DCP 与 AFP 作用机制相互独立,在诊断肝癌效能上存在差异,其对 AFP 阴性肝癌的灵敏度高。DCP 的优点包括高于 AFP 的特异度;在体内的半衰期更短,可以更及时地反映治疗效果。因此它也可作为肝癌术后复发的监测指标。但 DCP 水平与肿瘤直径呈正相关,不推荐作为肝癌筛查和诊断的独立指标,需与其他标志物联合检测。在特定因素(如 VITK 缺乏的胆管病、华法林摄入、长期阻塞性黄疸及一些抗生素等)下 DCP 的值也会升高,限制了 DCP 对原发性肝癌的诊断价值。

3. 磷脂酰肌醇蛋白聚糖 3(GPC3)

是一种膜性硫酸乙酰肝素糖蛋白,通常在胎儿及肝癌患者肝脏组织中检出,而健康成人、肝炎及肝硬化患者血清及组织中无明显表达。GPC3 通过乙酰肝素链(HS 链)促进和维持 WNT 及其受体 FRIZZLED 间的相互作用,并与 FGF2 受体结合老来传导 FGF 信号,调节肝癌的发生和生长。LIU 等研究显示,AFP 联合 GPC3 诊断肝癌的灵敏度(79.54%)显著优于 AFP 单独检测(65.91%)及 GPC3 单独检测(61.36%),有助于肝癌的早期发现。大部分病例中,GPC3 水平的升高与 AFP 水平之间无相关关系,二者在肝癌的诊断上相互独立且互补。有研究表明,GPC3 对于直径小于 2 cm 的肝癌、AFP 阴性肝癌灵敏度较高。但另一项 META 分析表明 GPC3 在肝硬化和肝癌患者中特异性较 AFP 略差,灵敏度相仿,推荐两者联合检测。随着靶向 GPC3 分子成像技术的发展,有望应用于肝癌治疗前的定位与分期、诊断提供更好的方式。

4. 高尔基体糖蛋白(GP73)

是存在于细胞高尔基体的一种跨膜蛋白,在正常肝脏中 GP73 几乎只少量表达于汇管区的胆管上皮,当发生肝脏疾患如病毒性肝炎、肝硬化及肝癌时可特异性表达,特别是结缔组织周围及肝硬化结节处最为多见。研究发现高尔基体结构完整性会影响 GP73 的表达,肝脏细胞病变后高尔基体组织结构发生变化,GP73 表达显著增高。MAO 等研究结果显示,GP73 诊断原发性肝癌的灵敏度为 77.45%,特异度为 71.95%;且 AFP 水平 < 20 ng/mL 肝癌患者中 87.5%(14/16)GP73 水平显著升高,提示对诊断早期肝癌,尤其是 AFP 水平 < 20 ng/mL,GP73 可能优于 AFP 这一观点,并提出与 AFP 联合检测能大大提高肝癌检出率。尽管许多研究表明 GP73 可以作为一种良好的肝癌诊断标志物,但 GP73 在应用于肝癌诊断方面仍有较大争议,有研究指出血清 GP73 可以反映急慢性肝病炎症坏死程度,与肝纤维化分期更密切。LIU 等的研究发现合并肝硬化的肝癌患者血清 GP73 表达水平升高,而无肝硬化的肝癌患者

不升高；在根治性切除肿瘤组织后血清 AFP 水平下降而 GP73 水平保持稳定，从而提出 GP73 主要表达于肝硬化组织中而与肝癌无关，不适合肝癌的诊断。此外，GP73 可反映肝细胞恶性转化过程中的动态变化，随肝组织形态学的改变，肝组织及血清中的 GP73 呈上升趋势，其表达水平与肝癌分期平行，表达水平越高患者总生存期越短。血清 GP73 水平升高往往伴随着肝损伤程度的加重，是识别肝脏损伤的敏感指标，在多种良性肝病中存在不同程度升高，因此在鉴别肝脏良恶性病变上作用有限。

5. 骨桥蛋白（OPN）

是一种具有多种生物活性的分泌型钙结合磷酸化糖蛋白，它的一级结构中含有一个精氨酸 – 甘氨酸 – 天冬氨酸（ARG-GLY-ASP）RGD 氨基酸序列，是整合素的受体，因此 OPN 主要参与整合素介导的细胞信号转导促进细胞的趋化、黏附和迁移，在结肠癌、胰腺癌和乳腺癌等多种肿瘤细胞的致癌过程中发挥重要作用。PAN 等的研究发现 OPN MRNA 高表达与肿瘤的低分化、分期晚、大肿瘤、P53 突变及 AFP 升高、早期复发或转移和 10 年生存率低密切相关。另有研究发现，在肝癌中 OPN 的过表达仅与肿瘤有无包膜及浸润相关，且 OPN 阳性的肿瘤细胞更能向周围浸润。WU 等报道，肝癌组织中 OPN 表达水平与血管或胆管侵袭、病理分级、肝内扩散密切相关。一些针对不同国家的大样本病例对照研究显示 OPN 单独或联合 AFP 诊断肝癌的结果可能存在地区差异，需要更多前瞻性研究来检验 OPN 能否作为肝癌血清标志物。研究表明肝癌患者中 OPN 水平明显高于肝炎或肝硬化患者，且 OPN 对于诊断病毒性肝炎相关肝癌有着更良好的表现，因此更适合应用于我国肝癌人群。血清 OPN 含量在直径小于 2 cm 及 AFP 阴性肝癌患者中显著升高。另外，OPN 可能在对于肝癌患者预后情况的预测方面优势更突出，其表达可能与肿瘤包膜的肿瘤有无包膜及浸润相关，但具体机制尚未明确。

6. 分泌型糖蛋白（DKK1）

是一种高度保守的分泌型糖蛋白，可通过 WNT/B-CATENIN 信号通路调控肿瘤细胞增殖和凋亡。DKK1 在不同肿瘤组织中存在差异性表达，尤其在肝癌、肺癌、宫颈癌等肿瘤中表达显著。我国学者覃文新对 831 份血清标本中的 DKK-1 含量进行了评估，并设立了肝细胞癌、慢性 HBV 感染、肝硬化和健康对照组。结果表明，DKK-1 在肝癌患者血清中的含量显著高于其在慢性 HBV 感染组、肝硬化患者组血清中的含量，指出 DKK-1 可以用于肝癌和其他良性肝脏疾病的鉴别诊断，很好的弥补了 AFP 在良性肝脏疾病中也可升高的缺陷。实验还证明 DKK-1 对早期的肝癌和直径＜ 2 cm 的小肝癌的诊断优于 AFP。尤其是对 AFP 阴性的患者，DKK-1 对该人群的肝癌诊断的敏感性为 70.4%，特异度高达 90%。联合检测 DKK-1 和 AFP 对肝癌进行筛查，可将肝癌的诊断率提高至 88%。说明 DKK1 可以降低早期肝癌、小肝癌及

AFP 阴性肝癌的漏诊率，同时，较高的特异性对鉴别肝脏良恶性病变帮助很大；利用 DKK1 进行联合检测可以作为 AFP 的有效补充。

（二）液体活检标志物

1. 循环肿瘤细胞（CTCS）

转移复发是恶性肿瘤区别于其他疾病的显著特征，是一个多步骤、多环节、动态变化的复杂过程。CTC 是由原发实体肿瘤来源，逃离宿主免疫杀伤后存活的异质性肿瘤细胞，后转移到血液系统或淋巴系统，进而在血液、骨髓、淋巴结和其他健康器官中定位转移，这一过程发生在肿瘤生长的每个过程。1869 年，ASHWORTH 在癌症患者外周血中发现了与原发灶肿瘤性质相类似的细胞，第一次提出 CTC 的概念。1889 年，PAGET 提出了"种子和土壤"假说，指出 CTCS 经历 EMT 等过程获得高度侵袭性，由于间充质细胞缺乏细胞连接和细胞极性，这部分 CTCS 在外周系统中经过血流剪应力、凋亡、免疫杀伤考验之后到达靶器官，通过相关黏附、聚集后形成微小癌栓，在适当的条件下，再次发生间质 – 上皮化（MET），进而形成新生肿瘤。

CTC 是肿瘤转移复发的具体实施者，其检测具有取样无创、可动态监测及高敏感性等优势，是肿瘤诊断、转移复发预警和监测、抗肿瘤疗效监控及转移复发机制研究的绝佳对象，具有不可替代的科研和临床应用价值，是液体活检领域中最具潜力的新兴标志物之一。然而，CTC 在人体中的含量及其稀有，每千亿个血细胞（10^{12}）中只有 1~10 个 CTC，从大量血细胞中分辨出个位数 CTC 的难度无异于大海捞针。另外，CTC 具有很强的异质性，传统的细胞富集技术可能会遗漏不同的 CTC 亚群。CTC 稀有和异质性强的特性为其检测分析带了巨大的挑战。目前，CTC 的检测技术和方法较多，各有所长。分离和富集方法通常基于 CTC 物理性质（细胞大小、密度、形变性以及载电量的不同）或免疫学特征（基于抗原 – 抗体结合原理，依赖于特异性抗体结合 CTCS 表面的标记位点，如 EPCAM、HER-2、CK 家族和间充质标志物等），包括梯度过滤法、离心法、免疫磁性分选法等；分析检测技术可分为细胞计数法和核酸检测法，如免疫细胞化学法、RT-PCR 等。研究者们为了提高检测灵敏度，由传统方法中拓展出一系列新方法，如酶联免疫斑点术、光纤阵列扫描术、CTC-CHIP 等。

2020 年全球肿瘤患者约有 1930 万，死亡病例近 1000 万，其中多数患者死于肿瘤复发和转移。传统的检测方法和技术很难发现早期和微小转移病灶。由于在原发肿瘤形成和生长的早期，CTC 即可从原发肿瘤脱落，因此 CTC 检测有利于肿瘤微小转移的早期发现和预后评估。外周血 CTCS 检测可为患者提供一种非侵入性、多次、重复检查的选择。在肝癌方面，团队在 CTC 检测技术研发和优化方面也做了大量探索。通过联合阴性富集和 QRT-PCR 的 CTC 检测技术可对高复杂背景干扰下的 CTC 进行高特异度和高灵敏度鉴定，能同时完成多基因检测，大样本临床研究结果证实这一技术可用于肝癌的早期诊断和术后转移复发预测；为克服传统 CTC 检测设备检测耗时长、下游分析难度大、需人工判读图像等局限性，团队进一步开发了基于 CTC 阴性富集的自动分离染色系统 CHIMERAX-I120，同时将基于 AI 的 CTC 图像识别系统和完整的下游单细胞分子分析流程整合集成于本系统。可实现泛癌种 CTC 的有效检测和诊断，而通过单细胞测序分析单个 CTC 的基因组信息还能辅助临床恶性肿瘤的鉴别诊断。

2. 循环肿瘤 DNA（ctDNA）

ctDNA 作为肿瘤释放至外周血的 DNA 片段，相当于肿瘤细胞释放到血液中的"身份指纹"，因携带肿瘤来源的基因组变异特征，具有高度特异性。研究人员可以通过标记多个肝癌常见突变位点或 DNA 拷贝数变异，来检测肝癌患者的 ctDNA，也可以利用靶向深度测序进行 ctDNA 检测，能够提高检出率，并可以预测肝癌的临床病理特征、预后发展等方面。利用 ctDNA 不同于正常 cfDNA 的特征，如 ctDNA 碎片化程度更高、端粒长度改变等，进行肝癌早期诊断也具有一定价值。另外，ctDNA 与肿瘤的生物学特征高度相关：在出现肿瘤进展影像证据之前约 6 个月即可观察到 ctDNA 的明显升高，提前提示肿瘤转移复发；对肠癌、乳腺癌等，原发瘤切除术后 ctDNA 阳性提示微小残留病灶（MRD），复发风险极高。因此，利用 ctDNA 来预测肝癌术后 MRD 并早期预警术后复发具有重要研究价值。

此外，利用表观遗传学特征检测肝癌 ctDNA 进行早期诊断是当前另一重要研究方向。表观遗传学特征的改变因不涉及 DNA 序列的变化，多早于介导肿瘤发生的基因变异，在肿瘤早期诊断上具有独特的价值。由于 ctDNA 携带有与原发肿瘤相一致的甲基化改变，DNA 甲基化是研究最为广泛的表观遗传特征，如检测 cfDNA 的超甲基化的 CpG 岛，鉴别出用于早期肝癌诊断的生物标志物。

五、生物标志物在乳腺癌精准防诊治中的应用

筛查乳腺癌患者术后复发、远处转移的早期诊疗生物标志物可以帮助降低乳腺癌患者死亡率。目前临床上常用的乳腺癌生物标志物包络雌激素受体（ER）、孕激素受体（PR）、人表皮生长因子受体 2（HER2）、癌胚抗原（CEA）、CA153、细胞角蛋白片段 9CYFRA-21）等。但其敏感性特异性均不高，对于乳腺癌早期诊断、治疗决策和预测预后仍显不足。随着研究的深入，乳腺癌新的生物标志物不断出现，其中包括 miRNA、CTCs、cfDNA、uPA，这些新的乳腺癌生物标志物为乳腺癌的筛查、诊断、治疗起到重要作用，很多标志物也已经转化为产品服务临床。

1. miRNA

2002 年，世界上首次报道了癌症中存在 miRNA 调节异常，提示 miRNA 可能成

为肿瘤诊断治疗的有效靶标。miRNA被广泛应用于肿瘤研究的各个环节之中，很多重要差异分子不断被发现。

miRNA作为生物标志物区分乳腺癌患者与健康人群以及对乳腺癌进行分群。如乳腺癌患者血液中miR-195和miRNA let-7a表达水平显著降低，ER（-）乳腺癌中miR-1244上调和miR-30下调；ER（+）的乳腺癌中miR-18a、miR-18b、miR-654-3p表达降低和miR-342-5p、miR-190b表达增加。miR-190b具有特异性，可作为激素依赖性乳腺癌的新生物标志物。另外通过尿液分析发现原发性乳腺癌患者中miR-155的表达水平增高，miR-21、miR-125b、miR-451表达水平均降低，标志着尿液中的miRNA可能作为乳腺癌检测的潜在生物标志物。

miRNA作为生物标志物对乳腺癌侵袭转移和生存预后进行评价。研究发现，miR-193a过表达可能通过下调WT1表达来抑制乳腺癌细胞增殖和运动，阻止了癌细胞的增殖和扩散；miR-145表达可以抑制乳腺癌细胞中Oct4介导的EMT转化，从而抑制了肿瘤细胞的侵袭。miR-210通过加强内皮细胞生成，促进了乳腺癌转移，而miR-21表达抑制可降低乳腺癌细胞60%的侵袭性。乳腺癌中肿瘤相关成纤维细胞中miR-205和大部分miR-200家族（miR-200c、miR-20b和miR-141）显著下调，这些miRNA的改变影响E-cadherin表达，进而调控EMT发生和乳腺癌的侵袭转移。研究发现miR-21不仅能启动乳腺癌的转移过程，通过靶向肿瘤抑制基因为肿瘤生长提供更加合适的微环境，miR-21过表达还与乳腺癌患者分期、总体生存率（OS）和无病生存率（DFS）相关 miR-21低表达的乳腺癌患者5年生存率高达86.54%；反之，则仅为45.9%。此外，miR-30家族可提示乳腺癌的预后良好，目前已经被确立为预后良好的标志物。

2. CTCs

循环肿瘤细胞（circulating tumor cells，CTCs）是指自发或因诊疗操作由实体瘤或转移灶释放入外周血循环的肿瘤细胞，研究发现，24.4%乳腺癌患者在术前检测到外周血CTCs，提示CTCs能够为乳腺癌早期诊断提供帮助。CTCs可以用于评价乳腺癌的临床疗效和预后。研究显示转移性乳腺癌患者外周血中CTCs≥5个/7.5 mL提示预后不佳，但尚未证实关于患者CTCs计数在治疗期间未下降到<5个/7.5 mL，就提示治疗方法失败的这种做法是否有效。目前，德国DETECT试验根据在转移性乳腺癌中CTC表型（特别是HER2状态）来指导治疗和评估治疗后反应。另外，德国SUCCESS研究发现辅助治疗前可检测到CTCs的女性无病生存率和总体生存率显著降低，且每30 mL血液中大于或等于5个CTCs的乳腺癌患者复发风险最高。SUCCESS试验表明，CTC的持续性与较短无病生存率和总体生存率相关。

3. cfDNA

循环游离 DNA（circulating cell-free DNA，cfDNA）指的是以细胞外游离形式存在于血液中的 DNA，通常是以蛋白质复合体存在的 DNA 双链片段，其中肿瘤来源的循环游离 DNA 又称为循环肿瘤 DNA（circulating tumor DNA，ctDNA）。通过对 cfDNA 进行定量（检测 cfDNA 浓度）和定性（评估多基因甲基化、等位基因失衡和全基因组畸变）分析，cfDNA 评估可应用于乳腺癌的早期检测，但敏感度和特异度均不高。为确保正确诊断，cfDNA 检测应作为乳腺癌诊断的常规细胞学和组织学检查的补充。目前，虽然大规模测序广泛应用于 ctDNA 检测，但基因组检测发现仅有少数基因在乳腺癌中频繁突变，如 TP53、PIKC3A 等。Nakauchi 等发现晚期乳腺癌患者血浆中 TP53、PIK3CA 突变阳性患者生存率显著低于 ctDNA 阴性者（$P < 0.05$）。

cfDNA 对乳腺癌的治疗效果和生存预后的监测。通过对外周血 ctDNA 的检测能够获取肿瘤基因突变信息，避免实体瘤因肿瘤异质性造成的取样偏倚，从而能够更好地预测乳腺癌患者的治疗效果。我们也可以通过对乳腺癌患者血液中 ctDNA 耐药基因的表达情况监测乳腺癌患者的耐药情况，研究发现 PI3K 基因突变的乳腺癌患者抗 HER-2 治疗疗效较差，其完全缓解率为 19%，而没有该基因突变的患者可达 33%。因此，通过 ctDNA 对 PI3K 基因的检测可以在临床上作为预测病情发展的参照，从而为患者提供更为合适的治疗方案。另外 ctDNA 甲基化检测对乳腺癌患者预后具有预测价值。研究发现 DNA 的低甲基化和高甲基化分别通过上调致癌基因和下调抑癌基因的表达参与乳腺癌的进展和预后。乳腺癌患者治疗前血清中高甲基化的 RASSF1A、APC 等基因是乳腺癌预后不良的一个影响因素，与更短的生存期相关。

4. uPA

尿激酶型纤溶酶原激活剂（urokinase-type plasminogen activator，uPA）是一种丝氨酸蛋白酶，由机体正常细胞或肿瘤细胞分泌，它与其受体（uPAR）、抑制剂（PAI）所形成的复合物在肿瘤侵袭转移中起着重要的作用。uPA 能直接降解纤连蛋白，介导基质金属蛋白酶（MMPs）的活化，参与乳腺癌侵袭转移过程。另有实验证实，uPA 能够刺激有丝分裂，促进细胞黏附、迁移，抑制凋亡发生。

uPA 指导乳腺癌患者个性化治疗和预后评价。研究发现低浓度 uPA 和 PAI-1 的患者复发风险明显低于高浓度患者。这对了解患者分类转移风险和复发风险有重要价值。此外，uPA/PAI-1 还可以作为 NNB3（node negativer breast cancer3-europe）治疗预测指标，具有较高水平的 uPA 和 PAI-1 乳腺癌患者，辅助化疗效果更好。uPA 和 PAI-1 还可辅助化疗评价，预测乳腺癌患者的预后，尤其是预测的效果。uPA/PAI-1 对环磷酰胺 – 甲氨蝶呤 -5- 氟尿嘧啶（CMF）方案预测价值已达中等水平的证据。研究发现了乳腺导管内原位癌（DCIS）患者的 PAI-1 表达较浸润性乳腺癌（IDC）患者更高，提示 PAI-1 在乳腺癌早期阶段参与肿瘤发展，高 uPA 表达与乳腺癌淋巴结转移和侵袭有关，特别在浸润性导管癌和激素依赖性乳腺癌中表现更为明显。此外，淋巴管转移的乳腺癌患者体内 uPA 和 PAI-1 的表达更高，证实 uPA 和 PAI-1 可能是原发性乳腺癌无病生存率和总体生存率的最强预测因子之一。uPA 和 PAI-1 是目前可用于未伴淋巴结转移的乳腺癌最有效的预后分子标志物，可奠定疾病风险分析和判定，为后期是否化疗提供依据。

第二节　生物标志物在罕见病精准防诊治中的应用

一、生物标志物在溶酶体贮积症精准防诊治中的应用

溶酶体贮积症（LSD）是一组遗传性代谢疾病。由于基因突变，患者溶酶体中的酸性水解酶可能缺失，导致机体内部分大分子物质无法正常降解，故而积聚在溶酶体中，引起细胞、组织、器官功能障碍。部分 LSD 由罕见的基因突变所致，发病前难以准确诊断，一旦发病又缺少有效的治疗手段，故而引起诸多学者的关注。

法布里病是一种罕见的 LSD，由 α-半乳糖苷酶 A 缺乏所致，危及人体多个系统。多年来，人们对该疾病展开研究，发现多种疾病相关的生物标志物，包括 Gb3、TNF、IL-6、TNFR1、TNFR2、ACTB、pFN1、C1QC、C3、C4 等。它们是因为法布里病引起的肾病、血管和心脏疾病而产生的生物标志物。近年来，有报告显示一名无肾病的法布里病患者尿液中 miR-29 和 miR-200 表达水平下降，另有研究表明，慢性肾病患者的 miR-21 和 miR-210 血浆水平下降。鉴于此，部分循环 miRNA 有望成为法布里病早期诊断的生物标志物。

戈谢病是另一种罕见的 LSD，为常染色体隐性多系统 LSD，表现出显著的表型和基因型变异。戈谢病由葡萄糖脑苷脂酶缺乏引起，拥有广泛的临床谱，因而难以诊断。此外，戈谢病的生物标志物通常敏感性不足，并可能发生多态性变异。近年有学者使用超高效液相色谱系统开展代谢组学研究，以寻找新的戈谢病生物标志物，结果显示有其中戈谢病相关的生物标志物，分别为 lyso-Gb1（葡萄糖基鞘氨醇）和 4 种相关类似物，以及鞘氨醇磷酰胆碱和 N-棕榈酰-O-磷酸胆碱丝氨酸。后续应对上述生物标志物进一步评估，以期用于戈谢病患者的早期诊断、监测和随访。

二、生物标志物在先天性巨结肠精准防诊治中的应用

先天性巨结肠（HSCR）是一种神经嵴病，由肠神经系统（ENS）发育过程异常引起的肠神经节病变导致，其特征为肠神经嵴细胞（ENCC）未正常增值、存活、迁

移和/或分化而导致的肠神经节缺失，主要表现为便秘或肠梗阻。同时，HSCR 也是一种罕见病，每 5000 名活产儿中约有 1 人发病（0.02%）。目前，先天性巨结肠的诊断方法十分复杂，且难度较高，若能发现简单可用的生物标志物，并用于 HSCR 诊断，即可造福 HSCR 患者和临床医生。

通过实验和计算，Villalba-Benito 等（2020）发现了与 PAX6（与 HSCR 发病相关的转录因子）相关的 5 个候选基因，包括 ACADM、COL4A2、ATXN1、RABGGTB 和 BRD3，这些候选基因的失调可能影响肠道神经系统的发育，并被认为是 HSCR 发病的原因。研究者进一步评估了上述基因在患者与对照组的 NLB"神经球样体"中表达水平的差异，证实 5 个基因在患者组和对照组的表达水平存在明显统计学差异，具体而言 HRAS、RABGGTB 和 TGFB1 上调（表达增强），而 GRB2 和 BRD3 则下调（表达减弱）。通过检测上述基因表达水平，即可帮助诊断先天性巨结肠。

在另一项研究中，Torroglosa 等（2020）发现，与健康对照相比，先天性巨结肠患者肠道前体细胞中有 3 种长链非编码 RNA（lncRNA）失调。lncRNA 是长度大于 200 个核苷酸的转录物，在许多生命过程中，从表观遗传、转录、翻译、转录后和翻译后水平上，对基因表达起调节作用。作者鉴定了 3 种不同转录水平的 lncRNA（转录水平在 HSCR 患者与对照组之间存在明显统计学差异），包括 SOCS2-AS、MEG3、NEAT1，并建议将此类 lncRNA 作为可能与 HSCR 发病相关的调控元件，以及 HSCR 病理学的潜在生物标志物。

三、生物标志物在囊性纤维化精准防诊治中的应用

囊性纤维化（CF）是一种常染色体隐形遗传病，在白种人中最为常见，但在中国同样存在。据研究，中国人 CF 临床表现与白种人相似，发病后肺功能持续恶化，病死率极高。目前，CF 诊断的主要依据仍为临床表现、汗液电解质检查和尸检，预后较差。Benabdelkamel 等（2020）使用 2D-DIGE MALDI-TOF 蛋白质组学方法对 CF 患者和健康对照者进行了血清蛋白质组学分析。结果发现，CF 患者和健康对照组共有134 种蛋白质丰度存在显著性差异，其中 80 种蛋白质在 CF 患者体内丰度更高，而另外 54 种蛋白质在 CF 患者体内更低。进一步对 6 种差异表达蛋白做多反映检测 – 质谱分析显示，与健康对照相比，CF 患者的补体 C3 和 CP 蛋白显著增加，而 APOA1、补体 C1、Hp 和 RBP4 蛋白显著减少。此外，CF 患者体内维生素 A 和维生素 D 的转运蛋白及脂蛋白下调。最终，研究者筛选出 15 中蛋白质，作为 CF 诊断的潜在生物标志物。

四、生物标志物在亨廷顿症精准防诊治中的应用

亨廷顿症（HD）是一种常染色体显性遗传的神经退行性疾病，该疾病由亨廷顿

（HTT）基因中的 CAG 重复扩增引起。HD 会导致大脑退化，尤其是纹状体和大脑皮层退化，进而引发舞蹈症、运动功能障碍、认知障碍和行为障碍。越来越多的证据表明，大脑和外周组织的炎症反应会导致 HD 相关的病生理反应。因此，外周体液中的炎症相关生物标志物研究可能有助于更好地表征疾病特性。

Corey-Bloom 等对 HD 患者、HD 前期患者、健康对照组唾液和血浆中的 C 反应蛋白（CRP）、白介素 6（IL-6）、白介素 1β（IL-1B）和 α-淀粉酶（AA）水平进行检测，发现 2 个疾病组的 IL-6、IL-1B 和 CRP 唾液水平显著增加，HD 患者血浆中 IL-6 水平与 HD 前期患者和对照组相比显著增加。唾液的 IL-6 水平与其他各个唾液生物标志物，以及血浆中检测的 IL-6 水平均显著相关。此外，唾液 IL-6 和 IL-1B 水平与总运动评分（TMS）和舞蹈证评分（亨廷顿症患者的 TMS 和舞蹈症评分更高）呈显著正相关，与 HD 患者总功能能力（TFC）呈负相关。在健康对照者中，IL-6 也与蒙特利尔认知评估（MoCA）和符号数字模态测试（SDM）呈负相关。上述结果表明，唾液中的 IL-6 有望成为 HD 的潜在非侵入性生物标志物，有效、可靠的唾液生物标志物的出现，对于 HD 进展的非侵入性识别和监测具有重要意义。

五、生物标志物在血友病性关节炎精准防诊治中的应用

血友病 A 和血友病 B 均为 X 染色体伴性遗传的先天性出血症，分别由凝血因子 VIII（FVIII）和凝血因子 IX（FIX）缺失或功能障碍所致，其症状为关节和肌肉中的反复性出血。其中，血友病引起的关节反复性出血，可导致滑膜与软骨发生病变，最终损坏关节。这种由血友病导致的关节损坏，被称为血友病性关节炎（HA）。HA 常用的诊断方法包括平片，超声（US），以及磁共振成像（MRI），然而，目前仍未开发有效的 HA 早期诊断与预测方法，相关生物标志物的研究数据也极其有限。Pasta 等（2020）对现有关于 HA 生物标志物的研究进行梳理，并评估这些生物标志物是否可用于临床实践，以检测出血、评估 HA 进展，以及评估治疗效果。

Xu 等的研究显示，与健康对照相比，重症血友病 A 患者的白细胞、C 反应蛋白（CRP）、巨噬细胞迁移抑制因子（MIF）以及血管内皮生长因子（VEGF）水平均显著升高，且关节出血患者的水平显著高于非出血患者。他们得出结论，CRP 和 VEGF 是急性关节出血的独立危险因素，且严重血友病 A 患者的 CRP 和 VEGF 水平基线时即升高，急性关节出血后进一步升高。不过，也有学者在研究后得出不同的结论，CRP 和 VEGF 能否作为 HA 生物标志物还有待进一步验证。

另有多项研究显示，一些生物标志物能够帮助区分一般性出血与 HA。与未出血或未患有滑膜炎的患者相比，关节出血患者的血浆表皮生长因子（EGF）、集落次级因子 2（CSF2）、白细胞介素 4/13（IL-4/13）、MIP-1α 和成纤维细胞生长因子（FGF2）

水平显著降低。而急性关节出血患者的血清 -D- 二聚体、铁蛋白、FDP、血细胞、纤溶酶原和 VEGF 水平显著升高。此外，血清标志物内皮抑素、铁蛋白、ICAM-1、乳酸、血栓调节蛋白（TM）、VEGF 和血红蛋白等标志物，在伴有和未伴有急性关节出血的严重血友病患者中均无明显差异。上述生物标志物有助于将 HA 患者与一般出血者区分开来。

第三节　生物标志物在阿尔茨海默病精准防诊治中的应用

随着我国人口老龄化的到来，阿尔茨海默病（Alzheimer's disease，AD）患者数量急剧增加。我国 60 岁以上人口达 2.64 亿（占总人口 18.7%），AD 患者超过 1000 万，是世界患者最多的国家。AD 正在成为世界和我国负担最为严重的疾病之一。为应对挑战，《健康中国 2030 规划纲要》提出要加强老年痴呆症的有效干预，降低痴呆患病率的增速。由于 AD 发病病因的复杂性及异质性，目前尚缺乏有效的治疗方法。淀粉样蛋白异常沉积形成的斑块、过度磷酸化的微管相关蛋白 Tau 组成的神经元内神经纤维缠结、突触损伤和线粒体功能障碍都被认为可能与其发病相关。AD 的发展经历 3 个阶段：症状前期、轻度认知障碍（mild cognitive impairment，MCI）和 AD。而利用早期诊断可以有效识别症状前期 AD，并为早期干预提供关键窗口期，早期诊断的关键技术是高效经济的生物标志物的应用。如何寻找和确定生物标志物，推行其作为筛查和诊断的标准，建立专家共识指南，意义重大。梳理国内外 AD 的生物标志物研究及应用进展，为我国建立 AD 的早期诊断早期治疗体系提供科学依据。

一、AD 生物标志物的全球研究进展

通过相应的生物标志物可进行 AD 的早期诊断、鉴别诊断、疾病分期和预后判断。AD 常用生物标志物按种类可分为：①体液标志物；②影像标志物；③遗传标志物。按生物学意义可分为：①反映 Aβ 沉积的标志物（A）——脑脊液 Aβ42 水平，使用 Aβ 示踪剂的 PET 成像等；②反映 tau 蛋白沉积标志物（T）——脑脊液磷酸化 tau 蛋白水平，使用 tau 示踪剂的 PET 成像等；③反映神经元损伤标志物（N）——结构 MRI，氟脱氧葡萄糖 PET 成像、SPECT 灌注成像等。以下按种类叙述 AD 生物标志物的研究进展。

图 15-3-1 所示为脑脊液 AD 生物标志物的发展历程。经历了 30 多年的发展，已有多种化合物被纳入 AD 生物标志的考虑范围，而脑脊液 Aβ42 是其中极为重要的一种。脑脊液 Aβ42 在 AD 患者体内显著下降（约 50%），与影像学的 Aβ-PET 特征具有较高的一致性（90%），可作为诊断 AD 疾病的参考。部分个体可以出现脑脊液

Aβ42 下降而 Aβ-PET 阴性的不一致情形，这可能是由于脑脊液 Aβ42 会在更早期出现异常。尽管脑脊液 Aβ42 只能显示 Aβ 水平，而 Aβ-PET 能显示 Aβ 空间分布，但临床上两者可直接相互替代使用，选择依据可参考可及性、费用及风险评估（辐射风险 VS 腰穿风险）。

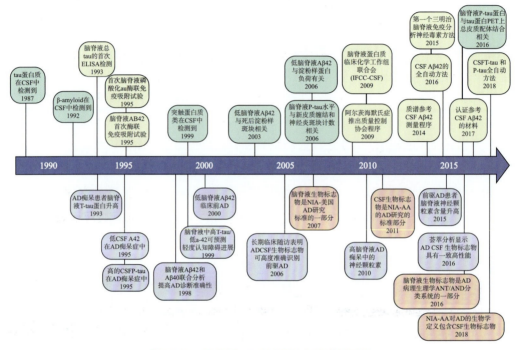

图 15-3-1 脑脊液 AD 生物标志物的发展历程

脑脊液中含量最高的 AD 标志物是 Aβ40，其含量是 Aβ42 的 10 倍。1998 的一项研究表明，Aβ42 和 Aβ40 的组合分析提高了 AD 诊断的准确性，后续诸多研究表明脑脊液 Aβ42/Aβ40 比值在识别 AD 方面比脑脊液 Aβ4 作为单一生物标志物具有更高的性能。Aβ42/Aβ40 比值与 A-PET 阳性具有更好的一致性（接近 100%）原因可能是因为脑脊液 Aβ40 可以作为"总"Aβ 水平的代表，使用该比率相当于用个体之间的"总"Aβ 水平进行了标准化处理。

磷酸化 tau（phosphorylated microtubule associated protein Tau，P-tau）是神经元纤维缠结关键的成分，其也是脑脊液中一种重要的 AD 标志物。1987 年，研究者首次使用 Western Blot 在 AD 脑脊液样本中鉴定出 tau 蛋白。而 1993 年，首个定量脑脊液中 tau 的 ELISA 方法问世。1995 年，首个仅基于单克隆抗体的夹心 ELISA 方法被提出，其可识别出所有 6 种 tau 的异构体，不管其是否磷酸化，即总 tau（total tau protein，T-tau）。实验发现，在 AD 痴呆患者的脑脊液中脑脊液 T-tau 显著增加，从那时起，脑脊液 T-tau 被认为是"状态标志物"，反映神经退行性变的强度或急性神经元损伤的严重程度。

第十五章 生物标志物在疾病精准防诊治中的应用

在 AD 疾病谱中，较高的脑脊液 T-tau 和 P-tau 被用于更快速地预测临床疾病进展，从而支持脑脊液 T-tau 逐渐作为神经退行性变强度的生物标志物。

首个定量脑脊液中 tau 蛋白在苏氨酸 181+231 处磷酸化的 ELISA 方法显示 AD 患者的 P-tau 含量显著增加。后续 P-tau181 特异性的 ELISA 再次证实了该结论。AD 中脑脊液 P-tau 的显著增加还见于其他位点，包括苏氨酸 231 和丝氨酸 235、丝氨酸 199 和苏氨酸 231、以及 C- 末端残基丝氨酸 396 和 404。脑脊液中 P-tau 的水平可能反映了 tau 的磷酸化状态，而不仅仅是神经元的损伤或变性。脑脊液 P-tau 水平不会随着急性脑损伤（如急性缺血性卒中）而变化，高水平的脑脊液 P-tau 仅在 AD 中发现，而其他神经退行性疾病中并未发现，故很适合作为 AD 的生物标志物之一。在具有明显神经变性情况下，脑脊液 T-tau 会大量增加，但在没有缠结的神经退行性疾病（如克雅氏病）中正常或仅略微增加。

脑脊液和 PET tau 生物标志物显示出弱的全局相关性。皮质 tau 蛋白沉积与脑脊液 P-tau 中度相关，但与 T-tau 无关，脑脊液 tau 与在 AD 中受影响最早的颞叶内侧结构中的 tau PET SUVR 相关性更强。由于脑脊液中的 tau 含量在早期疾病阶段也表现出增加趋势，因此可在 PET 识别出 tau 聚集体之前发现 AD。P-tau181 是经典的 AD 生物标志物，而 P-tau231 被认为可鉴别 AD 与额颞叶痴呆，但目前研究表明 P-tau181 和 P-tau231 都具有良好的鉴别诊断价值。最近数据表明，脑脊液 P-tau217 可能与 PET 确定的 tau 病理学相关性更强，并且可比脑脊液 P-tau181 更早观测到增加。

研究表明，低 Aβ42 和高脑脊液 T-tau/P-tau 组合在疾病前驱期预测 AD 具有非常高的诊断敏感度（95%），在区分 AD、稳定 MCI 和其他痴呆（例如额颞叶痴呆和路易体痴呆）方面也具有较好的特异性。脑脊液 Aβ42 降低是临床前期的一个指标。2007 年，由 Bruno Dubois 领导的国际工作组（International Working Group，IWG）发布了第一个诊断临床前期 AD 研究标准。最近，在 IWG 标准的更新中，脑脊液生物标志物（低 Aβ42 结合高 T-tau 或 P-tau）以及淀粉样蛋白 PET 具有了更重要的地位，而容积 MRI 和 FDG-PET 被指定为监测神经变性和疾病病程的工具。

然而上述的研究结果都是基于欧美人群，由于人种不同、环境和生活方式等因素影响，疾病的诊断参数也会有所不同。了解亚洲人群的老年人疾病特征特别是在中国人群中开展痴呆队列研究和建立疾病诊断标准，对于及时识别和防止 AD 具有重要意义。利用中国科学技术大学附属第一医院的 CANDI 队列（China Aging and Neurodegenerative Disorder Initiative），首次系统性地在中国人群中研究了 AD 核心生物标志物的变化；发现国人血浆中的磷酸化 tau 181 含量较西方人群低 2~3 倍，通过结合淀粉样斑块正电子显像和核磁影像以及脑脊液的测量，发现血浆磷酸化 tau 蛋白可以预测脑内病理变化并极大提高诊断 AD 上的能力，提出了中国 AD 的血液诊断新标准。同时首次揭示通过外周血浆磷酸化 tau 蛋白水平和载脂蛋白 E4 基因携带情况，结合核磁影像的指标，能达到脑脊液检查诊断准确性，创造了一种准确、经济、无创的 AD 诊断范式，为实现大规模推广 AD 的早期筛查提供了重要依据分析。

当前 Aβ42 标志物的使用仍需要进行不断优化，研究报告之间的绝对水平存在很大差异，即使在不同实验室中使用相同 ELISA 方法测试时也是如此。与 T-tau 或 P-tau 相比，脑脊液 Aβ42 的实验室间变异更明显，这些绝对水平的差异可能是由诊所和实验室的不同分析前程序（例如用于脑脊液收集的试管类型或冻融次数）引起的，也可能是由实验室之间的分析程序或免疫检测程序的差异导致批次间的差异引起的。总之，实验室之间绝对水平的差异阻碍了统一的全球临界水平的引入，并阻碍了脑脊液生物标志物在临床中的广泛实施。而国际 AD 协会的脑脊液生物标志物质量控制计划在 2009 年启动，旨在建立一个平台来监测实验室之间和试剂批次之间的脑脊液生物标志物测量的性能。2009 年，国际临床化学和检验医学联合会脑脊液蛋白工作组（IFCC WG-脑脊液）成立，开发了基于选定反应监测（Selected reaction monitoring，SRM）质谱法的参考测量程序（Reference measurement procedure，RMP），其中同位素标记的 Aβ42 在样品处理之前作为内标加入脑脊液样品中。IFCC WG-脑脊液生产了 3 种具有低、中和高脑脊液 Aβ42 水平的认证参考物质（Certified reference material，CRM）。这些 CRM 将作为最高等级的校正，使得不同试验获得的绝对水平具有可比性。2016 年，第一篇关于 Cobas Elecsys 平台的 Aβ42 检测全面验证和分析性能的论文发表。后续 T-tau，P-tau 的自动化检测也相继问世。Aβ42 的标准化已完成，而 T-tau 和 P-tau 的标准化仍在进行。CRM 和全自动检测平台的联合，有望建立全球统一的界值水平。

脑内神经细胞衰老及其向退行性变化的演变是大脑由衰老向 AD 发展的最大危险因素及早期关键阶段。利用动物及细胞模型、人脑组织以及临床队列样本并结合分子生物学和超高灵敏检测技术等，发现了人脑健康衰老和 AD 病理性衰老的生物标志物。研究人员通过生物信息学分析方法筛选到了 8 个（CCL2，YKL-40，HGF，MIF，S100B，TSP2，LCN2 和 serpinA3）衰老星型胶质细胞的潜在分子，在 CANDI 临床队列中进行了深入研究，发现脑脊液中的 YKL-40 是星型胶质细胞正常衰老的生物标志物；而 HGF，MIF 和 TSP2 则在正常衰老的道路上拐向了异常衰老的歧路，从而成为了 AD 病理性衰老的生物标志物。研究人员还发现，脑脊液 YKL-40 和 TSP2 的水平联合 AD 核心标志物（Aβ42/Aβ40 和 pTau）能够显著提升 AD 的诊断准确性。

Neurogranin 是另一种脑脊液 AD 候选标志物。Neurogranin 神经颗粒蛋白是一种树突蛋白，由兴奋性神经元在皮层和海马中表达，已知其在长时程增强（long-term potentiation，LTP）中发挥重要作用。Neurogranin 在联合皮质区域的表达最高，但在 AD 患者的海马和额叶皮质中水平显著降低，表明突触后元件的缺失。Neurogranin 的

ELISA 测定方法建立后，研究发现高脑脊液 Neurogranin 水平可以预测 MCI 中的前驱 AD 和 AD 痴呆。脑脊液 Neurogranin 的升高与 MRI 成像中的海马萎缩及 FDG-PET 成像中的海马代谢降低率相关，其可能对 AD 具有特异性，因其在其他神经退行性疾病中未发现水平升高。血浆中也可以测得 Neurogranin，但与脑脊液水平无关，这可能是由于该蛋白质在脑外产生。

候选标志物 SNAP-25 位于突触小泡，突触结合蛋白 1（synaptotagmin 1，SYT1）存在于突触前质膜中，对于突触小泡胞吐作用和神经递质释放至关重要。AD 大脑皮质区域的 SNAP-25 和 SYT1 水平均降低。有趣的是，使用免疫沉淀质谱法（Immunoprecipitation/mass spectrometry，IP/MS）在 AD 痴呆和前驱 AD 病例中发现其脑脊液 SNAP-25 和 SYT1 水平显著增加。

AD 患者的脑脊液 YKL-40 和 sTREM2 水平轻微升高，并与 Aβ 阳性个体的脑脊液 -tau 水平相关。来自家族性 A 突变携带者的显性遗传 AD 网络（Dominantly Inherited Alzheimer Network，DIAN）研究的数据表明，脑脊液 sTREM2 浓度在 AD 症状期前增加，并且就在脑脊液 Aβ42 和 T-tau 转为阳性之后。sTREM2 似乎在 AD 疾病谱的轻度认知障碍阶段达到峰值，而在临床痴呆阶段略有下降。

除脑脊液外，外周血也可测得 AD 生物标志物。图 15-3-2 所示为外周血生物标志物的发展历程。利用外周血 AD 生物标志物的难点是只有一小部分脑蛋白进入血液。对于脑生物标志物而言，血液是比脑脊液更具挑战性的基质。首先，进入血液的微量脑蛋白必须在含有非常高水平血浆蛋白（如白蛋白和 IgG）的基质中进行测量，这给分析方法带来很高的干扰风险。其次，释放到血液中的脑蛋白可能会被蛋白酶降解，在肝脏中代谢或被肾脏清除，这将引入与大脑变化无关且难以控制的变异。但由于外周血生物标志物的可及性强、创伤性小、花费低的特点，仍成为多年来生物标志物研究的热点，也是本课题组关注的重点。

起初研究者将血浆 Aβ42 作为反映脑淀粉样蛋白病理学的生物标志物进行研究。研究发现其结果相互矛盾，患者和对照组之间的 Aβ42 和 Aβ40 水平没有变化或变化很小，并且有很大的重叠。可能是由于外周组织对血浆 Aβ 的贡献，血浆和脑脊液 Aβ 浓度之间缺乏相关性也证明了这一点。当然，这也可能与使用 ELISA 方法或其他标准免疫测定法的分析缺陷有关，如亲水性的 Aβ 肽段结合血浆蛋白造成的抗原表位掩蔽。

2011 年单分子免疫阵列（Single-molecule array，Simoa）技术被发明出来解决了该问题。该技术基于免疫捕获磁珠上的蛋白质生物标志物，磁珠被捕获在飞升体积的孔中，然后添加酶标记检测抗体和进行数字量化，可将 Aβ42 含量精确量化到每毫升亚皮克水平。高分析灵敏度允许对样品进行预稀释，从而减少基质干扰。血浆 Aβ42

和 Aβ42/Aβ40 比值与相应的脑脊液测量值以及皮质［^{18}F］Aβ-PET 保留之间存在微弱但显著的相关性。与对照组相比，MCI 和 AD 病例中发现血浆 Aβ42/Aβ40 比值显著降低（$P < 0.002$）。

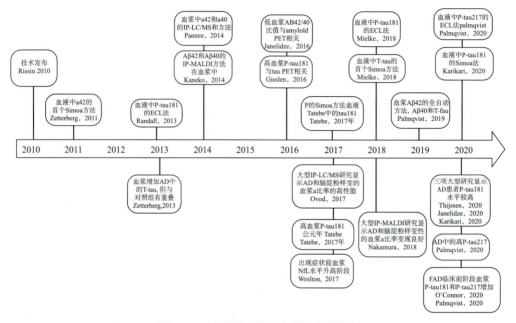

图 15-3-2　外周血生物标志物的发展历程

另一种解决方案是使用 IP/MS，使用 IP/MS 方法，与 PET 阴性病例相比，Aβ-PET 阳性病例中的 Aβ42 浓度和 Aβ42/40 比率显著降低。Aβ-PET 阳性组的 Aβ42/40 比值低 14%，ROC 值为 0.89。其他基于 MS 的研究表明，血浆中某个 APP 片段（APP669-711）与 Aβ42 或 Aβ42/Aβ40 的比率可识别 Aβ 阳性个体，具有高灵敏度和特异度（分别为 91% 和 87%）。自动化平台技术也被用于外周血的 Aβ 检测。最近一项利用全自动免疫测定法（Elecsys）测量血浆 Aβ42 和 Aβ40 的验证研究进一步强调了血浆 Aβ 在临床实验室实践中的潜力。兼容所有 AD 血浆生物标志物，易于使用的分析前样品处理方案也已发布。

在外周血 tau 标志的获取过程中，使用免疫磁还原（immunomagnetic reduction，IMR）和 Simoa 方法发现 AD 血浆中 tau 水平升高。一项针对 ADNI 和 BioFINDER 队列的大型研究可以证实 AD 痴呆患者的血浆 tau 浓度增加，尽管与对照组的水平有很大重叠。血浆中 T-tau 与脑脊液中 T-tau 关联弱，可能是由于当前检测方法中 tau 蛋白发生了降解或者检测了外周来源的 tau。而新近基于 ECL 的研究表明外周血 P-tau181 和脑脊液 P-tau、Aβ-PET、tau-PET 具有较好的关联性，且其出现早于 Aβ-PET 出现阳性。外周血 P-tau217 可能比 P-tau181 更早出现异常，且与 AD 病理具有更强的相关，但仍需头对头比较，部分头对头研究并未发现 P-tau181、217、231 之间差异。外周血 P-tau 可在 tau-PET 出现异常时检测到 AD 中的 tau 病理改变。P-tau181 随着时间的推移，随着疾病进展而增加，并可用于预测患有 MCI 的个体未来进展为 AD 痴呆的情况，并有望成为 AD 疾病分期和预后标志物。

候选脑脊液/外周血生物标志物——神经丝蛋白包括神经丝蛋白轻链（neurofilament light，NfL）已成为神经轴索变性和损伤的一般生物标志物。Simoa 测定外周血 NFL 的方法已建立，与标准 ELISA 检测相比，该检测的分析灵敏度高出许多倍。血浆与脑脊液中 NFL 水平关联密切。最近对 ADNI 队列的一项研究显示，AD 病例中血浆 NFL 显著增加（为对照水平的 149%），ROC 曲线下面积为 0.87，与 AD 核心脑脊液生物标志物相当。血液 NFL 也在 AD 的前驱期或临床前阶段检测到神经变性。而高血浆（或脑脊液）NFL 不是 AD 特有的特征，因此血浆 NFL 可能作为一种简单、无创且廉价的筛查工具，主要用于排除神经退行性变。

候选脑脊液/外周血生物标志物——血浆胶质纤维酸性蛋白（glial fibrillary acidic protein，GFAP）与淀粉样蛋白沉积密度密切相关，在 AD 中显著升高。本课题组通过对来自华山医院记忆门诊、中国人 AD 生物标志物和生活方式研究队列（Chinese Alzheimer's Biomarker and LifestylE study，CABLE）和上海老年研究队列（Shanghai Aging Study，SAS）的大规模人群分析（$n=818$）发现，血浆胶质纤维酸性蛋白（glial fibrillary acidic protein，GFAP）从 AD 临床前阶段就已经显著升高，能够准确识别 AD 不同阶段和鉴别 AD 痴呆与非 AD 痴呆，且有助于 AD 临床进展预测，是 AD 早期诊断和进展预测的潜在标志物。同时，全面比较了血浆 Aβ42/Aβ40、Aβ42、Aβ40、p-Tau181、NfL 和 GFAP 在 AD 全病程（包括无症状的临床前 AD、轻度认知受损的 AD 源性 MCI 和 AD 源性痴呆）中的变化情况，发现血浆 GFAP 早在临床前阶段 Aβ 病理出现时就已经显著升高，随着疾病进展，当 tau 病理和认知损伤出现后，该蛋白含量逐渐上升，直至 AD 痴呆阶段达到最高水平，其变化甚至早于近年来被广泛认可的血浆 p-Tau181，而其他血浆标志物在 AD 全病程中的变化则不太显著。在识别 AD 核心病理方面，仅有血浆 GFAP 和 p-Tau181 与 AD 脑脊液和 PET 核心生物标志物密切相关，且 GFAP 识别 Aβ 病理的准确度显著高于其他血浆指标。

另一项候选脑脊液/外周血生物标志物为 visinin-like protein-1（VILIP-1），这是一种表达量丰富的神经元钙传感器蛋白，在人脑中广泛分布。脑脊液 VILIP-1 是一种潜在的神经元损伤标志物，对 AD 具有相对特异性。与对照组和其他痴呆组相比，AD 和 AD 痴呆导致的 MCI 中脑脊液 VILIP-1 水平升高。脑脊液 VILIP-1 水平与 tau 病理标志物密切相关，可分别预测症状性和症状前 AD 中全脑和区域萎缩和淀粉样蛋白负荷的发生率。与脑脊液 tau、p-tau181 或 Aβ42 和 tau/Aβ42 或 P-tau181/Aβ42 相比，脑脊液 VILIP-1 或 VILIP-1/Aβ42 可能是认知障碍个体认知能力下降和全脑或区域萎缩的更强预测因子。与对照组相比，AD 患者的血浆 VILIP-1 水平也有所增加，尽管程度低于脑脊液 VILIP-1 水平。

研究发现，Aβ 和 Tau 蛋白的病理变化在 AD 患者脑中的出现和积累可能是早期免疫功能损伤和相关的神经炎症的结果。小胶质细胞在这一过程中起着重要作用。许多基因在神经炎症过程中表达，包括 ABCA7、CD33、CR1、EPHA1、MS4、TREM2 等，这些同时也是重要的遗传学生物标志物。首个炎症相关候选外周血标志物为白细胞介素（interleukins，IL），研究表明，促炎细胞因子如 IL-1α、IL-1β 和 IL-6 在 AD 中的水平发生了改变。但是这种变化是与 AD 相关还是与衰老本身相关目前还需要进一步的研究。IL-33 和它的受体 ST2 可能是另一个有希望的候选白介素生物标志物，在动物模型中，它被发现可以通过刺激小胶质细胞和减少 Aβ 斑块沉积发挥保护作用。临床研究则发现，MCI 和 AD 患者的血浆浓度高于健康对照组。在 1 年的随访中，血清中 IL-33 高表达的 MCI 和 AD 患者在认知测试中表现更好。

另一个炎症相关候选外周血生物标志物为 Progranulin，Progranulin 在神经元和小胶质细胞中表达，并参与神经炎症调节，减少小胶质细胞增生和星形胶质细胞增生，它是一种促进神经元生长和存活的生长因子。在一项研究中，研究人员发现，在 3/4 的测试队列中，AD 和 MCI 患者的血液中 GRN 基因（编码 Progranulin 蛋白）的表达增加；但是血浆颗粒蛋白浓度在组间没有差异，这可能与 ELASA 检测精度有关，新的 Simoa 及 ECL 技术的进步使得探索 Progranulin 在血液中作为有效标志物成为可能。YKL-40 是另一个有希望的候选外周血标志物，在一项针对认知健康人群发生 AD 风险的纵向研究中，血浆 YKL-40 浓度与脑内 Aβ 的沉积呈负相关，与自由和暗示选择性提醒测试（the free and cued selective reminding test，FCSRT）的结果呈正相关。研究者观察 36 个月后，使用 ELISA 方法测量血浆 YKL-4 平均浓度从基线 10.83 ± 0.62 pg/mL 增加到 11.03 ± 0.56 pg/mL，并观察到年龄与 YKL-40 之间具有明显相关性。

细胞间黏附分子 1（Intercellular adhesion molecule 1，ICAM-1）和血管细胞黏附分子 -1（Vascular cell adhesion molecule-1，VCAM-1）是内皮细胞和免疫细胞上的细胞表面糖蛋白，介导白细胞与内皮细胞的粘附和白细胞向大脑的运输，它们是另一组可能的候选炎症标志物。研究显示老年人 VCAM-1 和 ICAM-1 水平升高与 CRP 水平升高相关，并与微血管内皮依赖性血管舒张相关。在一项研究中，应用 ELISA 方法测量的 AD 患者血浆 VCAM-1 水平（708 ng/mL）比非痴呆对照组患者（562 ng/mL）增加了 1.3 倍；在 AD 患者中，与非炎症性神经系统疾病和非疾病对照组相比，血清可溶性 ICAM-1 水平升高。

新技术的发展使得研究者从高通量组学的角度而非单个蛋白的角度探索可能

得 AD 外周血生物标志物成为可能，其中邻位延伸分析技术（proximity extension assay，PEA）是 Olink 独有的一种高通量、高特异性、高灵敏度、高动态范围的靶向蛋白质组定量技术。针对每个待检蛋白，Olink 利用一对偶联有特定的 DNA 单链的抗体与目标蛋白结合，可使处于邻位的两条 DNA 单链互补结合成双链 DNA 模板，最终将蛋白质定量转换为 DNA 定量，利用 qPCR 或 NGS 测序进行定量检测，从而克服了血浆蛋白中约 55% 的白蛋白丰度高的问题。在最近的一项利用 PEA 的研究中，研究者对几组早发性 AD 患者的血浆和脑脊液中的 270 个蛋白进行了检测，发现 YKL-40、chitinase 1、TRANCE/RANKL、ALCAM、AXIN1 等可能是有价值的候选生物标志物。另一项研究利用 PEA 分析了 429 种血浆蛋白，其中 19 种蛋白被认为对 AD 具有较高的诊断准确性。

其他候选外周血生物标志物也在探索中，课题组应用外周血神经源性外泌体检测技术，发现 AD 患者在症状出现前 5~7 年外泌体突触生长相关蛋白 43（growth associated protein 43，GAP43）、神经颗粒素（neurogranin）、突触体相关蛋白 25（synaptosome associated protein 25，SNAP25）和突触素 1（synaptotagmin 1）显著降低，并与神经中枢中水平高度相关（r^2=0.55–0.70，$P < 0.001$；ROC=0.88~0.89，$P < 0.001$）。这是我国首次在外周血中发现可在无症状期诊断 AD 的生物标志物。采用代谢组学方法，首次发现了 11 种外周血代谢物［己酰肉碱 AcCa（6：0）、4-癸烯肉碱 AcCa（10：1）、十四碳烯肉碱 AcCa（14：2）、胡椒碱、癸酰肉碱 AcCa（10：0）、L-乙酰肉碱、5-羟色胺、甘油磷酸胆碱、天冬氨酸、羟基棕榈酸、胆碱］的组合可作为标志物代替创伤性强的脑脊液检查，实现 AD 与其他痴呆的鉴别诊断为精准治疗打下基础。

miRNA 是一类单链非编码的小 RNA 分子，可以调控转录后的基因表达。部分 miRNA 的表达水平与淀粉样蛋白沉积、tau 磷酸化等 AD 病理密切相关，与 mRNA 相比，miRNA 相对稳定，使其成为 AD 生物标志物的一个有希望的候选靶点。研究者采用 RT-qPCR 联合双向相关分析研究 20 对 miRNA 作为血浆中 MCI 的潜在生物标志物发现，miR-191-miR-101、miR-191-miR-125b 和 miR-103-miR-222 具有最高的区分 MCI 和对照组的潜力。另外的研究也证实了上述研究成果。课题组通过 RNA 转录组测序开发了外周血神经源性外泌 miRNA 预测组合（miR-29c5p、miR-143-3p、miR-335-5p、and miR-485-5p、miR-138-5p、miR-342-3p），提出了更加优化的 AD 无症状期检测方案。基于前期建立的 miRNA 诊断技术，构建了由 7 种外周血 miRNA（miR-139-3p、miR-143-3p、miR-146a-5p、miR-485-5p、miR-10a-5P、miR-26b-5p、miR-451a-5p）组成的 AD 诊断与鉴别诊断模型，能准确反映脑脊液 P-tau/Aβ42 比值，从而有效鉴别 AD 与其他类型的痴呆；构建了由 6 种外周血 circ RNA （hsa_circ_007700、hsa_circ_0022417、hsa_circ_0014356、hsa_circ_0014353、hsa_circ_0074533、hsa_circ_0089894）组成的 AD 诊断与鉴别诊断模型，能实现实现 AD 与其他痴呆的鉴别诊断。

同时，miRNA 调节与 DNA 甲基化修饰，组蛋白修饰共同构成表观遗传调控网络。DNA 甲基化失调被证明可导致基因异常表达、降低基因组稳定性及影响免疫记忆，导致某些疾病的长期化。本课题组研究发现，相对于非认知障碍对照组人群，外周血中 ABCA7，CNR1，CX3CR1，脑脊液 1R，LRRK2，NGFR 和 TARDBP 基因启动子区在 AD 组人群和 MCI 组人群中存在差异甲基化位点，其甲基化水平构建的 AD 诊断模型具有良好的诊断敏感性；CX3CR1 启动子区的甲基化水平在认知障碍组中升高，与冠心病、高血压、睡眠障碍、吸烟及 CX3CR1 基因多态性有关，其血浆中 mRNA 表达水平下降；血浆中免疫相关基因的甲基化生物标志物、$A\beta 1\text{-}42/A\beta 40$、p-Tau181、NfL 和 GFAP 均有助于诊断 AD。对 miRNA 和 DNA 甲基化为代表的表观遗传标志物的研究，也将成为 AD 早期诊断的有意义和有希望的候选标志物。此外，TREM2、APOE4 等重要的典型遗传学生物标志物，近年来也获得了广泛的关注。图 15-3-3 所示为遗传学生物标志物的发展情况。

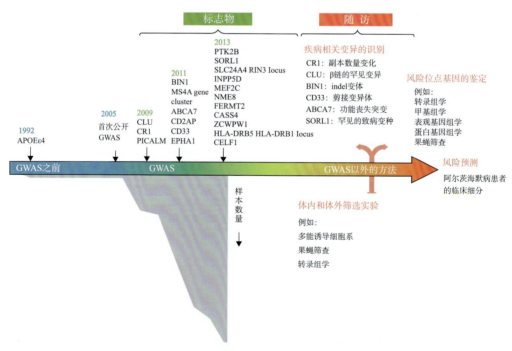

图 15-3-3 遗传学生物标志物发展情况

除体液标志外，影像生物标志物也是筛查和诊断可能 AD 患者的重要手段。结构 MRI 内侧颞叶萎缩结合认知可用于初步区分 AD、遗忘型 MCI、非遗忘型 MCI 与非

第十五章 生物标志物在疾病精准防诊治中的应用

认知损害个体。预测非认知损害向轻度 MCI、轻度 MCI 向 AD 的转化。采用各种有效示踪剂下的 PET 影像也可以作为 AD 的生物学影像标记。18F-FDG 是一种为人们熟知的示踪剂，其具备相对较好的可及性，在 AD 的早期诊断、预测转化和鉴别诊断中都可以发挥作用，也被认为是神经退行性"N"的一个标志物。而 Amyloid PET 作为另一种较为成熟的分子影像生物标志物，其可在神经病理验证、Aβ 病理标化及临床试验中广泛应用，在抗 Aβ 治疗药物上市后，可能在某些国家成为临床使用首选，当前 FDA 及 EMA 批准的 Amyloid PET 示踪剂有 [^{18}F] florbetapir（Amyvid）、[^{18}F] flutemetamol、[^{18}F] florbetaben（Neuraceq）。认知障碍患者中 Aβ-PET 阴性有助于排除 AD；而认知正常个体中，Aβ-PET 阳性与未来认知下降相关；MCI 患者中，Aβ-PET 阳性者未来向 AD 转化风险更高。Amyloid PET 也可用于病因不明、临床不典型的认知障碍患者的病因鉴别。

本课题组发起的一项我国多中心 Amyloid PET 研究中，共纳入 1026 名参与者，其中 768 名参与者来自社区队列（COMC），258 名参与者来自诊所队列（CLIC）。临床诊断为 AD、MCI 和正常认知（NC）的个体的 Amyloid PET 阳性率分别为 85.8%、44.5% 和 26.9%。NC、MCI 和 AD 组 APOE ε4 携带者 Amyloid PET 阳性率分别为 36.4%、59.8% 和 93.4%，显著高于 APOE ε4 非携带者 Amyloid PET 阳性率（NC：24.2%；MCI：36.8%；AD：78.2%）。MCI 组门诊来源个体 Amyloid PET 阳性率为 57.6%，显著高于社区来源个体 34.6% 的 Amyloid PET 阳性率，AD 组门诊来源个体 Amyloid PET 阳性率为 91.4%，显著高于社区来源个体的 78.3% 的 Amyloid PET 阳性率。

Tau-PET 也是一种重要的影像生物标志物，其标记的是体内神经元纤维缠结。第一代示踪剂的主要缺点在于脱靶效应，包括 THK 系列（[^{18}F] THK5317，[^{18}F] THK5351），[^{11}C] PBB3，[^{18}F] AV1451。第二代示踪剂总体信噪比有所提升，多处于临床试验阶段，包括 [^{18}F] MK6240，[^{18}F] RO-948 PET，[^{18}F] PI-2620，[^{18}F] GTP1 等，他们较少的非特异性结合，特别是对海马区域的准确定量，有助于我们未来研究 tau 沉积在 AD 中的作用。当前 Tau-PET 尚存在问题有：处理方法的标准化、阳性界值的标准化、仍需更多支持其临床使用的证据。因为，PET 分子影像可以鉴定患者"ATN"生物标志物的情况。图 15-3-4 为 AD 患者和正常对照的"ATN"生物标志物 PET 显像图。

影像生物标志物还包括 SV2A-PET、TSPO-PET 等。我们现在利用突触囊泡蛋白 2A 的特异性标志物来在活体上观察突触密度 1，目前已开发的 SV2A PET 显像剂有 [^{11}C] UCB-J 2 及其 ^{18}F 标记的衍生物 [^{18}F] UCB-H、[^{18}F]-SDM-8，相较于 [^{11}C] UCB-J，[^{18}F]-SDM-8 在恒河猴的脑 PET 具有同等水平的成像特性，适当的组织动力学和高水平的特异性结合，并且 18F 的半衰期较长，可以集中生产，[^{18}F]-SDM-8

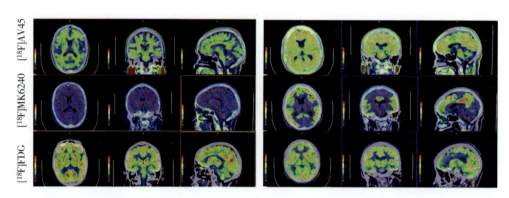

图 15-3-4　正常志愿者（左）和 AD 患者（右）的 Aβ、tau、FDG 显像图（自上而下）

有望成为 SV2A 的优秀放射性示踪剂，并作为神经退行性疾病和精神疾病中突触密度测量的生物标志物。TSPO 是转位蛋白 -18kDa 的配体，曾被称为外周型苯二氮卓受体（peripheral benzodiazepine receptor，PBR），其在小胶质细胞和其他巨噬细胞的线粒体外膜中表达。在炎症刺激下，激活的小胶质细胞上 TSPO 的表达强烈上调。因此，TSPO 被认为是有望用于神经炎症成像的生物标志物。目前已经开发和应用了几种用于检测 TSPO 活性的放射性示踪剂，包括第一代探针［^{11}C］-PK11195 和第二代 TSPO 探针（如［^{11}C］-PBR28、［^{11}C］-ER176、［^{18}F］-GE-180、［^{18}F］-GE-387 和［^{18}F］-DPA714 等）。然而，TSPO 探针的主要限制是它们对 TSPO 基因（rs6971）的单核苷酸多态性的敏感性不同。这种多态性导致这些探针对 TSPO 的亲和力有所不同，并引起了三种不同的结合模式高、低以及混合亲和力。由于 TSPO 靶向 PET 的局限性，如无法区别小胶质细胞的激活状态、缺乏细胞类型表达的特异性和对基因多态敏感性的不同等，限制了 TSPO PET 在 AD 和神经炎症中的应用。因此包括 P2X7，MAO-B 等探针，都可以反应 AD 患者脑内的神经炎症。总之，PET 影像目前依然是临床使用的金标准，对于研究 AD 的生物标志物进展，以及验证外周指标，起到了非常重要的作用。

值得一提的是上述所有的 PET 影像生物标志物（包括 Amyloid PET 和 Tau PET）都没有被中国药监局批准在临床上使用。这些 PET 影像生物标志物现在仅仅能用于研究，而不能用于患者。这对临床诊断是一个卡脖子的难题。随着在不远的将来，第一款 Amyloid PET 的批准，预计会有更多的影像生物标志物进入市场，在临床上真正为患者服务。

除了上述主流的生物标志物外，还有些人体其他部位的非主流候选 AD 生物标志物也引起了科学界的注意，例如，图 15-3-5 所示的位于眼部的候选 AD 生物标志物。

综上所述，检测技术的不断进步和分子影像学示踪剂的不断创新使得从生物学上定义 AD 成为可能，临床前期及症状期 AD 诊断的准确性得到了提高。但目前依靠单一手段检测 AD 尤其是临床前期 AD 仍存在困难，基于多指标、多模态的联合诊断技术有望打破这种困境。

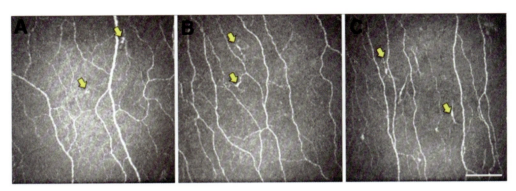

图 15-3-5　眼睛内的候选 AD 生物标志物

本课题组研究发现基线时血浆 P-Tau181 水平异常（> 18.85 pg/mL）的个体脑淀粉样蛋白和 FDG PET 的病理进展风险较高。进一步地基于血浆 Aβ1-42/Aβ40、p-Tau181 和 NFL 构建了血浆 ATN 诊断方案，发现 A+T+N+ 和 A+T+N- 患者的临床进展风险更高，可用于方便无创的 AD 临床进展预测。并且，针对 ATN 体系中缺乏血管损伤标志物的局限性，该团队将 FDG-PET 作为单独的血管损伤生物标志物构建了 ATNF 方案，并证实其可提高早期诊断和临床进展预测的准确性。同时，利用生物医学大数据与人工智能算法开发了全新的痴呆风险预测模型，命名为 UKB-DRP。该模型是一款可同时对全因痴呆及其主要亚型（AD）的发病风险进行前瞻性智能预测的通用模型，能够对个体在 5 年、10 年甚至更长时间内是否发病进行精准预测。研究团队利用英国生物样本库队列，随访了 425159 名 40～69 岁的非痴呆人群，在中位随访时间长达 11.9 年的随访过程中，5287 位参与者被诊断为新发痴呆。研究纳入参与人群的认知、生化、行为和基因等多维度健康相关指标，基于临床经验对这些指标进行严格筛选和质控。随后运用机器学习算法，计算每个指标对痴呆预测模型的重要程度，最终选出排名前 10 的指标作为痴呆预测因子，构建了 UKB-DRP 痴呆预测模型。这 10 个预测因子包括：年龄、载脂蛋白 E（ApoE）基因、认知配对测试时长、腿部脂肪百分比、服药数量、认知反应测试时长、呼气峰流量、母亲死亡年龄、慢性疾病和平均红细胞体积。

UKB-DRP 痴呆预测模型对未来 5 年、10 年甚至更长时间的全因痴呆和 AD 的预测效能均较高，其中全因痴呆的预测 AUC 值为 0.85，而 AD 的预测 AUC 值更高，可达 0.86～0.89。研究团队进一步对 UKB-DRP 预测痴呆模型的风险校准度进行了评估，结果显示风险校正后的观测风险和预测风险匹配良好，即模型预测的新发痴呆事件和观察到的痴呆发生事件一致性较高。此外，研究团队也将 UKB-DRP 痴呆预测模型与国际上已发表的预测模型（如 CAIDE、DRS、ANU-ADRI）进行了比较，结果表明，UKB-DRP 痴呆预测模型的预测精度显著优于其他的预测模型。UKB-DRP 痴呆预测模型的优势在于，其纳入的 10 个预测因子可以从问卷调查、简单查体和常规血液检查中快速获取。相比其他基于昂贵全基因组测序、有创腰椎穿刺或 PET 影像等复杂预测因子建立的模型，UKB-DRP 痴呆预测模型可广泛应用于各级医疗单位早期筛查。为便于大家一键式操作，研究团队研发了 UKB-DRP 痴呆预测模型的网页版应用（https://jiayou0907.shinyapps.io/UKB-DRP-Tool/），使用者可以在页面左侧输入待测个体的相关信息，就可以获取其 5 年、10 年及更长时间的痴呆发病风险。

二、主要国家在 AD 领域早筛早诊的生物标志物的应用和政策环境

2001 年美国国立卫生研究所（National Institutes of Health，NIH）将生物标志物定义为："生物标志物是一种能客观测量并评价正常生物过程、病理过程或对药物干预反应的指示物，包括生理、生化、免疫、细胞和遗传方面的改变，可用于特异性标识正常生物学过程、发病过程或药理学反应等。" 2013 年日本厚生劳动省将其定义为"在正常生物过程、致病过程和/或治疗干预反应中具有可测量特征的指标"。

美国 FDA 于 21 世纪初发起的关键路径计划，倡议建立统一的生物标志物认证流程。接着美国药物评价与研究中心（Center for Drug Evaluation and Research，CDER）于 2018 年正式颁布了认证的指导原则并设立了生物标志物认证程序（biomarker qualification program，BQP）；欧洲药品管理局 EMA 和日本 MHLW 也陆续成立了相关联盟并制定了相关的指南与法规。迄今为止，已有大量的制药公司使用了 FDA、MHLW 和 EMA 颁布的方法验证指南中的标准方法，其国际合作也越来越频繁，例如国际人用药品注册技术协调会（ICH）于 2007 年明确了基因组学生物标志物中的定义与术语，并于 2019 年基于 FDA 的生物分析方法验证指南发表了《生物方法验证指南》。2006 年 3 月，由 FDA 倡导成立了生物标志物验证认证的主导组织——药物安全性预测联盟（Predictive Safety Testing Consortium，PSTC），囊括了包括 19 家大型国际制药公司以及 FDA、EMA、日本药品与医疗器械管理局 PMDA 等政府监管机构。

在标准化文档建设方面，生物标志物白皮书及其指导原则也在不断修改和补充完善，其中主要包括 2 个方面：①认证流程的简化及规范化；②验证方法的补充、细化和统一，并提出了新的认证形式。当前 FDA 审批流程与其他机构认证程序基本保持一致：申请人必须首先提交一份意向书，并说明该生物标志物的使用背景/条件和对新药研发的必要性及优越性；FDA 认可该意向书后，申请人将提交认证计划。如果认证计划获得认可，申请人需提交包含所有数据收集和分析的完整认证文件包。

生物标志物按分析方法形成性质可分为组织学、分子学、影像学和生理学特征 4 大类,其中以分子学为基础的生物标志物是研究的热点和重点。因此,基于分子生物学分析方法——生物标志物分析验证(biomarker assay validation,BAV)在学术界讨论得最为热烈,包括分析验证过程中的描述、性能评价以及精确度等问题,而这些讨论的要素尚未被完全编入正式的指南,这将会影响生物标志物认证结果的科学性和工作的高效性。为了创造统一的验证方法和监管环境,2013 年美国 FDA 发布的《分析方法验证指南》中涵盖了生物标志物的内容,但因为这一指南中药代动力学和生物标志物验证之间有较多重复,故在 Crystal City Ⅵ Workshop 会议上提出需制定独立的生物标志物的分析方法验证指南,并为此成立了专门的 FNIH 生物标志物证据标准联盟工作室。2017 年 FDA 在书面明确规范了生物标志物认证的关键检测标准和最佳范例,从而开始形成独立的生物标志物分析验证体系。

三、生物标志物的产业现状及机遇与挑战

据统计,2021 年全球生物标志物市场销售额达到了 286 亿美元,预计 2028 年将达到 680 亿美元,CAGR 为 12.7%(2022—2028)。因此生物标志物产业有着良好地前景。但目前其发展也存在如下一些问题。

1. 一致性

随着更多的 AD 生物标志物被不断发现,各生物标志物的表征之间的一致性问题就凸显出来。在标志物 A 表征为弱阳性,而标志物 B 表征为阴性时,究竟改如何进行数据融合,综合研判,采纳何种表征意就成为生物标志物产业发展中的一个亟待解决的问题。

2. 有效性

某些生物标志物被发现以后,虽然在科学实验可控条件下中具有良好的表征效果,但是未经过广泛人群的验证。并未纳入不同人种,不同年龄段人群的大规模临床实验结果,故其有效性还有待进一步考证。这将带来有效性问题,假阳性和漏检的问题都可能在未来困扰使用该生物标志物的临床医师。

3. 规范性

生物标志物的表征原理被确定后,其可在不同类型不同层次的医疗机构被检测,即三甲综合性医院可以检测,第三方生物检测公司也可以检测,这就涉及检测的准确性与流程规范性问题,若无规范性约束或认证,则检测结果在不同机构间采信和互认就将成为问题。目前美日已着手建立生物标志物认证的相关体系,而我国暂未有类似的机构建立。

4. 经济性

随着生物标志物技术的发展，其未来将越来越频繁地被纳入临床诊断的决策中来，因此此项检验的成本将成为患者整体诊疗费用中的一部分，如何通过技术手段，逐渐削减其测量成本，从而减轻患者负担，也是未来一个仍需要研究的课题。

5. 便捷性

当前涉及 AD 的主要有效生物标志物基本都需要检测脑脊液或是通过添加了示踪剂的增强 CT 来获得，而外周血标志物的判定还不够成熟，故人们需要到等级较高的综合或专科医院进行检测，其便捷性仍有待提高。将来如果能使 AD 生物标志物的测量如测体温或测血糖一样便捷，一定能大大改善 AD 的筛查效果和早期发现率。因此这也是未来 AD 生物标志物产业及技术发展需要面临的挑战之一。

四、我国 AD 领域早筛早诊的生物标志物应用的可行建议

1. 加快外周血 AD 生物标志物的可行性及产业化研究，推动 AD 早筛早诊尽快落地

从我们团队研究进展来看，从外周血采集 AD 生物标志物进行 AD 的早筛查早诊断是可行的，但其有效性、便捷性和经济性还有待进一步提高，因此需要加快其应用及产业化研究，争取尽快落地，造福广大人民群众。外周血采集生物标志物对比从脑脊液或是医学院影像中采集生物标志物，其优势是无法比拟的。脑脊液的获取需要专业的医疗人员通过复杂操作获得，而影像更是需要患者到医院经受专业仪器的检测。而外周血的采集在将来甚至可以类同于糖尿病患者的血糖自测，有可能在家里自行完成，可以实现快查快筛，无须住院等待，检测成本也可以预期降得比较低。但是正因为外周血的经济性、便捷性显而易见，更需要在一致性和规范性上有严格的要求。如果因为质控不严格，而显示假阳性的结果，这对患者和患者的家庭来说，就会引起不必要的恐慌和不必要的过度治疗。这对于大力发展外周血应用产生的负面影响不可低估。

2. 加强人工智能、数据挖掘等技术在生物标志物处理、统一决策与状态映射中的运用

随着候选 AD 生物标志物的不断增多，在繁杂的检测结果及矛盾结论中，如何快速、大量地去伪存真，去粗取精，得出正确的结果，就需要应用最新的人工智能及数据挖掘等技术进行辅助，因此加强人工智能、数据挖掘等技术在生物标志物信息融合处理、统一决策与状态映射中的运用也显得十分必要。

21 世纪是人工智能的世纪，多模态生物标志物特征的获取呈现高维属性，其内在关联性错综复杂，难以用传统分类方式进行识别。而基于大模型训练的深度学习算法可以通过有监督或无监督的数据驱动方式，利用大规模数据集的合成训练，逐步

提高其发掘各标志物指标隐藏内在关联性的能力,从而使其具备优于传统方法的洞察力,可以从早期显微指标变化出发,最大可能地提示 AD 的预发风险。除提示 AD 的发病风险外,在已发 AD 的阶段判定中,人工智能技术也能发挥其用途。通过卷积神经网络等形成的高维辨识映射关系,可将多模态获取的生物标志物与 AD 病程进展的程度量化对应起来,从而协助医生判定 AD 进展的具体程度,从而为给药施治,认知康复等手段提供强度依据。AI 还可以在给药后,对患者病情的改善程度进行自动化评估。人工智能、数据挖掘等技术使用的另一个重要作用就是其可以实施大范围的自动化筛查工作,及时提示风险。毕竟我国人口基数巨大,单靠医务工作者进行人工筛查其时效和成本都很难降得很低;而人工智能算法通过计算机系统运行,其适普性和经济性都大幅度提升,也不存在因业务过多而产出判别错误的问题,因此特别适合进行 AD 生物标志物的测试后判定工作。

3. 推动 AD 生物标志物检测、分析标准化及规范化建设

相比于美日等发达国家,我国在 AD 生物标志物采集检测及分析方面的标准化和规范化建设还远远不够。在 AD 生物标志物产业高速发展的同时,及时加强其标准化与规范化制度建设,刻不容缓。随着人民生活水平的不断提高,对健康的诉求将与日俱增,预期 AD 生物标志物的检测、判定行业在未来将呈现爆发式增长态势。如果缺乏统一的标准,检测结果和判定的一致性就很难得到保障,容易出现东家的结果西家不认,西家的诊断东家不识的情况,而各家机构重新检测又将带来资源的浪费。因此及时构建适合我国国情的 AD 生物标志物、检测、分析标准就刻不容缓。有了行业标准就适合在全国范围内迅速推广 AD 生物标志物的使用,并在国际交流和研讨中占据主动地位。本研究在课题组已积累的研究基础上,结合产业给出合理化建议,以助力寻找适合我国国情的 AD 早期诊断的标准化方案。

第四节 生物标志物与药物开发

生物标志物广泛应用于药物开发的各个阶段,能够使药物发现、开发、批准过程更加高效。目前多数情况下,生物标志物均作为药物开发计划的一部分,与药物一同研究和评估。由于药物开发与生物标志物开发均非常消耗成本与时间,因此研究者同时开发两者极具挑战性。

生物标志物领域的法规自 21 世纪初开始迅速发展,与"个性化医疗"概念的发展密切相关。所谓"个性化医疗",即根据特定患者的遗传/表观遗传信息,为其提供量身定制的治疗。ICH E15 指南发布于 2006 年,定义了药物基因组学(PGx,与药物反应相关的 DNA 和 RNA 特征变异研究)和药物遗传学(PGt,与药物反应相关的

DNA 序列变异研究）。基因组生物标志物为 DNA 或 RNA 特征，是药物开发的关键部分，对于成功获取监管批准至关重要。基因组生物标志物应用于药物开发的作用包括：了解缺乏疗效、药物不良反应、药物相互作用的机制基础；阐明临床试验中反应的差异以及药代动力学（PK）和药效学（PD）参数的差异；丰富和分层临床试验以促进药物开发。

为评估欧盟和美国对生物标志物的接受程度，有研究分析了开发过程中至少使用 1 个生物标志物的获批药物数量。结果表明，在 2015—2019 年，有超过 50% 的获批药物在开发过程中的至少 1 个阶段得到生物标志物数据的支持。具体而言，EMA 和 FDA 在 2015—2019 年所批准的药物中，应用生物标志物的平均比例分别为 69% 和 59%。同时由数据可知，近年来生物标志物的接受度略有增加，尽管增加并不连续。截至 2020 年 4 月 16 日，ClinicalTrials.gov 数据库中注册有超过 33000 项涉及生物标志物的临床试验，其中包括大约 4000 项 3 期和 4 期临床试验。可以推断，生物标志物在药物开发中的接受度有望在不久的将来迅速增加。与 EMA 批准药物中 69% 的生物标志物平均接受度相比，EMA 批准的孤儿药中生物标志物接受度高达 87%，在通过 EMA 加速评估批准的药物中，这一指标则高达 88%。这意味着生物标志物在复杂的药物开发计划中，应用更加广泛。生物仿制药中的生物标志物接受度也相对较高，在 2015—2019 年 EMA 批准的生物仿制药中，有 77% 在开发过程中至少应用了 1 种生物标志物。此外，85% 的单克隆抗体批准文件中，也涵盖生物标志物相关信息。

生物标志物是药物发现、开发和新药批准的重要工具，有助于更快开发更安全、有效的药物，从而为药物开发计划增加实质性价值。近年来，生物标志物在药物开发中的接受度不断升高，尽管这一过程与科学发展、产品类别特征、监管环境改善等许多因素有关，但不可否认的是，生物标志物已成为药物开发的重要组成部分。生物标志物的应用，为患者和药物开发商带来以下诸多利益和机遇：

①生物标志物广泛用于诊断、药物研究和开发，可有益于该过程中的每个步骤，从生成合适的动物模型，到预选合适的患者进行临床试验，再到与竞争对手形成差异。

②生物标志物支持选择最有利的候选药物，从而显著降低药物发现成本和后期失败的可能。

③生物标志物有助于更好地了解病生理和药物作用机制，从而预测可能出现的不良反应和药物相互作用。

④生物标志物可促进监管和开发决策。

⑤生物标志物有可能减少临床试验中的患者数量，因为显示临床效益和非劣效性所需的患者数量更少。使用合适的生物标志物对患者进行分层，有助于降低安全性和有效性问题相关的失败概率。

⑥生物标志物可作为临床研究的替代终点。在 FDA 于 2016 年 3—5 月批准的药物中，27% 使用至少 1 个替代生物标志物作为主要重点。

⑦生物标志物有助于确定开发中药物的收益—风险状况，从而允许监管机构做出更直接的决策。

⑧生物标志物通过更清晰地定义目标人群，来促进药物开发。目标人群具有最高的潜在收益和最低的不良反应风险，这对医疗保健支出产生积极影响，并为报销协议提供论据。

总体而言，以合适的方式使用生物标志物，可能使开发更具可持续性，提高药物质量和安全性，降低开发成本，并显著加快批准进程。然而，生物标志物应用于药物开发也面临以下诸多挑战：

①某些生物标志物背后的科学依据始终无法得到证实，这为生物标志物的验证和认证带来麻烦。此外，必须避免对生物标志物测量的错误解释，以及生物标志物与疾病间的错误联系。

②生物标志物的开发可能需要额外的测试要求，或额外的临床试验，因而可能增加开发成本。此外，药物开发商通常不愿意预先投资生物标志物，而是使用公共数据库提供的生物标志物数据。

③生物标志物的开发和鉴定通常需要投入大量的资源和时间。相比于作为某一药品监管、批准的一部分进行评估，生物标志物的资格认证通常需要更多积极的利益风险评估证明。这解释了为什么相比药物开发商，学术团体、财团更经常申请 EMA 和 FDA 的生物标志物认证。

④开发"个性化药物"需要与目标人群相关的早期战略决策，以确保符合药物使用条件的少部分患者仍能产生足够的利润。

⑤生物标志物的监管环境复杂多变，需要持续监控。

第十六章　产业市场发展和全球主要参与者

2020年全球生物标志物市场规模为433亿美元，预计2021—2025年将以16.3%的复合年增长率（GAGR）增长，到2025年达到921亿美元。

第一节　生物标志物产业市场规模分析

按地区划分，北美市场占2020年生物标志物市场份额最大（表16-1-1）。

表16-1-1　生物标志物全球市场规模（按区域，至2025年，单位：百万美元）

地区	2018年	2019年	2020年	2025年（预）	GAGR（%）2020—2025
北美（占比）	15685.0	16643.2	18479.8	39358.9	16.3
欧洲	11207.5	11914.5	13584.9	28398.7	15.9
新兴地区	9461.1	9936.6	11279.2	24323.0	16.6
合计	36353.6	38494.3	43343.9	92080.6	16.3

北美：发达的医疗保健基础设施、人口和大量老年人口需求更好的诊断、政府资助的计划如精准医疗计划和曲速行动、主要机构（NIH、梅奥诊所和其他机构）的持续研究努力和制药行业的积极参与，都助力了北美市场的发展。

欧洲：2020年12月24日，英国退出欧盟（Brexit）。英国脱欧带来这一变化的不确定性对该地区的整体制药和生命科学业务产生了负面影响，预计将影响到立法、资金、供应链、临床试验和制药业的许多其他方面。

新兴地区：特别是中国和印度，预计在未来5年将以最快的CAGR（16.6%）增长，从2020年的113亿美元增长到2025年的243亿美元。这些地区的市场受到以下因素的推动：对更好诊断的认识不断提高，对新药物和疗法的需求以解决许多未满足的需求，以及政府对生物标志物研究的不断支持。许多生命科学和制药公司正在这些地区迅速扩张，以利用政府的激励措施改善生产和研究。这些国家的高技能劳动力和庞大的人口提供了未开发的潜力，使这些国家成为制药企业和临床试验公司的诱人投资目标。

第十六章　产业市场发展和全球主要参与者

按产品和服务细分，耗材市场占 2020 年生物标志物市场的份额最大。按产品划分，生物标志物市场分耗材、服务和软件。在 2020 年，耗材部分占全球生物标志物市场的份额最大。主要原因在于，有越来越多基于试剂盒的产品被用于生物标志物检测，需要重复购买耗材（表 16-1-2）。

表 16-1-2　生物标志物全球市场规模（按产品类型，至 2025 年，单位：百万美元）

产品类型	2018 年	2019 年	2020 年	2025 年（预）	GAGR（%）2020—2025
耗材	21868.9	22920.0	25862.8	53590.1	15.7
仪器	8796.5	9257.1	10301.8	23066.6	17.5
服务	3144.9	3634.8	4106.9	8407.2	15.4
软件	2543.3	2682.4	3072.4	7016.7	18.0
合计	36353.6	38494.3	43343.9	92080.6	16.3

耗材：最大的细分市场，免疫分析、标记试剂和基因组学试剂是推动生物标志物研究的主要耗材产品。

仪器：这个市场是由组学、多重分析方法、成像模式等所有领域的技术创新推动的。创新的重点是降低成本、增强方法的可及性以及提高敏感性和特异性。

服务：对新型生物标志物的需求不断增长，以及许多治疗领域未满足的需求，推动了该市场的发展。

软件：最快的 GAGR（18.0%）增长，越来越多地使用数据分析平台和人工智能预测新型生物标志物，促进其进步和预测的可靠性、准确性。

按类型划分，药效生物标志物市场占 2020 生物标志物市场份额最大。根据类型，生物标志物市场被分为药效生物标志物、安全性生物标志物、验证生物标志物 3 个部分。在 2020 年，药效生物标志物占全球生物标志物市场的份额最大，主要原因在于这些生物标志物具备评估药品疗效的能力。

按疾病适应证，根据疾病适应证，生物标志物市场可分为癌症、传染病、神经系统疾病、免疫系统疾病、心血管疾病和其他疾病适应症等部分。疾病发病率的上升和对疾病诊断、预后和治疗的新型生物标志物的需求日益推动了该市场的发展（表 16-1-3）。

表 16-1-3　生物标志物全球市场规模（按治疗领域，至 2025 年，单位：百万美元）

治疗领域	2018	2019	2020	2025	GAGR（%）2020—2025
癌症	11292.5	11948.0	13418.6	29896.6	17.4
心血管和代谢疾病	7775.0	8249.5	9315.5	19994.5	16.5
神经退行性疾病	7572.4	7996.8	8990.2	19184.9	16.4

续表

治疗领域	2018	2019	2020	2025	GAGR（%）2020—2025
传染病	4575.6	4843.1	5494.9	11974.8	16.9
自身免疫性疾病	3422.1	3625.6	4040.9	7350.3	12.7
其他	1716.0	1831.3	2083.8	3679.5	12.0
总计	36353.6	38494.3	43343.9	92080.6	16.3

癌症：预计到2025年，该市场将以17.4%的GAGR增长最快，销售额将达到299亿美元。这个市场是由癌症领域的密集研究努力推动的，目的是发现新的治疗方法和筛查和疾病诊断的诊断方法。

传染病：2019年开始的新型冠状病毒肺炎病大流行有力推动了这一细分市场，以第2名的增长速度，预计到2025年达到119.7亿美元规模。

不断上升的疾病发病率，愈发需要用于疾病诊断和预后的新型生物标志物（表16-1-4）。

表16-1-4　生物标志物全球市场规模（按使用终端，至2025年，单位：百万美元）

End User	2018	2019	2020	2025	GAGR（%）2020—2025
医院和诊断实验室	10580.0	11106.1	12402.4	26565.6	16.5
学术机构	10243.9	10791.5	12179.5	25459.3	15.9
制药和生物科技公司	8922.6	9456.3	10687.0	22625.4	16.2
临床研究组织	6607.1	7140.4	8075.0	17430.3	16.6
总计	36353.6	38494.3	43343.9	92080.6	16.3

医院和诊断实验室：临床诊断对稳健和敏感的生物标志物的需求高，以及生物标志物在疾病诊断、监测和靶向治疗中的日益增长的适用性，预计将使这个市场在未来五年保持增长。

学术机构：分析和检测技术平台的显著进步以及用于研究目的的产品数量的增长推动了该市场的发展。增加的资金和战略合作进一步促进了市场增长。

制药和生物科技公司：降低药物开发过程成本和缩短上市时间的需求不断增加，这促使制药公司开发基于生物标志物的新型方法，以推进研究。

临床研究组织：生物标志物鉴定和分析验证的技术能力和服务的不断扩大，以及临床试验中生物标志物使用的增加，都是促进该市场增长的因素。

第二节 生物标志物产业发展趋势

生物标志物市场的增长主要受多种因素驱动：伴随诊断的重要性日益增加；全球慢性病如肿瘤、糖尿病、心血管疾病、阿尔茨海默病等患病率增加；生物标志物研究资金和赠款不断增加；持续的产品创新。

第三节 COVID-19 对生物标志物市场的影响

COVID-19 是 2019 年年末发现的新型冠状病毒引起的传染病。目前，该传染病仍在全球流行，后续情况仍不明朗。这对生物标志物市场产生了一定的负面影响。据 Diaceutics PLC（英国）开展的一项追踪特定癌症类型诊断和生物标志物检测的研究显示，2020 年 2—3 月，美国市场新诊断的转移性非小细胞肺癌患者数量下降了 30% 以上。这一急剧下降也影响到 KRAS、BRAF 和 EGFR 检测，它们都是支持精准医学疗法的关键生物标志物。具体而言，美国多地启动"居家隔离"的当月，进行的 EGFR 检测减少了近 4000 次，比上个月下降了 13%。除此之外，结直肠癌（降低 14%）、急性髓性白血病（降低 14%）、乳腺癌（降低 8.4%）和卵巢癌（降低 8.6%）的诊断也出现不同程度的下降。另外，许多生物标志物在 COVID-19 诊断中也发挥重要作用，包括 C 反应蛋白、血清淀粉样蛋白 A、白细胞介素 6、乳酸脱氢酶、中性粒细胞与淋巴细胞比率、D-二聚体、心肌肌钙蛋白、肾脏生物标志物、淋巴细胞和血小板计数等。这些生物标志物在 COVID-19 感染的严重并发症患者体内，表现出明显更高的水平。与非重症患者相比，重症患者的淋巴细胞和血小板计数又显著降低。此外，生物标志物领域的头部企业也开发了各种测试和分析产品，以支持 COVID-19 研究，具体案例见表 16-3-1。

表 16-3-1 COVID-19 相关的生物标志物产品

企业	发布形式	类别	产品
Thermo Fisher Scientific, Inc.（美国）	发布会	耗材	TaqCheck SARS-CoV-2 快速 PCR 检测
F. Hoffmann-La Roche Ltd（瑞士）	发布会	耗材	Elecsys Anti-SARS-CoV-2 抗体测试
雅培（美国）	发布会	耗材	Abbott ID NOW COVID-19 测试和 Abbott m2000 RealTime SARS-CoV-2 EUA 测试
QIAGEN NV（荷兰）	发布会	耗材	NeuMoDx 流感 AB/RSV/SARS-CoV-2 Vantage 测试

生物标志物研究技术的创新性发展，以及COVID-19研究中使用的PCR检测、抗体检测等，在一定程度上帮助缓解了新冠病毒导致的困难局面。因此在某种意义上，COVID-19对生物标志物市场产生了一定的积极影响。

第四节　伴随诊断对生物标志物市场的影响

伴随诊断和生物标志物在医学实践中，尤其是在疾病诊断、治疗、检测等领域，发挥着越来越重要的作用。它们能够识别可能对某些药物、治疗方案有良好反应的患者。这一过程通常与特定药物结合使用。例如，Oncomine Dx 靶向检测（Thermo Fisher Scientific, Inc.）有助于符合ROZLYTREK（entrectinib）条件的非小细胞肺癌（NSCLC）患者进行生物标志物检测。对于伴随诊断的开发，制药公司通常是首选合作伙伴（表16-4-1）。

表16-4-1　伴随诊断的最新发展

时间	组合类型	企业1	企业2	详情
2021.05	合伙	QIAGEN NV（荷兰）	Mirati Therapeutics Inc.（美国）	QIAGEN NV 与 Mirati Therapeutics 正合作开发 KRAS-G12C 非小细胞肺癌（NSCLC）伴随诊断。新的伴随诊断将扩展 QIAGEN 的 therascreen KRAS 测试产品组合
2020.11	合作	QIAGEN NV（荷兰）	BioNTech SE（德国）	QIAGEN NV 与 BioNTech 合作开发了一种基于组织的伴随诊断（CDx）并将其商业化用于研究癌症治疗 BNT113——可识别与人乳头瘤病毒（HPV）相关的头颈部鳞状细胞癌（SCCHN）患者。该公司还计划扩大该产品适用范围以用于 HPV 导致的其他癌症，如宫颈癌等，为其制药合作伙伴提供通用的 HPV CDx
2020.07	协议	Thermo Fisher Scientific, Inc.（美国）	中外制药株式会社（日本）	QIAGENNV 与 Chugai Pharmaceutical 签署了一项伴随诊断协议，以扩大 Oncomine Dx Target Test 的使用，并加快对日本符合 ROZLYTREK（entrectinib）治疗条件的非小细胞肺癌（NSCLC）患者在当地进行生物标志物检测

伴随诊断拥有巨大的潜力，对于高价专业疗法，以及更安全、更有效药物的需求不断增加。生物标志物具有识别药物靶分子的能力，在伴随诊断的发展过程中发挥重要作用。因此，伴随诊断重要性的日益增加，将推动生物标志物市场的不断发展。

第五节　生物标志物相关跨国头部企业

生物标志物市场由少数全球知名企业主导，比较活跃的有：罗氏 F. Hoffmann-

La Roche Ltd.（瑞士）；默飞世尔 Thermo Fisher Scientific Inc.（美国）；雅培 Abbott Laboratories（美国）；凯杰 QIAGEN NV（荷兰）；珀金埃尔默 PerkinElmer，Inc.（美国）；默克 Merck KGaA（德国）；伯乐生命 Bio-Rad Laboratories，Inc.（美国）；Enzo Biochem，Inc.（美国）；Charles River Laboratories International，Inc.（美国）；Eurofins Scientific（卢森堡）。

这些企业在生物标志物产业发展中的新动向如下。

① 2021 年 4 月，F. Hoffmann-La Roche Ltd.（瑞士）发布了 2 款心脏生物标志物检测产品，分别为高敏心肌肌钙蛋白 T 检测（cTnT-hs）和 N 端脑钠肽前体测试（NT-proBNP）。2 种生物标志物均可作为诊断的黄金标准，支持心血管疾病管理，能够帮助临床医生进行心脏病诊断，并更好地管理心力衰竭。

② 2021 年 5 月，QIAGEN NV（荷兰）推出了首个获得 FDA 批准的组织伴随诊断产品——therascreen KRAS RGQ PCR 试剂盒，用于识别 NSCLC 肿瘤中的 KRAS G12C 突变，为肺癌的精准医疗方案提供更多选择。

③ 2020 年 7 月，Thermo Fisher Scientific Inc.（美国）与中外制药（日本）达成协议，扩大 Oncomine Dx 靶标检测的使用范围，并加快对符合 ROZLYTREK（恩曲替尼）治疗条件的非小细胞肺癌（NSCLC）患者进行生物标志物检测。

④ 2020 年 1 月，Merck KGaA（德国）与科学和工业研究委员会微生物技术研究所（CSIR-IMTECH）在印度昌迪加尔合作开设了一个非营利性高科技技能研发中心。该中心能够使用基因组编辑、单分子生物标志物检测等技术，并帮助培养当地学生的生命科学技能。

⑤ 2019 年 4 月，PerkinElmer，Inc.（美国）收购了 Cisbio Bioassays，这是一家生命科学头部企业，主要业务为开发、制造、销售高质量试剂盒与试剂，应用于药物开发和其他生命科学市场。此次收购弥补了 PerkinElmer 在 Alpha、DELFIA 和 LANCE 检测技术上的不足，助力企业在生物标志物检测领域的发展。

第十七章　驱动因素、制约因素、挑战和机遇

第一节　驱动生物标志物研究与产业发展的因素

一、人口结构变化带来的疾病相关负担增加，对精准诊疗的需求增加

截至 2021 年年底，我国 60 岁及以上老年人口达 2.67 亿，占总人口的 18.9%；65 岁及以上老年人口达 2 亿以上，占总人口的 14.2%。并且我国老龄化程度仍在加剧，预计"十四五"时期，60 岁及以上老年人口总量将突破 3 亿，占比将超过 20%，进入中度老龄化阶段。2035 年左右，60 岁及以上老年人口将突破 4 亿，在总人口中的占比将超过 30%，进入重度老龄化阶段。随着我国老龄化程度的加剧，与老龄相关的疾病发病人数也在逐年升高，因而对于相关疾病的诊断与治疗需求量也将随之增加。由于精准诊疗能够显著提高患者临床获益、降低社会经济负担，因此基于生物标志物检测的精准诊断需求也将大幅增加。

然而在我国人口老龄化加剧的同时，近 10 年来我国人口出生率却在逐年下降，国家统计局数据显示，我国人口出生率已经从 2012 年的 14.57‰ 降低至 2021 年的 7.52‰，这将进一步加剧未来人口老龄化程度。然而，据《中国出生缺陷防治报告（2012）》统计，我国出生缺陷总发生率约为 5.6%，出生缺陷不仅影响儿童的生命健康和生活质量，而且影响整个国家人口素质和人力资源的健康存量，影响经济社会的健康可持续发展。罕见病是一类人群发病率极低的疾病，约 80% 的罕见病源自遗传缺陷，因此他是出生缺陷防治中的重要组成部分，这类疾病早发现、早诊断、早干预至关重要。这类遗传性疾病的诊断很大程度需要依靠分子生物标志物检测，并且疾病种类繁多，因此会带来相应生物标志物检测领域的快速发展。

二、疾病的病理机制的深入研究为精准诊疗提供了可行性

疾病的发生是一个极其复杂的过程，人类对于各种疾病的认识也是在不断加深，由疾病发生时的症状逐渐深入其发生的病理机制，相应的治疗手段也逐渐由症状缓解

型治疗（symptom relief treatment）发展到针对明确病理机制的疾病修正治疗（disease modifying treatment，DMT）。并且一些疾病的病理学基础非常复杂，同一种疾病对于不同的患者可能存在不同的病理改变，对于同一个患者也可能同时存在多种病理改变，随着人们对疾病认识的深入，人类已经越来越多地认识到这些与疾病发生发展密切相关的病理学机制，这为更加精准的进行疾病诊断提供了基础。

以恶性肿瘤为例，其为人体正常组织细胞发生改变导致细胞过度增生或异常分化，具备增殖失控、浸润性和转移性，从而引起的疾病，其诊断主要依靠组织病理学变化，如肺癌的诊断以组织病理学表现为标准，可以分为鳞状细胞癌、腺癌、大细胞癌、腺鳞癌和小细胞癌等不同的类型。随着对肿瘤发生机制的研究深入，人们逐渐认识到肿瘤是一类基因病，是由于各种因素引起的基因突变导致发生下游的细胞生物学改变，截至目前已经发现的肿瘤驱动基因已经有568种，因此肿瘤的分型方法近年在原有的组织病理学分型的基础上增加了分子分型，特别是血液肿瘤，其依据特定基因改变进行的分子分型已经成为疾病诊断的标准，如2022年国家卫健委颁布的《慢性髓性白血病诊疗指南》中规定Ph染色体和/或BCR-ABL融合基因阳性是诊断CML的必要条件。此外，生物标志物也与患者的预后密切相关，如成人急性淋巴细胞白血病的预后既可根据一些列细胞遗传学变化进行分组。中国成人急性淋巴细胞白血病诊断与治疗指南（2021年版）提出，为保证诊断分型的准确性、预后判断合理可靠，应常规进行遗传学检查，包括染色体核型分析及必要的荧光原位杂交（FISH）检查，如MLL、CRLF2、JAK2等基因重排和TP53基因缺失。开展相关的分子学检测（融合基因筛查、BCR-ABL1样ALL的筛查，有条件的单位可考虑开展转录组测序），以满足ALL精准分型；建议开展二代测序技术（NGS）检测基因突变和基因拷贝数变异（如IKZF1和CDKN2A/B缺失等），为患者诊断分型、预后判断、靶向治疗提供依据。

对于罕见病而言，由于约80%的罕见病均为遗传性疾病，并且种类繁多、临床表现迥异，因此遗传学检查对于这类疾病的诊断尤为重要。随着基因组、转录组、蛋白组及代谢组学技术的发展，人们已经确认了很多与罕见病相关的遗传变异，并且依靠遗传学数据库以及大数据技术的进步，更多相关变异会被确认。2019年，由国家卫生健康委员会委托罕见病诊疗与保障专家委员会办公室（北京协和医院）牵头编写《中国罕见病诊疗指南（2019版）》，是我国第一部关于罕见病的诊疗指南，这部指南所涉及的121种罕见病的诊断大部分都需要遗传学检查。

AD的病理学机制则更加复杂，从1906年德国医生阿尔茨海默第一次报道这种疾病以来约100年时间里，对于疾病发生机制的探索始终在进行中，到目前为止包括胆碱能假说、β淀粉样蛋白级联假说、tau蛋白异常磷酸化假说、神经免疫验证假说、肠道菌群假说等在内的多种病理学改变都可能涉及 AD 的发生，其中 β 淀粉样蛋白级联假说是接受受度最高的假说，因此美国国立老化研究所与阿尔茨海默病协会（NIA-AA）和国际工作组（IWG）诊断指南均以此为基础形成了淀粉样蛋白、tau 蛋白和神经元损伤 3 类生物标志物为基础的 ATN 诊断框架，AD 的诊断标准也在逐渐由单一依靠临床表现逐渐演进为临床表现结合能够表明病理学变化的生物标志物状态的精准模式。

三、分级诊疗制度推动疾病早期基于生物标志物检测的筛查和诊断

我国现有医疗资源高度集中在三级医院，基层医疗资源相对匮乏，现有医疗服务体系布局不完善、优质医疗资源不足和配置不合理，不能有效满足激增的预防、治疗和康复、护理等服务的需求。因此，2015 年 9 月，国务院办公厅发布了《关于推进分级诊疗制度建设的指导意见》，为指导各地推进分级诊疗制度建设，以强基层为重点完善分级诊疗服务体系、建立健全分级诊疗保障机制、组织实施等 4 个方面提出了意见。分级诊疗制度以基层首诊、双向转诊、急慢分治、上下联动的模式为目标，其中基层首诊首当其冲。基层医院受限于医疗条件和诊疗水平，主要承担常见病、多发病的诊疗工作，对于超出基层医疗卫生机构功能定位和服务能力的疾病，由基层医疗卫生机构为患者提供转诊服务。但部分疾病的临床表现并不明显，单独依靠临床表现较难与其他疾病区分，对于基层全科医生而言则更加困难，较易造成误诊或漏诊，因此这类疾病在基层医疗卫生机构的诊断辅以客观生物标志物检查能够显著提高诊断准确性。如 AD 早期的记忆障碍主要表现为近期记忆力下降为主，而远期记忆并不受影响，这与老龄引起的记忆力降低十分相似，部分患者还会出现精神行为症状，与精神疾病表现相似，这些症状及疾病的识别往往需要医生具备丰富的临床经验，这对基层医疗卫生机构存在较大挑战。客观生物标志物检查则可以避免这一问题，为基层诊疗提供有效的诊断工具。

受限于缺少检测设备、单个机构检测需求量有限等因素，目前我国基层医疗卫生机构能够开展的检验项目十分有限。2022 年 7 月，国家卫生健康委基层卫生司发布了《关于印发乡镇卫生院服务能力标准（2022 版）等 3 项服务能力标准的通知》，通知中对各级基层医疗卫生机构开展的检验项目和相应设备配置均作出了要求，这对于生物标志物检测的应用具有推动多用。此外，通知还明确对临床诊疗临时需要而不能提供的特殊检验项目，可委托第三方检测中心提供服务，这有助于降低过去医疗机构对于外送样本检测的顾虑。第三方检测中心具备技术及成本优势，能够开展更多的检验项目，进一步拓展基层医疗卫生机构的检验服务范围，促进生物标志物检测的应用。

第二节　制约生物标志物研究与产业发展的因素

一、部分疾病缺乏有效治疗手段造成诊断需求的降低

尽管人类对疾病病理机制的认识已经有了长足的进步，但疾病治疗药物的发展却相对较慢。一种疾病的新药研发要经历漫长的过程，包括靶点的选择、先导化合物的合成、构效关系的研究、活性化合物的筛选、临床前研究、临床研究等复杂的过程，这一过程通常需要 10 年以上的时间，并且还有较大失败的风险，因而最终用于临床治疗的药物数量相对较少。以 AD 治疗药物为例，在 2021 年以前，美国 FDA 批准的针对 AD 的药物仅有他克林、多奈哌齐、卡巴拉汀、加兰他敏和美金刚，并且在 2003 年后的近 20 年的时间里再没有新药获批。但在这 20 年的时间里，AD 的诊断技术有了突飞猛进的发展，此前需要在患者死后经过尸检才能确认是否存在淀粉样蛋白沉积从而才能给出明确的诊断，但从 2004 年第 1 次报道使用匹兹堡复合物 B（PiB）以分子影像的方法能够识别出患者脑内的 β 淀粉样蛋白沉积以来，已经有 3 款 PET 示踪剂获得 FDA 批准用于评估淀粉样蛋白沉积状态辅助 AD 诊断。但受限于一直缺少针对 AD 明确病理机制的有效干预措施，这一生物标志物检测方法尽管已经写入 NIA-AA 和 IWG 指南，但在临床上一直没有广泛使用。2021 年 6 月，美国 FDA 批准了 aducanumab 用于治疗早期 AD，这是自 2003 年以来获批的首个用于 AD 治疗的新药，也是目前唯一获得 FDA 批准针对明确病理机制的 AD 治疗药物。在此契机下，中国 NMPA 于 2022 年 7 月正式受理了我国第一个淀粉样蛋白正电子显像示踪剂氟 $[^{18}F]$ 比他班注射液的上市申请。有效的治疗药物对于罕见病来说则更是挑战，罕见病种类多、单病种患者数量少，因此罕见病治疗药物开发难度大、成本高，造成全球已知的约 7000 种罕见病中仅有不足 10% 有获批的治疗药物，部分患者也因此放弃寻求明确诊断的机会，据复旦大学出生缺陷研究中心的数据显示，我国罕见病群体中能得到明确诊断的患者不足 40%。由此可见，缺少疾病有效治疗手段是影响疾病精准诊断的重要因素。

二、检查的创伤性制约生物标志物检测的患者依从性

生物标志物的检测以来源于人体的样本作为检查对象，不同的检测项目对于样本的种类有一定的要求，部分样本的获取需要以有创的方式进行，如罕见病产前诊断需要的绒毛穿刺活羊水穿刺、肿瘤伴随诊断获取肿瘤组织的经皮穿刺、获取 AD 生物标志物检测所需脑脊液的腰椎穿刺。这些有创操作均有一定风险，一些检查还需要反复

进行，如肺癌患者经过靶向治疗后发生耐药，需要进行 2 次基因检测以确定后线治疗方案，因此部分患者的依从性较差，影响生物标志物检测的开展。对于 AD 而言，早诊断早干预能够延缓疾病的进展，但是疾病早期的症状并不明显，相较于有创的生物标志物检查，患者及家属通常感受不到临床获益，从而拒绝 AD 生物标志物的检查。因此降低样本获取的创伤性，以无创或微创的方法进行生物标志物的检查，能够促进临床的普及。

三、高检测成本限制检测的大规模临床应用

生物标志物检测在近 20 年来的快速发展一定程度上依靠新的生物学技术的研发，然而新的技术用于临床检验在开始时通常伴随较高的成本和价格。以肿瘤伴随诊断的基因突变检测为例，2012 年，EGFR 单基因突变检测的价格高达约 4000 元，随着靶向治疗药物的增多，需要检测的基因数量也随之增多，随后几年，高通量测序技术进行多基因检测的价格更是高达 2 万 ~ 3 万元。高成本的检测方法极大的限制了生物标志物检测的大规模临床应用，但随着技术的成熟、设备及试剂盒的国产化以及检测数量的逐渐增多，检测成本也随之下降，但对于新的生物标志物检测而言，最初临床应用的高成本始终是需要克服的问题。

第三节　生物标志物研究与产业发展机遇

一、新技术的发展为生物标志物检测提供了更多解决方案

生物标志物检测所涉及的体外诊断行业是典型的高新技术行业，并且多学科技术交叉、技术密集度高，因此新技术的发展对生物标志物检测具有巨大的推动作用。自 2000 年以来，我国生物技术产业经历了快速发展的 20 年，总产值由 2010 年的 3200 亿元增长到 2020 年的 8300 亿元，这一过程伴随着一系列新技术应用于体外诊断行业。

传统的体外诊断及相应研究方法通常一次只能检测单一或者少量生物标志物，但由于各种疾病的病理机制复杂，疾病发生发展的过程往往涉及多个因素，甚至是相关的信号网络，因此以往较难全面的认识疾病，新的生物标志物发展速度相对较慢。随着包括基因组学、转录组学和代谢组学在内的多组学研究方法的建立，人们有机会以比较全面的视角解析生理及病理学过程，因此能够更有效的筛选出有临床价值的生物标志物，甚至可以以组学状态直接作为生物标志物使用。如美国 FDA 于 2020 年批准了肿瘤免疫治疗药物 Keytruda 用于治疗高肿瘤突变负荷（TMB-H ≥ 10 mut/Mb）的不可切除或转移性实体肿瘤，其中肿瘤突变负荷（tumor mutation burden）这一生物

标志物指的即是基因组中每一百万碱基中体细胞突变的数量。

以上高通量的检测方法会产生海量的检测数据,在开展某项研究的过程中我们的关注特点通常会聚焦在与研究目的直接相关的数据上,而其他数据的价值并没有被完全利用,此外,不同研究团的所产生的数据也较难共享。因此一些数据库的建立为相应数据的存储、共享以及进一步挖掘提供了基础。如记录人类基因组数据的 NCBI、UCSC、ENSEMBL 及千人基因组数据库,记录人类基因突变的 HGMD、OMIM、ClinVar 数据库,记录基因表达及代谢的 PathDB 和 KEGG 数据库,记录药物基因组学信息的 PharmGKB 数据库等。这些数据库的建立一方面加速了生物标志物的研究速度,另一方面也为生物标志物的使用提供了工具,比如在遗传病诊断过程中,对于测序发现的变异进行遗传咨询时,很重要的一个环节就是到相关数据库中检索是否存在相应变异的记录,这对于准确判断变异的临床意义至关重要。

随着生物标志物数据的积累,除了数据量的增多意外,数据的维度也在迅速增加,这与生命活动和病理机制的复杂性密切相关。人工智能技术的产生为快速、准确挖掘大数据背后的临床价值提供了有效工具。以 AD 为例,其诊断的重要环节之一便是各种认知量表的测评,临床上使用的量表以他评量表为主,如 MMSE、MoCA、CDR-SB 等,这些量表的测评需要由有经验的评定者进行,量表的使用不当会直接影响结果的准确性,这对于在大规模的筛查使用是很大的挑战。因此以人工智能技术将量表电子化,能够大幅降低测评过程中评定者的影响因素从而提高结果准确性。此外,由于 AD 也会在患者的行为上有所表现,因此通过人工智能的方法识别行为模式的变化也可以为疾病的广泛筛查,比如已经有企业在开发基于眼动追踪、表情模式、声音分析等技术识别 AD 的方法。对于客观生物标志物的检测,人们也发现通过机器学习建立的多生物标志物联合预测模型能够进一步提高 AD 预后及预测的准确性。

新技术的应用除在宏观量的维度推动生物标志物应用的发展外,也在微观精细度的维度让我们能够检测含量更低的生物标志物。以分子诊断为例,自 20 世纪 90 年代进入临床使用的 Sanger 测序仪的检测下限为 10%~20% VAF,完全满足遗传性变异的检测,但对于受异质性影响较大的肿瘤基因突变来说却成为技术瓶颈,而后发展出来的 qPCR 和 NGS 技术能够检测的 1% VAF 以上的变异,一些经过进一步改进的 NGS 技术甚至可以有效检测 0.1% VAF 以上的变异,这为大大推动了肿瘤基因检测的临床应用。对于蛋白类生物标志物的免疫检测同样在技术进步的推动下快速发展,从酶联免疫法到化学发光和电化学发光法的进步使我们可以在皮克量级(1 pg/mL)上检测绝生物标志物,近年发展起来的单分子免疫技术更是可以在飞克量级(1 fg/mL)上检测到比既往浓度更低的生物标志物,进一步拓展了蛋白类标志物的应用范围。

在降低检测下限的同时，提高检测速度做到即时检验（POCT，point of care）也是生物标志物检测的一个发展方向。干化学、多层涂膜、免疫层析、选择性电极、（远）红外光光度、生物传感器等技术的发展已经是我们能够快速检测蛋白质、糖、脂、酶、电解质、非蛋白氮、血气等多种类型生物标志物，近年发展起来的等温 PCR、CRISPR/Cas 等技术更是将分子诊断带入 POCT 时代。

生物标志物检测获取样本的创伤性也是创新技术所要解决的问题之一。肿瘤的基因检测通常以患者的肿瘤组织作为检测标本，晚期患者以穿刺作为样本的获取方式，部分患者特别是治疗进展后需要再次检测的患者经常因为创伤性问题而放弃检测，随着高灵敏度 qPCR、NGS 和 ddPCR 技术的出现，通过检测血液中来自肿瘤细胞的片段化 DNA 既可以实现肿瘤的基因检测。AD 生物标志物检测也会面临同样的问题，目前用于检测的脑脊液需要通过腰椎穿刺获得，这在我国对于早期患者通常较难接受，干预的最佳时机往往因此错过。近年来随着单分子免疫技术的发展，人们可以检测到血液中极低浓度的神经生物标志物，辅助 AD 的诊断，这将大大促进疫病诊疗的进步。

二、健康中国等国家疾病战略的扶持

2016 年 10 月，中共中央、国务院发布了《"健康中国 2030"规划纲要》，这是首次从国家层面提出健康领域长期战略规划。纲要中明确提出要强化慢性病筛查和早期发现，加强包括妇幼、老龄、残疾在内的的重点人群健康服务，提供优质高效的医疗服务，发展健康产业。为细化落实《"健康中国 2030"规划纲要》2019 年 7 月国务院发布了《国务院关于实施健康中国行动的意见》，正式启动健康中国行动，并成立健康中国行动推进委员会，制定印发《健康中国行动（2019—2030 年）》，明确了 15 项重大行动及主要指标，如到 2030 年，老年期痴呆患病率增速有所下降、总体癌症 5 年生存率高于 46.6%、高发地区重点癌肿早诊率持续提高等。在此基础上国家卫生健康委于 2020 年 9 月印发了《国家卫生健康委办公厅关于探索开展抑郁症、老年痴呆防治特色服务工作的通知》，其中要求到 2022 年，对于老年痴呆防治知识的知晓率抬高到 80%，社区（村）老年人认知功能筛查率达 80%。这一系列国家疾病策略对包括生物标志物检测在内的健康产业起到极大的促进作用。

三、促进体外诊断行业发展及国产化政策

我国体外行业起步相对较晚，2000 年以前国内体外针对企业较少，高端产品大量依赖进口，进入 21 世纪以来，国内企业在生化、免疫、分子等领域快速发展，国产化率不断提高。2012 年 12 月，国务院发布《国务院关于印发生物产业发展规划的

通知》，通知明确要大力发展新型体外诊断产品，推动我国体外诊断产业的发展，并在《中国制造 2025》行动纲领中将生物医药及高性能医疗器械作为大力推动重点领域突破发展之一。随后，国务院、发改委、科技部相继出台一系列政策推动体外诊断技术的研究转化及促进行业发展。

在推动体外诊断行业发展的同时，一系列推动国产替代的政策也相继实施。2016年6月，国务院办公厅印发的《关于促进医药产业健康发展的指导意见》中明确指出，国产药品和医疗器械能够满足要求的，政府采购项目原则上须采购国产产品，逐步提高公立医疗机构国产设备配置水平。这也政策加速了体外诊断相关设备国产化替代的速度。随后，部分省份相继发文限制进口医疗器械采购，如四川、广东、浙江等地发布了医疗设备允许进口及控制进口采购清单。

在这一系列政策的推动下，2015—2020年我国体外诊断行业的国产化率不断提高。2020年我国体外诊断行业市场规模890亿元，国内企业体外诊断行业产值约505.2亿元，国产化率达到了56.76%。

四、人口红利带来的 R&D 优势

随着我们对疾病病理机制及相关生物标志物的深入研究，每一种疾病可以按照生物标志物状态进一步分成不同的亚型，因而每一种亚型的患者数量也会因此而降低。生物标志物检测的临床使用需要经过临床试验的充分验证，也就要求临床试验中有足够的受试者，这二者之间便形成了矛盾。但由于我国具有庞大的人口基数，可以提供各类型疾病充足的受试者来源，从而加速生物标志物检测临床试验的进程。以非小细胞肺癌的 ROS1 融合突变为例，其在全部非小细胞肺癌患者中仅占 2%~3%（研究显示中国人群 ROS1 融合突变阳性率为 2.59%），满足临床试验统计学要求的阳性样本数量相当于患者基数较小的国家数年全部患者的总和，但我国每年非小细胞肺癌新发病人约 70 万，其中 ROS1 阳性患者约 2 万，这使得相应检测试剂盒临床实验的开展具备较大可行性。

五、COVID-19 带来的 IVD 行业快速发展

2019 年年底暴发的新型冠状病毒肺炎疫情使我国体外诊断行业战到了抗击疫情的前线，同时也带来了全国行业暴发式的增长。新型冠状病毒肺炎核酸检测的广泛应用给上游试剂原材料企业、中游试剂盒生产企业以及下游检测服务提供企业带来了数倍于疫情前的营收增长。如 IVD 原料企业菲鹏生物在 2019 年的营收为 2.89 亿元，而 2021 年其营收增长至 23.32 亿元，其中近 70% 营收来自新型冠状病毒产品；新型冠状病毒核酸检测试剂盒生产企业达安基因，2019 年营收为 10.98 亿元，而 2021 年

营收增长至 76.64 亿元,其中新型冠状病毒试剂盒营收 48.93 亿元;新型冠状病毒核酸检测服务提供企业金域医学 2019 年营收为 52.69 亿元,2021 年营收增长值 119.43 亿元。体外诊断全行业的暴发性增长为企业完成了快速的积累,在后疫情时代,IVD 企业会进一步拓展业务寻找下一个增长点,如上游原材料企业布局下游体外诊断试剂盒产品,中游试剂盒生产企业拓展产品种类、下游医学检验所寻找更多的业务模式等。此外,此前由于 PCR 实验室建设相对复杂、人员和污染防控要求较高,因此相较于生化和化学发光实验室而言,PCR 实验室的普及程度相对较低。疫情过程中对 PCR 实验室的大规模投入也会在疫情后拓展到其他疾病的应用上,这为分子生物标志物检测的广泛应用创造了条件。

第四节 生物标志物研究与产业发展的挑战

一、生物标志物的验证与认证规范化

生物标志物领域面临的挑战之一,是区分潜在生物标志物,以及普遍适用于重要临床、商业决策的可靠生物标志物。为回应生物标志物质量、适用性日益增长的需求,出现了生物标志物验证与认证的概念。生物标志物的验证是指对生物标志物的分析、测定,即功能和特性的评估,例如对生物标志物精密度、准确度、检测限度和稳健性的评估。而生物标志物的认证,则是证明生物标志物与某个生物过程和临床终点有关。2006 年,FDA 的关键路径机会报告将开发更好的评估工具和生物标志物列为重中之重,强调了制定生物标志物验证和认证流程的重要性。在 FDA、EMA 和预测安全测试联盟(PSTC)肾毒性工作者的共同努力下,生物标志物认证的试点流程正式制定。在此背景下,有 7 种肾脏安全生物标志物在 2010 年被批准用于非临床和临床开发。肾脏生物标志物的首次认证,不仅为目前仍在改进的生物标志物认证程序奠定了基础,也表明了不同机构在该领域的合作意愿。在 AD 领域生物标志物的发展也存在以下与验证和认证规范化相关的问题。

1. 一致性的问题

随着更多的 AD 生物标志物被不断发现,各生物标志物的表征意之间的一致性问题就凸显出来。在标志物 A 表征为弱阳性,而标志物 B 表征为阴性时,究竟该如何进行数据融合,综合研判,采纳何种表征意就成为生物标志物产业发展中的一个亟待解决的问题。

2. 有效性的问题

某些生物标志物被发现以后,虽然在科学实验可控条件下中具有良好的表征效

果，但是未经过广泛人群的验证。并未纳入不同人种，不同年龄段人群的大规模临床实验结果，故其有效性还有待进一步考证。这将带来有效性问题，假阳性和漏检的问题都可能在未来困扰使用该生物标志物的临床医师。

3. 规范性的问题

生物标志物的表征原理被确定后，其可在不同类型不同层次的医疗机构被检测，即三甲综合性医院可以检测，第三方生物检测公司也可以检测，这就涉及到检测的准确性与流程规范性问题，若无规范性约束或认证，则检测结果在不同机构间采信和互认就将成为问题。目前美日已着手建立生物标志物认证的相关体系，而我国暂未有类似的体系建立。

尽管生物标志物的验证和认证规范化方面国内的工作有了进步，但需要进一步加强。

二、生物标志物应用成本高，存在使用便捷性的问题

随着生物标志物技术的发展，其未来将越来越频繁地被纳入临床诊断的决策中来，因此此项检验的成本将成为患者整体诊疗费用中的一部分，如何通过技术手段，逐渐削减其测量成本，从而减轻患者负担，也是未来一个仍需要研究的课题。

便捷性对于疾病的早诊早筛十分重要，目前在向基层推广时存在困难。如当前涉及 AD 的主要有效生物标志物基本都需要检测脑脊液或是通过添加了示踪剂的增强 CT 来获得，而外周血标志物的判定还不够成熟，故人们需要到等级较高的综合或专科医院进行检测，其便捷性仍有待提高。将来如果能使 AD 生物标志物的测量如测体温或测血糖一样便捷，一定能大大改善 AD 的筛查效果和早期发现率。因此这也是未来 AD 生物标志物产业及技术发展需要面临的挑战之一。

三、新技术相关设备自主知识产权率低

尽管经过近 10 年的快速发展，体外诊断的国产货率已经有了快速的提升，特别是在生化分析、尿液分析、血细胞分析、化学发光免疫分析等传统技术上已经具备较多自主知识产权，但一些新技术的自主知识产权率相对较低。以高通量测序技术为例，因其设备及耗材涉及生物学、光学、机械、电子、流体、材料学等多个学科，因此上游以期及原料的知识产权始终掌握在 Illumina、ThermoFisher 等上游跨国企业手中，尽管为了能够快速进入中国医疗市场，这些跨国企业以授权的形式实现了高通量测序仪的国产化，但核心知识产权始终掌握在这些上游企业手中，因而国内生产商及使用者无论从价格还是供应链上式中受上游企业的限制。直至华大集团收购美国测序仪生产企业 CG 公司，并在其基础上进一步研发推出桌面型测序仪，这才打破了我国测序

领域国外的垄断,并促使测序成本进一步降低。因此,在实现体外诊断领域国产化替代的同时,提高自主知识产权率对于推动行业发展和临床应用至关重要。

四、缺乏临床经验及相关人才

生物标志物在疾病防诊治应用领域的特点之一是多学科技术交叉,包括生物学、光学、机械、电子、计算机流体、材料学等多个学科,行业内人才背景差异较大。以体外诊断(IVD)为例其业务模式往往也是按照技术平台进行划分。同时,对于某一特定技术平台的体外诊断产品来说,其临床应用场景则覆盖多种疾病类型,如分子生物学检测涉及包含各种实体肿瘤、血液病、遗传病等,(电)化学发光法所检测的蛋白类生物标志物则更是涉及几乎所有疾病。因此便造成了体外诊断行业对于临床应用经验以及相关人才的缺乏,这一现象在 IVD 产品临床试验阶段即会产生影响从而限制后续临床应用,如国家药品监督管理局医疗器械审评中心于 2022 年 7 月发布的共性问题中提到有关体外诊断试剂临床试验设计中受试者入组排除标准制定的总结,提出应当注意:临床试验受试者应来自产品预期用途所声称的适用人群(目标人群)和适应证,如具有某种症状、体征、生理、病理状态或某种流行病学背景等情况的人。非目标人群入组可能引入受试者选择偏倚,导致临床试验结果不能反映产品的真实情况。这一问题即使由于此前部分 IVD 产品临床试验中患者入组标准与临床预期用途不相符造成的,例如,用于某种疾病辅助诊断的体外诊断试剂,临床试验中不应随意入组大量无症状健康受试者,不当的入组标准可能导致产品临床灵敏度与特异度评价偏离产品的真实性能。

五、第三方医学检验所在国内尚未完全成熟

第三方医学检验所(independent clinical lab,ICL)通常指独立于医院存在,提供临床检验服务并出具检验结果的具有独立法人资质的医疗机构。由于检验领域涉及较多新技术的临床应用,因此第三方医学检验所相较于医院检验科具有较高的专业化分工以及较好的成本控制能力,因此通过 ICL 提供临床检测服务的模式在一些国家已经普遍应用。以美国为例,20 世纪 20 年代起及有一些商业化实验室开始提供检测服务,随着 50 年起代新的检验技术快速发展,ICL 的业务占比也在逐渐拓展,随着 80 年代美国政府和商业医保机构为了控制医疗费用支出推进医保政策改革,更多医院将检验项目外包给成本更低的 ICL。ICL 除具备较低的运营成本外,由于其有充分的样本来源,因此能够提供更多种类的检验项目,满足更多更复杂的临床检验需求。截至目前,美国 ICL 占全部医学检验市场超过一半的市场份额,然而我国 ICL 的市场渗透率则不超过 10%,美国和日本的大型第三方医学检验所能够提供 4000 项以上

的检测服务，而我国大型检验所则只能达到约 2000 项。此外，收到公立医院医疗器械采购政策以及技术限制，一些基于新技术或高值临床检测项目通常会在 ICL 率先开展，因此 ICL 模式的受限也会影响新的生物标志物检测的临床应用。在我国造成这一现象的很重要的原因是由于对 ICL 提供的检验服务质量缺乏信心，医院担心由此引发的医疗纠纷所带来的风险，因此对于 ICL 检验质量的控制至关重要。

六、实验室自建检测 LDT 模式的探索尚不成熟

实验室自建检测（laboratory developed tests，LDT）指医疗机构为满足临床需求而自行研发、验证和使用的检测方法。相较于传统医疗机构通过采购和使用已经获批的体外诊断试剂盒提供临床检测服务不同，LDT 模式提供检测服务所使用的试剂未经监管部门批准，其检测的研发、验证和质量控制均有实验室自行掌握。这种模式能够推动临床检验的创新，加快新技术、新项目的临床转化，因此在一些国家和地区新技术经常以 LDT 的模式最早用于临床。此外，体外诊断试剂的上市申请通常需要明确的生物标志物检测种类（含变异类型），并且在临床试验过程中需要证明其对每一类生物标志物检测的有效性，这对于一些新的生物标志物检测则会存在一定挑战。以遗传变异检测为例，《罕见病诊疗指南》（2019 年版）中提到的多种疾病的诊断据可依据特定基因的致病性变异，如瓜氨酸血症的 SLC25A3 基因，遗传性果糖不耐受症的 ALDOB 基因，遗传性痉挛性截瘫的 SPAST 基因等，由于这些基因尚未发现热点突变，且患者数量较少，因此难以根据已知的变异类型开发体外诊断试剂盒，并且在通过测序方法检测的过程中还会不断发现新的变异类型，这些新的变异类型需要通过遗传咨询的方式判断其致病性，这一类型的检检测通常也需要以 LDT 的模式开展。

1988 年，美国颁布了临床实验室改进修正法案（Clinical Laboratory Improvement Amendments，CLIA），明确允许临床实验室按照 CLIA 要求开发 LDTs，或改进 FDA 批准过的体外诊断检测。相比其他国家，我国的 LDT 模式受限于更为严格的监管政策发展相对较慢，2021 年 6 月开始施行的《医疗器械监督管理条例》才正式以法规的形式认可 LDT 模式，但如何开展、如何规范仍需要进一步明确。

第十八章 政策建议

我国对生物标志物的认识过程是从宏观到微观的，在此过程中，检验实验室体系不断改进，以适应诊断试剂和方法的迅速发展。为此，要制定一套底层逻辑和标准体系。针对本研究分析的相关挑战我们提出以下几点建议。

①建立生物标志物登记认证制度和信息库。相比于欧美日等发达国家，我国在生物标志物采集检测及分析方面的标准化和规范化建设还远远不够。在生物标志物产业高速发展的同时，及时加强其标准化与规范化制度建设，刻不容缓。

②促进产学研融合，加大加快提高新技术相关设备自主知识产权率。

③从社会负担重的疾病（肿瘤、传染病、AD 和儿童罕见病等）入手，建立评估生物标志物应用的评估体系。

肿瘤是社会负担比较重的疾病领域，肿瘤生物标志物数量很多，分为诊断类标志物和治疗类标志物，对于疾病诊断、治疗、监测、评估至关重要。

我国罕见病领域的研究工作较为薄弱，开展生物标志物研究至关重要。要做好队列研究，循序渐进，稳步推进。希望罕见病课题能够延伸，把握大多数婴幼儿有关疾病的窗口。随着分子诊断水平的提高，疾病分型日益细化，符合罕见病定义的疾病数量随之增加。要提高定义的准确度，依靠生物标志物实现精准诊断与靶向。

我国 AD 领域早筛早诊的生物标志物应用的可行建议。加快外周血 AD 生物标志物的可行性及产业化研究，推动 AD 早筛早诊尽快落地。加强人工智能、数据挖掘等技术在生物标志物信息融合处理、统一决策与状态映射中的运用。随着候选 AD 生物标志物的不断增多，在繁杂的检测结果及矛盾结论中，如何快速、大量地去伪存真，去粗取精，得出正确的结果，就需要应用最新的人工智能及数据挖掘等技术进行辅助，因此加强人工智能、数据挖掘等技术在生物标志物信息融合处理、统一决策与状态映射中的运用也显得十分必要。

④鼓励 LDT 模式的同时加强质量控制工作。企业的第三方实验室可从事 LDT 自建项目中的前沿技术工作，较公立医疗机构更为灵活。体外诊断技术也可面向基层社区和家庭化服务，但质量管控工作必须符合国家临检中心的要求。

⑤重视相关人才的培养和鼓励政策。

⑥目前,生物标志物的监管环境不断优化,公开报告的生物标志物、个人研发项目中使用的生物标志物,均不断取得进展。在此背景下,共享可用的生物标志物公共数据成为趋势,这有助于药物开发商和监管机构降低成本、优化资源。

参考文献

[1] 曹裴娅, 罗会强, 侯利莎, 等. 中国 45 岁及以上中老年抑郁症状及影响因素研究 [J]. 四川大学学报: 医学版, 2016, 47(5): 763-767.
[2] 陈根. 从数字药物到数字疗法, 数字生活的另一种体验 [N]. 界面新闻. 2021-1-6.
[3] 单秋华. 耳穴贴压疗法 [M]. 济南: 山东科学技术出版社, 1998.
[4] 丁艳丽, 王玉瑾, 刘勤, 等. 视感知觉训练对间歇性外斜视患者术后双眼视觉重建的研究进展 [J]. 国际眼科杂志, 2023, 23(2): 244-247.
[5] 董宗美, 娄培安, 张盼, 等. 2013年徐州市18岁及以上居民睡眠质量调查及其影响因素分析 [J]. 中国慢性病预防与控制, 2014, 22(6): 654-658.
[6] 冯友琴, 张棋琦, 胡永仙. 黄河: 多靶点 CAR-T 治疗血液系统恶性肿瘤研究进展. 临床内科杂志, 2022: 577-582.
[7] 傅征. 数字医学的提出与发展 [J]. 中国数字医学, 2007, 2(11): 9-13.
[8] 郭芮绮, 胡依, 闵淑慧, 等. 1990—2019 年中国居民抑郁疾病负担及变化趋势分析 [J]. 现代预防医学, 2022, 49(6): 981-985, 1031.
[9] 胡楠楠, 孙继军. 老年抑郁症患者神经递质、炎症因子水平与认知功能的关系 [J]. 中国老年学杂志, 2020, 40(12):2604-2606.
[10] 金奕, 程宗琦. 数字医疗背景下药师的机遇和挑战 [J]. 中国医院药学杂志, 2022(23): 2545-2549.
[11] 靳英辉, 魏洪悦, 王云云, 等. 中医非药物治疗老年性痴呆的证据总结与评价 [J]. 世界中医药, 2017, 12(6): 1235-1243, 1247.
[12] 李晨光. 语速和音量对网络心理咨询中松弛疗法效果的实证研究 [D]. 武汉体育学院, 2015.
[13] 李德明, 刘昌, 李贵芸. "基本认知能力测验"的编制及标准化工作 [J]. 心理学报, 2001(5): 453-460.
[14] 李静雯, 李曼任, 海英, 等. 数字疗法的应用现状研究 [J]. 信息通信技术与政策, 2022, 2: 83-87.
[15] 李荔, 王玉凤. 神经生物反馈治疗在精神神经疾病中的应用进展 [J]. 中国康复医学杂志, 2012, 27(6): 583-586.
[16] 李宇欣, 高向阳, 李斯琦, 等. 数字疗法的应用现状及未来展望 [J]. 中国数字医学, 2022, 17(7): 7, 39-44, 84.
[17] 李玉坤, 刘大胜, 任聪, 等. 中医芳香疗法的研究进展 [J]. 中国中医急症, 2020, 29(1):178-181.
[18] 李兆珍, 李炜, 张丹参. 老年痴呆症发病机制及药物治疗 [J]. 中国药理学与毒理学杂志, 2019, 33(6): 474.
[19] 栗克清, 石贺敏, 贾海玲, 等. 河北省 18 岁以上人群睡眠障碍流行病学调查; proceedings of the 中国睡眠研究会第十一届全国学术年会, 中国山东济南, F, 2019[C].
[20] 刘萍, 陈兰. 数字医学的发展史 [J]. 妇产与遗传 (电子版), 2012, 2(3): 50-52.
[21] 刘少金, 刘玉玲, 朱子航, 等. 数字疗法行业发展态势分析及建议 [J]. 江西科学, 2022, 40(6):

1194-1202.

[22] 刘鑫, 付强, 杜小莉, 等. 药代动力学/药效动力学在危重症患者抗生素治疗方案优化中的应用及研究进展[J]. 中国科学：生命科学, 2021, 51(8): 1107-1117.

[23] 卢海珍, 李浩宇, 梁珊, 等. 接纳与承诺疗法对睡眠障碍病人的干预现状[J]. 循证护理, 2023, 9(12): 2170-2173.

[24] 吕秀霞, 姜勋, 韩磊. 老年痴呆的发病机制与药物治疗综述[J]. 中国疗养医学, 2016, 25(4): 356-358.

[25] 马少辰, 郭昕, 王铭维, 等. 基于游戏的脑电神经反馈训练对认知功能改善作用的研究[J]. 诊断学理论与实践, 2022, 21(1): 41-45.

[26] 梅兴燕, 姚玲玉, 刘娜, 等. 行为激活疗法对抑郁症患者干预效果的Meta分析[J]. 护士进修杂志, 2021, 36(7): 623-629.

[27] 美国精神医学学会. 精神障碍诊断与统计手册[M]. 5版. 张道龙, 刘春宇, 张小梅, 等译. 北京: 北京大学出版社, 2015: 351-412.

[28] 沈莉, 颜红. 中药穴位贴敷联合解郁合剂治疗肝气郁结型轻度抑郁症的疗效观察[J]. 新中医, 2011, 43(5): 112-113.

[29] 术康. 国内首款"数字药品"正式通过NMPA批准[EB/OL]. (2020-11-06)[2023-8-16]. https://www.163.com/dy/article/FQOPGSJS05148EGK.html.

[30] 孙彬彬, 张媛媛, 贾建军. 老年认知功能障碍可控危险因素的研究进展[J]. 中华老年多器官疾病杂志, 2022, 21(12): 888-891.

[31] 田金洲, 时晶. 阿尔茨海默病的中医诊疗共识[J]. 中国中西医结合杂志, 2018, 38(5): 523-529.

[32] 王静, 李小俚, 邢国刚, 等. Gamma神经振荡产生机制及其功能研究进展[J]. 生物化学与生物物理进展, 2011, 38(8): 688-693.

[33] 王凯丽, 闫西鹏, 赵颖颖, 等. 中医治疗焦虑抑郁症简况[J]. 实用中医内科杂志, 2016, 30(9): 113-116.

[34] 王拓然, 韩颖, 杜茂波, 等. 穴位贴敷疗法治疗失眠障碍的应用现况与分析[J]. 中医杂志, 2021, 62(17): 1546-1552.

[35] 王泽华, 盛恒松, 孟颖, 等. 国外数字疗法医疗器械临床评价管理研究进展[J]. 中国医学装备, 2022(11): 40-45.

[36] 王振杰, 赵蔓, 陈婷蔚, 等. 中国老年人睡眠障碍患病率的Meta分析[J]. 中国全科医学, 2022, 25(16): 2036-2043.

[37] 魏振, 崔晓丽, 陈晓春, 等. 寡聚态β淀粉样蛋白加剧小胶质细胞衰老[J]. 中风与神经疾病杂志, 2020, 37(8): 680-684.

[38] 徐凤, 费有娟. 松弛疗法在高龄产妇产后抑郁中的应用[J]. 世界最新医学信息文摘, 2019, 19(03): 259.

[39] 杨青, 贾杰. 阿尔茨海默病相关指南及专家共识解读——全周期康复新视角[J]. 中国医刊, 2021, 56(1): 22-27.

[40] 杨晓丽, 刘晓冰, 安晓霞, 等. 辽宁省18岁以上城市居民睡眠质量及相关影响因素分析[J]. 健康教育与健康促进, 2013, 8(6): 433-435.

[41] 姚恒美. 全球数字疗法发展态势研究[J]. 竞争情报, 2022(2): 57-63.

[42] 袁天蔚, 张丽雯, 朱成姝, 等. 数字疗法研发与产业发展态势分析[J]. 科学观察, 2023(1): 14-26.

[43] 张成岗, 巩文静, 李志慧, 等. 双脑模型假说-由肠道菌群微生态构建的"菌脑"可能是人体对物质记忆的"第二大脑"[J]. 实用临床医药杂志, 2019, 23(6): 1-6.

[44] 张洪昌, 葛茂宏. 行为激活疗法的研究进展[J]. 精神医学杂志, 2022, 35(1): 109-112.

[45] 张欢欢, 孙皎, 刘鹏程, 等. 信息通讯技术在痴呆患者怀旧疗法中的应用研究进展[J]. 中国护

［46］张一帆, 刘昱鑫, 刘毅, 等. 用于精神类疾病治疗的数字疗法产品可用性评估特性 [J]. 中国医学装备, 2022, 19(11): 14-18.

［47］张英, 王玉凤, 姚凯南. 慢性抽动障碍的脑电生物反馈治疗 [J]. 中国儿童保健杂志, 2001(2): 94-96.

［48］赵恒宇, 江泳. 抑郁症中医证候要素辨病辨证量表的研究及优化 [J]. 成都中医药大学学报, 2018, 41(4): 32-36.

［49］中国痴呆与认知障碍诊治指南写作组, 中国医师协会神经内科医师分会认知障碍疾病专业委员会. 2018 中国痴呆与认知障碍诊治指南 (三): 痴呆的认知和功能评估. 中华医学杂志, 2018, 98(15): 1125-1129.

［50］中国老年护理联盟, 中南大学湘雅护理学院（中南大学湘雅泛海健康管理研究院）, 中南大学湘雅医院（国家老年疾病临床医学研究中心）, 等. 认知衰退老年人非药物干预临床实践指南: 身体活动 [J]. 中国全科医学, 2023, (16): 1927-1937, 1971.

［51］中国医师协会神经内科医师分会, 认知训练中国指南写作组. 认知训练中国指南（2022 年版）[J]. 中华医学杂志, 2022, (37): 2918-2925.

［52］中华医学会神经病学分会痴呆与认知障碍学组, 认知数字疗法中国专家共识写作组. 认知数字疗法中国专家共识（2023）[J]. 中华医学杂志, 2023, 103(9): 640-647.

［53］中华医学会神经病学分会痴呆与认知障碍学组. 阿尔茨海默病源性轻度认知障碍诊疗中国专家共识 2021[J]. 中华神经科杂志, 2022, 55(5): 421-440.

［54］朱敏娟, 邓宏伟, 陶政旸, 等. 双眼视知觉网络训练对弱视治疗短期视力提升效果的临床研究 [J]. 中华眼科医学杂志 (电子版), 2020, 10(4): 226-233.

［55］2021 Alzheimer's disease facts and figures[J]. Alzheimer's & dementia: the journal of the Alzheimer's Association, 2021, 17(3):327-406.

［56］2021 年度国家老龄事业发展公报 https://www.gov.cn/xinwen/2022-10/26/content_5721786.htm.

［57］A B, M T, L D, et al. Mucosal-associated invariant T (MAIT) cells, a new source of universal immune cells for chimeric antigen receptor (CAR)-cell therapy. Bull. Cancer (Paris), 2021: 108.

［58］A F. et al. Optimizing the Procedure to Manufacture Clinical-Grade NK Cells for Adoptive Immunotherapy. Cancers, 2021: 13.

［59］AANESTAD M, GRISOT M, HANSETH O, et al. Information Infrastructures and the Challenge of the Installed Base[J]. 2017: 25-33.

［60］ABDIN S M, et al. Scalable generation of functional human iPSC-derived CAR-macrophages that efficiently eradicate CD19-positive leukemia. J Immunother Cancer, 2023: 11.

［61］ABRAMSON J S. et al. Lisocabtagene maraleucel for patients with relapsed or refractory large B-cell lymphomas (TRANSCEND NHL 001): a multicentre seamless design study. Lancet, 2020, 396: 839-852.

［62］ADACHI K, KANO Y, NAGAI T, et al. IL-7 and CCL19 expression in CAR-T cells improves immune cell infiltration and CAR-T cell survival in the tumor[J]. Nat Biotechnol, 2018, 36(4): 346-351.

［63］ADUSUMILLI P S, ZAUDERER M G, RIVIERE I, et al. A Phase I Trial of Regional Mesothelin-Targeted CAR T-cell Therapy in Patients with Malignant Pleural Disease, in Combination with the Anti-PD-1 Agent Pembrolizumab[J]. Cancer Discov, 2021, 11(11): 2748-2763.

［64］Affimed. Affimed Announces Updated Phase 1/2 Data from Acimtamig in Combination with Allogeneic NK in Hodgkin Lymphoma Patients Who Failed Prior Chemotherapy and Are Double-Refractory to Brentuximab Vedotin (BV) and Checkpoint Inhibitors (CPIs). Affimed https://www.affimed.com/affimed-announces-updated-phase-1-2-data-from-acimtamig-in-combination-withallogeneic-nk-in-hodgkin-lymphoma-patients-who-failed-prior-chemotherapy-and-are-double-refractory-to-brentuximab-vedotin-2/ (2023).

[65] AGARWAL S, HANAUER J D S, FRANK A M, et al. In Vivo Generation of CAR T Cells Selectively in Human CD4(+) Lymphocytes[J]. Mol Ther, 2020, 28(8): 1783-1794.

[66] AGARWALLA P, OGUNNAIKE E A, AHN S, et al. Bioinstructive implantable scaffolds for rapid in vivo manufacture and release of CAR-T cells[J]. Nat Biotechnol, 2022, 40(8): 1250-1258.

[67] AHMED N, BRAWLEY V S, HEGDE M, et al. Human Epidermal Growth Factor Receptor 2 (HER2) -Specific Chimeric Antigen Receptor-Modified T Cells for the Immunotherapy of HER2-Positive Sarcoma[J]. Journal of clinical oncology : official journal of the American Society of Clinical Oncology, 2015, 33(15): 1688-1696.

[68] AHMED N, BRAWLEY V, HEGDE M, et al. HER2-Specific Chimeric Antigen Receptor-Modified Virus-Specific T Cells for Progressive Glioblastoma: A Phase 1 Dose-Escalation Trial[J]. JAMA oncology, 2017, 3(8): 1094-1101.

[69] AHMED Z, SHENG H, XU Y F, et al. Accelerated lipofuscinosis and ubiquitination in granulin knockout mice suggest a role for progranulin in successful aging[J]. The American journal of pathology, 2010, 177(1):311-324.

[70] AICURE. The Patient-Centric eClinical Trials Management Platform[EB/OL].[2023-8-19]. https://aicure.com/.

[71] ALBELDA S M. CAR T cell therapy for patients with solid tumours: key lessons to learn and unlearn. Nat Rev Clin Oncol, 2024, 21(1): 47-66.

[72] ALIZADEH D, TRAD M, HANKE N T, et al. Doxorubicin eliminates myeloid-derived suppressor cells and enhances the efficacy of adoptive T-cell transfer in breast cancer[J]. Cancer Res, 2014, 74(1): 104-118.

[73] ALIZADEH D, WONG R A, YANG X, et al. IL15 Enhances CAR-T Cell Antitumor Activity by Reducing mTORC1 Activity and Preserving Their Stem Cell Memory Phenotype[J]. Cancer Immunol Res, 2019, 7(5): 759-772.

[74] ALLEN G M, FRANKEL N W, REDDY N R, et al. Synthetic cytokine circuits that drive T cells into immune-excluded tumors[J]. Science, 2022, 378(6625): eaba1624.

[75] ALTENMÜLLER E, MCPHERSON G. Motor learning and instrumental training. In: Gruhn FR, editor. Neurosciences in Music Pedagogy[J]. New York, NY: Nova Science Publisher, 2007: 145-155.

[76] ALTENMÜLLER E, SCHLAUG G. Apollo's gift: new aspects of neurologic music therapy[J]. Prog Brain Res, 2015, 217: 237-252.

[77] Alzheimer's disease international. World Alzheimer Report 2022-Journey through the diagnosis of dementia[R].Available from: https://www.alzint.org/.

[78] AN Y X, et al. "Off-the-Shelf" Allogeneic CAR Cell Therapy-Neglected HvG Effect. Curr Treat Option On, 2023, 24: 409-441.

[79] ANDERSSON G, CUIJPERS P, CARLBRING P, et al. Guided Internet-based vs. face-to-face cognitive behavior therapy for psychiatric and somatic disorders: a systematic review and meta-analysis[J]. World psychiatry, 2014, 13(3): 288-295.

[80] APA A P A. Diagnostic and statistical manual of mental disorders[J]. The American Psychiatric Association, 2013.

[81] APARICIO C, ACEBAL C, GONZALEZ-VALLINAS M. Current approaches to develop "off-the-shelf" chimeric antigen receptor (CAR)-T cells for cancer treatment: a systematic review. Exp Hematol Oncol, 2023, 12: 73.

[82] ARNETT D K, BLUMENTHAL R S, ALBERT M A, et al. 2019 ACC/AHA Guideline on the Primary Prevention of Cardiovascular Disease: Executive Summary: A Report of the American College of Cardiology/American Heart Association Task Force on Clinical Practice Guidelines[J]. J Am Coll Cardiol, 2019, 74(10): 1376-1414.

[83] ARROYO A C, ZAWADZKI M J. The implementation of behavior change techniques in mHealth apps for sleep: systematic review[J]. JMIR mHealth and uHealth, 2022, 10(4): e33527.

[84] ASHTON N J, PASCOAL T A, KARIKARI T K, et al. Plasma p-tau231: a new biomarker for incipient Alzheimer's disease pathology[J]. Acta neuropathologica, 2021, 141(5):709-724.

[85] ASTHANA S, JONES R, SHEAFF R. Why does the NHS struggle to adopt eHealth innovations? A review of macro, meso and micro factors[J]. BMC Health Serv Res, 2019, 19(1): 984.

[86] ATILLA E, BENABDELLAH K. The Black Hole: CAR T Cell Therapy in AML. Cancers (Basel), 2023, 15(10).

[87] BALAKRISHNAN A, RAJAN A, SALTER A I, et al. Multispecific Targeting with Synthetic Ankyrin Repeat Motif Chimeric Antigen Receptors[J]. Clin Cancer Res, 2019, 25(24): 7506-7516.

[88] BALCHANDER D, CABRERA C I, ZACK B, et al. Assessing Telehealth Through the Lens of the Provider: Considerations for the Post-COVID-19 Era[J]. Telemed J E Health, 2022, 28(12): 1806-1816.

[89] BANNO M, TSUJIMOTO Y, KOHMURA K, et al. Unclear. Insomnia Concept in Randomized Controlled Trials and Systematic Reviews: A Meta-Epidemiological Study[J]. International Journal of Environmental Research and Public Health, 2022, 19(19): 12261.

[90] BANSKOTA S, RAGURAM A, SUH S, et al. Engineered virus-like particles for efficient in vivo delivery of therapeutic proteins[J]. Cell, 2022, 185(2): 250-265 e216.

[91] BARON E P, TEPPER S J. Efficacy of biofeedback in the treatment of migraine and tension type headaches[article review[J]. problemy tuberkuleza, 2010.

[92] BAUER D E, HARRIS M H, PLAS D R, et al. Cytokine stimulation of aerobic glycolysis in hematopoietic cells exceeds proliferative demand[J]. FASEB J, 2004, 18(11): 1303-1305.

[93] BEATTY G L, HAAS A R, MAUS M V, et al. Mesothelin-specific chimeric antigen receptor mRNA-engineered T cells induce anti-tumor activity in solid malignancies[J]. Cancer immunology research, 2014, 2(2): 112-120.

[94] BEHNAM SABAYAN, SARA DOYLE, NATALIA S ROST, et al. The role of population-level preventive care for brain health in ageing[J]. The Lancet Healthy Longevity, Volume 4, Issue 6, 2023, Pages e274-e283, ISSN 2666-7568, https://doi.org/10.1016/S2666-7568(23)00051-X.

[95] BENEDET A L, MILÀ-ALOMÀ M, VRILLON A, et al. Differences Between Plasma and Cerebrospinal Fluid Glial Fibrillary Acidic Protein Levels Across the Alzheimer Disease Continuum[J]. JAMA neurology, 2021, 78(12):1471-1483.

[96] BERDEJA J G, MADDURI D, USMANI S Z, et al. Ciltacabtagene autoleucel, a B-cell maturation antigen-directed chimeric antigen receptor T-cell therapy in patients with relapsed or refractory multiple myeloma (CARTITUDE-1): a phase 1b/2 open-label study[J]. Lancet, 2021, 398(10297): 314-324.

[97] BERNAREGGI D, XIE Q, PRAGER B C, et al. CHMP2A regulates tumor sensitivity to natural killer cell-mediated cytotoxicity[J]. Nat Commun, 2022, 13(1): 1899.

[98] Berrettini W H. Molecular linkage studies of bipolar disorder[J]. Dialogues in clinical neuroscience, 1999, 1(1): 12-21.

[99] BETHGE W A, MARTUS P, SCHMITT M, et al. GLA/DRST real-world outcome analysis of CAR T-cell therapies for large B-cell lymphoma in Germany[J]. Blood, 2022, 140(4): 349-358.

[100] BEYGI Z, TIGHBAND JANGALI R, DERAKHSHAN N, et al. An Overview of Reviews on the Effects of Acceptance and Commitment Therapy (ACT) on Depression and Anxiety[J]. Iran J Psychiatry, 2023, 18(2): 248-257.

[101] BISHOP D C, CLANCY L E, SIMMS R, et al. Development of CAR T-cell lymphoma in 2 of 10 patients effectively treated with piggyBac-modified CD19 CAR T cells[J]. Blood, 2021, 138(16): 1504-1509.

[102] BJORDAHL R, ZHU H, ROGERS P, et al. FT516, an off-the-shelf engineered NK cell therapeutic product for universal anti-tumor targeting strategy in combination with monoclonal antibodies[J]. Cancer Res, 2019, 79(13).

[103] BONDY MÉNARD C, HODES G E, RUSSO S J. Pathogenesis of depression: Insights from human and rodent studies[J]. Neuroscience, 2016, 321: 138-162.

[104] BOUCHER J C, LI G, KOTANI H, et al. CD28 Costimulatory Domain-Targeted Mutations Enhance Chimeric Antigen Receptor T-cell Function[J]. Cancer Immunol Res, 2021, 9(1): 62-74.

[105] BOUJELBANE M A, TRABELSI K, BOUKHRIS O, et al. The Use of Digital Technology to Assess Cognitive Function in Tunisian Adults[J]. Journal of Alzheimer's disease: JAD, 2022, 88(4), 1545-1552.

[106] BRADY C J, D'AMICO S, WITHERS N, et al. Using Public Datasets to Identify Priority Areas for Ocular Telehealth[J]. Telemed J E Health, 2021, 27(11): 1293-1298.

[107] BRENTJENS R J, DAVILA M L, RIVIERE I, et al. CD19-targeted T cells rapidly induce molecular remissions in adults with chemotherapy-refractory acute lymphoblastic leukemia[J]. Sci Transl Med, 2013, 5(177):177ra38.

[108] BRIGITTA B. Pathophysiology of depression and mechanisms of treatment[J]. Dialogues in clinical neuroscience, 2002, 4(1): 7-20.

[109] BRISSOT E, PECZYNSKI C, LABOPIN M, et al. CD19 Chimeric Antigen Receptor (CAR) T-Cell Therapy for Adults with B-Cell Acute Lymphoblastic Leukemia (B-ALL): A Large Real-World Series from Acute Leukemia Working Party of the European Society for Blood and Marrow Transplantation (EBMT)[J]. Blood, 2022, 140(1): 10389-10390.

[110] BROOKE J. SUS -- a quick and dirty usability scale[M]. Usability Evaluation in Industry, 1996.

[111] BRUDERER-HOFSTETTER M, RAUSCH-OSTHOFF A K, MEICHTRY A, et al. Effective multicomponent interventions in comparison to active control and no interventions on physical capacity, cognitive function and instrumental activities of daily living in elderly people with and without mild impaired cognition - A systematic review and network meta-analysis[J]. Ageing Res Rev, 2018, 45: 1-14.

[112] Bundesinstitut für Arzneimittel und Medizinprodukte. DiGA directory[EB/OL]. (2023-06-30) [2023-8-15]. https://diga.bfarm.de/de/verzeichnis.

[113] Bundesinstitut für Arzneimittel und Medizinprodukte. The fast-track process for digital health applications (DiGA) according to section 139e SGB V[EB/OL]. (2020-08-30)[2023-8-10]. https://www.bfarm.de/SharedDocs/Downloads/EN/MedicalDevices/DiGA_Guide.html.

[114] BUONAGURO L, TAGLIAMONTE M. Selecting Target Antigens for Cancer Vaccine Development. Vaccines (Basel), 2020, 8(4).

[115] BURANI K, KLAWOHN J, LEVINSON A R, et al. Neural response to rewards, stress and sleep interact to prospectively predict depressive symptoms in adolescent girls[J]. Journal of Clinical Child & Adolescent Psychology, 2021, 50(1): 131-140.

[116] BYNUM A B, IRWIN C A, CRANFORD C O, et al. The impact of telemedicine on patients' cost savings: some preliminary findings[J]. Telemed J E Health, 2003, 9(4): 361-367.

[117] BYRNE E M, TIMMERMAN A, WRAY N R, et al. Sleep disorders and risk of incident depression: a population case-control study[J]. Twin Research and Human Genetics, 2019, 22(3): 140-146.

[118] C R V K A, E B L H W, A T C, et al. Digital health literacy as a super determinant of health: More than simply the sum of its parts[J]. Internet Interventions, 27.

[119] CAFRI G, GARTNER J J, ZAKS T, et al. mRNA vaccine-induced neoantigen-specific T cell immunity in patients with gastrointestinal cancer[J]. J Clin Invest, 2020, 130(11): 5976-5988.

[120] CAI H, PANG Y, WANG Q, et al. Proteomic profiling of circulating plasma exosomes reveals novel biomarkers of Alzheimer's disease[J]. Alzheimer's research & therapy, 2022, 14(1):181.

[121] CAMPOS-MAGDALENO M, LEIVA D, PEREIRO A X, et al. Changes in visual memory in mild cognitive impairment: a longitudinal study with CANTAB[J]. Psychol Med, 2021, 51(14): 2465-2475.

[122] CANADA H. Guidance Document Software as a Medical Device (SaMD): Definition and Classification[J]. Health Canada, 2019.

[123] CANNING C G, ALLEN N E, NACKAERTS E, et al. Virtual reality in research and rehabilitation of gait and balance in Parkinson disease[J]. Nat Rev Neurol, 2020, 16(8):409-425.

[124] CAO J, WANG G, CHENG H, et al. Potent anti-leukemia activities of humanized CD19-targeted Chimeric antigen receptor T (CAR-T) cells in patients with relapsed/refractory acute lymphoblastic leukemia[J]. Am J Hematol, 2018, 93(7):851-858.

[125] CAO L, COVENTRY B, GORESHNIK I, et al. Design of protein-binding proteins from the target structure alone[J]. Nature, 2022, 605(7910): 551-560.

[126] CAO X Y, LI J J, LU P H, et al. Efficacy and safety of CD19 CAR-T cell therapy for acute lymphoblastic leukemia patients relapsed after allogeneic hematopoietic stem cell transplantation. International Journal of Hematology, 2022, 116: 315-329.

[127] CAPPELL K M, KOCHENDERFER J N. Long-term outcomes following CAR T cell therapy: what we know so far. Nat Rev Clin Oncol, 2023, 20(6):359-371.

[128] CARNEVALE J, SHIFRUT E, KALE N, et al. RASA2 ablation in T cells boosts antigen sensitivity and long-term function[J]. Nature, 2022, 609(7925): 174-182.

[129] CARPENITO C, MILONE M C, HASSAN R, et al. Control of large, established tumor xenografts with genetically retargeted human T cells containing CD28 and CD137 domains[J]. Proceedings of the National Academy of Sciences of the United States of America, 2009, 106(9): 3360-3365.

[130] CARUANA I, SAVOLDO B, HOYOS V, et al. Heparanase promotes tumor infiltration and antitumor activity of CAR-redirected T lymphocytes[J]. Nat Med, 2015, 21(5): 524-529.

[131] CASTELLI S, YOUNG R M, JUNE C H. Off-the-shelf CAR T cells to treat cancer. Cell Res, 2022, 32: 1036-1037.

[132] CASUCCI M, NICOLIS DI ROBILANT B, FALCONE L, et al. CD44v6-targeted T cells mediate potent antitumor effects against acute myeloid leukemia and multiple myeloma[J]. Blood, 2013, 122(20): 3461-3472.

[133] CHAN J Y C, WONG A, YIU B, et al. Electronic Cognitive Screen Technology for Screening Older Adults With Dementia and Mild Cognitive Impairment in a Community Setting: Development and Validation Study[J]. Journal of medical Internet research, 2020, 22(12): e17332.

[134] CHAN J, KWONG J, WONG A, et al. Comparison of computerized and paper-and-pencil memory tests in detection of mild cognitive impairment and dementia: a systematic review and meta-analysis of diagnostic studies[J]. J Am Med Dir Assoc, 2018, 19(9):748-756.e5.

[135] CHAN K Y, WANG W, WU J J, et al. Epidemiology of Alzheimer's disease and other forms of

dementia in China, 1990-2010: a systematic review and analysis[J]. Lancet, 2013, 381: 2016-2023.

[136] CHANG W H. The influences of the COVID-19 pandemic on medical service behaviors[J]. Taiwanese journal of obstetrics & gynecology, 2020, 59(6): 821-827.

[137] CHAPLEAU M, IACCARINO L, SOLEIMANI-MEIGOONI D, et al. The Role of Amyloid PET in Imaging Neurodegenerative Disorders: A Review[J]. Journal of nuclear medicine: official publication, Society of Nuclear Medicine, 2022, 63(1):13s-9s.

[138] CHEN H, XU X, HU W, et al. Self-programmed dynamics of T cell receptor condensation[J]. Proc Natl Acad Sci U S A, 2023, 120(28): e2217301120.

[139] CHEN J C, ESPELAND M A, BRUNNER R L, et al. Sleep duration, cognitive decline, and dementia risk in older women[J]. Alzheimer's & dementia, 2016, 12(1): 21-33.

[140] CHEN J, QIU S, LI W, et al. Tuning charge density of chimeric antigen receptor optimizes tonic signaling and CAR-T cell fitness[J]. Cell Res, 2023, 33(5): 341-354.

[141] CHEN K H, WADA M, PINZ K G, et al. A compound chimeric antigen receptor strategy for targeting multiple myeloma[J]. Leukemia, 2018, 32(2): 402-412.

[142] CHEN N, LIU P. Assessing Elderly User Preference for Telehealth Solutions in China: Exploratory Quantitative Study[J]. JMIR mHealth and uHealth, 2022, 10(1).

[143] CHEN S, BONIFATI S, QIN Z, et al. SAMHD1 Suppression of Antiviral Immune Responses[J]. Trends Microbiol, 2019, 27(3): 254-267.

[144] CHEN Y, QIN J, TAO L, et al. Effects of Tai Chi Chuan on Cognitive Function in Adults 60 Years or Older With Type 2 Diabetes and Mild Cognitive Impairment in China: A Randomized Clinical Trial[J]. JAMA network open, 2023, 6(4): e237004.

[145] CHEN Y, SUN C, LANDONI E, et al. Eradication of Neuroblastoma by T Cells Redirected with an Optimized GD2-Specific Chimeric Antigen Receptor and Interleukin-15[J]. Clin Cancer Res, 2019, 25(9): 2915-2924.

[146] CHEN Z. Home Working Stress in the COVID-19 Crisis Era: HRM's Response From Job Support, Work-Family Balance, and Psychological Relief[J]. J Occup Environ Med, 2022, 64: e273-e278.

[147] CHENG P, LUIK A I, FELLMAN-COUTURE C, et al. Efficacy of digital CBT for insomnia to reduce depression across demographic groups: a randomized trial[J]. Psychological medicine, 2019, 49(3): 491-500.

[148] CHERKASSKY L, MORELLO A, VILLENA-VARGAS J, et al. Human CAR T cells with cell-intrinsic PD-1 checkpoint blockade resist tumor-mediated inhibition[J]. J Clin Invest, 2016, 126(8): 3130-3144.

[149] CHEUK D K, YEUNG W F, CHUNG K F, et al. Acupuncture for insomnia[J]. Cochrane Database Syst Rev, 2012, 12(9):CD005472.

[150] CHEUNG A S, ZHANG D K Y, KOSHY S T, et al. Scaffolds that mimic antigen-presenting cells enable ex vivo expansion of primary T cells[J]. Nat Biotechnol, 2018, 36(2): 160-169.

[151] CHIBA T, KANAZAWA T, KOIZUMI A, et al. Current Status of Neurofeedback for Post-traumatic Stress Disorder: A Systematic Review and the Possibility of Decoded Neurofeedback[J]. Front Hum Neurosci, 2019, 13: 233.

[152] CHIESA R, GEORGIADIS C, SYED F, et al. Base-Edited CAR7 T Cells for Relapsed T-Cell Acute Lymphoblastic Leukemia[J]. N Engl J Med, 2023, 389(10): 899-910.

[153] CHINNASAMY D, YU Z, KERKAR S P, et al. Local delivery of interleukin-12 using T cells targeting VEGF receptor-2 eradicates multiple vascularized tumors in mice[J]. Clin Cancer Res, 2012, 18(6): 1672-1683.

[154] CHMIELEWSKI M, ABKEN H. CAR T Cells Releasing IL-18 Convert to T-Bet(high)

FoxO1(low) Effectors that Exhibit Augmented Activity against Advanced Solid Tumors[J]. Cell Rep, 2017, 21(11): 3205-3219.

［155］CHMIELEWSKI M, ABKEN H. CAR T cells transform to trucks: chimeric antigen receptor-redirected T cells engineered to deliver inducible IL-12 modulate the tumour stroma to combat cancer[J]. Cancer Immunol Immunother, 2012, 61(8): 1269-1277.

［156］CHMIELEWSKI M, HOMBACH A A, ABKEN H. Of CARs and TRUCKs: chimeric antigen receptor (CAR) T cells engineered with an inducible cytokine to modulate the tumor stroma[J]. Immunological reviews, 2014, 257(1): 83-90.

［157］CHO J H, COLLINS J J, WONG W W. Universal Chimeric Antigen Receptors for Multiplexed and Logical Control of T Cell Responses[J]. Cell, 2018, 173(6): 1426-1438 e11.

［158］CHOI H J, YANG C M, LEE S Y, et al. Mental Health and Quality of Life for Healthcare Workers in a University Hospital Under COVID-19[J]. Psychiatry Investig, 2022, 19: 85-91.

［159］CHOI K D, VODYANIK M A, SLUKVIN I I. Generation of mature human myelomonocytic cells through expansion and differentiation of pluripotent stem cell-derived lin-CD34+CD43+CD45+ progenitors. J Clin Invest, 2009, 119: 2818-2829.

［160］CHONG E A, MELENHORST J J, LACEY S F, et al. PD-1 blockade modulates chimeric antigen receptor (CAR)-modified T cells: refueling the CAR[J]. Blood, 2017, 129(8): 1039-1041.

［161］CHRISTIE H L, BOOTS L, HERMANS I, et al. Business Models of eHealth Interventions to Support Informal Caregivers of People With Dementia in the Netherlands: Analysis of Case Studies[J]. JMIR Aging, 2021, 4(2): e24724.

［162］CHRISTIE H L, BOOTS L, PEETOOM K, et al. Developing a Plan for the Sustainable Implementation of an Electronic Health Intervention (Partner in Balance) to Support Caregivers of People With Dementia: Case Study[J]. JMIR Aging, 2020, 3(1): e18624.

［163］CICHOCKI F, et al. iPSC-derived NK cells maintain high cytotoxicity and enhance in vivo tumor control in concert with T cells and anti-PD-1 therapy. Sci Transl Med, 2020: 12.

［164］Conference AsAI. Proposed New Diagnostic Criteria for Alzheimer's Disease Unveiled at AAIC 2023. 2023.

［165］CONLON K C, LUGLI E, WELLES H C, et al. Redistribution, hyperproliferation, activation of natural killer cells and CD8 T cells, and cytokine production during first-in-human clinical trial of recombinant human interleukin-15 in patients with cancer[J]. J Clin Oncol, 2015, 33(1): 74-82.

［166］COOLEY S, HE F, BACHANOVA V, et al. First-in-human trial of rhIL-15 and haploidentical natural killer cell therapy for advanced acute myeloid leukemia[J]. Blood Adv, 2019, 3(13): 1970-1980.

［167］COPPEN A. The biochemistry of affective disorders[J]. The journal of mental science, 1967, 113(504): 1237-1264.

［168］CRADDOCK J A, LU A, BEAR A, et al. Enhanced tumor trafficking of GD2 chimeric antigen receptor T cells by expression of the chemokine receptor CCR2b[J]. J Immunother, 2010, 33(8): 780-788.

［169］CRADDOCK N, KHODEL V, VAN EERDEWEGH P, et al. Mathematical limits of multilocus models: the genetic transmission of bipolar disorder[J]. American journal of human genetics, 1995, 57(3): 690-702.

［170］CROMBIE J L. et al. Multicenter, Real-World Study in Patients with R/R Large B-Cell Lymphoma (LBCL) Who Received Lisocabtagene Maraleucel (liso-cel) in the United States (US). Blood, 2023, 142: 104-104.

［171］CUI W, JOSHI N S, JIANG A, et al. Effects of Signal 3 during CD8 T cell priming: Bystander production of IL-12 enhances effector T cell expansion but promotes terminal differentiation[J]. Vaccine, 2009, 27(15): 2177-2187.

[172] CULLEN N C, LEUZY A, JANELIDZE S, et al. Plasma biomarkers of Alzheimer's disease improve prediction of cognitive decline in cognitively unimpaired elderly populations[J]. Nature communications, 2021, 12(1): 3555.

[173] CUMMINGS J, FOX N. Defining Disease Modifying Therapy for Alzheimer's Disease[J]. J Prev Alzheimers Dis, 2017, 4(2): 109-115.

[174] CURRAN K J, SEINSTRA B A, NIKHAMIN Y, et al. Enhancing antitumor efficacy of chimeric antigen receptor T cells through constitutive CD40L expression[J]. Mol Ther, 2015, 23(4): 769-778.

[175] CUTLER D M, NIKPAY S, HUCKMAN R S. The Business of Medicine in the Era of COVID-19[J]. JAMA, 2020, 323(20): 2003-2004.

[176] Dagan, Yaron. Circadian Rhythm Sleep Disorders (CRSD) in psychiatry--a review[J]. The Israel Journal of Psychiatry and Related Sciences, 2001, 39(1): 19-27.

[177] DAHLHAUSEN F, ZINNER M, BIESKE L, et al. Physicians' Attitudes Toward Prescribable mHealth Apps and Implications for Adoption in Germany: Mixed Methods Study[J]. JMIR Mhealth Uhealth, 2021, 9(11): e33012.

[178] DAI H, WU Z, JIA H, et al. Bispecific CAR-T cells targeting both CD19 and CD22 for therapy of adults with relapsed or refractory B cell acute lymphoblastic leukemia[J]. J Hematol Oncol, 2020, 13(1):30.

[179] DAI H, ZHANG W, LI X, et al. Tolerance and efficacy of autologous or donor-derived T cells expressing CD19 chimeric antigen receptors in adult B-ALL with extramedullary leukemia. Oncoimmunology[J]. 2015, 4(11):e1027469.

[180] DAI X, PARK J J, DU Y, et al. One-step generation of modular CAR-T cells with AAV-Cpf1[J]. Nat Methods, 2019, 16(3): 247-254.

[181] D'ALOIA M M, ZIZZARI I G, SACCHETTI B, et al. CAR-T cells: the long and winding road to solid tumors[J]. Cell Death Dis, 2018, 9(3): 282.

[182] DANG A, ARORA D, RANE P. Role of digital therapeutics and the changing future of healthcare[J]. Journal of family medicine and primary care, 2020, 9(5): 2207-2213.

[183] DANG C, WANG Y C, LI Q, et al. Neuroimaging modalities in the detection of Alzheimer's disease-associated biomarkers, Psychoradiology, Volume 3, 2023, kkad009.

[184] DÁVALOS M E, FRENCH M T, BURDICK A E, et al. Economic evaluation of telemedicine: review of the literature and research guidelines for benefit-cost analysis.[J]. Telemedicine journal and e-health: the official journal of the American Telemedicine Association, 2009, 15(10): 933-948.

[185] DAVENPORT A J, CROSS R S, WATSON K A, et al. Chimeric antigen receptor T cells form nonclassical and potent immune synapses driving rapid cytotoxicity[J]. Proc Natl Acad Sci U S A, 2018, 115(9): E2068-E2076.

[186] DAVER N, ALOTAIBI A S, BUCKLEIN V, et al. T-cell-based immunotherapy of acute myeloid leukemia: current concepts and future developments. Leukemia, 2021, 35: 1843-1863.

[187] DAVID R, MULIN E, FRIEDMAN L, et al. Decreased daytime motor activity associated with apathy in Alzheimer disease: an actigraphic study[J]. Am J Geriatr Psychiatry, 2012, 20(9):806-814.

[188] DAVILA M L, et al. Efficacy and toxicity management of 19-28z CAR T cell therapy in B cell acute lymphoblastic leukemia. Sci Transl Med, 2014, 6: 224ra225.

[189] DENMAN C J, SENYUKOV V V, SOMANCHI S S, et al. Membrane-bound IL-21 promotes sustained ex vivo proliferation of human natural killer cells[J]. PLoS One, 2012, 7(1): e30264.

[190] DEPIL S, DUCHATEAU P, GRUPP S A, et al. 'Off-the-shelf' allogeneic CAR T cells: development and challenges[J]. Nat Rev Drug Discov, 2020, 19(3): 185-199.

[191] DEPIL S, QASIM W. in The EBMT/EHA CAR-T Cell Handbook (eds N. Kroger et al.), 2022: 51-54.

[192] DI STASI A, TEY S K, DOTTI G, et al. Inducible apoptosis as a safety switch for adoptive cell therapy[J]. N Engl J Med, 2011, 365(18): 1673-1683.

[193] DIAZ BAQUERO A A, PEREA BARTOLOMÉ M V, TORIBIO-GUZMÁN J M, et al. Determinants of Adherence to a "GRADIOR" Computer-Based Cognitive Training Program in People with Mild Cognitive Impairment (MCI) and Mild Dementia[J]. J Clin Med, 2022, 11(6).

[194] DING Z C, SHI H, ABOELELLA N S, et al. Persistent STAT5 activation reprograms the epigenetic landscape in CD4(+) T cells to drive polyfunctionality and antitumor immunity[J]. Sci Immunol, 2020, 5(52).

[195] DISIS M L. Immune regulation of cancer[J]. J Clin Oncol, 2010, 28(29): 4531-8.

[196] DIXON K, HULLSIEK R, SNYDER K, et al. Engineered iPSC-Derived NK Cells Expressing Recombinant CD64 for Enhanced ADCC[J]. Blood, 2020, 136.

[197] DOAN M, CIBRIAN F L, JANG A, et al. CoolCraig: A Smart Watch/Phone Application Supporting Co-Regulation of Children with ADHD[J]. Extended Abstracts of the 2020 CHI Conference on Human Factors in Computing Systems, 2020.

[198] DÖHNER H, WEI A H, LÖWENBERG B. Towards precision medicine for AML. Nat Rev Clin Oncol, 2021, 18: 577-590.

[199] DÖHNER H, WEISDORF D J, BLOOMFIELD C D. Acute Myeloid Leukemia. N Engl J Med, 2015, 373: 1136-1152.

[200] DONOVAN, LUCAS, KAPUR, et al. Prevalence and Characteristics of Central Compared to Obstructive Sleep Apnea: Analyses from the Sleep Heart Health Study Cohort[J]. Sleep, 2016, 39(7): 1353-1359.

[201] DRAKE C, LIAN T, CAMERON B, et al. Understanding Telemedicine's "New Normal": Variations in Telemedicine Use by Specialty Line and Patient Demographics[J]. Telemedicine and e-Health, 2021.

[202] DROR, BEN-ZEEV, EMILY, et al. mHealth for Schizophrenia: Patient Engagement With a Mobile Phone Intervention Following Hospital Discharge.[J]. Jmir Mental Health, 2016.

[203] DTA. Understanding DTX by country. DTX by country - digital therapeutics alliance[EB/OL]. (2022-12-25)[2023-7-29]. https://dtxalliance.org.

[204] DUFF K, YING J, SUHRIE K R, et al. Computerized Cognitive Training in Amnestic Mild Cognitive Impairment: A Randomized Clinical Trial[J]. J Geriatr Psychiatry Neurol, 2022, 35(3): 400-409.

[205] DUFVA O, KOSKI J, MALINIEMI P, et al. Integrated drug profiling and CRISPR screening identify essential pathways for CAR T-cell cytotoxicity[J]. Blood, 2020, 135(9): 597-609.

[206] DUMAN R S, HENINGER G R, NESTLER E J. A molecular and cellular theory of depression[J]. Archives of general psychiatry, 1997, 54(7): 597-606.

[207] E L. et al. Use of CAR-Transduced Natural Killer Cells in CD19-Positive Lymphoid Tumors. N. Engl. J. Med, 2020: 382.

[208] E Z, et al. Recombination of a dual-CAR-modified T lymphocyte to accurately eliminate pancreatic malignancy. J. Hematol. Oncol.J Hematol Oncol, 2018: 11.

［209］EGLSEER D, TRAXLER M, EMBACHER S, et al. Nutrition and Exercise Interventions to Improve Body Composition for Persons with Overweight or Obesity Near Retirement Age: A Systematic Review and Network Meta-Analysis of Randomized Controlled Trials[J]. Adv Nutr, 2023, 14(3):516-538.

［210］ESHHAR Z, WAKS T, GROSS G, et al. Specific activation and targeting of cytotoxic lymphocytes through chimeric single chains consisting of antibody-binding domains and the gamma or zeta subunits of the immunoglobulin and T-cell receptors[J]. Proceedings of the National Academy of Sciences of the United States of America, 1993, 90(2): 720-724.

［211］ESMAEILZADEH A, HADILOO K, JABBARI M, et al. Current progress of chimeric antigen receptor (CAR) T versus CAR NK cell for immunotherapy of solid tumors. Life Sci, 2024, 337:122381.

［212］EYQUEM J, MANSILLA-SOTO J, GIAVRIDIS T, et al. Targeting a CAR to the TRAC locus with CRISPR/Cas9 enhances tumour rejection. Nature, 2017, 543: 113-117.

［213］FARAONE S V, BANASCHEWSKI T, COGHILL D, et al. (2021). The World Federation of ADHD International Consensus Statement: 208 evidence-based con clusions about the disorder[J]. Neuroscience & Biobehavioral Reviews. doi:10.1016/j.neubiorev.2021.01.022.

［214］FEDOROV V D, THEMELI M, SADELAIN M. PD-1- and CTLA-4-based inhibitory chimeric antigen receptors (iCARs) divert off-target immunotherapy responses[J]. Sci Transl Med, 2013, 5(215): 215ra172.

［215］FELDER J N, EPEL E S, NEUHAUS J, et al. Efficacy of Digital Cognitive Behavioral Therapy for the Treatment of Insomnia Symptoms Among Pregnant Women: A Randomized Clinical Trial[J]. JAMA Psychiatry, 2020, 77(5):484-492.

［216］FENG K C, GUO Y L, LIU Y, et al. Cocktail treatment with EGFR-specific and CD133-specific chimeric antigen receptor-modified T cells in a patient with advanced cholangiocarcinoma[J]. Journal of hematology & oncology, 2017, 10(1): 4.

［217］FENG K, GUO Y, DAI H, et al. Chimeric antigen receptor-modified T cells for the immunotherapy of patients with EGFR-expressing advanced relapsed/refractory non-small cell lung cancer[J]. Science China Life sciences, 2016, 59(5): 468-479.

［218］FEUCHT J, SUN J, EYQUEM J, et al. Calibration of CAR activation potential directs alternative T cell fates and therapeutic potency[J]. Nat Med, 2019, 25(1): 82-88.

［219］FINO E, PLAZZI G, FILARDI M, et al. (Not so) Smart sleep tracking through the phone: Findings from a polysomnography study testing the reliability of four sleep applications[J]. Journal of sleep research, 2020, 29(1): e12935.

［220］FISICARO P, BARILI V, MONTANINI B, et al. Targeting mitochondrial dysfunction can restore antiviral activity of exhausted HBV-specific CD8 T cells in chronic hepatitis B[J]. Nat Med, 2017, 23(3): 327-336.

［221］FLEMING H, ROBINSON O J, ROISER J P. Measuring cognitive effort without difficulty[J]. Cognitive, affective & behavioral neuroscience, 2023, 23(2):290-305.

［222］FOIGHT G W, WANG Z, WEI C T, et al. Multi-input chemical control of protein dimerization for programming graded cellular responses[J]. Nat Biotechnol, 2019, 37(10): 1209-1216.

［223］FRANCELI L. CIBRIAN, KIMBERLEY D. LAKES, ARYA TAVAKOULNIA, et al. Supporting Self-Regulation of Children with ADHD Using Wearables: Tensions and Design Challenges. In Proceedings of the 2020 CHI Conference on Human Factors in Computing Systems (CHI '20)[J]. Association for Computing Machinery, New York, NY, USA, 2020: 1-13.

［224］FRANCO F, JACCARD A, ROMERO P, et al. Metabolic and epigenetic regulation of T-cell

[225] FREITAS K A, BELK J A, SOTILLO E, et al. Enhanced T cell effector activity by targeting the Mediator kinase module[J]. Science, 2022, 378(6620): eabn5647.

[226] FREUND J, BUNTROCK C, BRAUN L, et al. Digital prevention of depression for farmers? A qualitative study on participants' experiences regarding determinants of acceptance and satisfaction with a tailored guided internet intervention program[J]. Internet Interv, 2022, 29: 100566.

[227] FRIED R, DISALVO M, FARRELL A, et al. Using a Digital Meditation Application to Mitigate Anxiety and Sleep Problems in Children with ADHD[J]. J Atten Disord, 2022, 26(7): 1033-1039.

[228] FRIED, BRUCE, MERLIN, et al. E-Health: Technologic Revolution Meets Regulatory Constraint[J]. Health Affairs, 2000.

[229] FRY T J, SHAH N N, ORENTAS R J, et al. CD22-targeted CAR T cells induce remission in B-ALL that is naive or resistant to CD19-targeted CAR immunotherapy[J]. Nat Med, 2018, 24(1): 20-28.

[230] FULTANG L, BOOTH S, YOGEV O, et al. Metabolic engineering against the arginine microenvironment enhances CAR-T cell proliferation and therapeutic activity[J]. Blood, 2020, 136(10): 1155-1160.

[231] FUNK C R, WANG S, CHEN K Z, et al. PI3Kdelta/gamma inhibition promotes human CART cell epigenetic and metabolic reprogramming to enhance antitumor cytotoxicity[J]. Blood, 2022, 139(4): 523-537.

[232] GAJ T, GERSBACH C A, BARBAS C F. 3rd, ZFN, TALEN, and CRISPR/Cas-based methods for genome engineering. Trends Biotechnol, 2013, 31: 397-405.

[233] GAJEWSKI T F, SCHREIBER H, FU Y X. Innate and adaptive immune cells in the tumor microenvironment[J]. Nat Immunol, 2013, 14(10): 1014-1022.

[234] GAO M, WONG C H Y, HUANG H, et al. Connectome-based models can predict processing speed in older adults[J]. NeuroImage, 2020, 223:117290.

[235] GARBE A I, KRUEGER A, GOUNARI F, et al. Differential synergy of Notch and T cell receptor signaling determines alphabeta versus gammadelta lineage fate[J]. J Exp Med, 2006, 203(6): 1579-1590.

[236] GBD 2019 Collaborators. Global mortality from dementia: Application of a new method and results from the Global Burden of Disease Study 2019[J]. Alzheimers Dement (N Y), 2021, 7(1): e12200.

[237] GHAEMI A, BAGHERI E, ABNOUS K, et al. CRISPR-cas9 genome editing delivery systems for targeted cancer therapy[J]. Life Sci, 2021, 267: 118969.

[238] GHASSEMI S, DURGIN J S, NUNEZ-CRUZ S, et al. Rapid manufacturing of non-activated potent CAR T cells[J]. Nat Biomed Eng, 2022, 6(2): 118-128.

[239] GHASSEMI S, NUNEZ-CRUZ S, O'CONNOR R S, et al. Reducing Ex Vivo Culture Improves the Antileukemic Activity of Chimeric Antigen Receptor (CAR) T Cells[J]. Cancer Immunol Res, 2018, 6(9): 1100-1109.

[240] GILL S K. et al. A Real-World Comparison of Idecabtagene Vicleucel and Ciltacabtagene Autoleucel CAR-T Therapy: A Single Center Experience for Relapsed/ Refractory Multiple Myeloma. Blood, 2023, 142: 4717-4717.

[241] GILSON A, GASSMAN M, DODDS D, et al. Refining a Digital Therapeutic Platform for Home Care Agencies in Dementia Care to Elicit Stakeholder Feedback: Focus Group Study With Stakeholders[J]. JMIR aging, 2022, 5(1): e32516.

[242] GIORDANO-ATTIANESE G, GAINZA P, GRAY-GAILLARD E, et al. A computationally designed chimeric antigen receptor provides a small-molecule safety switch for T-cell therapy[J].

Nat Biotechnol, 2020, 38(4): 426-432.

[243] GIUFFRIDA L, SEK K, HENDERSON M A, et al. CRISPR/Cas9 mediated deletion of the adenosine A2A receptor enhances CAR T cell efficacy[J]. Nat Commun, 2021, 12: 3236.

[244] GLOAGUEN V, COTTRAUX J, CUCHERAT M, et al. A meta-analysis of the effects of cognitive therapy in depressed patients[J]. J Affect Disord, 1998, 49(1):59-72.

[245] Goldin, Al P.Effects of Mindfulness-Based Stress Reduction(MBSR)on Emotion Regulation in Social Anxiety Disorder[J]. E-motion, 2010.

[246] GOMES-SILVA D, ATILLA E, ATILLA P A, et al. CD7 CAR T Cells for the Therapy of Acute Myeloid Leukemia[J]. Mol Ther, 2019, 27(1):272-280.

[247] GOMES-SILVA D, SRINIVASAN M, SHARMA S, et al. CD7-edited T cells expressing a CD7-specific CAR for the therapy of T-cell malignancies[J]. Blood, 2017, 130(3):285-296.

[248] GOULD R A, OTTO M W, POLLACK M H, et al. Cognitive behavioral and pharmacological treatment of generalized anxiety disorder: A preliminary meta-analysis[J]. Behavior Therapy, 1997, 28(2): 285-305.

[249] GRADA Z, HEGDE M, BYRD T, et al. TanCAR: A Novel Bispecific Chimeric Antigen Receptor for Cancer Immunotherapy[J]. Mol Ther Nucleic Acids, 2013, 2(7): e105.

[250] GRAHAM C D, GOUICK J, KRAHÉ C, et al. A systematic review of the use of Acceptance and Commitment Therapy (ACT) in chronic disease and long-term conditions[J]. Clin Psychol Rev, 2016, 46: 46-58.

[251] GREGOR-HAACK J, BUSSE T, HAGENMEYER E G. Das neue Bewertungsverfahren zur Erstattung digitaler Gesundheitsanwendungen (DiGA) aus Sicht der gesetzlichen Krankenversicherung[The new approval process for the reimbursement of digital health applications (DiGA) from the perspective of the German statutory health insurance[J]. Bundesgesundheitsblatt, Gesundheitsforschung, Gesundheitsschutz, 2021, 64(10): 1220-1227.

[252] GROPPELL S, SOTO-RUIZ K M, FLORES B, et al. A rapid, mobile neurocognitive screening test to aid in identifying cognitive impairment and dementia (BrainCheck): cohort study[J]. JMIR Aging, 2019, 2(1): e12615.

[253] GROSS G, WAKS T, ESHHAR Z. Expression of immunoglobulin-T-cell receptor chimeric molecules as functional receptors with antibody-type specificity[J]. Proceedings of the National Academy of Sciences of the United States of America, 1989, 86(24): 10024-10028.

[254] GRUPP S A, KALOS M, BARRETT D, et al. Chimeric antigen receptor-modified T cells for acute lymphoid leukemia[J]. N Engl J Med, 2013, 368(16):1509-1518.

[255] GU T, ZHU M, HUANG H, et al. Relapse after CAR-T cell therapy in B-cell malignancies: challenges and future approaches[J]. J Zhejiang Univ Sci B, 2022, 23(10): 793-811.

[256] GU X, HE D, LI C, et al. Development of Inducible CD19-CAR T Cells with a Tet-On System for Controlled Activity and Enhanced Clinical Safety[J]. Int J Mol Sci, 2018, 19(11).

[257] GULIA K K, KUMAR V M. Sleep disorders in the elderly: a growing challenge[J]. Psychogeriatrics, 2018, 18(3): 155-165.

[258] GUO R, et al. Guiding T lymphopoiesis from pluripotent stem cells by defined transcription factors. Cell Res, 2020, 30: 21-33.

[259] GUO Y, LUAN L, PATIL N K, et al. Immunobiology of the IL-15/IL-15Ralpha complex as an antitumor and antiviral agent[J]. Cytokine Growth Factor Rev, 2017, 38: 10-21.

[260] GUO Y, SHEN X N, WANG H F, et al. The dynamics of plasma biomarkers across the Alzheimer's continuum[J]. Alzheimer's research & therapy, 2023, 15(1):31.

[261] GUST J, et al. Endothelial Activation and Blood-Brain Barrier Disruption in Neurotoxicity after

Adoptive Immunotherapy with CD19 CAR-T Cells. Cancer Discov, 2017, 7: 1404-1419.

[262] HAMBURGER A E, DIANDRETH B, CUI J, et al. Engineered T cells directed at tumors with defined allelic loss[J]. Mol Immunol, 2020, 128: 298-310.

[263] HAMIEH M, DOBRIN A, CABRIOLU A, et al. CAR T cell trogocytosis and cooperative killing regulate tumour antigen escape. Nature, 2019, 568(7750):112-116.

[264] HAMPEL H, O'BRYANT S E, MOLINUEVO J L, et al. Blood-based biomarkers for Alzheimer disease: mapping the road to the clinic[J]. Nature reviews Neurology, 2018, 14(11):639-52.

[265] HAN E, PARK J, KIM H, et al. Cognitive Intervention with Musical Stimuli Using Digital Devices on Mild Cognitive Impairment: A Pilot Study[J]. Healthcare (Basel, Switzerland), 2020, 8(1): 45.

[266] HAN J W, LEE H, HONG J W, et al. Multimodal Cognitive Enhancement Therapy for Patients with Mild Cognitive Impairment and Mild Dementia: A Multi- Center, Randomized, Controlled, Double-Blind, Crossover Trial[J]. Journal of Alzheimer's disease : JAD, 2017, 55(2): 787-96.

[267] HAN X, BRYSON P D, ZHAO Y, et al. Masked Chimeric Antigen Receptor for Tumor-Specific Activation[J]. Molecular therapy : the journal of the American Society of Gene Therapy, 2017, 25(1): 274-284.

[268] HANSEN D K. et al. Idecabtagene Vicleucel for Relapsed/Refractory Multiple Myeloma: Real-World Experience From the Myeloma CAR T Consortium. J Clin Oncol 41, 2087-2097 (2023). https://doi.org:10.1200/JCO.22.01365.

[269] HARADA S, ANDO M, ANDO J, et al. Dual-antigen targeted iPSC-derived chimeric antigen receptor-T cell therapy for refractory lymphoma[J]. Mol Ther, 2022, 30(2): 534-549.

[270] HARRIS D T, HAGER M V, SMITH S N, et al. Comparison of T Cell Activities Mediated by Human TCRs and CARs That Use the Same Recognition Domains[J]. J Immunol, 2018, 200(3): 1088-1100.

[271] HASAN F, TU Y-K, YANG C-M, et al. Comparative efficacy of digital cognitive behavioral therapy for insomnia: a systematic review and network meta-analysis[J]. Sleep medicine reviews, 2022, 61: 101567.

[272] Hayes S C, Luoma J B, Bond F W, et al. Acceptance and commitment therapy: model, processes and outcomes[J]. Behav Res Ther, 2006, 44(1): 1-25.

[273] HC T, et al. Efficacy of anti-CD147 chimeric antigen receptors targeting hepatocellular carcinoma. Nat. Commun, 2020: 11.

[274] HE P, LIU H, ZIMDAHL B, et al. A novel antibody-TCR (AbTCR) T-cell therapy is safe and effective against CD19-positive relapsed/refractory B-cell lymphoma[J]. J Cancer Res Clin Oncol, 2023, 149(7):2757-2769.

[275] HEALTH M. (2023-06-25)[2023-8-19]. https://www.mangohealth.com/.

[276] HEGDE P S, CHEN D S. Top 10 Challenges in Cancer Immunotherapy[J]. Immunity, 2020, 52(1): 17-35.

[277] HERHOLZ S C, ZATORRE R J. Musical training as a framework for brain plasticity: behavior, function, and structure[J]. Neuron, 2012, 76(3): 486-502.

[278] HERNÁNDEZ-RODRÍGUEZ C J, PIÑERO D P, MOLINA-MARTÍN A, et al. Stimuli Characteristics and Psychophysical Requirements for Visual Training in Amblyopia: A Narrative Review[J]. Journal of Clinical Medicine, 2020, 9(12): 3985.

[279] Hijacking the E3 Ubiquitin Ligase Cereblon to Efficiently Target BRD4. Chem. Biol, 2015, 22: 755-763.

[280] HILL N T, MOWSZOWSKI L, NAISMITH S L, et al. Computerized cognitive training in older adults with mild cognitive impairment or dementia: a systematic review and meta-analysis[J]. Am

［281］HIRSCH A, LUELLEN J, HOLDER J M, et al. Managing Depressive Symptoms in the Workplace Using a Web-Based Self-Care Tool: A Pilot Randomized Controlled Trial[J]. JMIR Res Protoc, 2017, 6(4):e51.

［282］HITA-CONTRERAS F, BUENO-NOTIVOL J, MARTÍNEZ-AMAT A, et al. Effect of exercise alone or combined with dietary supplements on anthropometric and physical performance measures in community-dwelling elderly people with sarcopenic obesity: A meta-analysis of randomized controlled trials[J]. Maturitas, 2018, 116:24-35.

［283］HO N, AGARWAL S, MILANI M, et al. In vivo generation of CAR T cells in the presence of human myeloid cells[J]. Mol Ther Methods Clin Dev, 2022, 26: 144-156.

［284］HO W J, JAFFEE E M, ZHENG L. The tumour microenvironment in pancreatic cancer - clinical challenges and opportunities[J]. Nat Rev Clin Oncol, 2020, 17(9): 527-540.

［285］HOEFELMANN L P, DA SILVA LOPES A, DA SILVA K S, et al. Lifestyle, self-reported morbidities, and poor sleep quality among Brazilian workers[J]. Sleep medicine, 2012, 13(9): 1198-1201.

［286］HOFMANN S G, ASNAANI A, VONK I J, et al. The Efficacy of Cognitive Behavioral Therapy: A Review of Meta-analyses[J]. Cognit Ther Res, 2012, 36(5):427-440.

［287］HSU K J, LIAO C D, TSAI M W, et al. Effects of Exercise and Nutritional Intervention on Body Composition, Metabolic Health, and Physical Performance in Adults with Sarcopenic Obesity: A Meta-Analysis[J]. Nutrients, 2019, 11(9): 2163.

［288］https://www.cn-healthcare.com/articlewm/20230621/content-1568446.html.

［289］https://www.innomd.org/article/633561480efda1591e1948ac.

［290］HU B, ZOU Y, ZHANG L, et al. Nucleofection with Plasmid DNA for CRISPR/Cas9-Mediated Inactivation of Programmed Cell Death Protein 1 in CD133-Specific CAR T Cells[J]. Hum Gene Ther, 2019, 30(4): 446-458.

［291］HU M, WU X, SHU X, et al. Effects of computerised cognitive training on cognitive impairment: a meta-analysis[J]. Journal of neurology, 2021, 268(5): 1680-1688.

［292］HU X, CHENG L Y, CHIU M H, et al. Promoting memory consolidation during sleep: a meta-analysis of targeted memory reactivation[J]. Psychol Bull, 2020, 146(3):218-244.

［293］HU Y, et al. Genetically modified CD7-targeting allogeneic CAR-T cell therapy with enhanced efficacy for relapsed/refractory CD7-positive hematological malignancies: a phase I clinical study. Cell research, 2022, 32: 995-1007.

［294］HU Y, FENG J, GU T, et al. CAR T-cell therapies in China: rapid evolution and a bright future[J]. Lancet Haematol, 2022, 9(12):e930-e941.

［295］HU Y, WU Z, LUO Y, et al. Potent Anti-leukemia Activities of Chimeric Antigen Receptor-Modified T Cells against CD19 in Chinese Patients with Relapsed/Refractory Acute Lymphocytic Leukemia[J]. Clin Cancer Res, 2017, 23(13):3297-3306.

［296］HU Y, ZHOU Y, ZHANG M, et al. CRISPR/Cas9-Engineered Universal CD19/CD22 Dual-Targeted CAR-T Cell Therapy for Relapsed/Refractory B-cell Acute Lymphoblastic Leukemia[J]. Clin Cancer Res, 2021, 27(10):2764-2772.

［297］HU Y, ZHOU Y, ZHANG M, et al. Genetically modified CD7-targeting allogeneic CAR-T cell therapy with enhanced efficacy for relapsed/refractory CD7-positive hematological malignancies: a phase I clinical study[J]. Cell Res, 2022, 32(11):995-1007.

［298］HU Y, ZU C, ZHANG M, et al. Safety and efficacy of CRISPR-based non-viral PD1 locus specifically integrated anti-CD19 CAR-T cells in patients with relapsed or refractory Non-

Hodgkin's lymphoma: a first-in-human phase I study[J]. EClinicalMedicine, 2023, 60:102010.

［299］HU Y. et al. CRISPR/Cas9-Engineered Universal CD19/CD22 Dual-Targeted CAR-T Cell Therapy for Relapsed/Refractory B-cell Acute Lymphoblastic Leukemia. Clin Cancer Res, 2021, 27: 2764-2772.

［300］HU Y. et al. Potent Anti-leukemia Activities of Chimeric Antigen Receptor-Modified T Cells against CD19 in Chinese Patients with Relapsed/Refractory Acute Lymphocytic Leukemia. Clin Cancer Res, 2017, 23: 3297-3306.

［301］HUANG D, et al. Lateral plate mesoderm cell-based organoid system for NK cell regeneration from human pluripotent stem cells. Cell Discov, 2022, 8: 121.

［302］HUANG H, CHEN Y, XU W, et al. Novel design of interactive multimodal biofeedback system for neurorehabilitation[J]. Conf Proc IEEE Eng Med Biol Soc, 2006: 4925-4928.

［303］HUANG R, et al. Off-the-Shelf CD33 CAR-NK Cell Therapy for Relapse/Refractory AML: First-in-Human, Phase I Trial. Blood, 2022, 140: 7450-7451.

［304］HUANG R, LI X, HE Y, et al. Recent advances in CAR-T cell engineering[J]. J Hematol Oncol, 2020, 13(1): 86.

［305］HUANG S, WANG Y J, GUO J. Biofluid Biomarkers of Alzheimer's Disease: Progress, Problems, and Perspectives[J]. Neuroscience bulletin, 2022, 38(6):677-691.

［306］HUANG X, ZHAO X, LI B, et al. Comparative efficacy of various exercise interventions on cognitive function in patients with mild cognitive impairment or dementia: A systematic review and network meta-analysis[J]. Journal of sport and health science, 2022, 11(2): 212-223.

［307］HUCKABY J T, LANDONI E, JACOBS T M, et al. Bispecific binder redirected lentiviral vector enables in vivo engineering of CAR-T cells[J]. J Immunother Cancer, 2021, 9(9).

［308］HUNTLEY A, WHITE A R, ERNST E. Relaxation therapies for asthma: a systematic review[J]. Thorax, 2002, 57(2): 127-131.

［309］HUSTON J S, LEVINSON D, MUDGETT-HUNTER M, et al. Protein engineering of antibody binding sites: recovery of specific activity in an anti-digoxin single-chain Fv analogue produced in Escherichia coli[J]. Proceedings of the National Academy of Sciences of the United States of America, 1988, 85(16): 5879-5883.

［310］IACOBONI G. et al. Real-world evidence of brexucabtagene autoleucel for the treatment of relapsed or refractory mantle cell lymphoma. Blood Adv, 2022, 6: 3606-3610.

［311］IACOBONI G. et al. Real-world evidence of tisagenlecleucel for the treatment of relapsed or refractory large B-cell lymphoma. Cancer Med, 2021, 10: 3214-3223.

［312］IMAI C, MIHARA K, ANDREANSKY M, et al. Chimeric receptors with 4-1BB signaling capacity provoke potent cytotoxicity against acute lymphoblastic leukemia[J]. Leukemia, 2004, 18(4): 676-684.

［313］INNOVATIONSAUSSCHUSS G B. Forderbekanntmachung Seite des Innovationsausschusses beim Gemeinsamen Bundesausschuss zur themenoffenen Forderung von neuen Versorgungsformen gemaß § 92a Absatz 1 des Fuften Buches Sozialgesetzbuch (SGB V) zur Weiterentwicklung der Versorgung in der gesetzlichen Krankenversicherung (zweistufiges Verfahren)[EB/OL]. (2021-03-17)[2023-8-15]. https://innovationsfonds.g-ba.de/downloads/media/245/2021-03-17_Foerderbekanntmachung_NVF_themenoffen_2021.pdf.

［314］INTRONA M, BARBUI A M, BAMBACIONI F, et al. Genetic modification of human T cells with CD20: a strategy to purify and lyse transduced cells with anti-CD20 antibodies[J]. Hum Gene Ther, 2000, 11(4): 611-620.

［315］IRIGUCHI S, YASUI Y, KAWAI Y, et al. A clinically applicable and scalable method to regenerate

T-cells from iPSCs for off-the-shelf T-cell immunotherapy[J]. Nat Commun, 2021, 12(1): 430.

[316] ISRANI D V, LI H-S, GAGNON K A, et al. Clinically-driven design of synthetic gene regulatory programs in human cells[J]. 2021.

[317] IWAMOTO H, OJIMA T, HAYATA K, et al. Antitumor immune response of dendritic cells (DCs) expressing tumor-associated antigens derived from induced pluripotent stem cells: in comparison to bone marrow-derived DCs[J]. Int J Cancer, 2014, 134(2): 332-341.

[318] J S. et al. High log-scale expansion of functional human natural killer cells from umbilical cord blood CD34-positive cells for adoptive cancer immunotherapy. PloS One, 2010: 5.

[319] JACCARD A, WYSS T, MALDONADO-PEREZ N, et al. Reductive carboxylation epigenetically instructs T cell differentiation[J]. Nature, 2023, 621(7980): 849-856.

[320] JACOBSON C A. et al. Axicabtagene ciloleucel in relapsed or refractory indolent non-Hodgkin lymphoma (ZUMA-5): a single-arm, multicentre, phase 2 trial. Lancet Oncol, 2022, 23: 91-103.

[321] JACOBSON C A. et al. Axicabtagene Ciloleucel in the Non-Trial Setting: Outcomes and Correlates of Response, Resistance, and Toxicity. J Clin Oncol, 2020, 38: 3095-3106.

[322] JAHN F S, SKOVBYE M, OBENHAUSENK, et al. Cognitive training with fully immersive virtual reality in patients with neurological and psychiatric disorders: a systematic review of randomized controlled trials[J]. Psychiatry Res, 2021, 300:113928.

[323] JAIN M D, ZHAO H, WANG X, et al. Tumor interferon signaling and suppressive myeloid cells are associated with CAR T-cell failure in large B-cell lymphoma[J]. Blood, 2021, 137(19): 2621-2633.

[324] JAMES S L, LUCCHESI L R, BISIGNANO C, et al. The global burden of falls: global, regional and national estimates of morbidity and mortality from the Global Burden of Disease Study 2017[J]. Injury Prevention, 2020, 26: i3-i11.

[325] JANELIDZE S, BALI D, ASHTON N J, et al. Head-to-head comparison of 10 plasma phospho-tau assays in prodromal Alzheimer's disease[J]. Brain : a journal of neurology, 2023, 146(4):1592-601.

[326] JANELIDZE S, BERRON D, SMITH R, et al. Associations of Plasma Phospho-Tau217 Levels With Tau Positron Emission Tomography in Early Alzheimer Disease[J]. JAMA neurology, 2021, 78(2):149-156.

[327] JANELIDZE S, TEUNISSEN C E, ZETTERBERG H, et al. Head-to-Head Comparison of 8 Plasma Amyloid-β 42/40 Assays in Alzheimer Disease[J]. JAMA neurology, 2021, 78(11):1375-82.

[328] JANG S, KIM J J, KIM S J, et al. Mobile app-based chatbot to deliver cognitive behavioral therapy and psychoeducation for adults with attention deficit: A development and feasibility/usability study[J]. Int J Med Inform, 2021, 150:104440.

[329] JEONG M, LEE Y, PARK J, et al. Lipid nanoparticles (LNPs) for in vivo RNA delivery and their breakthrough technology for future applications[J]. Adv Drug Deliv Rev, 2023, 200: 114990.

[330] JH C, JJ C, WW W. Universal Chimeric Antigen Receptors for Multiplexed and Logical Control of T Cell Responses. Cell, 2018: 173.

[331] JH G, G M, HG K. Characterization of a human cell line (NK-92) with phenotypical and functional characteristics of activated natural killer cells. Leukemia, 1994: 8.

[332] JIA J, WANG F, WEI C, et al. The prevalence of dementia in urban and rural areas of China[J]. Alzheimers Dement, 2014, 10: 1-9.

[333] JIA J, WEI C, CHEN S, et al. The cost of Alzheimer's disease in China and re-estimation of costs worldwide[J]. Alzheimers Dement, 2018, 14: 483-491.

[334] JIA L, DU Y, CHU L, et al. Prevalence, risk factors, and management of dementia and mild cognitive impairment in adults aged 60 years or older in China: a cross-sectional study[J]. The

Lancet Public health, 2020, 5(12): e661-e671.
[335] JIA L, QUAN M, FU Y, et al. Dementia in China: epidemiology, clinical management, and research advances[J]. The Lancet Neurology, 2020, 19(1): 81-92.
[336] JIA L, YANG J, ZHU M, et al. A metabolite panel that differentiates Alzheimer's disease from other dementia types[J]. Alzheimer's & dementia: the journal of the Alzheimer's Association, 2022, 18(7):1345-1356.
[337] JIANG H, DONG B, GAO L, et al. Long-term follow-up results of a multicenter first-in-human study of the dual BCMA/CD19 Targeted FasT CAR-T GC012F for patients with relapsed/refractory multiple myeloma[J]. J Clin Oncol, 2021, 39 (suppl 15): 8014 (abstr).
[338] JIANG S, QU C, WANG F, et al. Using event-related potential P300 as an electrophysiological marker for differential diagnosis and to predict the progression of mild cognitive impairment: a meta-analysis[J]. Neurol Sci, 2015, 36(7):1105-1112.
[339] JIN L, TAO H, KARACHI A, et al. CXCR1- or CXCR2-modified CAR T cells co-opt IL-8 for maximal antitumor efficacy in solid tumors[J]. Nat Commun, 2019, 10(1): 4016.
[340] JIN X, et al. First-in-human phase I study of CLL-1 CAR-T cells in adults with relapsed/refractory acute myeloid leukemia. Journal of hematology & oncology, 2022, 15: 88.
[341] JIN X, et al. HLA-matched and HLA-haploidentical allogeneic CD19-directed chimeric antigen receptor T-cell infusions are feasible in relapsed or refractory B-cell acute lymphoblastic leukemia before hematopoietic stem cell transplantation. Leukemia, 2020, 34: 909-913.
[342] JING R, JIAO P, CHEN J, et al. Cas9-Cleavage Sequences in Size-Reduced Plasmids Enhance Nonviral Genome Targeting of CARs in Primary Human T Cells. Small Methods[J]. 2021, e2100071.
[343] JING R, SCARFO I, NAJIA M A, et al. EZH1 repression generates mature iPSC-derived CAR T cells with enhanced antitumor activity[J]. Cell Stem Cell, 2022, 29(8): 1181-1196 e6.
[344] JING X, YANG F, SHAO C, et al. Role of hypoxia in cancer therapy by regulating the tumor microenvironment[J]. Mol Cancer, 2019, 18(1): 157.
[345] JOHNSON D A, BILLINGS M E, HALE L. Environmental determinants of insufficient sleep and sleep disorders: implications for population health[J]. Current epidemiology reports, 2018, 5: 61-69.
[346] JOYCE Y C, CHAN SARAH T Y, YAU TIMOTHY C Y, et al. Diagnostic performance of digital cognitive tests for the identification of MCI and dementia: A systematic review[J]. Ageing Research Reviews, Volume 72, 2021, 101506, ISSN 1568-1637, https://doi.org/10.1016/j.arr.2021.101506.
[347] JUILLERAT A, et al. Modulation of chimeric antigen receptor surface expression by a small molecule switch. BMC Biotechnol, 2019, 19: 1-9.
[348] JUILLERAT A, MARECHAL A, FILHOL J M, et al. An oxygen sensitive self-decision making engineered CAR T-cell[J]. Sci Rep, 2017, 7: 39833.
[349] JUNE C H, SADELAIN M. Chimeric Antigen Receptor Therapy[J]. N Engl J Med, 2018, 379(1): 64-73.
[350] JUNG I Y, KIM Y Y, YU H S, et al. CRISPR/Cas9-Mediated Knockout of DGK Improves Antitumor Activities of Human T Cells[J]. Cancer Res, 2018, 78: 4692-4703.
[351] K M, M A O, A D S. Generation of Suicide Gene-Modified Chimeric Antigen Receptor-Redirected T-Cells for Cancer Immunotherapy. Methods Mol. Biol. Clifton NJ, 2019: 1895.
[352] KADOMOTO S, IZUMI K, MIZOKAMI A. Macrophage Polarity and Disease Control[J]. Int J Mol Sci, 2021, 23(1).
[353] KALBASI A, SIURALA M, SU L L, et al. Potentiating adoptive cell therapy using synthetic IL-9

receptors[J]. Nature, 2022, 607(7918): 360-365.

［354］KALOS M, LEVINE B L, PORTER D L, et al. T cells with chimeric antigen receptors have potent antitumor effects and can establish memory in patients with advanced leukemia[J]. Sci Transl Med, 2011, 3(95):95ra73.

［355］KANG J M, KIM N, LEE S Y, et al. Effect of cognitive training in fully immersive virtual reality on visuospatial function and frontal-occipital functional connectivity in predementia: randomized controlled trial[J]. J Med Internet Res, 2021, 23(5):e24526.

［356］KAO R L, TRUSCOTT L C, CHIOU T T, et al. A Cetuximab-Mediated Suicide System in Chimeric Antigen Receptor-Modified Hematopoietic Stem Cells for Cancer Therapy[J]. Hum Gene Ther, 2019, 30(4): 413-428.

［357］KARLSSON K R, et al. Homogeneous monocytes and macrophages from human embryonic stem cells following coculture-free differentiation in M-CSF and IL-3. Exp Hematol, 2008, 36: 1167-1175.

［358］KARSSEMEIJER E G A, AARONSON J A, BOSSERS W J, et al. Positive effects of combined cognitive and physical exercise training on cognitive function in older adults with mild cognitive impairment or dementia: A meta-analysis[J]. Ageing Res Rev, 2017, 40: 75-83.

［359］KASAKOVSKI D, XU L, LI Y. T cell senescence and CAR-T cell exhaustion in hematological malignancies[J]. J Hematol Oncol, 2018, 11(1): 91.

［360］KATSUYAMA T, AKMAMMEDOV A, SEIMIYA M, et al. An efficient strategy for TALEN-mediated genome engineering in Drosophila[J]. Nucleic Acids Res, 2013, 41: e163.

［361］KEBRIAEI P, SINGH H, HULS M H, et al. Phase I trials using Sleeping Beauty to generate CD19-specific CAR T cells[J]. J Clin Invest, 2016: 3363-3376.

［362］KEILOW M, HOLM A, FALLESEN P. Medical treatment of Attention Deficit/Hyperactivity Disorder (ADHD) and children's academic performance[J]. PLoS One, 2018, 13(11): e0207905.

［363］KELDERS S M, KOK R N, OSSEBAARD H C, et al. Persuasive System Design Does Matter: A Systematic Review of Adherence to Web-Based Interventions[J]. Journal of Medical Internet Research, 2012, 14(6): e152.

［364］KERSHAW M H, WESTWOOD J A, PARKER L L, et al. A phase I study on adoptive immunotherapy using gene-modified T cells for ovarian cancer[J]. Clin Cancer Res, 2006, 12(1): 6106-6115.

［365］KESHAV N U, VOGT-LOWELL K, VAHABZADEH A, et al.Digital Attention-Related Augmented-Reality Game: Significant Correlation between Student Game Performance and Validated Clinical Measures of Attention-Deficit/Hyperactivity Disorder (ADHD)[J]. Children, 2019, 6(6):72.

［366］KG M, et al. Alloantigen-specific regulatory T cells generated with a chimeric antigen receptor. J. Clin. Invest, 2016: 126.

［367］KHALDI S, KAMMOUN I, KCHAOU K, et al. HP27: Continuous spike-waves during slow-wave sleep (CSWS): An electroclinical evaluation according to the EEG patterns[J]. Clinical Neurophysiology, 2022: e7-e8.

［368］KHAN S S, YE B, TAATI B, et al. Detecting agitation and aggression in people with dementia using sensors-a systematic review[J]. Alzheimers Dement, 2018, 14(6):824-832.

［369］KIELING C, ADEWUYA A, FISHER H L, et al. Identifying depression early in adolescence[J]. The Lancet. Child & Adolescent Health, 2019, 3(4): 211-213.

［370］KIM D M, BANG Y R, KIM J H, et al. The Prevalence of Depression, Anxiety and Associated Factors among the General Public during COVID-19 Pandemic: a Cross-sectional Study in

Korea[J]. J Korean Med Sci, 2021, 36: 214.

［371］ KIM K R, LEE K S, CHEONG H K, et al. Characteristic profiles of instrumental activities of daily living in different subtypes of mild cognitive impairment[J]. Dementia and geriatric cognitive disorders, 2009, 27(3):278-285.

［372］ KIM M S, et al. Redirection of Genetically Engineered CAR-T Cells Using Bifunctional Small Molecules. J. Am. Chem. Soc, 2015, 137: 2832-2835.

［373］ Kim M Y, Cooper M L, Jacobs M T, et al. CD7-deleted hematopoietic stem cells can restore immunity after CAR T cell therapy[J]. JCI Insight, 2021, 6(16):e149819.

［374］ KIM S C, LEE H, LEE H S, et al. Adjuvant Therapy for Attention in Children with ADHD Using Game-Type Digital Therapy[J]. International Journal of Environmental Research and Public Health, 2022, 19(22):14982.

［375］ KIM S P, VALE N R, ZACHARAKIS N, et al. Adoptive Cellular Therapy with Autologous Tumor-Infiltrating Lymphocytes and T-cell Receptor-Engineered T Cells Targeting Common p53 Neoantigens in Human Solid Tumors[J]. Cancer Immunol Res, 2022, 10(8): 932-946.

［376］ KLEBANOFF C A, CROMPTON J G, LEONARDI A J, et al. Inhibition of AKT signaling uncouples T cell differentiation from expansion for receptor-engineered adoptive immunotherapy[J]. JCI Insight, 2017, 2(23).

［377］ KLICHINSKY M, RUELLA M, SHESTOVA O, et al. Human chimeric antigen receptor macrophages for cancer immunotherapy[J]. Nat Biotechnol, 2020, 38(8): 947-953.

［378］ KLOSS C C, CONDOMINES M, CARTELLIERI M, et al. Combinatorial antigen recognition with balanced signaling promotes selective tumor eradication by engineered T cells[J]. Nat Biotechnol, 2013, 31(1): 71-75.

［379］ KLOSS C C, LEE J, ZHANG A, et al. Dominant-Negative TGF-beta Receptor Enhances PSMA-Targeted Human CAR T Cell Proliferation And Augments Prostate Cancer Eradication[J]. Molecular therapy : the journal of the American Society of Gene Therapy, 2018, 26(7): 1855-1866.

［380］ KM B, LC C, CW L, et al. Small-molecule displacement of a cryptic degron causes conditional protein degradation. Nat. Chem. Biol, 2011: 7.

［381］ KNORR D A, et al. Clinical-scale derivation of natural killer cells from human pluripotent stem cells for cancer therapy. Stem Cells Transl Med, 2013, 2: 274-283.

［382］ KOCHENDERFER J N, DUDLEY M E, FELDMAN S A, et al. B-cell depletion and remissions of malignancy along with cytokine-associated toxicity in a clinical trial of anti-CD19 chimeric-antigen-receptor-transduced T cells[J]. Blood, 2012, 119(12):2709-2720.

［383］ KOCHENDERFER J N, WILSON W H, JANIK J E, et al. Eradication of B-lineage cells and regression of lymphoma in a patient treated with autologous T cells genetically engineered to recognize CD19[J]. Blood, 2010, 116(20):4099-4102.

［384］ KOLASA K, KOZINSKI G. How to Value Digital Health Interventions? A Systematic Literature Review[J]. Int J Environ Res Public Health, 2020, 17(6).

［385］ KOLLINS S H, CHILDRESS A, HEUSSER A C. et al. Effectiveness of a digital therapeutic as adjunct to treatment with medication in pediatric ADHD[J]. npj Digit. Med. 4, 58 (2021).

［386］ KOLLINS S H, DELOSS D J, CAÑADAS E, et al. A novel digital intervention for actively reducing severity of paediatric ADHD (STARS-ADHD): a randomised controlled trial[J]. Lancet Digit Health, 2020, 2(4): e168-e178.

［387］ KONERU M, PURDON T J, SPRIGGS D, et al. IL-12 secreting tumor-targeted chimeric antigen receptor T cells eradicate ovarian tumors in vivo[J]. Oncoimmunology, 2015, 4(3): e994446.

［388］ KONG W, DIMITRI A, WANG W, et al. BET bromodomain protein inhibition reverses chimeric antigen receptor extinction and reinvigorates exhausted T cells in chronic lymphocytic leukemia[J]. J Clin Invest, 2021, 131(16).

[389] KOSTI P, OPZOOMER J W, LARIOS-MARTINEZ K I, et al. Hypoxia-sensing CAR T cells provide safety and efficacy in treating solid tumors[J]. Cell Rep Med, 2021, 2(4): 100227.

[390] KOSTYRKA-ALLCHORNE K, BALLARD C, BYFORD S. et al. Online Parent Training for The Initial Management of ADHD referrals (OPTIMA): the protocol for a randomised controlled trial of a digital parenting intervention implemented to support parents and children on a treatment waitlist, 2022, 23: 1003.

[391] KOTWAL A A, KIM J, WAITE L, et al. Social Function and Cognitive Status: Results from a US Nationally Representative Survey of Older Adults[J]. Journal of general internal medicine, 2016, 31(8):854-862.

[392] KP F. et al. PD-L1 targeting high-affinity NK (t-haNK) cells induce direct antitumor effects and target suppressive MDSC populations. J. Immunother. Cancer, 2020: 8.

[393] KRENCIUTE G, PRINZING B L, YI Z, et al. Transgenic Expression of IL15 Improves Antiglioma Activity of IL13Ralpha2-CAR T Cells but Results in Antigen Loss Variants[J]. Cancer Immunol Res, 2017, 5(7): 571-581.

[394] KRONHOLM E, PARTONEN T, HäRMä M, et al. Prevalence of insomnia-related symptoms continues to increase in the Finnish working-age population[J]. Journal of Sleep Research, 2016, 25(4): 454-457.

[395] KT R, et al. Precision Tumor Recognition by T Cells With Combinatorial Antigen-Sensing Circuits. Cell, 2016: 164.

[396] KUMAR J, KUMAR R, KUMAR SINGH A, et al. Deletion of Cbl-b inhibits CD8(+) T-cell exhaustion and promotes CAR T-cell function[J]. J Immunother Cancer, 2021, 9(1).

[397] KUMAR V, PATEL S, TCYGANOV E, et al. The Nature of Myeloid-Derived Suppressor Cells in the Tumor Microenvironment[J]. Trends Immunol, 2016, 37(3): 208-220.

[398] KURAMITSU S, OHNO M, OHKA F, et al. Lenalidomide enhances the function of chimeric antigen receptor T cells against the epidermal growth factor receptor variant III by enhancing immune synapses[J]. Cancer Gene Ther, 2015, 22(10): 487-495.

[399] KUWANA Y, ASAKURA Y, UTSUNOMIYA N, et al. Expression of chimeric receptor composed of immunoglobulin-derived V regions and T-cell receptor-derived C regions[J]. Biochem Biophys Res Commun, 1987, 149(3): 960-968.

[400] KWON M, JUNG Y C, LEE D, et al. Mental Health Problems During COVID-19 and Attitudes Toward Digital Therapeutics[J]. syhiatry investigation, 2023, 20(1): 52-61.

[401] L X, et al. Adoptive Transfer of NKG2D CAR mRNA-Engineered Natural Killer Cells in Colorectal Cancer Patients. Mol. Ther. J. Am. Soc. Gene Ther, 2019: 27.

[402] L. MAFFEI, E. PICANO, M. G. ANDREASSI, et al. Randomized trial on the effects of a combined physical/cognitive training in aged MCI subjects: the Train the Brain study[J]. Sci Rep, 2017, 7: 39471.

[403] LAI J, MARDIANA S, HOUSE I G, et al. Adoptive cellular therapy with T cells expressing the dendritic cell growth factor Flt3L drives epitope spreading and antitumor immunity[J]. Nat Immunol, 2020, 21(8): 914-926.

[404] LAI W, et al. Human pluripotent stem cell-derived eosinophils reveal potent cytotoxicity against solid tumors. Stem Cell Reports, 2021, 16: 1697-1704.

[405] LAJOIE M J, BOYKEN S E, SALTER A I, et al. Designed protein logic to target cells with precise combinations of surface antigens[J]. Science, 2020, 369(6511): 1637-1643.

［406］LANGIER S, SADE K, KIVITY S. Regulatory T cells: the suppressor arm of the immune system[J]. Autoimmun Rev, 2010, 10(2): 112-115.

［407］LANITIS E, DANGAJ D, IRVING M, et al. Mechanisms regulating T-cell infiltration and activity in solid tumors[J]. Ann Oncol, 2017, 28(suppl_12): xii18-xii32.

［408］LANITIS E, POUSSIN M, KLATTENHOFF A W, et al. Chimeric antigen receptor T Cells with dissociated signaling domains exhibit focused antitumor activity with reduced potential for toxicity in vivo[J]. Cancer Immunol Res, 2013, 1(1): 43-53.

［409］LANZA G, FERRI R. The neurophysiology of hyperarousal in restless legs syndrome: Hints for a role of glutamate/GABA[J]. Advances in Pharmacology, 2019, 84: 101-119.

［410］LARUN L, BRURBERG K G, ODGAARD-JENSEN J, et al. Exercise therapy for chronic fatigue syndrome[J]. Cochrane Database Syst Rev, 2017, 4(4): CD003200.

［411］LAWANI M A, TURGEON Y, CÔTÉ L. et al. User-centered and theory-based design of a professional training program on shared decision-making with older adults living with neurocognitive disorders: a mixed-methods study[J]. BMC Med Inform Decis Mak, 2021, 21: 59.

［412］LECLERC D, SIROKY M D, MILLER S M. Next-generation biological vector platforms for in vivo delivery of genome editing agents[J]. Curr Opin Biotechnol, 2023, 85: 103040.

［413］LEE S C, SHIMASAKI N, LIM J S J, et al. Phase I Trial of Expanded, Activated Autologous NK-cell Infusions with Trastuzumab in Patients with HER2-positive Cancers[J]. Clin Cancer Res, 2020, 26(17): 4494-4502.

［414］LEE U, JUNG G, MA E Y, et al. Toward Data-Driven Digital Therapeutics Analytics: Literature Review and Research Directions[J]. 自动化学报：英文版, 2023, 10(1): 42-66.

［415］LEE Y G, CHU H, LU Y, et al. Regulation of CAR T cell-mediated cytokine release syndrome-like toxicity using low molecular weight adapters[J]. Nat Commun, 2019, 10(1): 2681.

［416］LEEN A M, SUKUMARAN S, WATANABE N, et al. Reversal of tumor immune inhibition using a chimeric cytokine receptor[J]. Molecular therapy : the journal of the American Society of Gene Therapy, 2014, 22(6): 1211-1220.

［417］LEI A, et al. A second-generation M1-polarized CAR macrophage with antitumor efficacy. Nat Immunol, 2024, 25: 102-116.

［418］LEIDNER R, SANJUAN SILVA N, HUANG H, et al. Neoantigen T-Cell Receptor Gene Therapy in Pancreatic Cancer[J]. N Engl J Med, 2022, 386(22): 2112-2119.

［419］LEKAKIS L J, et al. ALPHA2 Study: ALLO-501A Allogeneic CAR T in LBCL, Updated Results Continue to Show Encouraging Safety and Efficacy with Consolidation Dosing. Blood, 2021: 138.

［420］LEMOINE J, RUELLA M, HOUOT R. Born to survive: how cancer cells resist CAR T cell therapy. J Hematol Oncol, 2021, 14(1):199.

［421］LESOIL C, BOMBOIS S, GUINEBRETIERE O, et al. Validation study of "Santé-Cerveau", a digital tool for early cognitive changes identification[J]. Alzheimer's research & therapy, 2023, 15(1): 70.

［422］LI B Y, HE N Y, QIAO Y, et al. Computerized cognitive training for Chinese mild cognitive impairment patients: A neuropsychological and fMRI study[J]. NeuroImage Clinical, 2019, 22: 101691.

［423］LI B, TANG H, HE G, et al. Tai Chi enhances cognitive training effects on delaying cognitive decline in mild cognitive impairment[J]. Alzheimer's & dementia : the journal of the Alzheimer's Association, 2023, 19(1): 136-149.

［424］LI C R, WANG D, FANG B J, et al. Updated Results of Fumanba-1: A Phase 1b/2 Study of a Novel Fully Human B-Cell Maturation Antigen-Specific CAR T Cells (CT103A) in Patients with

Relapsed and/or Refractory Multiple Myeloma[J]. Blood, 2022, 140(1): 7435-7436.

[425] LI H S, WONG N M, TAGUE E, et al. High-performance multiplex drug-gated CAR circuits[J]. Cancer Cell, 2022, 40(11): 1294-1305 e4.

[426] LI H, SU W, DANG H, et al. Exercise Training for Mild Cognitive Impairment Adults Older Than 60: A Systematic Review and Meta-Analysis[J]. Journal of Alzheimer's disease : JAD, 2022, 88(4): 1263-1278.

[427] LI J, XIAO Z, WANG D, et al. The screening, identification, design and clinical application of tumor-specific neoantigens for TCR-T cells. Mol Cancer, 2023, 22(1):141.

[428] LI R, GENG J, YANG R, et al. Effectiveness of Computerized Cognitive Training in Delaying Cognitive Function Decline in People With Mild Cognitive Impairment: Systematic Review and Meta-analysis[J]. J Med Internet Res, 2022, 24(10): e38624.

[429] LI S Q, et al. Early results of a safety and efficacy study of allogeneic TruUCAR™ GC502 in patients with relapsed/refractory B-cell acute lymphoblastic leukemia (r/r B-ALL). Cancer Research, 2022: 82.

[430] LI S, SIRIWON N, ZHANG X, et al. Enhanced Cancer Immunotherapy by Chimeric Antigen Receptor-Modified T Cells Engineered to Secrete Checkpoint Inhibitors[J]. Clin Cancer Res, 2017, 23(22): 6982-6992.

[431] LI S, WANG X, LIU L, et al. CD7 targeted "off-the-shelf" CAR-T demonstrates robust in vivo expansion and high efficacy in the treatment of patients with relapsed and refractory T cell malignancies[J]. Leukemia, 2023, 37(11):2176-2186.

[432] LI W, QIU S, CHEN J, et al. Chimeric Antigen Receptor Designed to Prevent Ubiquitination and Downregulation Showed Durable Antitumor Efficacy[J]. Immunity, 2020, 53(2): 456-470 e6.

[433] LI X, HU B, SHEN J, et al. Mild Depression Detection of College Students: an EEG-Based Solution with Free Viewing Tasks[J]. J Med Syst, 2015, 39(12):187.

[434] LI X, MA C, ZHANG J, et al. Prevalence of and potential risk factors for mild cognitive impairment in community-dwelling residents of Beijing[J]. J Am Geriatr Soc, 2013, 61: 2111-2119.

[435] LI X, QIAN X, LU Z. Local histone acetylation by ACSS2 promotes gene transcription for lysosomal biogenesis and autophagy[J]. Autophagy, 2017, 13(10):1790-1791.

[436] LI Y, HERMANSON D L, MORIARITY B S, et al. Human iPSC-Derived Natural Killer Cells Engineered with Chimeric Antigen Receptors Enhance Anti-tumor Activity[J]. Cell Stem Cell, 2018, 23(2): 181-192 e5.

[437] LIANG A, ZHOU L, LI P, et al. Safety and efficacy of a novel anti-CD20/CD19 bi-specific CAR T-cell therapy (C-CAR039) in relapsed or refractory (r/r) B-cell non-Hodgkin lymphoma (B-NHL) [J]. J Clin Oncol 2021; 39 (suppl 15): 2507 (abstr).

[438] LIANG J H, XU Y, LIN L, et al. Comparison of multiple interventions for older adults with Alzheimer disease or mild cognitive impairment: A PRISMA-compliant network meta-analysis[J]. Medicine, 2018, 97(20): e10744.

[439] LIGTENBERG M A, MOUGIAKAKOS D, MUKHOPADHYAY M, et al. Coexpressed Catalase Protects Chimeric Antigen Receptor-Redirected T Cells as well as Bystander Cells from Oxidative Stress-Induced Loss of Antitumor Activity[J]. J Immunol, 2016, 196(2): 759-766.

[440] LIN M, LUO H, LIANG S, et al. Pembrolizumab plus allogeneic NK cells in advanced non-small cell lung cancer patients[J]. J Clin Invest, 2020, 130(5): 2560-2569.

[441] LIN Q, BA T, HO J, et al. First-in-human trial of EphA2-redirected CAR T-cells in patients with recurrent glioblastoma: a preliminary report of three cases at the starting dose[J]. Front Oncol,

2021, 11: 694941.
［442］LIN T W, KUO Y M. Exercise benefits brain function: the monoamine connection[J]. Brain Sci, 2013, 3(1): 39-53.
［443］LIN Y, LIN A, CAI L, et al. ACSS2-dependent histone acetylation improves cognition in mouse model of Alzheimer's disease[J]. Molecular neurodegeneration, 2023, 18(1):47.
［444］LIPSMEIER F, SIMILLION C, BAMDADIAN A, et al. A Remote Digital Monitoring Platform to Assess Cognitive and Motor Symptoms in Huntington Disease: Cross-sectional Validation Study[J]. Journal of medical Internet research, 2022, 24(6): e32997.
［445］LIU B, ZHANG W, ZHANG H. Development of CAR-T cells for long-term eradication and surveillance of HIV-1 reservoir[J]. Curr Opin Virol, 2019, 38: 21-30.
［446］LIU E, MARIN D, BANERJEE P, et al. Use of CAR-Transduced Natural Killer Cells in CD19-Positive Lymphoid Tumors[J]. N Engl J Med, 2020, 382(6): 545-553.
［447］LIU F, CAO Y, PINZ K, et al. First-in-human CLL1-CD33 compound CAR T cell therapy induces complete remission in patients with refractory acute myeloid leukemia: update on phase 1 clinical trial[J]. Blood 2018; 132 (suppl 1): 901 (abstr).
［448］LIU H, LEI W, ZHANG C, et al. CD19-specific CAR T Cells that Express a PD-1/CD28 Chimeric Switch-Receptor are Effective in Patients with PD-L1-positive B-Cell Lymphoma[J]. Clin Cancer Res, 2021, 27(2):473-484.
［449］LIU J, ZHONG J F, ZHANG X, et al. Allogeneic CD19-CAR-T cell infusion after allogeneic hematopoietic stem cell transplantation in B cell malignancies. Journal of Hematology & Oncology, 2017: 10.
［450］LIU Q, LIAO Q, ZHAO Y. Chemotherapy and tumor microenvironment of pancreatic cancer[J]. Cancer Cell Int, 2017, 17: 68.
［451］LIU Q, VACI N, KOYCHEV I, et al. Personalised treatment for cognitive impairment in dementia: development and validation of an artificial intelligence model[J]. BMC medicine, 2022, 20(1): 45.
［452］LIU Q, WU H, LI Y, et al. Combined blockade of TGf-beta1 and GM-CSF improves chemotherapeutic effects for pancreatic cancer by modulating tumor microenvironment[J]. Cancer Immunol Immunother, 2020, 69(8): 1477-1492.
［453］LIU X, JIANG S, FANG C, et al. Affinity-Tuned ErbB2 or EGFR Chimeric Antigen Receptor T Cells Exhibit an Increased Therapeutic Index against Tumors in Mice[J]. Cancer Res, 2015, 75(17): 3596-3607.
［454］LIU X, RANGANATHAN R, JIANG S, et al. A Chimeric Switch-Receptor Targeting PD1 Augments the Efficacy of Second-Generation CAR T Cells in Advanced Solid Tumors[J]. Cancer Res, 2016, 76(6): 1578-1590.
［455］LIU X, ZHANG Y, CHENG C, et al. CRISPR-Cas9-mediated multiplex gene editing in CAR-T cells[J]. Cell Res. 2017, 27(1): 154-157.
［456］LIU Y, DI S, SHI B, et al. Armored Inducible Expression of IL-12 Enhances Antitumor Activity of Glypican-3-Targeted Chimeric Antigen Receptor-Engineered T Cells in Hepatocellular Carcinoma[J]. J Immunol, 2019, 203(1): 198-207.
［457］LIU Y, LIU G, WANG J, et al. Chimeric STAR receptors using TCR machinery mediate robust responses against solid tumors[J]. Sci Transl Med, 2021, 13(586).
［458］LIU Y, YAN X, ZHANG F, et al. TCR-T Immunotherapy: The Challenges and Solutions[J]. Front Oncol, 2021, 11: 794183.
［459］LIU Z, GUO Z, LING Z, et al. Dementia detection by analyzing spontaneous mandarin speech[J]. 2019 Asia-Pacific Signal and Information Processing Association Annual Summit and Conference

(APSIPA ASC), 2019:289-296.

[460] LIVINGSTON G, HUNTLEY J, SOMMERLAD A, et al. Dementia prevention, intervention, and care: 2020 report of the Lancet Commission[J]. Lancet (London, England), 2020, 396(10248):413-446.

[461] LOCKE F L, et al. First-in-human data of ALLO-501A, an allogeneic chimeric antigen receptor (CAR) T-cell therapy and ALLO-647 in relapsed/refractory large B-cell lymphoma (R/R LBCL): ALPHA2 study. Journal of Clinical Oncology, 2021: 39.

[462] LOCKE F L, GHOBADI A, JACOBSON C A, et al. Long-term safety and activity of axicabtagene ciloleucel in refractory large B-cell lymphoma (ZUMA-1): a single-arm, multicentre, phase 1-2 trial[J]. Lancet Oncol, 2019, 20(1): 31-42.

[463] LONGO D L. Engineering CAR T Cells for Off-the-Shelf Use. N Engl J Med, 2023, 389: 953-957.

[464] LOUIS C U, SAVOLDO B, DOTTI G, et al. Antitumor activity and long-term fate of chimeric antigen receptor-positive T cells in patients with neuroblastoma[J]. Blood, 2011, 118(23): 6050-6056.

[465] LU P, LIU Y, YANG J, et al. Naturally selected CD7 CAR-T therapy without genetic manipulations for T-ALL/LBL: first-in-human phase 1 clinical trial[J]. Blood, 2022, 140(4):321-334.

[466] LU Y, XUE J, DENG T, et al. Safety and feasibility of CRISPR-edited T cells in patients with refractory non-small-cell lung cancer[J]. Nat Med. 2020, 26(5): 732-740.

[467] LV C, et al. Pluripotent stem cell-derived CD19-CAR iT cells effectively eradicate B-cell lymphoma in vivo. Cell Mol Immunol, 2021, 18: 773-775.

[468] LV S, ZHANG Y, LIN Y, et al. ApoE4 exacerbates the senescence of hippocampal neurons and spatial cognitive impairment by downregulating acetyl-CoA level[J]. Aging cell, 2023, 22(9):e13932.

[469] LV W. et al. Feasibility of high-throughput drug sensitivity screening (HDS)-guided treatment for children with refractory or relapsed acute myeloid leukemia. Front Pediatr, 2023, 11: 1117988.

[470] LYNN R C, WEBER E W, SOTILLO E, et al. c-Jun overexpression in CAR T cells induces exhaustion resistance[J]. Nature, 2019, 576(7786): 293-300.

[471] M M, et al. Reversible Transgene Expression Reduces Fratricide and Permits 4-1BB Costimulation of CAR T Cells Directed to T-cell Malignancies. Cancer Immunol. Res, 2018: 6.

[472] MA C, LI M, WU C. Cognitive Function Trajectories and Factors among Chinese Older Adults with Subjective Memory Decline: CHARLS Longitudinal Study Results (2011-2018)[J]. International journal of environmental research and public health, 2022, 19(24).

[473] MA S, CALIGIURI M A, YU J. Harnessing IL-15 signaling to potentiate NK cell-mediated cancer immunotherapy[J]. Trends Immunol, 2022, 43(10): 833-847.

[474] MACKENSEN A, HAANEN J, KOENECKE C, et al. CLDN6-specific CAR-T cells plus amplifying RNA vaccine in relapsed or refractory solid tumors: the phase 1 BNT211-01 trial[J]. Nat Med, 2023, 29(11): 2844-2853.

[475] MAHER J, BRENTJENS R J, GUNSET G, et al. Human T-lymphocyte cytotoxicity and proliferation directed by a single chimeric TCRzeta /CD28 receptor[J]. Nature biotechnology, 2002, 20(1): 70-75.

[476] MAJZNER R G, MACKALL C L. Tumor Antigen Escape from CAR T-cell Therapy[J]. Cancer Discov, 2018, 8(10): 1219-1226.

[477] MAKINO K, LONG M D, KAJIHARA R, et al. Generation of cDC-like cells from human induced pluripotent stem cells via Notch signaling[J]. J Immunother Cancer, 2022, 10(1).

[478] MALINOWSKY C, ALMKVIST O, KOTTORP A, et al. Ability to manage everyday technology:

a comparison of persons with dementia or mild cognitive impairment and older adults without cognitive impairment[J]. Disability and rehabilitation Assistive technology, 2010, 5(6):462-469.

［479］MANCHANDA N, AGGARWAL A, SETYA S, et al. Digital Intervention For The Management Of Alzheimer's Disease[J]. Current Alzheimer research, 2023, 10.2174/15672050206662302061241 5. Advance online publication. https://doi.org/10.2174/1567205020666230206124155.

［480］MANCHANDA NAMISH, AGGARWAL AKANKSHA, SETYA SONAL, et al. Digital Intervention for the Management of Alzheimer's Disease[J]. Current Alzheimer Research, 2022, 19(14).

［481］MARDIANA S, GILL S. CAR T Cells for Acute Myeloid Leukemia: State of the Art and Future Directions. Front Oncol, 2020, 10: 697.

［482］MARSHALL J M, DUNSTAN D A, BARTIK W. Apps With Maps-Anxiety and Depression Mobile Apps With Evidence-Based Frameworks: Systematic Search of Major App Stores[J]. JMIR Ment Health, 2020, 7(6): e16525.

［483］MARTEY R M, KENSKI K, FOLKESTAD J, et al. Measuring Game Engagement: Multiple Methods and Construct Complexity[J]. Simulation & Gaming, 2014, 45(4-5): 528-547.

［484］MASHEL T V, TARAKANCHIKOVA Y V, MUSLIMOV A R, et al. Overcoming the delivery problem for therapeutic genome editing: Current status and perspective of non-viral methods[J]. Biomaterials, 2020, 258: 120282.

［485］MASHIMA H, ZHANG R, KOBAYASHI T, et al. Generation of GM-CSF-producing antigen-presenting cells that induce a cytotoxic T cell-mediated antitumor response[J]. Oncoimmunology, 2020, 9(1): 1814620.

［486］MASSOUDI B, BLANKER M H, van VALEN E, et al. Blended care vs. usual care in the treatment of depressive symptoms and disorders in general practice[BLENDING]: study protocol of a non-inferiority randomized trial[J]. BMC Psychiatry, 2017, 17(1): 218.

［487］MATHUR A, LANE N D, KAWSAR F. Engagement-aware computing: modelling user engagement from mobile contexts.: Acm International Joint Conference on Pervasive & Ubiquitous Computing[C]. 2016.

［488］MATTKE S, CHO S K, BITTNER T, et al. Blood-based biomarkers for Alzheimer's pathology and the diagnostic process for a disease-modifying treatment: Projecting the impact on the cost and wait times[J]. Alzheimer's & dementia (Amsterdam, Netherlands), 2020, 12(1):e12081.

［489］MAUDE S L, et al. Chimeric antigen receptor T cells for sustained remissions in leukemia. N Engl J Med, 2014, 371: 1507-1517.

［490］MAUDE S L, LAETSCH T W, BUECHNER J, et al. Tisagenlecleucel in Children and Young Adults with B-Cell Lymphoblastic Leukemia[J]. N Engl J Med, 2018, 378(5):439-448.

［491］MAZINANI M, RAHBARIZADEH F. New cell sources for CAR-based immunotherapy. Biomarker Research, 2023: 11.

［492］MC F, et al. Utility of a safety switch to abrogate CD19.CAR T-cell-associated neurotoxicity. Blood, 2021: 137.

［493］MCLAREN A, BIN-HASAN S, NARANG I. Diagnosis, management and pathophysiology of central sleep apnea in children[J]. Paediatric Respiratory Reviews, 2019, 30: 49-57.

［494］Medicare Services Advisory Committee. Frequently asked questions[EB/OL]. (2019-05-31)[2023-8-12]. http://www.msac.gov.au/internet/msac/publishing.nsf/Content/FAQ-01.

［495］MEHROTRA A, D'ANGELO J A, ROMNEY-VANTERPOOL A, et al. IFN-alpha Suppresses Myeloid Cytokine Production, Impairing IL-12 Production and the Ability to Support T-Cell Proliferation[J]. J Infect Dis, 2020, 222(1): 148-157.

［496］MEI H, LI C, JIANG H, et al. A bispecific CAR-T cell therapy targeting BCMA and CD38 in relapsed or refractory multiple myeloma[J]. J Hematol Oncol, 2021, 14(1):161.

［497］MENDES B B, CONNIOT J, AVITAL A, et al. Nanodelivery of nucleic acids[J]. Nat Rev Methods Primers, 2022, 2.

［498］MESTERMANN K, GIAVRIDIS T, WEBER J, et al. The tyrosine kinase inhibitor dasatinib acts as a pharmacologic on/off switch for CAR T cells[J]. Sci Transl Med, 2019, 11(499).

［499］MEURK C, LEUNG J, HALL W, et al. Establishing and Governing e-Mental Health Care in Australia: A Systematic Review of Challenges and A Call For Policy-Focussed Research[J]. Journal of Medical Internet Research, 2016, 18(1): e10.

［500］MEYER B, BERGER T, CASPAR F, et al. Effectiveness of a novel integrative online treatment for depression (Deprexis): randomized controlled trial[J]. Journal of medical Internet research, 2009, 11(2): e15.

［501］MEYER C L, SURMELI A, HOEFLIN H C, et al. Perceptions on a mobile health intervention to improve maternal child health for Syrian refugees in Turkey: Opportunities and challenges for end-user acceptability[J]. Front Public Health, 2022, 10: 1025675.

［502］MICKLETHWAITE K P, GOWRISHANKAR K, GLOSS B S, et al. Investigation of product-derived lymphoma following infusion of piggyBac-modified CD19 chimeric antigen receptor T cells[J]. Blood, 2021, 138(16): 1391-1405.

［503］MIJATOVIC-VUKAS J, CAPLING L, CHENG S, et al. Associations of Diet and Physical Activity with Risk for Gestational Diabetes Mellitus: A Systematic Review and Meta-Analysis[J]. Nutrients, 2018, 10(6):698.

［504］MILANI M, ANNONI A, MOALLI F, et al. Phagocytosis-shielded lentiviral vectors improve liver gene therapy in nonhuman primates[J]. Sci Transl Med, 2019, 11(493).

［505］MINEHARU Y, KAMRAN N, LOWENSTEIN P R, et al. Blockade of mTOR signaling via rapamycin combined with immunotherapy augments antiglioma cytotoxic and memory T-cell functions[J]. Mol Cancer Ther, 2014, 13(12): 3024-3036.

［506］MINISTRY OF HEALTH L A W O. Criteria for calculating insurance redemption prices for specified insurance medical materials[EB/OL]. (2019-03-29)[2023-8-13]. https://www.mhlw.go.jp/content/000497470.pdf.

［507］MINISTRY OF HEALTH L A W O. Insurance coverage for medical devices[EB/OL]. (2020-12-11)[2023-8-13]. https://www.mhlw.go.jp/content/12404000/000693018.pdf.

［508］Ministry of Health, Labour and Welfare of Japan. Handling of medical device insurance coverage, etc.[EB/OL]. (2019-03-29)[2023-8-16]. https://www.mhlw.go.jp/content/000497471.pdf.

［509］MISKOWIAK K W, JESPERSEN A E, KESSING L V, et al. Cognition assessment in virtual reality: validity and feasibility of a novel virtual reality test for real-life cognitive functions in mood disorders and psychosis spectrum disorders[J]. J Psychiatr Res, 2021, 145:182-189.

［510］MIYASHITA A, FUKUSHIMA S, NAKAHARA S, et al. Immunotherapy against Metastatic Melanoma with Human iPS Cell-Derived Myeloid Cell Lines Producing Type I Interferons[J]. Cancer Immunol Res, 2016, 4(3): 248-258.

［511］MJ L, et al. Designed protein logic to target cells with precise combinations of surface antigens. Science, 2020: 369.

［512］MO F Y, et al. Engineered off-the-shelf therapeutic T cells resist host immune rejection. Nature Biotechnology, 2021, 39: 56-63.

［513］MONTEL-HAGEN A, et al. Organoid-Induced Differentiation of Conventional T Cells from Human Pluripotent Stem Cells. Cell Stem Cell, 2019, 24: 376-389.

[514] MOON E K, CARPENITO C, SUN J, et al. Expression of a functional CCR2 receptor enhances tumor localization and tumor eradication by retargeted human T cells expressing a mesothelin-specific chimeric antibody receptor[J]. Clin Cancer Res, 2011, 17(14): 4719-4730.

[515] MOON S, PARK K. The effect of digital reminiscence therapy on people with dementia: a pilot randomized controlled trial[J]. BMC Geriatr, 2020, 20(1):166.

[516] MORADI V, OMIDKHODA A, AHMADBEIGI N. The paths and challenges of "off-the-shelf" CAR-T cell therapy: An overview of clinical trials. Biomed Pharmacother, 2023, 169: 115888.

[517] MORGAN R A, YANG J C, KITANO M, et al. Case report of a serious adverse event following the administration of T cells transduced with a chimeric antigen receptor recognizing ERBB2[J]. Molecular therapy : the journal of the American Society of Gene Therapy, 2010, 18(4): 843-851.

[518] MORIN C M, VEZINA-IM L A, IVERS H, et al. Prevalent, incident, and persistent insomnia in a population-based cohort tested before (2018) and during the first-wave of COVID-19 pandemic (2020)[J]. Sleep, 2022, 45(1).

[519] MOROZ A, EPPOLITO C, LI Q, et al. IL-21 enhances and sustains $CD8^+$T cell responses to achieve durable tumor immunity: comparative evaluation of IL-2, IL-15, and IL-21[J]. J Immunol, 2004, 173(2): 900-909.

[520] MORRIS E C, NEELAPU S S, GIAVRIDIS T, et al. Cytokine release syndrome and associated neurotoxicity in cancer immunotherapy. Nat Rev Immunol, 2022, 22: 85-96.

[521] MORSUT L, ROYBAL K T, XIONG X, et al. Engineering Customized Cell Sensing and Response Behaviors Using Synthetic Notch Receptors[J]. Cell, 2016, 164(4): 780-791.

[522] MOSCOSO A, GROTHE M J, ASHTON N J, et al. Longitudinal Associations of Blood Phosphorylated Tau181 and Neurofilament Light Chain With Neurodegeneration in Alzheimer Disease[J]. JAMA neurology, 2021, 78(4):396-406.

[523] MOSCOSO A, GROTHE M J, ASHTON N J, et al. Time course of phosphorylated-tau181 in blood across the Alzheimer's disease spectrum[J]. Brain: a journal of neurology, 2021, 144(1):325-339.

[524] MUELLER K D, VAN HULLE C A, KOSCIK R L, et al. Amyloid beta associations with connected speech in cognitively unimpaired adults[J]. Alzheimers Dement (Amst), 2021, 13(1): e12203.

[525] MUNSHI N C. et al. Idecabtagene Vicleucel in Relapsed and Refractory Multiple Myeloma. N Engl J Med, 2021, 384: 705-716.

[526] MURASE K, TANIZAWA K, MINAMI T, et al. A randomized controlled trial of telemedicine for long-term sleep apnea continuous positive airway pressure management[J]. Annals of the American Thoracic Society, 2020, 17(3): 329-337.

[527] NANDAGOPAL N, ELOWITZ M B. Synthetic biology: integrated gene circuits[J]. Science, 2011, 333(6047): 1244-1248.

[528] NARAYANAN P, LAPTEVA N, SEETHAMMAGARI M, et al. A composite MyD88/CD40 switch synergistically activates mouse and human dendritic cells for enhanced antitumor efficacy[J]. J Clin Invest, 2011, 121(4): 1524-1534.

[529] NASTOUPIL L J. et al. Standard-of-Care Axicabtagene Ciloleucel for Relapsed or Refractory Large B-Cell Lymphoma: Results From the US Lymphoma CAR T Consortium. J Clin Oncol, 2020, 38: 3119-3128.

[530] National Health Services. MedTech funding mandate policy 2021/22[EB/OL]. (2021-01-15)[2023-8-15]. https://www.england.nhs.uk/aac/wp-content/uploads/sites/50/2021/01/mtfm-policy-guidance-jan-2021.pdf.

[531] National Institute for Health and Care Excellence. Process and methods statement for the production of NICE IAPT assessment briefings (IABs)[EB/OL].[2023-8-30]. https://www.nice.org.uk/Media/Default/About/what-we-do/NICE-advice/IAPT/IAB-process-and-methods-statement.pdf.

[532] National Institute for Health and Care Excellence. Process and methods statement for the production of NICE IAPT evaluation in practice reports[EB/OL].[2023-8-30]. https://www.nice.org.uk/Media/Default/About/what-we-do/NICE-advice/IAPT/IEPR-process-methods.pdf.

[533] National Institute for Health and Care Excellence. Space from depression for treating adults with depression[EB/OL]. (2020-05-30)[2023-8-30]. https://www.nice.org.uk/advice/mib215/resources/space-from-depression-for-treating-adults-with-depression-pdf-2285965453227973.

[534] NAWAZ W, HUANG B, XU S, et al. AAV-mediated in vivo CAR gene therapy for targeting human T-cell leukemia[J]. Blood Cancer J, 2021, 11(6): 119.

[535] NEELAPU S S, LOCKE F L, BARTLETT N L, et al. Axicabtagene Ciloleucel CAR T-Cell Therapy in Refractory Large B-Cell Lymphoma[J]. N Engl J Med, 2017, 377(26):2531-2544.

[536] NEELAPU S S. et al. Chimeric antigen receptor T-cell therapy - assessment and management of toxicities. Nat Rev Clin Oncol, 2018, 15: 47-62.

[537] NG T K, WONG D F K. The efficacy of cognitive behavioral therapy for Chinese people: A meta-analysis[J]. Aust N Z J Psychiatry, 2018, 52(7): 620-637.

[538] NGANDU T, LEHTISALO J, SOLOMON A, et al. A 2 year multidomain intervention of diet, exercise, cognitive training, and vascular risk monitoring versus control to prevent cognitive decline in at-risk elderly people (FINGER): a randomised controlled trial[J]. Lancet, 2015, 385(9984): 2255-2263.

[539] NGUYEN N T, HUANG K, ZENG H, et al. Nano-optogenetic engineering of CAR T cells for precision immunotherapy with enhanced safety[J]. Nat Nanotechnol, 2021, 16(12): 1424-1434.

[540] NI Z, et al. Human pluripotent stem cells produce natural killer cells that mediate anti-HIV-1 activity by utilizing diverse cellular mechanisms. J Virol, 2011, 85: 43-50.

[541] NISHIMURA T, KANEKO S, KAWANA-TACHIKAWA A, et al. Generation of rejuvenated antigen-specific T cells by reprogramming to pluripotency and redifferentiation[J]. Cell Stem Cell, 2013, 12(1): 114-126.

[542] NISHIMURA T, YAGI H, UCHIYAMA Y, et al. Generation of lymphokine-activated killer (LAK) cells from tumor-infiltrating lymphocytes[J]. Cell Immunol, 1986, 100(1): 149-157.

[543] Nomura A. Digital health, digital medicine, and digital therapeutics in cardiology: current evidence and future perspective in Japan[J]. Hypertension research: official journal of the Japanese Society of Hypertension, 2023, 46(9): 2126-2134.

[544] NORELLI M, et al. Monocyte-derived IL-1 and IL-6 are differentially required for cytokine-release syndrome and neurotoxicity due to CAR T cells. Nat Med, 2018, 24: 739-748.

[545] OBA T, MAKINO K, KAJIHARA R, et al. In situ delivery of iPSC-derived dendritic cells with local radiotherapy generates systemic antitumor immunity and potentiates PD-L1 blockade in preclinical poorly immunogenic tumor models[J]. J Immunother Cancer, 2021, 9(5).

[546] O'BRIEN H L, CAIRNS P A, HALL M. A Practical Approach to Measuring User Engagement with the Refined User Engagement Scale (UES) and New UES Short Form[J]. International Journal of Human-Computer Studies, 2018: 112.

[547] O'BRIEN J L, EDWARDS J D, MAXFIELD N D, et al. Cognitive training and selective attention in the aging brain: An electrophysiological study[J]. Clinical Neurophysiology, 2013, 124(11): 2198-2208.

[548] ODENDAAL W A, ANSTEY W J, LEON N, et al. Health workers' perceptions and experiences of using mHealth technologies to deliver primary healthcare services: a qualitative evidence synthesis[J]. Cochrane Database Syst Rev, 2020, 3(3): D11942.

[549] OH S J, SEO S, LEE J H, et al. Effects of smartphone-based memory training for older adults with subjective memory complaints: a randomized controlled trial[J]. Aging Ment Health, 2018, 22(4): 526-34.

[550] OLIVEIRA J, GAMITO P, SOUTO T, et al. Virtual Reality-Based Cognitive Stimulation on People with Mild to Moderate Dementia due to Alzheimer's Disease: A Pilot Randomized Controlled Trial[J]. International journal of environmental research and public health, 2021, 18(10): 5290.

[551] OMBONI S, CAMPOLO L, PANZERI E. Telehealth in chronic disease management and the role of the Internet-of-Medical-Things: the Tholomeus® experience[J]. Expert Review of Medical Devices, 2020, 17(7): 659-670.

[552] ORGETA V, TUIJT R, LEUNG P, et al. Behavioral activation for promoting well-being in mild dementia:Feasibility and outcomes of a pilot randomized controlled trial[J]. J Alzheimers Dis, 2019, 72(2):563-574.

[553] O'ROURKE D M, NASRALLAH M P, DESAI A, et al. A single dose of peripherally infused EGFRvIII-directed CAR T cells mediates antigen loss and induces adaptive resistance in patients with recurrent glioblastoma[J]. Science translational medicine, 2017, 9(399).

[554] OSTOVAR-KERMANI T, ARNAUD D, ALMAGUER A, et al. Painful sleep: insomnia in patients with chronic pain syndrome and its consequences[J]. Folia Medica, 2020, 62(4): 645-654.

[555] OVERACRE-DELGOFFE A E, BUMGARNER H J, CILLO A R, et al. Microbiota-specific T follicular helper cells drive tertiary lymphoid structures and anti-tumor immunity against colorectal cancer[J]. Immunity, 2021, 54(12): 2812-2824 e4.

[556] P K, et al. Hypoxia-sensing CAR T cells provide safety and efficacy in treating solid tumors. Cell Rep. Med, 2021: 2.

[557] PAITEL E R, SAMII M R, NIELSON K A. A systematic review of cognitive event-related potentials in mild cognitive impairment and Alzheimer's disease[J]. Behav Brain Res, 2021, 396: 112904.

[558] PALMQVIST S, JANELIDZE S, QUIROZ Y T, et al. Discriminative Accuracy of Plasma Phospho-tau217 for Alzheimer Disease vs Other Neurodegenerative Disorders[J]. Jama, 2020, 324(8):772-781.

[559] PAN J, TAN Y, WANG G, et al. Donor-Derived CD7 Chimeric Antigen Receptor T Cells for T-Cell Acute Lymphoblastic Leukemia: First-in-Human, Phase I Trial[J]. J Clin Oncol, 2021, 39(30):3340-3351.

[560] PAN J, ZUO S, DENG B, et al. Sequential CD19-22 CAR T therapy induces sustained remission in children with r/r B-ALL. Blood, 2020, 135(5):387-391.

[561] PAN K, FARRUKH H, CHITTEPU V, et al. CAR race to cancer immunotherapy: from CAR T, CAR NK to CAR macrophage therapy[J]. J Exp Clin Cancer Res, 2022, 41(1): 119.

[562] PAN Y, YOON S, SUN J, et al. Mechanogenetics for the remote and noninvasive control of cancer immunotherapy[J]. Proc Natl Acad Sci U S A, 2018, 115(5): 992-997.

[563] PARAYATH N N, STEPHAN S B, KOEHNE A L, et al. In vitro-transcribed antigen receptor mRNA nanocarriers for transient expression in circulating T cells in vivo[J]. Nat Commun, 2020, 11(1): 6080.

[564] PARK J H, RIVIERE I, GONEN M, et al. Long-Term Follow-up of CD19 CAR Therapy in Acute Lymphoblastic Leukemia[J]. N Engl J Med, 2018, 378(5): 449-459.

[565] PARK J S, RHAU B, HERMANN A, et al. Synthetic control of mammalian-cell motility by engineering chemotaxis to an orthogonal bioinert chemical signal[J]. Proc Natl Acad Sci U S A, 2014, 111(16): 5896-5901.

[566] PARKER K R, et al. Single-Cell Analyses Identify Brain Mural Cells Expressing CD19 as Potential Off-Tumor Targets for CAR-T Immunotherapies. Cell, 2020, 183: 126-142.

[567] PĂSĂRELU C R, DAVID D, DOBREAN A, et al. ADHDCoach—a virtual clinic for parents of children with ADHD: Development and usability study[J]. DIGITAL HEALTH, 2023: 9.

[568] PĂSĂRELU C R, KERTESZ R, DOBREAN A. The Development and Usability of a Mobile App for Parents of Children with ADHD[J]. Children, 2023, 10(1):164.

[569] PASQUINI M C. et al. Real-world evidence of tisagenlecleucel for pediatric acute lymphoblastic leukemia and non-Hodgkin lymphoma. Blood Adv, 2020, 4: 5414-5424.

[570] PAYKEL E S. The evolution of life events research in psychiatry[J]. Journal of affective disorders, 2001, 62(3): 141-149.

[571] PEREIRA-MORALES A J, CRUZ-SALINAS A F, APONTE J, et al. Efficacy of a computer-based cognitive training program in older people with subjective memory complaints: a randomized study[J]. The International journal of neuroscience, 2018, 128(1): 1-9.

[572] Perez J, Tardito D, Mori S, et al. Abnormalities of cAMP signaling in affective disorders: implication for pathophysiology and treatment[J]. Bipolar disorders, 2000, 2(1): 27-36.

[573] PERNA F, et al. Integrating Proteomics and Transcriptomics for Systematic Combinatorial Chimeric Antigen Receptor Therapy of AML. Cancer cell, 2017, 32: 506-519.

[574] PETERS D T, SAVOLDO B, GROVER N S. Building safety into CAR-T therapy. Hum Vaccin Immunother, 2023, 19(3):2275457.

[575] PHILIPPI P, BAUMEISTER H, APOLINARIO-HAGEN J, et al. Acceptance towards digital health interventions-Model validation and further development of the Unified Theory of Acceptance and Use of Technology[J]. Internet Interv, 2021, 26: 100459.

[576] PIENAAR P R, KOLBE-ALEXANDER T L, VAN MECHELEN W, et al. Associations between self-reported sleep duration and mortality in employed individuals: systematic review and meta-analysis[J]. American journal of health promotion, 2021, 35(6): 853-865.

[577] PING Y, LI F, NAN S, et al. Augmenting the effectiveness of CAR-T cells by enhanced self-delivery of PD-1-neutralizing scFv[J]. Front Cell Dev Biol, 2020, 8: 803.

[578] PINTE S, SONCIN F. Egfl7 promotes tumor escape from immunity[J]. Oncoimmunology, 2012, 1(3): 375-376.

[579] PNG Y T, VINANICA N, KAMIYA T, et al. Blockade of CD7 expression in T cells for effective chimeric antigen receptor targeting of T-cell malignancies[J]. Blood Adv, 2017, 1(25):2348-2360.

[580] PODLEWSKA A M, WAMELEN D J V. Parkinson's disease and Covid-19: The effect and use of telemedicine[J]. International review of neurobiology, 2022, 165: 263-281.

[581] POLIMENI M, PRATO M. Host matrix metalloproteinases in cerebral malaria: new kids on the block against blood-brain barrier integrity?[J] Fluids and barriers of the CNS, 2014, 11(1):1.

[582] POPOLI M, BRUNELLO N, PEREZ J, et al. Second messenger-regulated protein kinases in the brain: their functional role and the action of antidepressant drugs[J]. Journal of neurochemistry, 2000, 74(1): 21-33.

[583] PORTER D L, LEVINE B L, KALOS M, et al. Chimeric antigen receptor-modified T cells in chronic lymphoid leukemia[J]. N Engl J Med, 2011, 365(8): 725-733.

[584] POUW N, TREFFERS-WESTERLAKEN E, MONDINO A, et al. TCR gene-engineered T cell: limited T cell activation and combined use of IL-15 and IL-21 ensure minimal differentiation and

maximal antigen-specificity[J]. Mol Immunol, 2010, 47(7-8): 1411-1420.

[585] PRINCE M, WIMO A, GUERCHET M, et al. World Alzheimer report 2015: the global impact of dementia: An analysis of prevalence, incidence, cost and trends[J]. London: Alzheimer's Disease International, 2015.

[586] PRINS S, ZHUPARRIS A, GROENEVELD G J. Usefulness of Plasma Amyloid as a Prescreener for the Earliest Alzheimer Pathological Changes Depends on the Study Population[J]. Annals of neurology, 2020, 87(1):154-155.

[587] PULE M A, SAVOLDO B, MYERS G D, et al. Virus-specific T cells engineered to coexpress tumor-specific receptors: persistence and antitumor activity in individuals with neuroblastoma[J]. Nature medicine, 2008, 14(11): 1264-1270.

[588] QI C, GONG J, LI J, et al. Claudin18.2-specific CAR T cells in gastrointestinal cancers: phase 1 trial interim results[J]. Nat Med, 2022, 28(6): 1189-1198.

[589] QI C, QIN Y, LIU D, et al. 1372O CLDN 18·2-targeted CAR-T cell therapy in patients with cancers of the digestive system[J]. Ann Oncol, 2021, 32(suppl 5): S1040 (abstr).

[590] QIAO Y, XIE X Y, LIN G Z, et al. Computer-Assisted Speech Analysis in Mild Cognitive Impairment and Alzheimer's Disease: A Pilot Study from Shanghai, China[J]. Journal of Alzheimer's disease: JAD, 2020, 75(1): 211-221.

[591] R R. et al. Cytokine-induced memory-like natural killer cells exhibit enhanced responses against myeloid leukemia. Sci. Transl. Med, 2016: 8.

[592] R S, et al. A Tet-On Inducible System for Controlling CD19-Chimeric Antigen Receptor Expression upon Drug Administration. Cancer Immunol. Res, 2016: 4.

[593] RAFIQ S, YEKU O O, JACKSON H J, et al. Targeted delivery of a PD-1-blocking scFv by CAR-T cells enhances anti-tumor efficacy in vivo[J]. Nat Biotechnol, 2018, 36(9): 847-856.

[594] RAGURAM A, BANSKOTA S, LIU D R. Therapeutic in vivo delivery of gene editing agents[J]. Cell, 2022, 185(15): 2806-2827.

[595] RAMAKRISHNA S, HIGHFILL S L, WALSH Z, et al. Modulation of Target Antigen Density Improves CAR T-cell Functionality and Persistence[J]. Clin Cancer Res, 2019, 25(17): 5329-5341.

[596] RAMEZANI F, PANAHI MEYMANDI A R, AKBARI B, et al. Outsmarting trogocytosis to boost CAR NK/T cell therapy. Mol Cancer, 2023, 22(1):183.

[597] RANGANATHAN C, BALAJI S. Key Factors Affecting the Adoption of Telemedicine by Ambulatory Clinics: Insights from a Statewide Survey[J]. Telemed J E Health, 2020, 26(2): 218-225.

[598] REIJNDERS J, VAN HEUGTEN C, VAN BOXTEL M. Cognitive interventions in healthy older adults and people with mild cognitive impairment: A systematic review[J]. Ageing Research Reviews, 2013, 12(1): 263-275.

[599] REN R, QI J, LIN S, et al. The China Alzheimer Report 2022[J]. General psychiatry, 2022, 35(1): e100751.

[600] REN X W, YU S C, DONG W L, et al. Burden of Depression in China, 1990-2017: Findings from the Global Burden of Disease Study 2017[J]. Journal of Affective Disorders, 2020, 268(5): 95-101.

[601] RIAL SABORIDO J, VOLKL S, AIGNER M, et al. Role of CAR T Cell Metabolism for Therapeutic Efficacy[J]. Cancers (Basel), 2022, 14(21).

[602] ROBBINS P F, KASSIM S H, TRAN T L, et al. A pilot trial using lymphocytes genetically engineered with an NY-ESO-1-reactive T-cell receptor: long-term follow-up and correlates with response[J]. Clin Cancer Res, 2015, 21(5): 1019-1027.

[603] ROLANDI E, DODICH A, GALLUZZI S, et al. Randomized controlled trial on the efficacy of a

multilevel non-pharmacologic intervention in older adults with subjective memory decline: design and baseline findings of the E.Mu.N.I. study[J]. Aging Clin Exp Res, 2020, 32(5): 817-826.

[604] ROMEE R, FOLEY B, LENVIK T, et al. NK cell CD16 surface expression and function is regulated by a disintegrin and metalloprotease-17 (ADAM17)[J]. Blood, 2013, 121(18): 3599-3608.

[605] ROMM K L, NILSEN L, GJERMUNDSEN K, et al. Remote Care for Caregivers of People With Psychosis: Mixed Methods Pilot Study[J]. JMIR Ment Health, 2020, 7(7): e19497.

[606] ROSENBERG A, NGANDU T, RUSANEN M, et al. Multidomain lifestyle intervention benefits a large elderly population at risk for cognitive decline and dementia regardless of baseline characteristics: The FINGER trial[J]. Alzheimer's & dementia : the journal of the Alzheimer's Association, 2018, 14(3): 263-270.

[607] ROSENBERG S A, SPIESS P, LAFRENIERE R. A new approach to the adoptive immunotherapy of cancer with tumor-infiltrating lymphocytes[J]. Science, 1986, 233(4770): 1318-1321.

[608] ROSENBERG S A, YANG J C, SHERRY R M, et al. Durable complete responses in heavily pretreated patients with metastatic melanoma using T-cell transfer immunotherapy[J]. Clin Cancer Res, 2011, 17(13): 4550-4557.

[609] ROSSANO A, CRIJNS T, RING D, et al. Clinician Preferences for Current and Planned Future Use of Telemedicine[J]. Telemed J E Health, 2022, 28(9): 1293-1299.

[610] ROTH T L, PUIG-SAUS C, YU R, et al. Reprogramming human T cell function and specificity with non-viral genome targeting, Nature, 2018, 559: 405-409.

[611] ROWLAND S P, FITZGERALD J E, HOLME T, et al. What is the clinical value of mHealth for patients?[J]. NPJ digital medicine, 2020(3): 4.

[612] RURIK J G, TOMBACZ I, YADEGARI A, et al. CAR T cells produced in vivo to treat cardiac injury[J]. Science, 2022, 375(6576): 91-96.

[613] RUSOWICZ J, SZCZEPAŃSKA-GIERACHA J, KIPER P. Neurologic Music Therapy in Geriatric Rehabilitation: A Systematic Review[J]. Healthcare (Basel), 2022, 10(11): 2187.

[614] RYAN C, BERGIN M, WELLS J S. Theoretical Perspectives of Adherence to Web-Based Interventions: a Scoping Review[J]. Int J Behav Med, 2018, 25(1): 17-29.

[615] SABATINO M, HU J, SOMMARIVA M, et al. Generation of clinical-grade CD19-specific CAR-modified CD8+ memory stem cells for the treatment of human B-cell malignancies[J]. Blood, 2016, 128(4): 519-528.

[616] SABAYAN B, DOYLE S, ROST N S, et al. The role of population-level preventive care for brain health in ageing[J]. The Lancet Healthy Longevity, 2023, 4(6): e274-e283.

[617] SACHAMITR P, LEISHMAN A J, DAVIES T J, et al. Directed Differentiation of Human Induced Pluripotent Stem Cells into Dendritic Cells Displaying Tolerogenic Properties and Resembling the CD141(+) Subset[J]. Front Immunol, 2017, 8: 1935.

[618] SAKEMURA R, HEFAZI M, SIEGLER E L, et al. Targeting cancer-associated fibroblasts in the bone marrow prevents resistance to CART-cell therapy in multiple myeloma[J]. Blood, 2022, 139(26): 3708-3721.

[619] SALTER A I, RAJAN A, KENNEDY J J, et al. Comparative analysis of TCR and CAR signaling informs CAR designs with superior antigen sensitivity and in vivo function[J]. Sci Signal, 2021, 14(697).

[620] SANTINI S, RAMPIONI M, STARA V, et al. Cognitive Digital Intervention for Older Patients with Parkinson's Disease during COVID-19: A Mixed-Method Pilot Study[J]. International journal of environmental research and public health, 2022, 19(22): 14844.

[621] SAYADMANESH A, YEKEHFALLAH V, VALIZADEH A, et al. Strategies for modifying the chimeric antigen receptor (CAR) to improve safety and reduce toxicity in CAR T cell therapy for cancer. Int Immunopharmacol, 2023, 125(Pt A):111093.

[622] SCAMMELL T E. The neurobiology, diagnosis, and treatment of narcolepsy[J]. Annals of Neurology: Official Journal of the American Neurological Association and the Child Neurology Society, 2003, 53(2): 154-166.

[623] SCHÄFER S, MALLICK E, SCHWED L, et al. Screening for Mild Cognitive Impairment Using a Machine Learning Classifier and the Remote Speech Biomarker for Cognition: Evidence from Two Clinically Relevant Cohorts[J]. Journal of Alzheimer's disease : JAD, 2023, 91(3): 1165-1171.

[624] SCHARPING N E, MENK A V, MORECI R S, et al. The Tumor Microenvironment Represses T Cell Mitochondrial Biogenesis to Drive Intratumoral T Cell Metabolic Insufficiency and Dysfunction[J]. Immunity, 2016, 45(2): 374-388.

[625] SCHILDKRAUT J J. The catecholamine hypothesis of affective disorders: a review of supporting evidence[J]. The American journal of psychiatry, 1965, 122(5): 509-522.

[626] SCHMITT T M, ZÚÑIGA-PFLÜCKER J C. Induction of T cell development from hematopoietic progenitor cells by delta-like-1 in vitro. Immunity, 2002, 17: 749-756.

[627] SCHOENBERG P, DAVID A S. Biofeedback for psychiatric disorders: a systematic review[J]. Applied Psychophysiology and Biofeedback, 2014, 39(2): 109.

[628] SCHUBART J R, STUCKEY H L, GANESHAMOORTHY A, et al. Chronic health conditions and internet behavioral interventions: a review of factors to enhance user engagement[J]. Comput Inform Nurs, 2011, 29(2): 81-92.

[629] SCHUCH F B, VANCAMPFORT D, RICHARDS J, et al. Exercise as a treatment for depression: A meta-analysis adjusting for publication bias[J]. J Psychiatr Res, 2016, 77: 42-51.

[630] SCHUSTER S J, BISHOP M R, TAM C S, et al. Tisagenlecleucel in Adult Relapsed or Refractory Diffuse Large B-Cell Lymphoma[J]. N Engl J Med, 2019, 380(1):45-56.

[631] SCHUSTER S J. et al. Long-term clinical outcomes of tisagenlecleucel in patients with relapsed or refractory aggressive B-cell lymphomas (JULIET): a multicentre, open-label, single-arm, phase 2 study. Lancet Oncol, 2021, 22: 1403-1415.

[632] SCHUTTE-RODIN S. Telehealth, telemedicine, and obstructive sleep apnea[J]. Sleep Medicine Clinics, 2020, 15(3): 359-375.

[633] SCOTT C K, KAREM P, SHIFFLETT K, et al. Evaluating barriers to adopting Telemedicine worldwide: A systematic review[J]. Journal of Telemedicine & Telecare, 2018, 24(1): 4-12.

[634] SELASKOWSKI B, STEFFENS M, SCHULZE M, et al. Smartphone-assisted psychoeducation in adult attention-deficit/hyperactivity disorder: A randomized controlled trial[J]. Psychiatry Res, 2022, 317:114802.

[635] SELF W K, HOLTZMAN D M. Emerging diagnostics and therapeutics for Alzheimer disease[J]. Nature medicine, 2023, 29(9):2187-2199.

[636] SENJU S, et al. Generation of dendritic cells and macrophages from human induced pluripotent stem cells aiming at cell therapy. Gene Ther, 2011, 18: 874-883.

[637] SENJU S, HARUTA M, MATSUNAGA Y, et al. Characterization of dendritic cells and macrophages generated by directed differentiation from mouse induced pluripotent stem cells[J]. Stem Cells, 2009, 27(5): 1021-1031.

[638] SEO H, GONZALEZ-AVALOS E, ZHANG W, et al. BATF and IRF4 cooperate to counter exhaustion in tumor-infiltrating CAR T cells[J]. Nat Immunol, 2021, 22(8): 983-995.

[639] SERVICES C F M M. Medicare program; revised process for making national coverage

determinations[EB/OL]. (2013-08-30). https://www.cms.gov/Medicare/Coverage/Determination Process.

［640］SESQUES P. et al. Commercial anti-CD19 CAR T cell therapy for patients with relapsed/refractory aggressive B cell lymphoma in a European center. Am J Hematol, 2020, 95: 1324-1333.

［641］SEYFFERT M, LAGISETTY P, LANDGRAF J, et al. Internet-delivered cognitive behavioral therapy to treat insomnia: a systematic review and meta-analysis[J]. PloS one, 2016, 11(2): e0149139.

［642］SHAFER P, KELLY L M, HOYOS V. Cancer Therapy With TCR-Engineered T Cells: Current Strategies, Challenges, and Prospects[J]. Front Immunol, 2022, 13: 835762.

［643］SHAMIM-UZZAMAN Q A, BAE C J, EHSAN Z, et al. The use of telemedicine for the diagnosis and treatment of sleep disorders: an American Academy of Sleep Medicine update[J]. Journal of Clinical Sleep Medicine, 2021, 17(5): 1103-1107.

［644］SHAN Q H. Auricular Point Therapy[M]. Ji'nan: Shandong Science and Technology Press, 1998.

［645］SHAO M, TENG X, GUO X, et al. Inhibition of Calcium Signaling Prevents Exhaustion and Enhances Anti-Leukemia Efficacy of CAR-T Cells via SOCE-Calcineurin-NFAT and Glycolysis Pathways[J]. Adv Sci (Weinh), 2022, 9(9): e2103508.

［646］SHAPIRO G, WONG A W, BEZ M, et al. Multiparameter evaluation of in vivo gene delivery using ultrasound-guided, microbubble-enhanced sonoporation[J]. J Control Release, 2016, 223: 157-164.

［647］SHEN X N, HUANG S Y, CUI M, et al. Plasma Glial Fibrillary Acidic Protein in the Alzheimer Disease Continuum: Relationship to Other Biomarkers, Differential Diagnosis, and Prediction of Clinical Progression[J]. Clinical chemistry, 2023, 69(4):411-421.

［648］SHERIDAN C. Off-the-shelf, gene-edited CAR-T cells forge ahead, despite safety scare. Nat Biotechnol, 2022, 40: 5-8.

［649］SHI D, SHI Y, KASEB A O, et al. Chimeric antigen receptor-glypican-3 T-cell therapy for advanced hepatocellular carcinoma: results of phase I trials[J]. Clin Cancer Res 2020; 26: 3979-89.

［650］SHI J, MA Y, ZHU J, et al. A Review on Electroporation-Based Intracellular Delivery[J]. Molecules, 2018, 23(11).

［651］SHI X, YAN L, SHANG J, et al. Anti-CD19 and anti-BCMA CAR T cell therapy followed by lenalidomide maintenance after autologous stem-cell transplantation for high-risk newly diagnosed multiple myeloma[J]. Am J Hematol, 2022, 97(5): 537-547.

［652］SHIN J H, PARK H B, OH Y M, et al. Positive conversion of negative signaling of CTLA4 potentiates antitumor efficacy of adoptive T-cell therapy in murine tumor models[J]. Blood, 2012, 119(24): 5678-5687.

［653］SHV V. Insomnia, serotonin and depression[J]. Georgian medical news, 2007, 150: 22-24.

［654］SILK K M, SILK J D, ICHIRYU N, et al. Cross-presentation of tumour antigens by human induced pluripotent stem cell-derived CD141(+)XCR1+ dendritic cells[J]. Gene Ther, 2012, 19(10): 1035-1040.

［655］SINDI S, NGANDU T, HOVATTA I, et al. Baseline Telomere Length and Effects of a Multidomain Lifestyle Intervention on Cognition: The FINGER Randomized Controlled Trial[J]. Journal of Alzheimer's disease : JAD, 2017, 59(4): 1459-1470.

［656］SIZE G M T M. Share & Industry Trends Analysis Report by Type, by Technology, by Sales Channel, by End-Use, by Regional Outlook and Forecast, 2021-2027[J]. ReportLinker: Lyon, France, 2022.

［657］SMITH C A, ARMOUR M, LEE M S, et al. Acupuncture for depression[J]. Cochrane Database

Syst Rev, 2018, 3(3): CD004046.
[658] SMITH T T, STEPHAN S B, MOFFETT H F, et al. In situ programming of leukaemia-specific T cells using synthetic DNA nanocarriers[J]. Nat Nanotechnol, 2017, 12(8): 813-820.
[659] SNYDER H M, CARRILLO M C, GRODSTEIN F, et al. Developing novel blood-based biomarkers for Alzheimer's disease[J]. Alzheimer's & dementia: the journal of the Alzheimer's Association, 2014, 10(1):109-114.
[660] SNYDER K M, HULLSIEK R, MISHRA H K, et al. Expression of a Recombinant High Affinity IgG Fc Receptor by Engineered NK Cells as a Docking Platform for Therapeutic mAbs to Target Cancer Cells[J]. Front Immunol, 2018, 9: 2873.
[661] SOCKOLOSKY J T, TROTTA E, PARISI G, et al. Selective targeting of engineered T cells using orthogonal IL-2 cytokine-receptor complexes[J]. Science, 2018, 359(6379): 1037-1042.
[662] SORKIN D H, JANIO E A, EIKEY E V, et al. Rise in Use of Digital Mental Health Tools and Technologies in the U.S. During the COVID-19 Pandemic[J]. Journal of Medical Internet Research, 2021, 23(4).
[663] SOTILLO E, BARRETT D M, BLACK K L, et al. Convergence of Acquired Mutations and Alternative Splicing of CD19 Enables Resistance to CART-19 Immunotherapy[J]. Cancer Discov, 2015, 5(12): 1282-1295.
[664] SOUERY D, RIVELLI S K, MENDLEWICZ J. Molecular genetic and family studies in affective disorders: state of the art[J]. Journal of affective disorders, 2001, 62(1-2): 45-55.
[665] SPANHEL K, SCHWEIZER J S, WIRSCHING D, et al. Cultural adaptation of internet interventions for refugees: Results from a user experience study in Germany[J]. Internet Interv, 2019, 18: 100252.
[666] SPENCER D M, BELSHAW P J, CHEN L, et al. Functional analysis of Fas signaling in vivo using synthetic inducers of dimerization[J]. Curr Biol, 1996, 6(7): 839-847.
[667] SPERLING R A, AISEN P S, BECKETT L A, et al. Toward defining the preclinical stages of Alzheimer's disease: recommendations from the National Institute on Aging-Alzheimer's Association workgroups on diagnostic guidelines for Alzheimer's disease[J]. Alzheimer's & dementia : the journal of the Alzheimer's Association, 2011, 7(3):280-292.
[668] ST LOUIS E K, BOEVE A R, BOEVE B F. "REM Sleep Behavior Disorder in Parkinson's Disease and Other Synucleinopathies". Mov. Disord. (Review), 2017, 32(5): 645-658.
[669] STACH M, PTACKOVA P, MUCHA M, et al. Inducible secretion of IL-21 augments anti-tumor activity of piggyBac-manufactured chimeric antigen receptor T cells[J]. Cytotherapy, 2020, 22(12): 744-754.
[670] STADTMAUER E A, FRAIETTA J A, DAVIS M M, et al. CRISPR-engineered T cells in patients with refractory cancer[J]. Science. 2020 Feb 28;367(6481):eaba7365.
[671] STAHL S M. Basic psychopharmacology of antidepressants, part 1: Antidepressants have seven distinct mechanisms of action[J]. The Journal of clinical psychiatry, 1998, 59(4): 5-14.
[672] STEVENS B M, et al. CD123 CAR T cells for the treatment of myelodysplastic syndrome. Exp Hematol, 2019, 74: 52-63.
[673] STRAATHOF K C, PULE M A, YOTNDA P, et al. An inducible caspase 9 safety switch for T-cell therapy[J]. Blood, 2005, 105(11): 4247-4254.
[674] STRATI P, BACHANOVA V, GOODMAN A, et al. Preliminary results of a phase I trial of FT516, an off-the-shelf natural killer (NK) cell therapy derived from a clonal master induced pluripotent stem cell (iPSC) line expressing high-affinity, non-cleavable CD16 (hnCD16), in patients (pts) with relapsed/refractory (R/R) B-cell lymphoma (BCL).[J]. J Clin Oncol, 2021, 39(15).

［675］STRAUSS G, FLANNERY J E, VIERRA E, et al. Meaningful engagement: A crossfunctional framework for digital therapeutics[J]. Front Digit Health, 2022, 4: 890081.

［676］STRICKER N H, LUNDT E S, ALDEN E C, et al. Longitudinal Comparison of in Clinic and at Home Administration of the Cogstate Brief Battery and Demonstrated Practice Effects in the Mayo Clinic Study of Aging[J]. The journal of prevention of Alzheimer's disease, 2020, 7(1): 21-28.

［677］SUN X Y, ZHENG B, LV J, et al. Sleep Behavior and Depression: Findings from the China Kadoorie Biobank of 0.5 Million Chinese Adults[J]. JOURNAL OF AFFECTIVE DISORDERS, 2018, 229(3): 120-124.

［678］SVERDLOV O, VAN DAM J, HANNESDOTTIR K, et al. Digital Therapeutics: An Integral Component of Digital Innovation in Drug Development[J]. Clin Pharmacol Ther, 2018, 104: 72-80.

［679］TAHERI S, MIGNOT E. The genetics of sleep disorders[J]. The Lancet Neurology, 2002, 1(4): 242-250.

［680］TAKAHASHI K, TANABE K, OHNUKI M, et al. Induction of pluripotent stem cells from adult human fibroblasts by defined factors[J]. Cell, 2007, 131(5): 861-872.

［681］TAKAHASHI K, YAMANAKA S. Induction of pluripotent stem cells from mouse embryonic and adult fibroblast cultures by defined factors. Cell, 2006, 126: 663-676.

［682］TAKI S, LYMER S, RUSSELL C G, et al. Assessing User Engagement of an mHealth Intervention: Development and Implementation of the Growing Healthy App Engagement Index[J]. Jmir Mhealth & Uhealth, 2017, 5(6): e89.

［683］TAKIZAWA R, FUKUDA M, KAWASAKI S, et al. Joint Project for Psychiatric Application of Near-Infrared Spectroscopy (JPSY-NIRS) Group. Neuroimaging-aided differential diagnosis of the depressive state[J]. Neuroimage, 2014, 85(1):498-507.

［684］TAN P, HE L, HAN G, et al. Optogenetic Immunomodulation: Shedding Light on Antitumor Immunity[J]. Trends Biotechnol, 2017, 35(3): 215-226.

［685］TAN S B, TAN J, RACZKOWSKA M N, et al. Digital game-based interventions for cognitive training in healthy adults and adults with cognitive impairment: protocol for a two-part systematic review and meta-analysis[J]. BMJ open, 2023, 13(5): e071059.

［686］TANG R, FU Y H, GONG B, et al. A Chimeric Conjugate of Antibody and Programmable DNA Nanoassembly Smartly Activates T Cells for Precise Cancer Cell Targeting[J]. Angew Chem Int Ed Engl, 2022, 61(36): e202205902.

［687］TANG X, LIU F, LIU Z, et al. Bioactivity and safety of B7-H3-targeted chimeric antigen receptor T cells against anaplastic meningioma[J]. Clin Transl Immunology, 2020, 9: e1137.

［688］Tang Y, Xing Y, Zhu Z, et al. The effects of 7-week cognitive training in patients with vascular cognitive impairment, no dementia (the Cog-VACCINE study): A randomized controlled trial[J]. Alzheimers Dement, 2019, 15(5): 605-614.

［689］TEL H. Sleep quality and quality of life among the elderly people[J]. Neurology, psychiatry and brain research, 2013, 19(1): 48-52.

［690］TERRÉN I, et al. Cytokine-Induced Memory-Like NK Cells: From the Basics to Clinical Applications. Front Immunol, 2022, 13: 884648.

［691］TETTAMANTI S, ROTIROTI M C, GIORDANO ATTIANESE G M P, et al. Lenalidomide enhances CD23.CAR T cell therapy in chronic lymphocytic leukemia[J]. Leuk Lymphoma, 2022, 63(7): 1566-1579.

［692］THEMELI M, KLOSS C C, CIRIELLO G, et al. Generation of tumor-targeted human T lymphocytes from induced pluripotent stem cells for cancer therapy[J]. Nat Biotechnol, 2013, 31(10): 928-933.

［693］TILAHUN B, THOMPSON N R, BAUTISTA J F, et al. Telepsychology May Improve Treatment Adherence in Patients with Psychogenic Nonepileptic Seizures[J]. Telemed J E Health, 2022, 28(8): 1159-1165.

［694］TILL B G, JENSEN M C, WANG J, et al. Adoptive immunotherapy for indolent non-Hodgkin lymphoma and mantle cell lymphoma using genetically modified autologous CD20-specific T cells[J]. Blood, 2008, 112(6): 2261-2271.

［695］TIMMERMANS F, VELGHE I, VANWALLEGHEM L, et al. Generation of T cells from human embryonic stem cell-derived hematopoietic zones[J]. J Immunol, 2009, 182(11): 6879-6888.

［696］TOPOOCO N, RIPER H, ARAYA R, et al. Attitudes towards digital treatment for depression: A European stakeholder survey[J]. Internet Interv, 2017, 8: 1-9.

［697］TORIL P, REALES J M, MAYAS J, et al. Video game training enhances cognitive control in older adults[J]. Nature, 2014, 501(7465): 97-101.

［698］TOUSLEY A M, ROTIROTI M C, LABANIEH L, et al. Co-opting signalling molecules enables logic-gated control of CAR T cells[J]. Nature, 2023, 615(7952): 507-516.

［699］TRAN E, ROBBINS P F, LU Y C, et al. T-Cell Transfer Therapy Targeting Mutant KRAS in Cancer[J]. N Engl J Med, 2016, 375(23): 2255-2262.

［700］TRAN E, ROBBINS P F, ROSENBERG S A. 'Final common pathway' of human cancer immunotherapy: targeting random somatic mutations[J]. Nat Immunol, 2017, 18(3): 255-262.

［701］TRAVERSARI C, MARKTEL S, MAGNANI Z, et al. The potential immunogenicity of the TK suicide gene does not prevent full clinical benefit associated with the use of TK-transduced donor lymphocytes in HSCT for hematologic malignancies[J]. Blood, 2007, 109(11): 4708-4715.

［702］TRAVERSO I, FENOGLIO D, NEGRINI S, et al. Cyclophosphamide inhibits the generation and function of CD8(+) regulatory T cells[J]. Hum Immunol, 2012, 73(3): 207-213.

［703］TSIMBERIDOU A M, VAN MORRIS K, VO H H, et al. T-cell receptor-based therapy: an innovative therapeutic approach for solid tumors[J]. J Hematol Oncol, 2021, 14(1): 102.

［704］TU S, HUANG R, GUO Z, et al. Shortening the ex vivo culture of CD19-specific CAR T-cells retains potent efficacy against acute lymphoblastic leukemia without CAR T-cell-related encephalopathy syndrome or severe cytokine release syndrome[J]. Am J Hematol, 2019, 94(12):E322-E325.

［705］TUENA C, SERINO S, DUTRIAUX L, et al. Virtual enactment effect on memory in young and aged populations: a systematic review[J]. J Clin Med, 2019, 8(5).

［706］UK Department of Health and Social Care. Accelerated access review[EB/OL]. (2016-10-30) [2023-8-20]. https://assets.publishing.service.gov.uk/government/uploads/system/uploads/attachment_data/file/565072/AAR_final.pdf.

［707］URBANSKA K, LANITIS E, POUSSIN M, et al. A universal strategy for adoptive immunotherapy of cancer through use of a novel T-cell antigen receptor[J]. Cancer Res, 2012, 72(7): 1844-1852.

［708］URNOV F D, REBAR E J, HOLMES M C, et al. Genome editing with engineered zinc finger nucleases[J]. Nat Rev Genet, 2010, 11: 636-646.

［709］VAHABZADEH A, KESHAV N U, SALISBURY J P, et al. Improvement of Attention-Deficit/Hyperactivity Disorder Symptoms in School-Aged Children, Adolescents, and Young Adults With Autism via a Digital Smartglasses-Based Socioemotional Coaching Aid: Short-Term, Uncontrolled Pilot Study[J]. JMIR Ment Health, 2018, 5(2): e25.

［710］VAN ALLEN J, DAVIS A M, LASSEN S. The use of telemedicine in pediatric psychology: Research review and current applications[J]. Child and Adolescent Psychiatric Clinics, 2011, 20(1): 55-66.

［711］VAN DE WATER A T, HOLMES A, HURLEY D A. Objective measurements of sleep for non-laboratory settings as alternatives to polysomnography-a systematic review[J]. Journal of sleep research, 2011, 20(1pt2): 183-200.

［712］VAN DER ROEST H G, WENBORN J, PASTINK C, et al. Assistive technology for memory support in dementia[J]. The Cochrane database of systematic reviews, 2017, 6(6): CD009627.

［713］VAN DER WINDT G J, EVERTS B, CHANG C H, et al. Mitochondrial respiratory capacity is a critical regulator of CD8+ T cell memory development[J]. Immunity, 2012, 36(1): 68-78.

［714］VAN ERUM J, VAN DAM D, DE DEYN P P. Alzheimer's disease: Neurotransmitters of the sleep-wake cycle[J]. Neuroscience & Biobehavioral Reviews, 2019, 105: 72-80.

［715］VD F, M T, M S. PD-1- and CTLA-4-based inhibitory chimeric antigen receptors (iCARs) divert off-target immunotherapy responses. Sci. Transl. Med, 2013: 5.

［716］VEITS G K, et al. Development of an AchillesTAG degradation system and its application to control CAR-T activity. Curr. Res. Chem. Biol, 2021, 1: 100010.

［717］VERFAILLIE S C J, WITTEMAN J, SLOT R E R, et al. High amyloid burden is associated with fewer specific words during spontaneous speech in individuals with subjective cognitive decline[J]. Neuropsychologia, 2019, 131: 184-192.

［718］VERGALLO A, LISTA S, LEMERCIER P, et al. Association of plasma YKL-40 with brain amyloid-β levels, memory performance, and sex in subjective memory complainers[J]. Neurobiology of aging, 2020, 96: 22-32.

［719］VIZCARDO R, KLEMEN N D, ISLAM S M R, et al. Generation of Tumor Antigen-Specific iPSC-Derived Thymic Emigrants Using a 3D Thymic Culture System[J]. Cell Rep, 2018, 22(12): 3175-3190.

［720］VIZCARDO R, MASUDA K, YAMADA D, et al. Regeneration of human tumor antigen-specific T cells from iPSCs derived from mature CD8(+) T cells[J]. Cell Stem Cell, 2013, 12(1): 31-36.

［721］VON KEYSERLINGK L, YAMAGUCHI-PEDROZA K, ARUM R, et al. Stress of university. students before and after campus closure in response to COVID-19[J]. J Community Psychol, 2022, 50: 285-301.

［722］VOOGT M P, OPMEER B C, KASTELEIN A W, et al. Obstacles to Successful Implementation of eHealth Applications into Clinical Practice[J]. Stud Health Technol Inform, 2018, 247: 521-525.

［723］WAGNER D L, et al. Immunogenicity of CAR T cells in cancer therapy. Nature Reviews Clinical Oncology, 2021, 18: 379-393.

［724］WALKER A J, MAJZNER R G, ZHANG L, et al. Tumor Antigen and Receptor Densities Regulate Efficacy of a Chimeric Antigen Receptor Targeting Anaplastic Lymphoma Kinase[J]. Mol Ther, 2017, 25(9): 2189-2201.

［725］WANG D, PRAGER B C, GIMPLE R C, et al. CRISPR Screening of CAR T Cells and Cancer Stem Cells Reveals Critical Dependencies for Cell-Based Therapies[J]. Cancer Discov, 2021, 11(5): 1192-1211.

［726］WANG J, WU J, LIU J, et al. Prevalence of sleep disturbances and associated factors among Chinese residents: A web-based empirical survey of 2019[J]. Journal of Global Health, 2023, 13

［727］WANG J, ZHANG X, ZHOU Z, et al. A novel adoptive synthetic TCR and antigen receptor (STAR) T-Cell therapy for B-Cell acute lymphoblastic leukemia[J]. Am J Hematol, 2022, 97(8):992-1004.

［728］WANG L C, LO A, SCHOLLER J, et al. Targeting fibroblast activation protein in tumor stroma with chimeric antigen receptor T cells can inhibit tumor growth and augment host immunity without severe toxicity[J]. Cancer Immunol Res, 2014, 2(2): 154-166.

［729］WANG M. et al. KTE-X19 CAR T-Cell Therapy in Relapsed or Refractory Mantle-Cell

Lymphoma. N Engl J Med, 2020, 382: 1331-1342.

[730] WANG Q S, et al. Treatment of CD33-directed chimeric antigen receptor-modified T cells in one patient with relapsed and refractory acute myeloid leukemia. Molecular therapy : the journal of the American Society of Gene Therapy, 2015, 23: 184-191.

[731] WANG T T, LIU K H, LI Z Z, et al. Prevalence of Attention Deficit/Hyperactivity Disorder among Children and Adolescents in China: A Systematic Review and Meta-Analysis[J]. BMC Psychiatry, 2017, 17(1): 32.

[732] WANG W, GELLINGS L N, JALALI A, et al. Economic modeling of reSET-O, a prescription digital therapeutic for patients with opioid use disorder[J]. J Med Econ, 2021, 24(1): 61-68.

[733] WANG X, et al. Metabolic Reprogramming via ACOD1 depletion enhances function of human induced pluripotent stem cell-derived CAR-macrophages in solid tumors. Nature communications, 2023, 14: 5778.

[734] WANG X, SU S, ZHU Y, et al. Metabolic Reprogramming via ACOD1 depletion enhances function of human induced pluripotent stem cell-derived CAR-macrophages in solid tumors[J]. Nat Commun, 2023, 14(1): 5778.

[735] WANG Y Y, YANG L, ZHANG J, et al. The effect of cognitive intervention on cognitive function in older adults with Alzheimer's disease: a systematic review and meta-analysis[J]. Neuropsychol Rev, 2022, 32(2):247-273.

[736] WANG Y, CAO J, GU W, et al. Long-Term Follow-Up of Combination of B-Cell Maturation Antigen and CD19 Chimeric Antigen Receptor T Cells in Multiple Myeloma. J Clin Oncol, 2022, 40(20):2246-2256.

[737] WANG Y, TONG C, DAI H, et al. Low-dose decitabine priming endows CAR T cells with enhanced and persistent antitumour potential via epigenetic reprogramming[J]. Nat Commun, 2021, 12(1): 409.

[738] WANG Y, WEI X D, YAN D M, et al. Sustained Remission and Decreased Severity of CAR T-Cell Related Adverse Events: A Pivotal Study Report of CNCT19 (inaticabtagene autoleucel) Treatment in Adult Patients with Relapsed/Refractory B-Cell Acute Lymphoblastic Leukemia (R/R B-Cell ALL) in China[J]. Blood, 2022, 140(1): 1598-1600.

[739] WANG Y, ZHANG W Y, HAN Q W, et al. Effective response and delayed toxicities of refractory advanced diffuse large B-cell lymphoma treated by CD20-directed chimeric antigen receptor-modified T cells[J]. Clin Immunol, 2014, 155: 160-175.

[740] WANG Y. et al. Brexucabtagene Autoleucel for Relapsed/Refractory Mantle Cell Lymphoma: Real World Experience from the US Lymphoma CAR T Consortium. Blood, 2021, 138: 744-744.

[741] WANG Y. et al. Effective response and delayed toxicities of refractory advanced diffuse large B-cell lymphoma treated by CD20-directed chimeric antigen receptor-modified T cells. Clin Immunol, 2014, 155: 160-175.

[742] WANG Z, MCWILLIAMS-KOEPPEN H P, REZA H, et al. 3D-organoid culture supports differentiation of human CAR(+) iPSCs into highly functional CAR T cells[J]. Cell Stem Cell, 2022, 29(4): 515-527 e8.

[743] WEBB S L, LOH V, LAMPIT A, et al. Meta-analysis of the effects of computerized cognitive training on executive functions: a cross-disciplinary taxonomy for classifying outcome cognitive factors[J]. Neuropsychol Rev, 2018, 28(2):232-250.

[744] WEBER E W, PARKER K R, SOTILLO E, et al. Transient rest restores functionality in exhausted CAR-T cells through epigenetic remodeling[J]. Science, 2021, 372(6537).

[745] WEI G, ZHANG Y, ZHAO H, et al. CD19/CD22 Dual-Targeted CAR T-cell Therapy for Relapsed/

Refractory Aggressive B-cell Lymphoma: A Safety and Efficacy Study[J]. Cancer Immunol Res, 2021, 9(9): 1061-1070.

[746] WEI P, WONG W W, PARK J S, et al. Bacterial virulence proteins as tools to rewire kinase pathways in yeast and immune cells[J]. Nature, 2012, 488(7411): 384-388.

[747] WENG J, LAI P, QIN L, et al. A novel generation 1928zT2 CAR T cells induce remission in extramedullary relapse of acute lymphoblastic leukemia[J]. J Hematol Oncol, 2018, 11: 25.

[748] WIEDE F, LU K H, DU X, et al. PTP1B Is an Intracellular Checkpoint that Limits T-cell and CAR T-cell Antitumor Immunity[J]. Cancer Discov, 2022, 12(3): 752-773.

[749] WILKIE S, VAN SCHALKWYK M C, HOBBS S, et al. Dual targeting of ErbB2 and MUC1 in breast cancer using chimeric antigen receptors engineered to provide complementary signaling[J]. J Clin Immunol, 2012, 32(5): 1059-1070.

[750] WILLIAMS J Z, ALLEN G M, SHAH D, et al. Precise T cell recognition programs designed by transcriptionally linking multiple receptors[J]. Science, 2020, 370(6520): 1099-1104.

[751] WILLIS H A, GONZALEZ J C, CALL C C, et al. Culturally Responsive Telepsychology & mHealth Interventions for Racial-Ethnic Minoritized Youth: Research Gaps and Future Directions[J]. Journal of clinical child and adolescent psychology: the official journal for the Society of Clinical Child and Adolescent Psychology, American Psychological Association, Division 53, 51(6): 1053-1069.

[752] WILSON W R, HAY M P. Targeting hypoxia in cancer therapy[J]. Nat Rev Cancer, 2011, 11(6): 393-410.

[753] WING A, FAJARDO C A, POSEY A D, et al. Improving CART-Cell Therapy of Solid Tumors with Oncolytic Virus-Driven Production of a Bispecific T-cell Engager[J]. Cancer Immunol Res, 2018, 6(5): 605-616.

[754] WOAN K V, KIM H, BJORDAHL R, et al. Harnessing features of adaptive NK cells to generate iPSC-derived NK cells for enhanced immunotherapy[J]. Cell Stem Cell, 2021, 28(12): 2062-2075 e5.

[755] WOLL P S, et al. Human embryonic stem cells differentiate into a homogeneous population of natural killer cells with potent in vivo antitumor activity. Blood, 2009, 113: 6094-6101.

[756] Woll P S, Martin C H, Miller J S, et al. Human embryonic stem cell-derived NK cells acquire functional receptors and cytolytic activity. J Immunol, 2005, 175: 5095-5103.

[757] WONG B, MAASS L, VODDEN A, et al. The dawn of digital public health in Europe: Implications for public health policy and practice[J]. Lancet Reg Health Eur, 2022, 14: 100316.

[758] WU C Y, ROYBAL K T, PUCHNER E M, et al. Remote control of therapeutic T cells through a small molecule-gated chimeric receptor[J]. Science, 2015, 350(6258): aab4077.

[759] WU C Y, RUPP L J, ROYBAL K T, et al. Synthetic biology approaches to engineer T cells[J]. Curr Opin Immunol, 2015, 35: 123-130.

[760] WU H, DENG Z, WANG B, et al. How does service price influence patients' decisions? An examination of the free-market pricing mechanism in online health communities[J]. Electronic Markets, 2021(4).

[761] WU J, TU J, LIU Z, et al. An Effective Test (EOmciSS) for Screening Older Adults With Mild Cognitive Impairment in a Community Setting: Development and Validation Study[J]. Journal of medical Internet research, 2023, 25:e40858.

[762] WU J, WANG X, HUANG Y, et al. Targeted glycan degradation potentiates cellular immunotherapy for solid tumors[J]. Proc Natl Acad Sci U S A, 2023, 120(38): e2300366120.

[763] WU W, ZHOU Q, MASUBUCHI T, et al. Multiple Signaling Roles of CD3epsilon and Its Application in CAR-T Cell Therapy[J]. Cell, 2020, 182(4): 855-871 e23.

[764] WU Y T, ALI G C, GUERCHET M, et al. Prevalence of dementia in mainland China, Hong Kong and Taiwan: an updated systematic review and meta-analysis[J]. Int J Epidemiol, 2018, 47: 409-419.

[765] WU Y, LIU Y, HUANG Z, et al. Control of the activity of CAR-T cells within tumours via focused ultrasound[J]. Nat Biomed Eng, 2021, 5(11): 1336-1347.

[766] X Z. et al. MUC1-Tn-targeting chimeric antigen receptor-modified Vγ9Vδ2 T cells with enhanced antigen-specific anti-tumor activity. Am. J. Cancer Res, 2021: 11.

[767] XIANG Y T, MA X, LU J Y, et al. Relationships of Sleep Duration with Sleep Disturbances, Basic Socio-Demographic Factors, and BMI in Chinese People[J]. SLEEP MEDICINE, 2019, 10(10): 1085-1089.

[768] XIE B, LI Z, ZHOU J, et al. Current Status and Perspectives of Dual-Targeting Chimeric Antigen Receptor T-Cell Therapy for the Treatment of Hematological Malignancies. Cancers (Basel), 2022, 14(13).

[769] XIE G, DONG H, LIANG Y, et al. CAR-NK cells: A promising cellular immunotherapy for cancer[J]. EBioMedicine, 2020, 59: 102975.

[770] XIE L Q, YANG B X, LIAO Y H, et al. 《Sleep Disturbance in Older Adults With or Without Mild Cognitive Impairment and Its Associated Factors Residing in Rural Area, China[J]. JOURNAL OF GERIATRIC PSYCHIATRY AND NEUROLOGY, 2021, 34(6): 632-641.

[771] XU C, HE Z, SHEN Z, et al. Potential Benefits of Music Therapy on Stroke Rehabilitation[J]. Oxid Med Cell Longev, 2022: 9386095.

[772] XU Y, HYUN Y M, LIM K, et al. Optogenetic control of chemokine receptor signal and T-cell migration[J]. Proc Natl Acad Sci U S A, 2014, 111(17): 6371-6376.

[773] XU Y, ZHANG M, RAMOS C A, et al. Closely related T-memory stem cells correlate with in vivo expansion of CAR.CD19-T cells and are preserved by IL-7 and IL-15[J]. Blood, 2014, 123(24): 3750-3759.

[774] XUE P B A, JIANG Y, QIAO Y L. WHO global strategy on 4 digital health and its implications to China[Z]. Zhonghua YuFang Yi Xue Za Zhi, 2022, 56: 218-221.

[775] Y C, et al. CAR-macrophage: A new immunotherapy candidate against solid tumors. Biomed. Pharmacother. Biomedecine Pharmacother, 2021: 139.

[776] Y C, et al. CAR-neutrophil mediated delivery of tumor-microenvironment responsive nanodrugs for glioblastoma chemo-immunotherapy. Nat. Commun, 2023: 14.

[777] Y L, DL H, BS M, et al. Human iPSC-Derived Natural Killer Cells Engineered with Chimeric Antigen Receptors Enhance Anti-tumor Activity. Cell Stem Cell, 2018: 23.

[778] Y W, et al. Control of the activity of CAR-T cells within tumours via focused ultrasound. Nat. Biomed. Eng, 2021: 5.

[779] Y X, et al. Allogeneic Vγ9Vδ2 T-cell immunotherapy exhibits promising clinical safety and prolongs the survival of patients with late-stage lung or liver cancer. Cell. Mol. Immunol, 2021: 18.

[780] YAKOUB Y, ASHTON N J, STRIKWERDA-BROWN C, et al. Longitudinal blood biomarker trajectories in preclinical Alzheimer's disease[J]. Alzheimer's & dementia : the journal of the Alzheimer's Association, 2023.

[781] YAMAMOTO T N, LEE P H, VODNALA S K, et al. T cells genetically engineered to overcome death signaling enhance adoptive cancer immunotherapy[J]. J Clin Invest, 2019, 129(4): 1551-1565.

[782] YAN K, BALIJEPALLI C, DRUYTS E. The Impact of Digital Therapeutics on Current Health Technology Assessment Frameworks[J]. Frontiers in digital health, 2021, 3: 667016-667016.

[783] YAN X, CHEN D, WANG Y, et al. Identification of NOXA as a pivotal regulator of resistance to CAR T-cell therapy in B-cell malignancies[J]. Signal Transduct Target Ther, 2022, 7(1): 98.

[784] YAN Z, CAO J, CHENG H, et al. A combination of humanised anti-CD19 and anti-BCMA CAR T cells in patients with relapsed or refractory multiple myeloma: a single-arm, phase 2 trial. Lancet Haematol, 2019, 6(10):e521-e529.

[785] YANG H, WANG H, SHIVALILA C S, et al. One-step generation of mice carrying reporter and conditional alleles by CRISPR/Cas-mediated genome engineering[J]. Cell, 2013, 154(6): 1370-1379.

[786] YANG J, HE J, ZHANG X, et al. Next-day manufacture of a novel anti-CD19 CAR-T therapy for B-cell acute lymphoblastic leukemia: first-in-human clinical study[J]. Blood Cancer J, 2022, 12(7):104.

[787] YANG L, YIN J, WU J, et al. Engineering genetic devices for in vivo control of therapeutic T cell activity triggered by the dietary molecule resveratrol[J]. Proc Natl Acad Sci U S A, 2021, 118(34).

[788] YANG S, JI Y, GATTINONI L, et al. Modulating the differentiation status of ex vivo-cultured anti-tumor T cells using cytokine cocktails[J]. Cancer Immunol Immunother, 2013, 62(4): 727-736.

[789] YANG S, LIU Q, LIAO Q. Tumor-Associated Macrophages in Pancreatic Ductal Adenocarcinoma: Origin, Polarization, Function, and Reprogramming[J]. Front Cell Dev Biol, 2020, 8: 607209.

[790] YANG X O, NURIEVA R, MARTINEZ G J, et al. Molecular antagonism and plasticity of regulatory and inflammatory T cell programs[J]. Immunity, 2008, 29(1): 44-56.

[791] YANG X, YU Q, XU H, et al. Upregulation of CD22 by Chidamide promotes CAR T cells functionality[J]. Sci Rep, 2021, 11(1): 20637.

[792] YANG Y, LUNDQVIST A. Immunomodulatory Effects of IL-2 and IL-15; Implications for Cancer Immunotherapy[J]. Cancers (Basel), 2020, 12(12).

[793] YE L, PARK J J, PENG L, et al. A genome-scale gain-of-function CRISPR screen in CD8 T cells identifies proline metabolism as a means to enhance CAR-T therapy[J]. Cell Metab, 2022, 34(4): 595-614.e14.

[794] YE Y-Y, CHEN N-K, CHEN J, et al. Internet-based cognitive-behavioural therapy for insomnia (ICBT-i): a meta-analysis of randomised controlled trials[J]. BMJ open, 2016, 6(11): e010707.

[795] YEKU O O, BRENTJENS R J. Armored CAR T-cells: utilizing cytokines and pro-inflammatory ligands to enhance CAR T-cell anti-tumour efficacy[J]. Biochem Soc Trans, 2016, 44(2): 412-418.

[796] YEKU O O, PURDON T J, KONERU M, et al. Armored CAR T cells enhance antitumor efficacy and overcome the tumor microenvironment[J]. Sci Rep, 2017, 7(1): 10541.

[797] YEN M, REN J, LIU Q, et al. Facile discovery of surrogate cytokine agonists[J]. Cell, 2022, 185(8): 1414-1430 e19.

[798] YEUNG A, IABONI A, ROCHON E, et al. Correlating natural language processing and automated speech analysis with clinician assessment to quantify speech-language changes in mild cognitive impairment and Alzheimer's dementia[J]. Alzheimers Res Ther, 2021, 13(1): 109.

[799] YI Y, CHAI X, ZHENG L, et al. CRISPR-edited CART with GM-CSF knockout and auto secretion of IL6 and IL1 blockers in patients with hematologic malignancy[J]. Cell Discov, 2021, 7: 27.

[800] YILDIRIM E, OGEL-BALABAN H. Cognitive functions among healthy older adults using online social networking[J]. Applied neuropsychology Adult, 2023, 30(4):401-408.

[801] YING Z, HE T, WANG X, et al. Parallel Comparison of 4-1BB or CD28 Co-stimulated CD19-Targeted CAR-T Cells for B Cell Non-Hodgkin's Lymphoma[J]. Mol Ther Oncolytics, 2019, 15: 60-68.

[802] YOSSEF R, KRISHNA S, SINDIRI S, et al. Phenotypic signatures of circulating neoantigen-

reactive CD8(+) T cells in patients with metastatic cancers[J]. Cancer Cell, 2023, 41(12): 2154-2165 e5.

［803］YOU L, HAN Q, ZHU L, et al. Decitabine-Mediated Epigenetic Reprograming Enhances Anti-leukemia Efficacy of CD123-Targeted Chimeric Antigen Receptor T-Cells[J]. Front Immunol, 2020, 11: 1787.

［804］YU J T, XU W, TAN C C, et al. Evidence-based prevention of Alzheimer's disease: systematic review and meta-analysis of 243 observational prospective studies and 153 randomised controlled trials[J]. Journal of neurology, neurosurgery, and psychiatry, 2020, 91(11): 1201-1209.

［805］YU J, VODYANIK M A, SMUGA-OTTO K, et al. Induced pluripotent stem cell lines derived from human somatic cells[J]. Science, 2007, 318(5858): 1917-1920.

［806］YU S, YI M, QIN S, et al. Next generation chimeric antigen receptor T cells: safety strategies to overcome toxicity[J]. Mol Cancer, 2019, 18: 125.

［807］Z H. et al. Engineering light-controllable CAR T cells for cancer immunotherapy. Sci. Adv, 2020: 6.

［808］ZANGIACOMI A, FLORI V, GRECI L, et al. An immersive virtual reality-based application for treating ADHD: A remote evaluation of acceptance and usability[J]. DIGITAL HEALTH, 2022: 8.

［809］ZENG J, WU C, WANG S. Antigenically Modified Human Pluripotent Stem Cells Generate Antigen-Presenting Dendritic Cells[J]. Sci Rep, 2015, 5: 15262.

［810］ZENG L N, YANG Y, FENG Y, et al. The prevalence of depression in menopausal women in China: A meta - analysis of observational studies[J]. Journal of Affective Disorders, 2019, 256: 337-343.

［811］ZHANG C, KADU S, XIAO Y, et al. Sequential Exposure to IL21 and IL15 During Human Natural Killer Cell Expansion Optimizes Yield and Function[J]. Cancer Immunol Res, 2023, 11(11): 1524-1537.

［812］ZHANG C, LIU J, ZHONG J F, et al. Engineering CAR-T cells[J]. Biomark Res, 2017, 5: 22.

［813］ZHANG C, WANG Z, YANG Z, et al. Phase I Escalating-Dose Trial of CAR-T Therapy Targeting CEA(+) Metastatic Colorectal Cancers[J]. Molecular therapy : the journal of the American Society of Gene Therapy, 2017, 25(5): 1248-1258.

［814］ZHANG D, LYU L, HAN S, et al. Profiling targets and potential target pairs of CAR-T cell therapy in clinical trials. Int Immunopharmacol, 2024, 126:111273.

［815］ZHANG J, HU Y, YANG J, et al. Non-viral, specifically targeted CAR-T cells achieve high safety and efficacy in B-NHL[J]. Nature, 2022, 609(7926):369-374.

［816］ZHANG L, TIAN L, DAI X, et al. Pluripotent stem cell-derived CAR-macrophage cells with antigen-dependent anti-cancer cell functions[J]. J Hematol Oncol, 2020, 13(1): 153.

［817］ZHANG L, ZURIS J A, VISWANATHAN R, et al. AsCas12a ultra nuclease facilitates the rapid generation of therapeutic cell medicines[J]. Nat Commun, 2021, 12(1): 3908.

［818］ZHANG M, CHEN D, FU X, et al. Autologous Nanobody-Derived Fratricide-Resistant CD7-CAR T-cell Therapy for Patients with Relapsed and Refractory T-cell Acute Lymphoblastic Leukemia/Lymphoma[J]. Clin Cancer Res, 2022, 28(13):2830-2843.

［819］ZHANG M, WEI G, ZHOU L, et al. GPRC5D CAR T cells (OriCAR-017) in patients with relapsed or refractory multiple myeloma (POLARIS): a first-in-human, single-centre, single-arm, phase 1 trial[J]. Lancet Haematol, 2023, 10(2):e107-e116.

［820］ZHANG P, ZHAO S, WU C, et al. Effects of CSF1R-targeted chimeric antigen receptor-modified NK92MI & T cells on tumor-associated macrophages[J]. Immunotherapy, 2018, 10(11): 935-949.

［821］ZHANG T, MA S, LV J, et al. The emerging role of exosomes in Alzheimer's disease[J]. Ageing research reviews, 2021, 68:101321.

[822] ZHANG W, et al. Abstract PO074: Logic-gating HER2 CAR-T to the tumor microenvironment mitigates on-target, off-tumor toxicity without compromising cytotoxicity against HER2-over-expressing tumors. Cancer Immunol. Res, 2021, 9: PO074.

[823] ZHANG W, FENG J, CINQUINA A, et al. Treatment of systemic lupus erythematosus using BCMA-CD19 compound CAR[J]. Stem Cell Rev Rep, 2021, 17: 2120-2123.

[824] ZHANG X, ZHANG C, QIAO M, et al. Depletion of BATF in CAR-T cells enhances antitumor activity by inducing resistance against exhaustion and formation of central memory cells[J]. Cancer Cell, 2022, 40(11):1407-1422.e7.

[825] ZHAO H, WEI J, WEI G, et al. Pre-transplant MRD negativity predicts favorable outcomes of CAR-T therapy followed by haploidentical HSCT for relapsed/refractory acute lymphoblastic leukemia: a multi-center retrospective study[J]. J Hematol Oncol, 2020, 13: 42.

[826] ZHAO N, REN Y, YAMAZAKI Y, et al. Alzheimer's Risk Factors Age, APOE Genotype, and Sex Drive Distinct Molecular Pathways[J]. Neuron, 2020, 106(5):727-742.e6.

[827] ZHAO W L, WU D P. HU Y. Axicabtagene Ciloleucel in Large B-Cell Lymphoma. N Engl J Med, 2023, 389: 1152-1153.

[828] ZHAO Y, CHEN J, ANDREATTA M, et al. IL-10-expressing CAR T cells resist dysfunction and mediate durable clearance of solid tumors and metastases[J]. Nat Biotechnol, 2024.

[829] ZHENG W, O'HEAR C E, ALLI R, et al. PI3K orchestration of the in vivo persistence of chimeric antigen receptor-modified T cells[J]. Leukemia, 2018, 32(5): 1157-1167.

[830] ZHOU J E, SUN L, JIA Y, et al. Lipid nanoparticles produce chimeric antigen receptor T cells with interleukin-6 knockdown in vivo[J]. J Control Release, 2022, 350: 298-307.

[831] ZHOU X L, WANG L N, WANG J, et al. Effects of exercise interventions for specific cognitive domains in old adults with mild cognitive impairment: A meta-analysis and subgroup analysis of randomized controlled trials[J]. Medicine, 2020, 99(31): e20105.

[832] ZHU H, BLUM R H, BERNAREGGI D, et al. Metabolic Reprograming via Deletion of CISH in Human iPSC-Derived NK Cells Promotes In Vivo Persistence and Enhances Anti-tumor Activity[J]. Cell Stem Cell, 2020, 27(2): 224-237 e6.

[833] ZHU H, BLUM R H, BJORDAHL R, et al. Pluripotent stem cell-derived NK cells with high-affinity noncleavable CD16a mediate improved antitumor activity[J]. Blood, 2020, 135(6): 399-410.

[834] ZHU I, LIU R, GARCIA J M, et al. Modular design of synthetic receptors for programmed gene regulation in cell therapies[J]. Cell, 2022, 185(8): 1431-1443 e16.

[835] ZHU Y, JAYAGOPAL J K, MEHTA R K, et al. Classifying Major Depressive Disorder Using fNIRS During Motor Rehabilitation[J]. IEEE Trans Neural Syst Rehabil Eng, 2020, 28(4):961-969.

[836] ZUBERER A, MINDER F, BRANDEIS D, et al. Mixed-Effects Modeling of Neurofeedback Self-Regulation Performance: Moderators for Learning in Children with ADHD[J]. Neural Plast, 2018, 22:2464310.